Susanne Kümmerle

Mit Genuss gesund durchs Leben

Mit den besten Wünschen für Ihre Gesundheit

[illegible]

August 2019

Susanne Kümmerle

Mit Genuss gesund durchs Leben – warum Verzicht nicht alles ist

Eine unterhaltsame Anleitung

BONNEVIE Verlag, Obermaiselstein

Als Basismaterial liegen diesem Ratgeber unter anderem die unter „Literatur" erwähnten Werke zugrunde. Die Ratschläge in diesem Buch entsprechen der medizinischen Erfahrung, sie sind von der Autorin und dem Verlag sorgfältig erwogen und geprüft, dennoch kann eine Garantie nicht übernommen werden. Eine Haftung der Autorin oder des Verlages für Personen-, Sach- oder Vermögensschäden ist ausgeschlossen.

Ungekürzte Ausgabe
BONNEVIE Verlag, Obermaiselstein im Allgäu
4. komplett überarbeitete Auflage, Januar 2016

Umschlaggestaltung: Feldmann, Bolsterlang
Foto Umschlagrückseite: Kümmerle
Herstellung: Kernsatz, Digitale Druckvorstufe, Sonthofen
Printed in Germany · ISBN 978-3-00-051815-7

Für unsere Kinder

Besonderer Dank gilt meinem Mann Jochen, der durch seine Unterstützung dieses Buch erst ermöglicht hat. Ebenso Herrn Dr. Wagner und Frau, die viele Stunden Korrektur gelesen haben und mich aktiv bei der Literaturbeschaffung unterstützten. Dank gilt auch meinem Arbeitgeber, der meine Bemühungen um die aktive Gesundheitsfürsorge positiv unterstützt.

Vorwort zur 4. Auflage

Liebe Leserin, lieber Leser,

schon Cicero wusste, die fruchtbarste aller Künste ist die Kunst gut zu leben. Vielen Menschen konnte ich mit den ersten drei Auflagen dieses Buches dabei im Alltag helfen.

Wie wichtig das ist, erfahre ich täglich in meiner über 30jährigen Tätigkeit in einer bekannten Rehaklinik. Jeder sollte täglich für sich das maximale an positiver Lebensweise herausholen, um möglichst natürlich mit Genuss zu leben.

Dabei sollte in den Familien bereits begonnen werden, gesunden Genuss mit der nötigen fröhlichen Grundeinstellung zu leben. Wie wichtig dabei eine Portion Humor ist, erfahre ich regelmäßig auf meinen deutschlandweiten Vorträgen. Auf Wunsch meiner interessierten Hörer ist dieses Buch entstanden.

Für die Querleser unter Ihnen sind die wichtigsten Dinge gut merkbar in Kästen zusammengefasst. Randinformationen und Historisches sind kursiv gedruckt. Zitate von noch schlaueren Menschen sollen die einzelnen Kapitel anreichern.

Bedenken Sie bitte, dass das Buch eine Zusammenfassung positiver Einstellungen zur Gesundheit und zum Leben an sich bieten soll. Es soll Sie persönlich bei besonderen Fragen weiterbringen und keineswegs bei bereits bestehenden Krankheiten einen Arzt oder Apotheker ersetzen. Krankheiten sollen möglichst verhindert werden. Angesagt ist: „Mit Genuss gesund zu leben, möglichst ohne Verzicht"! Und dazu gehört der Gesamtmensch: Von der Haarspitze bis zum Großzehennagel, von der Psyche bis zum Rückgrat. Erzwingen kann man nichts. Vieles ist einfach nicht oder nur schlecht beeinflussbar. Zwischen 50 und 75 Prozent sind wir, so wie wir sind, die zwangsläufige Folge unserer Erbmasse. Gefällt sie uns nicht, können wir immer noch versuchen, die verbliebenen 25 bis 50 Prozent positiv zu beeinflussen. Wer es nicht versucht hat, kann nicht profitieren. Und glauben Sie mir, es ist unglaublich, was alles geht.

Lassen Sie sich von den Ideen, die wissenschaftlich schon bestätigt sind, begeistern. Suchen Sie sich persönlich das aus, was Ihnen gefällt und bereichern Sie dadurch Ihr Leben. Bei zunehmend knapp werdenden Kassen schützen Sie sich rechtzeitig. Tun Sie etwas für sich, was Ihnen niemand mehr wegnehmen kann. Erhalten Sie das Kostbarste, das Sie haben, Ihre Gesundheit!

Frei nach Konrad Adenauer: „Es ist immer Zeit für einen neuen Anfang."

Ich wünsche Ihnen viel Spaß beim Lesen und von Herzen eine gute Gesundheit.

Oberstdorf, im Januar 2016

Dr. med. Susanne Kümmerle

Es wurde schon viel geschrieben, aber noch nicht alles gelesen!

Also – lassen Sie sich nicht aufhalten.

Inhaltsverzeichnis

1. Wie alt können wir werden?

Unsere Lebenserwartung wird zunächst durch unsere Gene, die Ernährungslage, die Trinkwasserqualität, hygienische Voraussetzungen und unsere Bildung bestimmt. Limitierende Faktoren für das Erreichen eines hohen Alters mit Genuss sind starkes Übergewicht, ungünstige Ernährung, Nikotin, Bluthochdruck, Diabetes mellitus, Bewegungsmangel. Eine hohe Lebenserwartung haben die Andorraner (83,5 Jahre), Japans Frauen und die Männer auf Island, die geringste weltweit die Menschen im afrikanischen Swasiland (34,1 Jahre).

Frauen haben in Industrieländern eine 4 bis 8 Jahre längere Lebenserwartung. Liegt es am geringeren Gesundheitsbewusstsein der Männer? Leben die Männer risikoreicher? Oder liegt es doch am Y-Chromosom das „nur" für die Geschlechtsbestimmung zuständig ist. Die Immunabwehr liegt auf dem X-Chromosom und davon haben die Männer nur eines. Eventuelle Schäden können schlechter ausgeglichen werden.

Warum aber leben Mönche durchschnittlich 4,5 Jahre länger und erreichen so die Lebenserwartung der Frauen? Kein Nikotin, wenig Alkohol, kein Stress und regelmäßig Bewegung, bringt es das? Leben also die Frauen nur deshalb länger, weil die Männer früher sterben?

Alterseinteilung nach der Weltgesundheitsorganisation (WHO)

45 bis 60 Jahre	alternde Menschen
61 bis 75 Jahre	ältere Menschen
76 bis 90 Jahre	alte Menschen
91 Jahre und älter	langlebige Menschen

In Deutschland (Daten von 2015) werden Frauen durchschnittlich 82,6 und Männer 77,9 Jahre alt.

Rein von unseren Genen her wäre uns ein Alter von über 120 Jahren durchaus möglich. Mittlerweile können wir die Erbanlagen von Fliegen und Würmern zur Altersverlängerung bereits beeinflussen. Das menschliche Erbgut ist vollständig entschlüsselt. Aber wollen wir unser Wohlbefinden nicht lieber selber in die Hand nehmen? Wollen wir nicht lieber selber für unseren Körper verantwortlich sein?

Dabei ist die Idee keineswegs neu, durch die Einnahme von Mitteln das Leben zu verlängern. Bereits der Papyrus V von Leyden, das älteste schriftliche

Zeugnis der Geschichte der abendländischen Alchimie, empfiehlt zur Verjüngung eine Mischung aus Menschenblut, Gold, Haut von Mumien und dem Fleisch von Giftschlangen.

Im Buch der Könige 1,3 wird das Alter auf den Verlust der „inneren Wärme" zurückgeführt. Als Wunderheilmittel gegen diesen Verlust pries man den Atem junger Mädchen. König David griff auf seine alten Tage auf diese Behandlung zurück und hielt sich gerne in deren Nähe auf (zum Beispiel im Bett). Im Alten Rom trank man das Blut von sterbenden Gladiatoren, um sich zu verjüngen. Die Chinesen haben im ersten Jahrhundert unserer Zeitrechnung eine Goldpille empfohlen, die „Unsterblichkeit" verleihe. Später griff man auf Pflanzenpräparate zurück, mischte aber Gold, Quecksilber(!), Jade, Schwefel, Quarz und Blei bei! All das sollte zur Verjüngung, Erhaltung der Geisteskraft, Kälteunempfindlichkeit, Erhaltung der Nachtsichtigkeit und Körperkraft und zu einer Lebensdauer von mehr als hundert Jahren beitragen. Der byzantinische Arzt Alexander von Tralles schrieb dagegen im 6. Jahrhundert, dass es für hohes Alter kein Heilmittel gäbe und der Tod unvermeidbar sei.

Aber bereits in der vorwissenschaftlichen Ära der Medizin hat man sich über prophylaktische Maßnahmen zur Lebensverlängerung und Erhaltung der Jugendfrische Gedanken gemacht. Hippocrates empfahl Mäßigung in allen Dingen zur Vorbeugung vorzeitigen Alterns: Der alte Mensch sollte seinen normalen Tätigkeiten solange nachgehen wie er will und seine Arbeitsgewohnheiten nicht abrupt unterbrechen. Sie werden sehen, er lag damit nicht falsch.

Galen empfahl im zweiten Jahrhundert regelmäßige Bäder, Massagen und Körpersalbungen mit Öl und Essig. Daneben sollte eine sinnvolle Ernährung eingehalten werden: Er riet zu Fisch und magerem Fleisch und Wein. Daneben frische Feigen und Pflaumen, etwas Olivenöl, auch Honig und Sellerie zur Verbesserung der Harnabsonderung. Aderlässe und sexuelle Beziehungen waren verpönt, sie galten als schwächend für die Lebenskraft des betagten Menschen. Avicenna nimmt die oben beschriebenen Empfehlungen auf und empfiehlt zusätzlich mäßige Leibesübungen sowie regelmäßig Ziegen- oder Eselsmilch und ein ruhiges ausgeglichenes Leben.

Die Frage, der dieses Buch nachgeht, ist jedoch: Was kann ich selber dazu beitragen, gesund und mit Genuss zu leben, um zu erreichen, was eine alte Oberstdorferin (98 Jahre) immer zu sagen pflegte: „Ma sollt' scho lang leba, aber nicht alt werden."

Benjamin Franklin war vor 200 Jahren der gleichen Meinung: *„Wir wollen alle lange leben, aber niemand will wirklich alt werden!"*

Alt, älter, am ältesten – weltweit immer mehr ältere Menschen

Stilblüte aus der Heilbronner Stimme: „Neugeborene Jungen haben eine Lebenserwartung von 75,1 Jahren, Mädchen von 81,1 Jahren. Dies ist aber ein Durchschnittswert. Wer nicht vorzeitig stirbt, wird noch viel älter."

In Deutschland sind zur Zeit 10 000 Menschen 100 Jahre und älter, 2025 werden 44 000 erwartet. Drei Viertel davon sind Frauen. Unsere Gene erlauben nach momentanen Erkenntnissen ein Höchstalter von 120 Jahren. Bibelstelle: 1. Buch Mose, 6,3: „Seine Tage sollen nur noch 120 Jahre sein." Aber die Lebensqualität und nicht die Quantität an Jahren erscheint entscheidend. Bei Schimmelpilzen, Würmern, Fliegen (Fruchtfliegen in Kalifornien) und Mäusen ist das Alter bereits jetzt über die Gentechnik beeinflussbar. So konnten in San Francisco ein paar Würmer ihren 120. Lebenstag feiern. Das ist außergewöhnlich, weil diese wenige Millimeter großen Tiere normalerweise nur 20 Tage alt werden. Bei Würmern, Fruchtfliegen und Mäusen hat man ein einzelnes Gen zur Lebensverlängerung gefunden. Es heißt DAF2. Bei Hundertjährigen wird oft das Gen FOXO3A gefunden. Allein beim Menschen scheint es ein

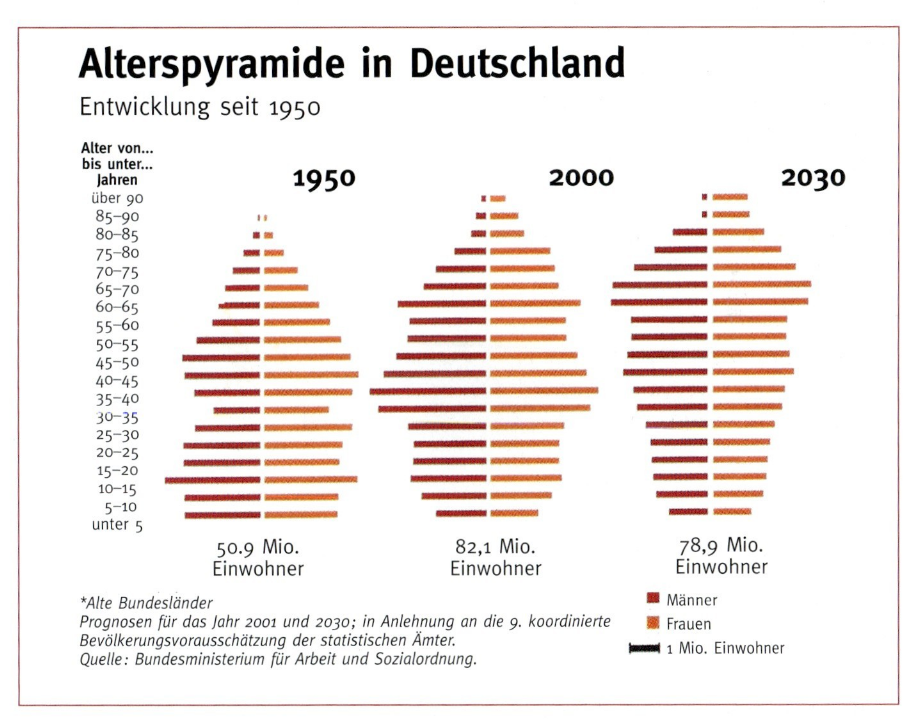

**Alte Bundesländer*
Prognosen für das Jahr 2001 und 2030; in Anlehnung an die 9. koordinierte Bevölkerungsvorausschätzung der statistischen Ämter.
Quelle: Bundesministerium für Arbeit und Sozialordnung.

Die Zahl der älteren, alten und langlebigen Menschen nimmt zu. Die Zahl der Kinder nimmt ab. Die Alterspyramide wird so zu einem Pilz.

einziges „Lang-Lebe-Gen“ nicht zu geben. Viele Forscher haben sich weltweit damit auseinandergesetzt. Eine Kombination aus günstigen Genen ist wohl die Ursache dafür, Krankheiten möglichst zu widerstehen und somit lange zu leben. Wobei die richtige Kombination der Gene schlecht zu definieren ist, denn die Lebensweise scheint auch eine ganz entscheidende Rolle zu spielen, besonders, um etwa 80 Jahre alt zu werden. Danach, so zeigen Forschungen an 300 über 100 Jahre alten Menschen, kommt es auch entscheidend auf die Erbmasse an. Seit 1991 laufen weltweit Studien über „Langlebigkeit“. Amerikanische Firmen wollen das Erbgut eines Äquatorialvolkes kopieren. Im August 2001 fanden amerikanische Forscher wesentliche Erbinformation für das Alter auf Chromosom 4 liegend. M-Transferprotein und C-Transferprotein, so heißen die beim Menschen gefundenen Gene, die für die Langlebigkeit von Bedeutung sind. Sie sorgen beide für einen höheren Gehalt an gutem (HDL) Cholesterin. Spannend an der „Lebensverlängerung“ wäre dann vor allem ein längeres Leben in Gesundheit, wobei die lebensverkürzenden Krankheiten verhindert oder zumindest hinausgezögert werden sollen. Da eine günstige Erbmasse nicht alles ist und viele Faktoren bestimmen können, wie alt wir werden, sollten wir bestrebt sein, vorher keinen Unsinn mit unserer Gesundheit und unserem einmaligen Leben zu treiben. Ein Wissenschaftszentrum in Paris, das sich besonders mit der Altersforschung beschäftigt, behauptet sogar, dass unsere Lebenserwartung zu 75 Prozent von anderen Einflüssen als der Erbmasse bestimmt werden. Also, alles ausschöpfen, was geht!

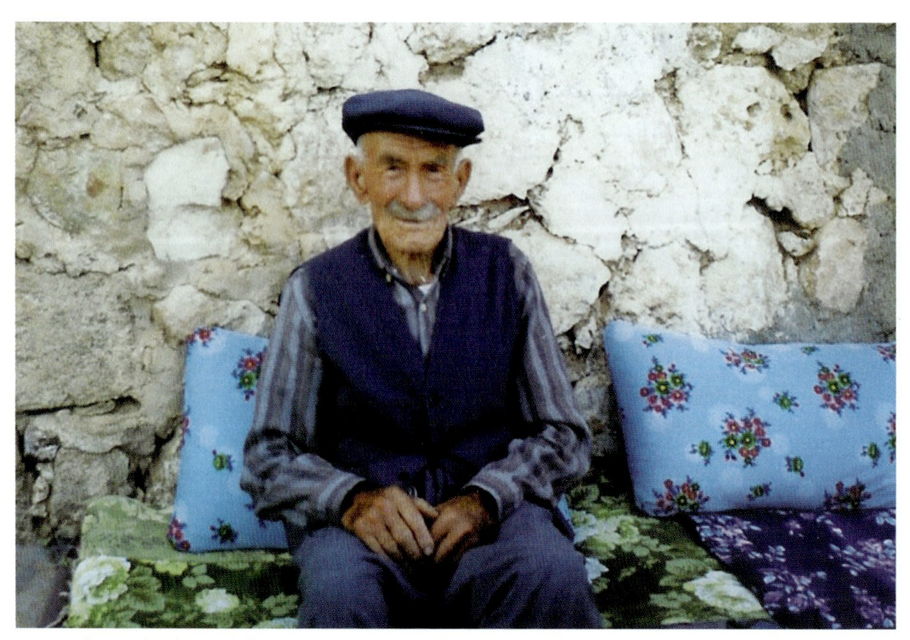

105 Jahre alt, immer konsequent mediterran ernährt.

Was hat Jeanne Calment, die bisher älteste Frau der Welt, die auch sehr langlebige Vorfahren hatte, also alles richtig gemacht? Jeanne Calment lebte in Arles (Südfrankreich), sie war, als sie 1997 starb, 122 Jahre und 164 Tage alt.

Nach den Daten der „Georgia-Hundertjährigen-Studie" sind die über 100-jährigen zumeist Frauen. Sie haben in ihrem Leben kaum geraucht und nur mäßig Alkohol getrunken, ihr Körpergewicht konstant gehalten und wenig chronische Krankheiten durchgemacht. Sie sind meist „robuste Persönlichkeiten", aktiv, ihrer Umwelt gegenüber entspannt, selbstbewusst und eher dominant auftretend. Das DZFA (Deutsches Zentrum für Altersforschung) sieht bei den über 100-jährigen keine Anzeichen von Depression, sie sind relaxed und ohne Ängste. Wobei Hörprobleme depressionsfördernder zu sein scheinen als Sehprobleme.

Unsere zur Zeit noch unbehandelten Gene erlauben uns ein Alter von 120 Jahren. Es scheint einige Voraussetzungen zu geben, dieses hohe Alter bei guter Gesundheit zu erreichen. Die Weltbevölkerung wird mit wenigen Ausnahmen immer älter. Wer schafft es? Sind es die dominant auftretenden, aktiven Nichtraucherinnen, die ihr Körpergewicht, mediterran ernährt, konstant halten und sich bei regelmässig wenig Alkohol durch nichts aus der Ruhe bringen lassen? Oder ist es ein Gen, das das HDL hoch hält und so unsere Gefäße schützt?

Was meinen Hochbetagte zu ihrem Alter? Gibt es ein Rezept, gesund alt zu werden? Anna Stephan, sie wurde 1892 im Egerland geboren, ihr Rezept mit Genuss alt zu werden? Hausmannskost mit viel Kartoffeln und jeden Tag ein langer Spaziergang.

Gisela Metreweli hat ein gutes „Rezept" des Altwerdens: „Ich bin immer lustig gewesen, hab' mich sehr viel bewegt, gern getanzt. Ich mag gutes Essen, nicht viel, aber ausgesucht. Ich trinke auch gern ein Gläschen trockenen Wein. Und dass ich noch lebe, das hängt wohl von dem da oben ab." Frei nach dem Sprichwort: „Alt werden, steht in Gottes Gunst. Jung bleiben, das ist Lebenskunst."

Insgesamt muss zur Altersversorgung mehr Wert auf das körperliche Gesamtbetriebssystem gelegt werden. Der Mensch sollte gesund alt werden. Dabei steht die Lebensqualität im Vordergrund. Ziel kann nicht sein, dass man mit Krankheit immer älter wird!

Ernähre Dich gesund
Freundschaften sind wichtig. Bist Du allein, wirst Du senil!
Grüble nicht dauernd!
Sorge dafür, dass Du immer etwas zu tun hast!
Arbeite viel!
Leb' Dein eigenes Leben, solange es geht!
Du brauchst etwas, dass Dir einen Grund zum Leben gibt!
Tratsch und Klatsch halten jung!
Koche mit Liebe!
Singe und tanze

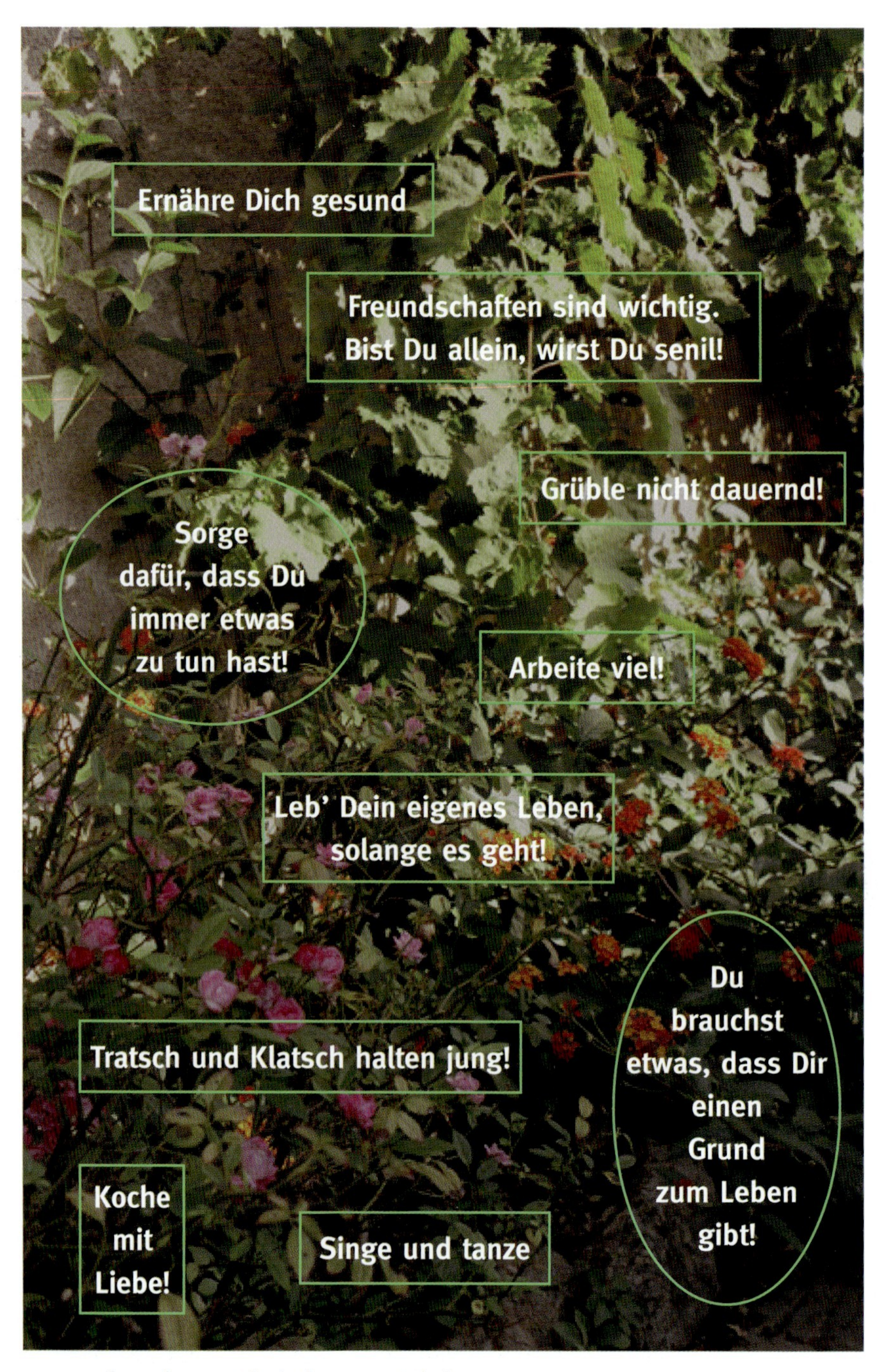

. . . aufgeschnappt bei über 100-Jährigen.

2. Körpergewicht

Der Mensch hat die Aufgabe, seinen Körper zu verwalten.

1995 gab es weltweit 200 Millionen Menschen mit Adipositas (behandlungsbedürftiger Fettsucht), 2010 waren es bereits eine Milliarde weltweit. Das führt zu den unterschiedlichsten Überlegungen. In Rumänien will man eine sogenannte „Schoko-Steuer“ auf fett-, salz- und zuckerhaltige Lebensmittel einführen. Eine Besteuerung von Süssigkeiten, Chips und Fritten? Gesunde Nahrungsmittel sollen subventioniert werden. Ob das zum Ziel führt? Selbst Särge brauchen in den USA überbreite Maße. Aber auch der Bauchumfang der Deutschen wuchs von 1989 auf 1995 um durchschnittlich 1,4 cm an. In den USA mussten die Kinositze um 12 cm verbreitert werden und in Deutschland ist die häufigste „Schönheitsoperation“ mit 150 000 Operationen pro Jahr das Fettabsaugen!

Dabei hat Übergewicht erhebliche Folgen für die Lebenserwartung und Lebensqualität:

- Mindestens die Hälfte aller Übergewichtigen leidet an Bluthochdruck.
- Nächtlichen Atemstillständen (Schlafapnoe) mit Leistungsminderung tagsüber.
- 8 von 10 Zuckerkranken sind übergewichtig. Vor allem auch bei übergewichtigen Kindern nimmt der sogenannte Alterszucker (Diabetes mellitus Typ II) erheblich zu.
- Es kommt zu Fettstoffwechselstörungen, Gichtanfällen, Gelenkbeschwerden, Wirbelsäulenschäden, Blutgerinnungsstörungen, dicke Frauen leiden oft unter Gallensteinen, das Risiko für Krebserkrankungen und Herzinfarkt steigt an. Insbesondere weil sich stark Übergewichtige natürlich nicht gern bewegen.

Unabhängig davon sind die gesellschaftlichen Folgen für die Übergewichtigen nicht ganz belanglos. Lange Krankheitszeiten, wegen Gelenk- oder Rückenleiden zum Beispiel, haben berufliche Folgen und belasten unsere Krankenkassen und unseren Staatshaushalt und damit letztendlich uns alle. Übergewichtige Manager verdienen in den USA deutlich weniger als ihre schlanken Kollegen. In Bangladesch sollen 30 000 beleibte Polizisten durch fittere schlankere ersetzt worden sein.

Das Übergewichtsproblem kann seltsame Blüten treiben. In USA wird jedes Jahr die „fetteste Stadt“ bestimmt (2005 Chicago, Huston). Der Staat mit den meisten Übergewichtigen ist Texas (über 60 % der Bevölkerung). Arcansas verteilt an seine Schüler nicht nur Noten auf Schulfächer, sondern auch auf das Körpergewicht, weil man sich vor den enormen gesundheitlichen Folgen

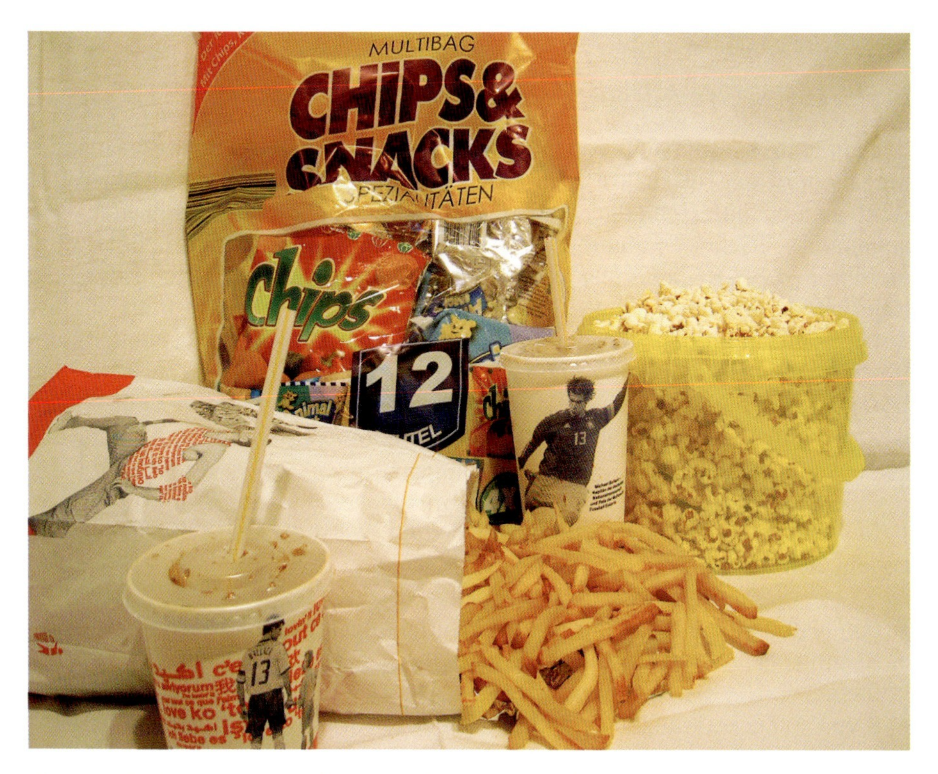

eines zu hohen Körpergewichtes schon bei Kindern und Jugendlichen zu recht fürchtet.

Übrigens: früher wog eine Gummibärchentüte 75 Gramm, heute sind es zwischen 200 und 500 Gramm! Gleiches gilt auch für die Größe von Pommes-frites-Portionen und Soft-Drink-Gebinden. Gab es die zuckerhaltigen Erfrischungsgetränke früher in 125-ml-Portionen, so kann man heute ohne weiteres auch 1,5-Liter-Kübel und 2-Liter-Flaschen bekommen.

2011 gaben die Deutschen 6 Milliarden Euro für Fast Food aus. Schnell und bequem ist gefragt. Mitte der neunziger Jahre wurden noch 82% der Hauptmahlzeiten zu Hause eingenommen. Heute sind es noch gut 60%. Durchschnittlich stehen wir pro Woche nur noch 5,5 Stunden am Herd. Teure Kücheneinrichtungen stehen leer, man isst schnell unterwegs so nebenher. Wir werden zu situativen Einzelessern. Angebote am Wegesrand gibt es genug, die uns ohne die geringste körperliche Anstrengung, ganz entgegen unserer Erbmasse, einfach so in Versuchung führen. Und unterschätzen Sie nicht die frühe falsche „Prägung" unserer Kinder. Burger essende Kindergartenkinder werden Burger essende Erwachsene. Untersuchungen haben dies bestätigt. Wollen wir unseren Körper sinnvoll und gesund verwalten und ihn möglichst lange fit erhalten, sollten wir immer öfter und genauer die Etiketten und Aufdrucke mit den Inhaltsstoffen lesen. Oder ist es Ihnen egal, ob Sie eine industriell hergestellte Frikadelle essen, ohne Fleisch? Und uns kritisch überlegen, ob wir etwas Gesünderes nicht vielleicht nahezu genauso schnell daheim zubereiten könnten. Kinder helfen mit Begeisterung bei der Zubereitung von frischen Speisen und freuen sich, wenn am Ende das köstliche Ergebnis gemeinsam verzehrt werden kann. Vergleichen wir doch mal „Slow Food-" mit „Fast Food" am Beispiel Erdbeermilchshake:

Slow Food: Erdbeeren, Milch, etwas Sahne, Honig und Vanille werden mit Eis in den Mixer gegeben – fertig.

Fast Food: Shake: Vollmilch, Zucker, Magermilch, Glukosesirup, E 407 Carrageen: aus Rotalgen gewonnenes Verdickungsmittel, außerdem Trägerstoffe, die sämigen Geschmack hervorrufen, im Tierversuch traten vereinzelt Darmschädigungen und Veränderungen des Immunsystems auf), E 410 (Johannisbrotkernmehl: Verdickungs- und Geliermittel, probates Abführmittel und häufiges Allergen), E 412 (Guarkernmehl: Verdickungsmittel, Extrakt aus den giftigen Samen der Guarpflanze enthalten bis zu 10 Prozent giftige Rückstände wie Blausäure, gelegentlich treten auch Allergien auf) und Erdbeersirup: Zucker, Wasser, Glukosesirup, Erdbeersaft, Rote-Beete-Saft, Apfelextrakt, Erdbeeraroma, Säuerungsmittel E330 (Zitronensäure) – mischen fertig. (aus: ecologist).

Also Vorsicht vor Tarnung und Täuschung, nicht überall wo „Erdbeer" draufsteht, ist auch nur „Erdbeer" drin. Für den beliebten „Erdbeergeschmack" werden Sägespäne australischer Bäume mit Alkohol und Wasser und ein paar geheimen Zusätzen aufgekocht. Veränderungen im Rezept ergeben Himbeergeschmack oder Schokolade. Pfirsich ergibt sich aus der Zugabe von Rizinusöl (Abführmittel). Also dann guten Appetit.

Auf jeden Fall sind wir auf dem Wege zum Erfolg, wenn wir erkannt haben, dass Verluste und Rückschläge nur Umwege sind. (C.W. Wendte)

2.1. Was ist wirklich normal

Sind Sie überhaupt zu dick?

Ob Sie genau richtig, zu schwer oder zu leicht sind, klären Sie unter anderem mit dem Body-Maß-Index (BMI) und vergleichen Sie ihn mit der Bewertung nach WHO:

$$\textbf{BMI} = \frac{\text{Körpergewicht in kg}}{\text{Körpergröße in m} \times \text{Körpergröße in m}}$$

Beispiel: Sie wiegen 69 kg und sind 1,70 m groß. Dann rechnen Sie 69 geteilt durch das Ergebnis von 1,7×1,7 und sie erhalten einen BMI von 23,9.

An 3 Mill. Untersuchten zeigt die JAMA-Studie (2005) einen Rückgang der Sterblichkeit bis BMI 35 um –5 Prozent. Erst ab einem BMI von 35 und höher, also Adipositas Grad II und III, steigt die Sterblichkeitswahrscheinlichkeit um 29 Prozent im Vergleich zur Normalbevölkerung. Sind Sie ab 65 eher etwas „knuffig“, also nicht zu mager, sinkt Ihre Sterbewahrscheinlichkeit um 10 bis 12 Prozent.

Wichtig ist noch, ob Sie apfel- oder birnenförmig sind. Der „Apfel“ ist dick am Bauch, was für die Gesundheit ungünstiger ist. Die „Birne“ hat ihre Rundungen auf Hüfte, Po und Schenkel verteilt. Messen Sie Ihren Taillenumfang, bei Männern sollte er nicht mehr als 94 cm, bei Frauen nicht mehr als 80 cm betragen. Noch etwas genauer ist die **Waist to Hip Ratio (WHR),** das entspricht dem Taillenumfang geteilt durch den Hüftumfang. Der WHR sollte bei Frauen nicht größer als 0,85 sein und bei Männern nicht mehr als 1,0 betragen.

Waist-to-height-ratio: Die Körperfettverteilung wird zunehmend wichtig für die Risikoabschätzung. Ob ein Mensch einen Schlaganfall oder Herzinfarkt erleidet und daran stirbt, läßt sich nach neuesten Erkenntnissen am ehesten aus dem Verhältnis von Bauchumfang zur Körpergröße abschätzen. Je größer der Wert, desto höher das Risiko. Bauchhöhlenfett ist aktiver als Hüftfett, da es stärker durchblutet ist, mehr Nervenfasern hat und auch Fett unmittelbar an die Leber abgibt. Das verursacht Fettstoffwechselstörungen. Das Unterbauchfettgewebe an den Hüften dient als Depot und schützt den Körper eher. Es gibt also sozusagen gutes und böses Körperfett.

Wichtige Hinweise kann man auch durch Messen des Körperfettanteiles erhalten. Viele Waagen haben heutzutage die Möglichkeit, den Körperfettanteil anzuzeigen.

BMI-Normwerte nach WHO

BMI < 18,5	Untergewicht	Sie wiegen zu wenig. Suchen Sie einen Arzt auf.
BMI 18,5 – 24,9	Normalgewicht	Ihr Gewicht ist optimal.
BMI 25,0 – 29,9	Übergewicht	Noch kein Problem, wenn Sie gesund sind. Nehmen Sie nicht weiter zu. Wenn Risikofaktoren bestehen (Bluthochdruck, Fettstoffwechselstörungen, erhöhte Harnsäure, erhöhter Blutzucker), sollten Sie abnehmen.
BMI 30,0 – 34,9	Fettsucht Grad I	Dringend abnehmen, aber nicht extrem und schnell, sondern langsam und kontinuierlich. Ihre Gesundheit leidet sonst.
BMI 35,0 – 39,9	Fettsucht Grad II	Siehe Fettsucht Grad I.
BMI > 40,0	Fettsucht Grad III (krankhafte Fettsucht)	Sie haben extremes Übergewicht. Sie müssen dringend unter ärztlicher Aufsicht abnehmen.

Der Körperfettanteil sollte bei Frauen möglichst nicht unter 12 Prozent absinken, Männer benötigen mindestens 7 Prozent Fettanteil. Frauen haben von Natur aus 10 Prozent mehr Körperfett als Männer.

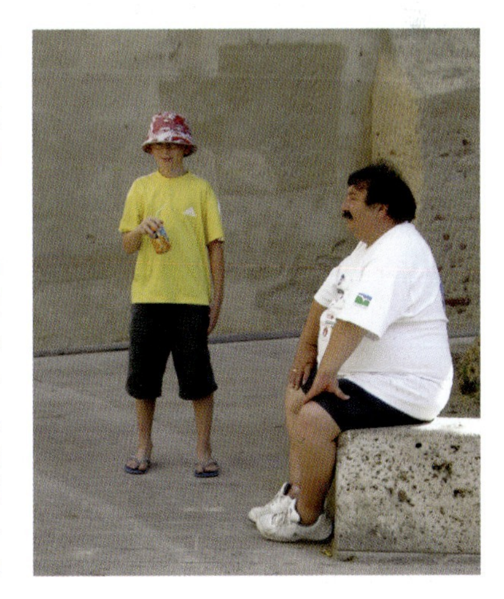

Für 18 bis 500 Euro kann man sich ein Gerät zur Kalipermetrie anschaffen und damit die doppelte Hautfalte messen, die zwischen Daumen und Zeigefinger festgehalten wird. Die Untersuchungsdauer, die hauptsächlich bei Leistungssportlern durchgeführt wird, dauert nur ein bis drei Minuten. Sie ist einfach und vergleichsweise genau. Bis zu 15 Hautfalten werden

Körperfettanteile

	Alter in Jahren	Körperfettanteil in % normal	ungünstig
Männer	20 bis 29	10 bis 20	ab 24
	30 bis 39	14 bis 23	ab 26
	40 bis 49	17 bis 24	ab 28
	50 bis 59	20 bis 26	ab 29
	60 und älter	20 bis 26	ab 29

	Alter in Jahren	Körperfettanteil in % normal	ungünstig
Frauen	20 bis 29	19 bis 25	ab 30
	30 bis 39	20 bis 28	ab 32
	40 bis 49	23 bis 31	ab 34
	50 bis 59	27 bis 33	ab 36
	60 und älter	27 bis 34	ab 37

gemessen. Gerade Sportler haben aufgrund der größeren Muskelmasse oft einen höheren BMI. Die Körperfettbestimmung ist hier sinnvoller eingesetzt.

Untergewicht, BMI unter 18,5, kommt laut Robert-Koch-Institut von 2012 eher selten vor. Betroffen sind 4 Prozent der Frauen und 1 Prozent der Männer. Nur junge Frauen im Alter von 18 bis 20 Jahren waren zu 14 Prozent untergewichtig, im Alter 20 bis 25 Jahren noch 11 Prozent, bei Männern ab 25 Jahren kommt Untergewicht praktisch nicht mehr vor.

Garfield: „Ich bin nicht übergewichtig, ich bin untergroß."

Mehr als zwei Drittel der Männer und jede zweite Frau in Deutschland haben Übergewicht (Robert-Koch-Institut, Berlin). Jeder fünfte davon hat einen BMI von größer als 30. Jedes fünfte Kind und jeder dritte Jugendliche sind nach Wirth (Dt. Ges. für Übergewicht) übergewichtig. Fast jeder fünfte deutsche

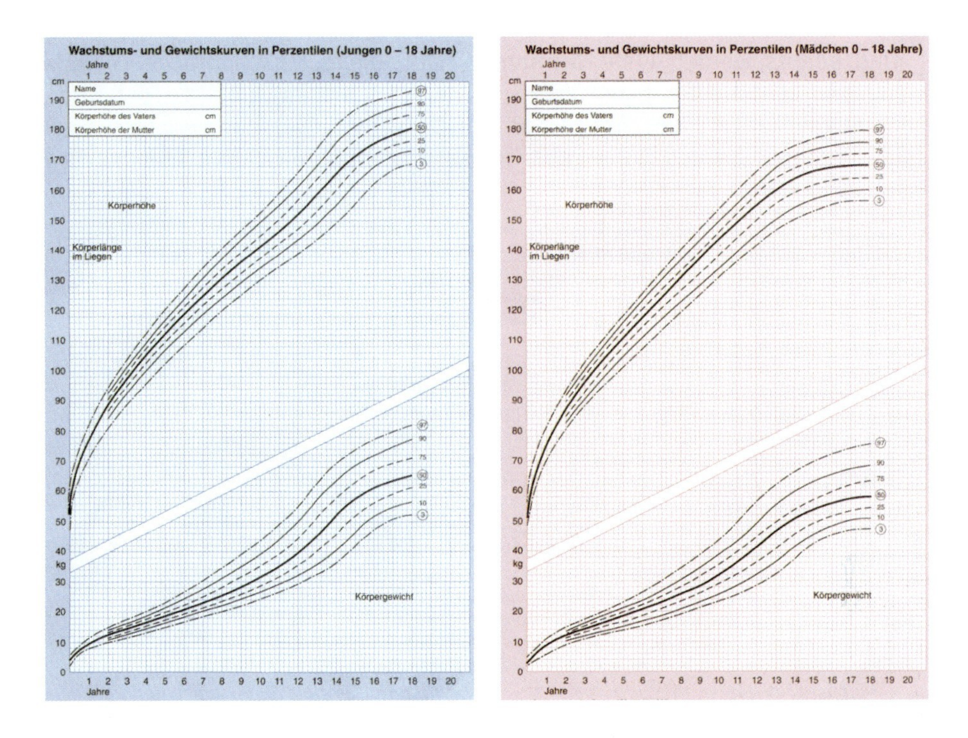

Erwachsene und jeder vierte Jugendliche leidet an einer behandlungsbedürftigen Fettleibigkeit. Ein Prozent aller Jugendlichen ist extrem übergewichtig. Tendenz steigend. Besonders groß ist der Anteil an Übergewichtigen unter den ehemaligen Rauchern (Stat. Bundesamt 2014).

Ob Ihre Kinder norm- oder übergewichtig sind und wie sie sich im Vergleich zu ihren Altersgenossen gleichen Geschlechts entwickeln, können Sie aus den Perzentilenkurven ablesen. Beispiel: Ihr Sohn ist 4 Jahre alt und wiegt 20 Kilogramm. Damit ist er schwerer als 97 Prozent seiner Altersgenossen. Ist er auch 97 Prozent größer (111 cm), ist das kein Problem. Sollte er kleiner sein, ist er zu schwer.

Ein internationaler Vergleich ergab, dass die dicksten Teenager in den USA leben. Rekordhalter war 2009 ein 19-Jähriger aus Texas mit 380 kg Körpergewicht. Er nahm täglich 8000 Kalorien zu sich. Er lebt jetzt in einer Rehaklinik getrennt von seiner Mutter, die ihn überfütterte. Das dickste Mädchen in England (2011) wiegt 256 kg. Ihr einziger Sport ist Pfeilwerfen im Sitzen. Deutsche Jungen und Mädchen rangieren im Mittelfeld. In den USA gilt exzessives Übergewicht als das mittlerweile häufigste pädiatrische Problem.

Und bereits werden erste Warnungen laut, die durchschnittliche Lebenserwartung in den USA ginge aufgrund der erheblichen Zunahme der Übergewichtigen zurück. Forschungen an der Harvard Universität berichten über eine Verdoppelung des Darmkrebsrisikos, wenn übergewichtige Teenager ins Erwachsenenalter kommen,

Selbst Haustiere, vor allem Hunde, müssen sich in den USA teilweise schon einer Diät unterziehen. Sollten Sie Ihren Hund in Deutschland überernähren, haben Sie sofort Ärger mit dem Tierschutzbund. Sind Ihre Kinder überernährt, kümmert sich kaum jemand.

Entscheidend wichtig ist die Körperfettverteilung. Lieber Pölsterchen an Oberschenkel und Po als Bauchfett. Lieber birnen- als apfelförmig, lieber muskulös als fett. Das Verhältnis von Taillenumfang zu Hüftumfang sollte bei Frauen nicht größer als 0,85 sein und bei Männern nicht mehr als 1,0 betragen. Bauchfett wirkt mehr auf Herz und Kreislauf und ist damit für die Lebenserwartung eher ungünstig.

2.2. Ursachen für Übergewicht

Übergewicht entwickelt sich nur, wenn langfristig mehr gegessen als verbraucht wird. Unsere Gene stammen aus der Steinzeit, damals musste der Mensch sich bewegen, um zu essen. Hatte er ein Tier erlegt, wurde kräftig gegessen und möglichst alle Fettzellen aufgefüllt, um Speicherkapazität für „schlechte Zeiten" zu haben. Wer gut „Vorräte" anlegen konnte, war im Vorteil und überlebte länger. Waren – mangels Beute – die Fettzellen leer, wurden Signalstoffe ausgesandt. Der Steinzeitmensch wurde unruhig und machte sich auf, Beute zu erjagen. Heute machen wir bequem unsere „Beute" mit dem Auto. Die Regale im Supermarkt sind wohl gefüllt auch mit hochkalorischen, unseren Genen nicht immer entsprechenden Nahrungsmitteln. Jederzeit erreichbar, bequem abzutransportieren, oft auch nachts und sonntags. Die Gefahr, dass mehr gegessen als verbraucht wird, ist übergroß.

Übergewicht entwickelt sich aber auch ganz leicht, wenn dauernd das Falsche gegessen wird. Nirgends gibt es mehr „Light-Produkte" als in den Supermärkten in den USA. In den Light-Produkten ist der mittlere Fettanteil reduziert und durch einen höheren Kohlenhydratanteil ersetzt. Kohlenhydratreiche, fettarme Nahrung regt den Körper aber zu mehr Fetteigensynthese an: Die kohlenhydratreiche Nahrung bewirkt eine Erhöhung des Insulinspiegels, der überschüssige Zucker, der nicht sofort verbraucht wird, wird als Fettgewebe gespeichert. Reaktiv sinkt der Blutzuckerspiegel jäh im Blut, Heißhunger ist die Folge, der Mensch isst erneut. Triglyceride und die ungünstigen LDL's steigen im Blut. Die Triglyceride steigern die Blutgerinnung und fördern so die Thromboseneigung, es kann zu Gefäßverschlüssen kommen. Die Menschen werden zunehmend immobil, verbrauchen noch weniger Zucker in ihrer Muskulatur und schon werden sie immer dicker, obwohl „light" ernährt. Neben den Soft-Drinks ist dies eine Erklärung für das „amerikanische Paradoxon": Je lighter, desto fetter.

Ein weiterer wichtiger Punkt ist die zunehmende Immobilität. Besonders bei Kindern und Jugendlichen wirkt sich die inaktive Freizeitgestaltung besonders bedenklich aus. Kinder, die mehr als zwei Stunden pro Tag fernsehen, haben eine mehr als 170-prozentige Wahrscheinlichkeit an Übergewicht zu leiden. Je dicker die Kinder und Jugendlichen werden, desto bewegungsfauler werden sie. Der Teufelskreis bis in die ausgeprägte Fettsucht ist vorprogrammiert. Eine besondere Bedeutung kommt dabei auch dem „Vorbild" durch die Eltern zu. Siehe hierzu auch Kapitel 5. Bewegung.

Diskutiert wird als Ursache für Übergewicht auch die genetische Veranlagung. Bis zu 70 Prozent soll unser Körpergewicht von unserer Erbmasse mitbestimmt werden. Bei adoptierten Kindern stand das Gewicht nicht ausschließlich im Zusammenhang mit dem Gewicht der Adoptiveltern, mit denen die Lebensweise geteilt wurde. Ein enger Zusammenhang fand sich aber mit dem Gewicht der biologischen Eltern. Trotz des starken Einflusses der Erbmasse bleibt aber die individuelle Lebensweise entscheidend dafür, ob ein Mensch übergewichtig wird oder nicht.

Eine weitere wichtige Ursache für Übergewicht schon bei Kindern und Jugendlichen liegt in der veränderten Ernährungsweise. Regelmäßige, gemeinsame Mahlzeiten am Familientisch werden zunehmend durch Gelegenheitskonsum und „Zwischenmahlzeiten" in Form von Fast Food oder Snacks ersetzt. Die Portionsgröße nimmt zu, die Energiedichte in den Riegeln ebenfalls. Damit solche Riegel überhaupt genießbar werden, müssen sie reichlich mit versteckten Fetten versehen sein.

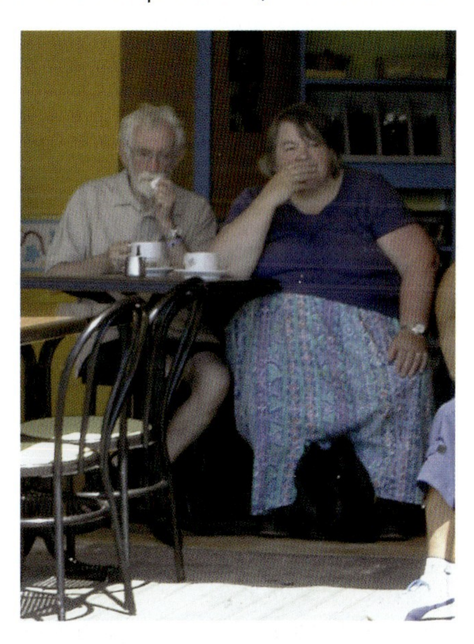

Ich brauche nur Fettgedrucktes lesen, schon nehme ich zu.
(Heinz Erhardt)

Auch wird nicht mehr bewusst mit Genuss gegessen. Man isst – beziehungsweise schlingt – in Zeitnot. Man sitzt vor dem Fernseher, PC oder Playstation und merkt gar nicht, was man so in sich hineinstopft. Ein Sättigungssignal hat keine Chance gegen die Leiche auf dem Bildschirm, es wird einfach weiter gegessen, bis die Chipstüte leer ist. Essen als Frustausgleich, Essen aus Einsamkeit, Essen zur Stressbewältigung, Essen zur Regulierung negativer Gefühlserlebnisse.

Eine Gewichtszunahme kann auch durch Hormoneinnahme, Cortison oder falsch- bzw. unzureichend dosierte Geschlechtshormonpräparate (Pille etc.) ausgelöst werden. Häufig kommt es auch zu Gewichtsproblemen infolge zu hohen Alkoholkonsums (Bier). Selten gibt es Gewichtsprobleme, die von Nebennieren- oder Schilddrüsenerkrankungen ausgelöst werden.

Übrigens, die „schweren Knochen" sind kein gutes Argument, sie machen maximal 12% des Gesamtkörpergewichtes aus und fallen deshalb nicht wesentlich ins Gewicht. Wenn Sie allerdings viel Muskelmasse aufgebaut haben, dann wirkt sich das positiv auf ihr Gewicht und auch auf ihre Lebensqualität aus.

Der Bedarf an Nährstoffen ist biologisch festgelegt. Männer verfügen über mehr Muskelmasse als Frauen, sie sind größer und schwerer als Frauen. Frauen haben durchschnittlich mehr Fettgewebe, sie sind kleiner und leichter und haben einen geringeren Gesamtenergiebedarf als Männer. So verbrauchen Männer allein durch ihre größere Muskelmasse schon im Schlaf mehr Energie als Frauen. Aber muskelkräftige Frauen können auch mehr Energie über ihre Muskelmasse verbrauchen im Gegensatz zu einem muskelschwachen Mann.

Wer mehr Kalorien zu sich nimmt, als er verbraucht, nimmt zu. Wer das Falsche isst und trinkt, nimmt ebenfalls zu. Nicht Fitte nehmen leichter zu. Selten hängt Gewichtszunahme mit einer Erkrankung oder mit Tabletteneinnahme zusammen.

2.3. Folgen des Übergewichts

- Ab einem BMI von größer 40 sinkt die Lebenserwartung durchschnittlich um 8 bis 12 Jahre.
- Bluthochdruck: Je höher der BMI (siehe Seite 17), desto höher der Blutdruck, Gefahr für koronare Herzerkrankung (Gefäßwandverengung). Überschüssige Fette bilden Entzündungsstoffe, welche die Arterienwände angreifen. Es entstehen sogenannte Advanced Glycation Endproducts (AGE), die sich mit

Kalk, abgestorbenen Immunzellen und Fett an den Gefäßwänden ablagern. Das Herz muß schwerer arbeiten, um das Blut durch die immer enger werdenden Gefäße zu pumpen.

- Diabetes mellitus Typ II (Alterszucker): Bei einem BMI um die 30 erhöht sich das Risiko um das 30fache, an einem Diabetes mellitus zu erkranken im Vergleich zu einem Normalgewichtigen. Das Insulin kann seiner Aufgabe, Glukose (Zucker) in die Zellen zu transportieren, nicht mehr ausreichend nachkommen. Der Zucker schwimmt im Blut. Die Folgen sind vielfältig, von der Erblindung bis zur Amputation, vom Nierenversagen bis zur Nervenschädigung mit Gefühllosigkeit zum Beispiel der Beine. 1,5 Prozent der an Diabetes Typ II Erkrankten sind jetzt bereits übergewichtige Kinder oder Jugendliche. Und dies mit steigender Tendenz, obwohl diese Erkrankung normalerweise erst im höheren Lebensalter auftritt.
- Gallensteine: Übergewichtige leiden häufiger unter Gallensteinen, dies betrifft vor allem übergewichtige Frauen.
- Schäden für das Gehirn: Durch den hohen Blutdruck steigt das Schlaganfallrisiko, Gefäßverengungen im Gehirn schränken die Sauerstoffzufuhr und damit die Hirnleistungsfunktion ein. Sie „verkalken" früher. Zusätzlich schädlich sind zu hohe und falsche Fette, zu hoher Blutzucker und Bewegungsarmut führen zu früherer Gehirninaktivität.
- Herzerkrankungen: Ab einem BMI über 29 verdoppelt sich das Risiko für Herzkreislauferkrankungen. Bei jedem Anstieg des BMI um 10 Prozent steigt die Infarktwahrscheinlichkeit um ca. 20 Prozent. Dies ist bei Rauchern besonders relevant.
- Hohe Harnsäure (Gicht): Übergewichtige produzieren mehr Harnsäure als Normalgewichtige. Es kann zu schmerzhaften Gichtanfällen, zum Beispiel im Großzehengrundgelenk, kommen.
- Schlafapnoe: Gewichtsbezogene Atemstörungen, vor allem nachts, durch Fetteinlagerungen in Rachen und Schlund sowie Fettdepots um Bauch und Lunge. Es kommt zu einer unruhigen, sauerstoffreduzierten Nachtruhe. Dadurch kommt es zur Sauerstoffunterversorgung nicht nur des Gehirns, sondern auch der anderen Körperorgane. Vorsicht bei zunehmender Tagesmüdigkeit und langanhaltenden nächtlichen Atempausen. Bei diesen Symptomen sollten Sie sich an ein Schlaflabor wenden (siehe auch S. 260).
- Die Abwehr leidet (das Immunsystem wird geschwächt): Vollgefüllte Fettzellen produzieren mehr Entzündungsstoffe als leere Zellen. Die Entzündung aber macht die Fettablagerungen in den Gefäßen instabil. Die Gefahr für Herzinfarkt oder Schlaganfall steigt.
- Die Lebenserwartung sinkt ab einem BMI von 34 und höher (je nach Fitness). Fettleibigkeit macht den Körper um 20 Jahre älter.
- Metabolisches Syndrom: Kommen Übergewicht, Bluthochdruck, Fettstoffwechselstörung und erhöhte Blutzuckerwerte zusammen, so kommt es nach und nach zum Stoffwechselchaos. Muskel-, Fett-, und Leberzellen können

ihrer normalen Funktion nicht mehr nachkommen. Ihrem Körper wird alles zuviel.

- Krebsrisiko: Das erhöhte Körperfett führt zu einer veränderten hormonalen Situation, das erhöht das Krebsrisiko. Bei Frauen mit Übergewicht bis zu 50 Prozent, bei Männern bis 33 Prozent. Tumore bilden sich vor allem in der Speiseröhre, im Dickdarm, der Brust, Gebärmutter und den Nieren. Nach einer US-Studie ist bei jedem sechsten Krebstoten die Ursache Übergewicht (New England Journal of Medicine 2003).
- Orthopädische Probleme: Übergewicht begünstigt die Entstehung von Arthrosen an Hüft-, Knie- und Sprunggelenken, auch die Wirbelsäule wird überlastet. Es können sich Fußdeformitäten bilden. Sie brauchen früher ein oder mehrere Kunstgelenke. Die Kniegelenke trifft es meist zuerst.
- Psychosoziale Probleme sind nicht selten eine Außenseiterrolle schon im Kindesalter und führen zu einer Beeinträchtigung des Selbstbewusstseins. Es kann zur sozialen Isolation kommen und die wirkt wieder krankheitsverstärkend. Dadurch wird die Bildung und Aufnahme zwischenmenschlicher Beziehungen negativ beeinflusst. Übergewichtige haben seltener stabile Partnerschaften und im Mittel ein geringeres Einkommen als Normalgewichtige (Gortmakern et al. 1993, Sargent und Blanchflower, 1994). Übergewichtige haben bei der Vergabe von freien Stellen nicht so gute Chancen wie Normalgewichtige.
- Kosten: Sieben Prozent der jährlichen Krankheitskosten in Deutschland (18 Milliarden Euro pro Jahr) sind dem Übergewicht zuzuschreiben. In den Vereinigten Staaten werden jährlich schätzungsweise 30 bis 50 Milliarden Dollar für Schlankheitskuren, kalorienarme Diäten und Abmagerungspillen ausgegeben.
- Bei uns in Deutschland sind die Krankenwagen nur für Patienten bis 130 kg Körpergewicht vorgesehen. Erst nach und nach werden einige Schwerlast-Rettungsfahrzeuge mit Tragen auch für Menschen über 130 kg Körpergewicht in Betrieb genommen. Krankenhäuser richten Schwerlastzimmer ein.
- Logistische Probleme: Die 300 000 an extremem Übergewicht Verstorbenen in den USA können nicht so ohne weiteres in normalen Särgen bestattet werden. Es mussten bereits „King-Size"-Särge, 1,20 bis 1,30 m breit, extra verstärkt, entwickelt werden, damit die 250 bis 300 kg schweren Verstorbenen dann mit Lastwagen, Kränen oder Gabelstapler bestattet werden können.

Dann doch lieber fröhlich und gesund als griesgrämig und zu rund!

Die Folgen des Übergewichtes wirken sich unmittelbar auf die Lebensqualität, die Lebenserwartung, die soziale Anerkennung und auf den Geldbeutel aus.

2.4. Gewichtskontrolle

Schaukelgewicht unter allen Umständen vermeiden

Lieber dick als dumm, abnehmen kann man schließlich immer. Wirklich?

Wilhelm Busch hat sich mit diesem Phänomen auch auseinandergesetzt:

„Wieder schwinden 14 Tage,
wieder sitzt er auf der Waage.
Autsch, nun ist ja offenbar,
alles wieder, wie es war."

Nach einer Umfrage der Deutschen Angestellten Krankenkasse bringt jeder zehnte nach einer Schlankheitskur mehr Gewicht auf die Waage als vorher. Es handelt sich dabei um den bekannten Jojo-Effekt. Während der Diät stellt sich der Körper darauf ein, weniger zu bekommen (wie früher bei einer Hungersnot). Der Organismus fährt zum Selbstschutz seinen Stoffwechsel herunter. Kaum gibt es wieder mehr zu essen, wird der Körper versuchen, so schnell wie möglich die „verlorene Energie" zu horten, um auf die nächste „Hungersnot" gut vorbereitet zu sein. Der Ruheumsatz passt sich bei Gewichtsabnahme nicht an. Mit der Gewichtsabnahme sinkt aber der Grundumsatz: Ein Dicker muss mehr essen, um sein Gewicht zu halten wie ein Normalgewichtiger. Mit der „Entfettung der Zelle" werden genetisch bedingt Signalstoffe freigesetzt, die „Hunger" verursachen. Diese Signalstoffe melden alle an das Gehirn: „Hier herrscht eine Hungersnot, essen fassen, schnell essen, Versorgungsnotstand..."

Vergessen Sie Blitz-, Crash- und FDH-(Friss-die-Hälfte)-Diäten. Ihr Körper ist kein Feind, der mit Nahrungsentzug bestraft werden muss. Im Gegenteil, im partnerschaftlichen Verhältnis liegt das Wohl.
Teresa von Avila sagte: „Tu Deinem Leib etwas Gutes, damit Deine Seele Lust hat, darin zu wohnen."

Am besten nie dick werden oder Gewicht akzeptieren und möglichst „fit" damit leben. Fitte Dicke leben länger als schlaffe Schlanke. Merke: *Der Körper verteidigt sein Gewicht.*

Die Gefahren des Schaukelgewichtes

Von „Schaukelgewicht" spricht man, wenn durch strenge Diäten zum Beispiel 10 kg Gewichtsverlust erreicht, danach aber bald wieder 12 kg zugenommen werden. Es geht – wie beim Schaukeln – auf und ab. Das ist für die Gesundheit besonders ungünstig.

Die Gefahren des Schaukelgewichts:

- Herzrhythmusstörungen, zum Beispiel durch Elektrolytmangel.
- Frei werdende Toxine (Giftstoffe) verbreiten sich schlagartig im Körper, das Immunsystem wird überlastet. Sie werden anfällig für Krankheiten.
- Die Myelinscheiden, welche die Nervenfasern umhüllen, enthalten Fett. Fehlt es, so liegen die Nerven im wahrsten Sinne des Wortes „blank".
- Essstörungen (Heißhunger, Bulimie etc). Das ist ein Problem auch vieler gewichtsorientierter Leistungssportler (Skispringer, Eisläufer, Boxer, Ringer). Bei den Skispringern hat man einen Mindest-Body-Maß-Index festgelegt, um dem übermäßigen Hungern entgegenzuwirken. Früher ging es nach dem Motto: „Je leichter, desto weiter" und „wer zu fett ist, fliegt aus dem Kader", dem soll jetzt zum Schutz der Sportler entgegengewirkt werden.

Täuschen Sie Ihrem Körper keine Hungersnot vor, sonst werden die danach folgenden Nährstoffe besonders „gut" genutzt, um eben dieser nächsten Hungersnot vorzubeugen. Dies gilt auch für die Ernährung im Tagesablauf. Das Institut für Rationale Psychologie in München hat in einer Umfrage herausgefunden, dass 59 % der Frauen und 43 % der Männer morgens ohne zu frühstücken das Haus verlassen. Obwohl allgemein bekannt ist, dass ein ausgiebiges Frühstück die beste Basis für eine gesunde Ernährung und somit auch für einen guten Tag ist (siehe auch Leistungskurve Seite 44). In einer Studie der Uni Gießen sagten 75 % der Männer und 85 % der Frauen, Obst und Gemüse seien wichtig für eine gesunde Ernährung. Aber in der Altersgruppe der 25- bis 50jährigen aßen nur 25 % der Männer und 37 % der Frauen täglich Obst und Gemüse.

Dabei hat Übergewicht und die Neigung der Menschen, mehr zu essen als gesundheitlich verträglich ist, eine sehr lange Tradition. Viel Essen und viel Gewicht galten als Zeichen von Macht und Autorität. Fettleibigkeit war und ist in manchen Kulturen ein Statussymbol. Nicht nur im alten Rom, auch bei Ludwig XIV. galt Leibesfülle als Zeichen für Gesundheit und Wohlstand. Schlanke Menschen galten als krank oder verarmt. Eine durchschnittliche Mahlzeit des Sonnenkönigs bestand aus vier Tellern Suppe, Fasan, Rebhuhn, einem großen Salat, und einem Teller Irish Stew, zwei dicken Scheiben Schinken, Hammelfleisch mit Brühe, einem Teller Backwaren, harten Eiern und Obst. Viele haben sich regelrecht zu Tode „gefressen". Dabei steht schon im Alten Testament: „Wer aber mäßig isst, der lebt länger." Aber auch im Klerus fanden sich einige stark übergewichtige Würdenträger. Im Mittelalter hatte das einfache Volk oft Hunger zu leiden, die Mahlzeiten bestanden aus Getreidebreien und etwas Brot, selten Gemüse. Auch damals nahmen die Menschen nach Hungerphasen relativ schnell wieder zu. ***Wie jetzt nach Abmagerungskuren.*** *Die Einführung der Kartoffel verbesserte die Ernährungssituation und brachte etwas Abwechslung in den Speiseplan der einfachen Leute. Durch die Industrialisierung verschlechterte sich die Ernährungssituation in Europa wieder erheblich, die Menschen hatten* *keine Zeit mehr zu essen. Zeit war jetzt Geld. So wurde Schwerstarbeit mit einem Stück Brot in der Tasche geleistet.*

Dabei hat Mangelernährung anhaltende Folgen, die Leute bleiben ihr Leben lang aufs Essen fixiert und geben das Fehlverhalten unter Umständen noch über Generationen weiter. Heute haben wir eine übergroße Verfügbarkeit von Nahrungsmitteln, zum Teil über Tausende von Kilometern eingeflogen, und dennoch haben wir so viele Essstörungen wie noch nie.

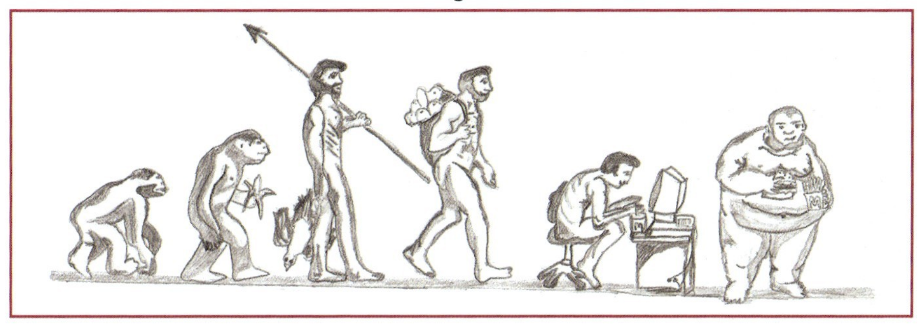

Evolution – Entwicklung?

In der griechischen Antike war das Schönheitsideal nicht zu dick, aber auch nicht zu mager. Die schlanke Taille sollte möglichst bewahrt werden, gemäßigtes Schlemmen und viel Bewegung war angesagt. Sokrates tanzte jeden Morgen, um sein Gewicht zu halten.

Der Körper verteidigt sein Gewicht. Am besten immer bei seinem günstigen Körpergewicht bleiben. Auf keinem Fall dem Körper eine Hungersnot vortäuschen. Gemäßigtes Schlemmen und viel Bewegung ist angesagt.

2.5 Diäten

Das Wort „Diät“ kommt aus dem Griechischen „dieita“ und bedeutet soviel wie „Lebensführung, Lebensweise“. Hippokrates (460–370 v.Chr.) empfahl viel körperliche Arbeit bei Übergewicht. 1760 wurde das Übergewicht erstmals als Krankheit erkannt. Fettpölsterchen sollten mit Antifettseifen aufgelöst werden.

Diät im Sinne von Nahrungsbeschränkung ja oder nein?

Und wenn ja, welche? Diäten sind bei 90 Prozent der Menschen in freier Wildbahn, also im täglichen Leben, erfolglos. Diese ernüchternde Aussage entspricht der aktuellen weltweiten Studienlage. Erlaubt ist im Prinzip alles was „wirkt“ und nicht wirklich schadet.

Vorsicht:

- Appetitzügler schaden den Nervenendigungen in der Lunge.
- Zu einseitige Diäten führen zu Mangelzuständen.
- Zu wenig Flüssigkeit bzw. zusätzliche Abführ- oder Entwässerungsmittel führen zu erheblichen Herzkreislaufbelastungen, Nierenschäden und im Extremfall bis zum Schlaganfall.
- Die fettarme Diät ist schlechter als die fettangepasste (Sättigungsgefühl, Geschmack). USA: „Je lighter, desto fetter.“ Fette sind Geschmacksverbesserer, Light-Produkte sind geschmacklich nur akzeptabel, wenn eine große Menge Zuckerstärke zugesetzt wird, nicht direkt benötigter Zucker wird aber unmittelbar in Körperfett umgewandelt: „Ich esse ja light, also darf ich.“
- Steinzeitgene müssen beachtet werden: Wir sind an eine fetthaltige Mischkost von unseren Genen her gewöhnt. Alles Einseitige kennen unsere Erbanlagen nicht. Riskieren wir also keine Mangelzustände, weil wir uns nicht „artgerecht“ ernähren.

Was gibt es für Diäten? Diäten gibt es, seit die barocke Figur als Schönheitsideal den „Idealmaßen“ der Mannequinfigur weichen musste.

Diäten: Trennkost, Buchinger®, Schrothkur®, Nulldiät, Modifast®, Brigitte-Diät®, sogenannte low carb Diäten: Atkins, South-Beach-Diät®, Healthy-Eating-Diät®. Fettreduzierte Pfundskur, Aldi-Diät, Essen nach Punktekonto, Weight watchers®, MP 5®, Augenfarbendiät, Blutgruppendiät etc. Das ist nur eine kleine unvollständige Aufzählung.

Überlegen Sie genau, was Sie machen, was sinnvoll ist, ob es überhaupt notwendig ist und sich durchführen lässt. Machen Sie nichts wegen einer Bikini-Größe oder anderen äußeren Zwängen. Erlaubt ist nur, was dem Wohlbefinden und Ihrer Gesundheit dient.

Gewichtsreduktion ist ein riesiger Wirtschaftsfaktor

Ein Wundermittel wäre bequem, einfach schlucken und schon purzeln die Pfunde. Die Aussicht auf ein sogenanntes müheloses Abnehmen verlockt immer wieder viele. Die Firmen, die durch immer neue Präparate versuchen, das große Geld zu machen, und viele arme betroffene Übergewichtige auf der Suche nach dem wirksamen Wundermittel: **Aber Vorsicht, Abnehmen mit Kapseln, Tees oder Tabletten klappt nur selten und kann gefährlich werden.**

Ein dem Gehirn Sättigung vortäuschendes Hormon: PPY3-36, das kurzlebige Hormon wird von Darmzellen ausgeschieden. Sein Spiegel im menschlichen Körper steigt nach jeder Mahlzeit an und kontrolliert damit das Hungergefühl. Bisher wurden erst wenige Personen gegen Placebo getestet. Die mit PPY3-36 behandelten Testpersonen aßen ein Drittel weniger als die anderen. Über Nebenwirkungen ist allerdings noch nichts bekannt.

So hat vor wenigen Jahren in den USA der **Appetitzügler** Redux® mit dem Inhaltsstoff Dexfenfluramin einen großem Verkaufsboom ausgelöst, bereits drei Monate nach der Zulassung wurde das Mittel 85000 Mal pro Woche verordnet. In Deutschland hieß das Präparat Isomeride®. Schließlich musste das Mittel wegen Todesfällen vom Markt genommen werden. Das hessische Sozialministerium warnt vor lebensbedrohlichen Präparaten, die mit gleichem Inhaltsstoff auch heute noch über das Internet vertrieben werden. Es handelt sich dabei zum Beispiel um Schlankheitstees, die den verbotenen Stoff Fenfluramin enthalten. Fenfluramin verändert den Botenstoff Serotonin. Folge ist, dass nach jeder Mahlzeit vermehrt Insulin ausgeschüttet wird, um Kohlenhydrate zu verstoffwechseln. Gleichzeitig steigt der Serotoninspiegel und sorgt auf unbekannte Weise dafür, dass der Körper weniger Kohlenhydrate aufnimmt. Schwere Nebenwirkungen werden dadurch verursacht. Herzklappenfehler, Blut- und Lungenhochdruck werden mit der Einnahme dieser Tees in Zusammenhang gebracht.

Ein texanisches Geschworenengericht hat den Angehörigen einer Frau eine Milliarde Dollar Schadensersatz zugesprochen. Sie hatte das inzwischen vom Markt genommene Medikament Pondimin® gegen Fettleibigkeit eingenommen und war mit 41 Jahren an Lungenhochdruck verstorben (DPA, 2004).

Xenical®, ein **Fettblocker** mit dem Inhaltstoff Orlistat, der die fettspaltende Lipase hemmt, sorgt dafür, dass ein Drittel des mit der Nahrung aufgenommenen Fettes nicht absorbiert wird, sondern über den Darm den Körper wieder verlässt. Das gibt fettige, ölige Stuhlgänge, ab 60 g Fettaufnahme auch Bauchschmerzen und erhebliche Blähungen. Bei höherer Fettzufuhr kommt es zu Durchfällen und Inkontinenz des Schließmuskels. Natürlich werden auch die fettlöslichen Vitamine A, D, E und K teilweise ausgeschieden und gehen verloren. In gegen Placebo kontrollierten Studien ließen sich so pro Tag durchschnittlich 200 kcal einsparen, das entsprach eine Gewichtsabnahme von 10,3 kg pro Jahr. Verglichen mit den Kosten, pro Monat ca. 120 Euro, und den Nebenwirkungen ein zweifelhafter Erfolg. Das Medikament wird übrigens von einer Firma hergestellt, die auch Einmalwindeln herstellt. Gute Idee, wenn das eine oder andere durch den Fettaufnahmehemmer in die Hose geht.

Reductil® (Sibutramin) sollte ursprünglich als Antidepressivum auf den Markt kommen. Sibutramin hemmt die Wiederaufnahme von Gehirnbotenstoffen wie Serotonin und Noradrenalin. Die vermehrt vorhandenen **Botenstoffe verstärken das Sättigungsgefühl.** Die Lust zu essen sinkt, durch gesteigerte Wärmeproduktion kommt es zu vermehrtem Energieverbrauch. Aber der Wirkstoff hat zahlreiche Nebenwirkungen wie Kopfschmerzen, schnelleren Herzschlag, höheren Blutdruck, Schlafstörungen und Mundtrockenheit, aber auch Hautblutungen und Entzugssymptomatik beim Absetzen. Nach dem Absetzen des Mittels kommt es oft zum gefürchteten Jo-Jo-Effekt. In Italien und USA wurden mehrere Todesfälle mit Reductil® in Zusammenhang gebracht. Verbraucherschützer verlangen bereits die Rücknahme des Präparates. Nach einigen Monaten der Einnahme von Xenical® bzw Reductil® kommt es zu keiner weiteren Gewichtsabnahme. Nach Absetzen der Präparate ist ein erneuter Anstieg des Körpergewichts zu verzeichnen, wenn nicht andere Maßnahmen, wie zum Beispiel Bewegungstherapie und Ernährungsumstellung, greifen.

Quellmittel (Recatol®, CM 3®, Jogun-Kapseln®, Matricur® etc.) lassen Ballaststoffe im Magen aufquellen, meist ist es Zellulose. Der Mensch hat das Gefühl, satt zu sein. Die Zellulose ist unverdaulich und passiert unbeschadet Magen und Darm. Die Gefahr des Darmverschlusses besteht.

Als Fettsimulatoren, also als Fettersatz in den sogenannten „Light-" oder „Low-fat-Produkten" eingesetzte Wirkstoffe, sind zum Beispiel:

- Proteine aus Hühnerei oder Molke zum Beispiel in Simplese®, Diary-Low®, Finesse®, Nutri-Fat®, (Vorsicht bei Eiweißallergie!).
- Kohlenhydrate also Stärke, zum Beispiel Dextrin oder Zellulose in N-Oil®, Maltrin®, Avicel®.
- Fettersatzstoffe wie Paraffine, Jojobaöl und synthetische Verbindungen aus Zucker und Fettsäuren (zum Beispiel Olestra®) können Blähungen, Bauchkrämpfe, Durchfall, Inkontinenz und Aufnahmestörungen der wichtigen fettlöslichen Vitamine verursachen.
- Ballaststoffe:
  - Inulin (Chicoreewurzel) in Raftline®
  - Hemizellulose (Sojafasern) in Fibrin®
  - Zucker in Fibrex®
  - Betaglucane (Haferbestandteile) in Oatrim®
  - Hydrokolloide (Gummiarabicum, Guarkern, Alginate, Carrageen) sind erlaubte Zusatzstoffe in Wurstwaren. Vorsicht bei Allergien!
  - Synthetische Glukosepolymere also Zuckerverbindungen z. B. in Litesse®, können Durchfall verursachen.

Abführmittel werden oft zum Abnehmen missbraucht. Sie wirken allerdings meist erst im Dickdarm. Hier sind ein Großteil der Nährstoffe schon vom

Organismus aufgenommen worden. Ein zusätzlicher Nachteil: Einige Präparate schwemmen erwünschte Vitamine und Mineralstoffe aus.

Auch **Entwässerungsmittel** (Diuretika) werden gerne missbräuchlich zur Gewichtsreduktion verwendet. Entwässerungsmittel werden eigentlich zur Behandlung von Bluthochdruck oder bei Wasseransammlungen, Ödemen, im Gewebe, eingesetzt. Diuretika sorgen dafür, dass die Nieren verstärkt Wasser und Salze ausscheiden. Die Flüssigkeitsmenge in den Blutgefäßen fällt und der Blutdruck sinkt. Die Waage zeigt weniger an. Dem Körper fehlt aber lediglich Wasser, auf die Fettzellen haben Diuretika keinen Effekt. Eine zu lange und unkontrollierte Einnahme kann zu Stoffwechselstörungen, Kollapsneigung, Blutgerinnseln und Herzrhythmusstörungen durch den Salzverlust führen.

Stoffwechselanregende Mittel, zum Beispiel Arnikelp N®, regen mit hoher Jodkonzentration den Stoffwechsel über die Schilddrüse an. Dadurch verbrennt der Körper auch in Ruhe mehr Fett. Vor allem in Algenpräparaten können hohe Dosen Jod vorhanden sein. Dies kann zu einer lebensbedrohlichen Schilddrüsenüber- oder -unterfunktion führen. Wissenschaftlich belegte Hinweise, dass diese Mittel tatsächlich beim Abnehmen helfen, fehlen. Achten Sie auf jeden Fall auf die angegebene Jodmenge und vergleichen Sie diese mit der für die tägliche Zufuhr empfohlenen Höchstmenge des Bundesinstitutes für Verbraucherschutz. Siehe Kapitel 3.2 Mineralstoffe und Spurenelemente.

Fettblocker wie Strobby®, Formoline L112®, Liposorb L112® etc. enthalten Chitosan, einen Ballaststoff, der aus Schalen von Krebstieren gewonnen wird. Ähnlich wie Zellulosepräparate quillt das Mittel im Magen auf und soll sich mit dem Nahrungsfett verbinden, das dann nicht vom Körper aufgenommen wird. Wer Chitosan zu lange einnimmt, riskiert einen Vitaminmangel. Von der Einnahme wird abgeraten, ein Wirkungsnachweis liegt nicht vor.

Also doch lieber eine **„Fertigdiät“,** ausgewogen aus der Packung? SlimFast®, BioNorm® und viele andere bieten sich an. Alles drin in den Suppen, Fertiggerichten und Getränken? Alle wichtigen Nährstoffe, Vitamine, Mineralien? Die Durchführung erscheint einfach, das „Durchhalten“ dagegen sehr. Schon nach kurzer Zeit hängen einem die Diätmahlzeiten zum Halse heraus. Einige dieser Diätdrinks enthalten auch zu wenig Ballaststoffe und führen zu Verstopfung.

Auch für die Wirksamkeit des **L-Carnitins** zur Gewichtsreduktion liegen keine beweisenden Zahlen vor. L-Carnitin wird benötigt um die Fettsäuren in die Zellkraftwerke, die Mitochondrien, zu schleusen. Dort wird Fett in Energie umgewandelt. Für eine optimale Fettverbrennung ist der Körper auf eine ausreichende Menge L-Carnitin angewiesen. Aber wieviel Fett verbrannt wird, hängt in erster Linie von der Zahl der Mitochondrien ab und nicht von der

Menge des Carnitins. Die Zahl der Mitochondrien lässt sich jedoch nicht vermehren.

Welche „Diät" bringt es?

Auf keinen Fall sollten Sie hungern! Das führt nur kurzfristig zum Ziel. Wenn Sie Ihrem Körper eine Hungersnot vorgegaukelt haben, werden Sie nahtlos den Jojo-Effekt zu spüren bekommen: 10 kg runter, 15 kg wieder rauf. Also sollten Sie „artgerecht" und sinnvoll essen und eben nicht hungern. Bedenken Sie dabei, dass Eiweiße und Fette für den Körper essentiell sind. Er muss sie zugeführt bekommen. Zucker (Glukose) kann der Körper selbst herstellen. Eine eiweiß- und fettarme Ernährung kann unseren Körper daher in eine Notsituation bringen, da dann zu wenig essentielle Nährstoffe zugeführt werden. Essen Sie zu viele Kohlenhydrate, wird Ihr Körper mit zu viel Zucker belastet. Zucker wird vom Insulin in die verschiedenen Zielorgane geschleust: In Muskel-, Leber-, Nervenzellen und in die roten Blutkörperchen. 100 g Zucker benötigt unser Gehirn, 300 g bis 400 g können in Muskel- und Leberzellen als Glykogen gespeichert werden. Sind diese Lager voll, wird Zucker in Fett umgewandelt. Sozusagen als Energiereserve für schlechte Zeiten. Eine genetisch verankerte Gabe, die den Menschen in der Steinzeit große Vorteile brachte. Auch hält das Insulin das Fett in den Fettzellen zurück. Fettabbau unter großer Kohlenhydratzufuhr ist also gar nicht möglich, im Gegenteil, die Fettdepots wachsen.

Nebenbei steigt durch zu hohe Kohlenhydratzufuhr die Belastung der Bauchspeicheldrüse, die das Insulin produzieren muss. Kann die geplagte Bauchspeicheldrüse nicht mehr ausreichend Insulin produzieren, kommt es zum Alterszucker (Diabetes mellitus Typ II). Die Blutfette steigen an, vor allem LDL und Triglyceride, die die Gefäße schädigen. Das Risiko für Herz- und Hirnschlag steigt. Deshalb empfehlen neueste Studien statt zu viele Kohlenhydrate lieber mehr Eiweiß und sinnvolle Fette zu sich zu nehmen. Achten Sie dabei auf den „Glykämischen Index" ihrer Nahrungsmittel. Der Glykämische Index (GI) beschreibt die Blutzuckerwirkung ihrer Nahrung. Kohlenhydrate mit hohem GI fluten Zucker im Blut schnell an. Kohlenhydrate mit niedrigem GI geben den Zucker langsamer und kontinuierlicher an den Körper ab. Damit geht die Insulinausschüttung ebenso langsam und schonender und ohne Insulinspitzen vonstatten. Dabei gilt ein GI von über 70 als hoch, zwischen 55 und 70 als mittel, unter 55 als niedrig. Nahrungsmittel mit niedrigem GI gelten als besonders stoffwechsel- und figurfreundlich. Entscheidend ist jedoch die Glykämische Last, also der Glykämische Index pro 100 g Portion eines Lebensmittels. Denn entscheidend ist ja, wie sich die Nahrungsmittel in typischer Portionsgröße auf den Blutzucker auswirken (siehe Tabelle auf Seite 38).

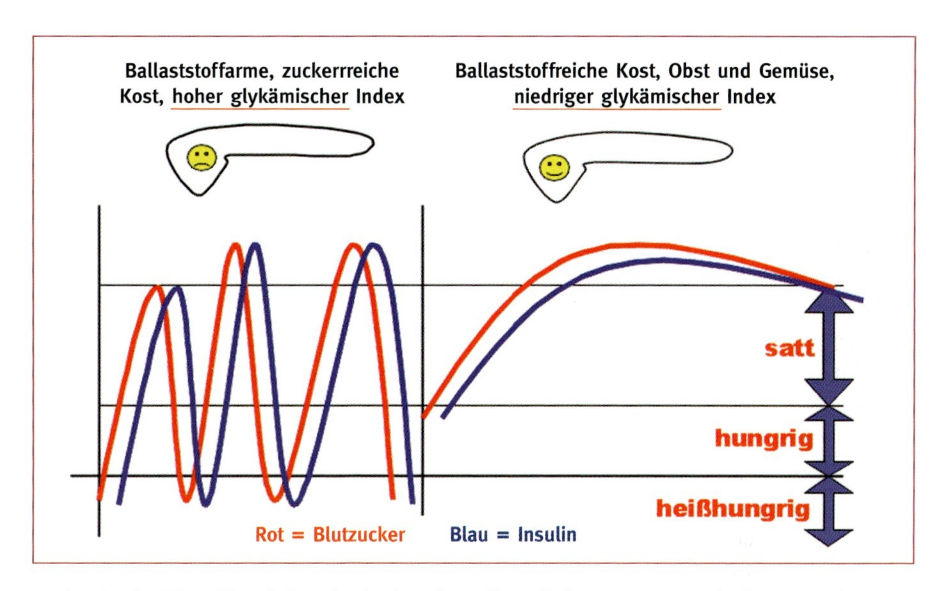

Auch die Eiweißzufuhr, tierisch oder pflanzlich, muss angehoben werden. 25 bis 35 Prozent der Tageskalorien sollten aus Fleisch, Geflügel, Fisch, Meeresfrüchten, Eiern, Milchprodukten, Hülsenfrüchten und Nüssen bestehen. Eiweiß hat von allen Nährstoffen den besten Sättigungseffekt und beugt so Übergewicht vor. Essen Sie mehr Eiweiß, dann essen Sie automatisch weniger Kohlenhydrate und der Blutzuckerspiegel steigt nach dem Essen nicht so extrem an. Dadurch haben Sie eine geringere Fettspeicherung und weniger Hunger und Appetitattacken zu befürchten. Um mit viel Eiweiß Ihren Körper nicht zu übersäuern, gehört zum reichlichen Eiweißgenuss stets eine ausreichende Menge Obst und Gemüse als Basenbilder dazu. Pro Kilogramm Körpergewicht sind 1 bis 1,2 g Eiweiß pro Tag empfohlen. Sportler brauchen etwa doppelt so viel. Auch bei Erkrankungen und großen Wunden ist mehr Eiweiß sinnvoll (2 g/kg Körpergewicht). Kombiniert man das pflanzliche mit tierischem Eiweiß, so kann man die Wertigkeit des Eiweißes günstig beeinflussen. Zum Beispiel aus der Mischung Kartoffeln mit Ei, Milch, Fleisch oder Fisch. Nehmen Sie Eiweißkonzentrate nur bei Mangelzuständen (ärztliche Kontrolle), um die Nieren nicht zu schädigen. Achten Sie auf eine 100prozentige Wertigkeit (60 Prozent tierisches Eiweiß und 40 Prozent pflanzliches Eiweiß, zum Beispiel Soja, sollten enthalten sein). Wussten Sie, dass unser Körper neben Wasser und etwas Fett vor allem aus Eiweiß besteht? Eiweiß ist einer der wichtigsten Nahrungsbestandteile, für die Hormonbildung, das Immunsystem, die Muskulatur und die Zellreparatur. 70 Billionen Körperzellen wollen täglich gepflegt werden. In einem Standardwerk über Biochemie und Physiologie steht:

„Ein ausreichender Eiweißspiegel wirkt sich positiv auf Arbeits- und Lebensfreude aus."

Glykämischer Index und glykämische Last verschiedener Nahrungsmittel

Nahrungsmittel	Glykämischer Index (GI)	Glykämische Last (GL)
Cornflakes	84	72
Haferflocken	42	32
Spagetti	38	10
Baguette	95	49
Roggenvollkornbrot	58	32
Pommes frites	75	15
Karotten	47	4
Grüne Bohnen	38	8
Würfelzucker	68	68
Milchspeiseeis	61	14
Magermilch	32	1
Vollmilch	27	1
Joghurt	33	6
Bananen	52	10
Ananas	59	6
Apfel	38	5
Birne	38	5
Grapefruit	25	2
Erdbeere	40	1
Datteln	100	69
Orangensaft	50	5
Apfelsaft	40	4
Grapefruitsaft	48	4

Kein Nahrungsmittel ist verboten, aber je höher der GI, desto mehr Vorsicht muss geboten sein. Empfohlen wäre fünfmal am Tag Obst oder Gemüse. Wobei idealerweise in zwei Portionen Obst und drei Portionen Gemüse und Salat aufgeteilt werden sollte.

Wenn dies alles zutrifft, bauen wir uns – belegt durch die Forschungsergebnisse der Harvard Universität Boston, USA – eine neue Ernährungspyramide nach LOGI (Low Glycemic Index):

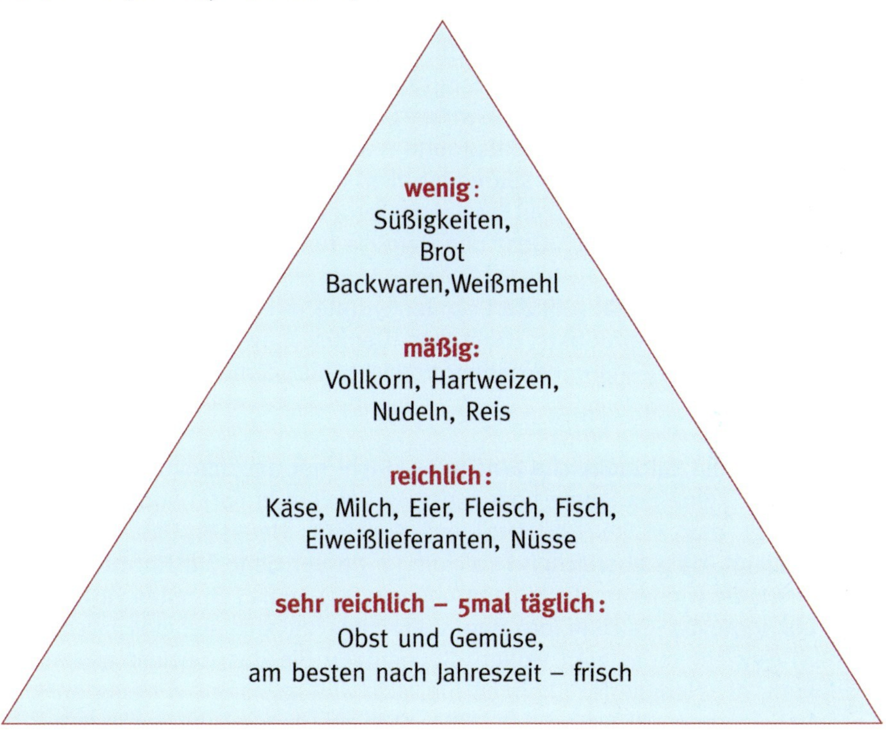

Sie werden sagen, das kenne ich doch schon, das ist die Diät nach **Atkins.** Die Nahrungsmittel werden nach Ihrem Kohlenhydratgehalt und dem glykämischen Index bewertet. Nach Atkins sind demnach Zucker, Mehl der Type 405 und Kartoffeln und polierter Reis abzulehnen. Aber es werden die Nahrungsmittel in „verboten und erlaubt" eingeteilt und einseitige Ernährung heraufbeschworen. Regelverstöße sind vorprogrammiert, eine langfristige vorteilhafte Ernährungsumstellung wird nicht erreicht. Obst, Vollkornprodukte und Ballaststoffe kommen bei Atkins zu kurz. Alle Fette sind unabhängig von ihrer Qualität erlaubt. Siehe hierzu auch Kapitel 3.8. Fette. Also Vorsicht!

Die South-Beach-Diät reduziert tierische Fette, befürwortet Pflanzenöle und Nüsse, erlaubt am Anfang weder Obst noch Getreide, sie ist also auch nicht „artgerecht". Aufbauend auf dieser Diät haben die Amerikaner die **Low carb Lebensmittel** kreiert. Allein 2003 kamen bis zu 633 neue Produkte auf den amerikanischen Markt. 14 Milliarden Dollar Umsatz wurden mit kohlenhydratarmen Versionen von Bier, Cola, Dressings, Keksen, Chips, Low-carb-Schokoriegel,

Low-carb-Speiseeis oder Low-carb-Tiefkühldesserts gemacht. Und man rechnet mit einer Verdoppelung der Nachfrage in den nächsten Jahren. Aber zu was für einem Preis für die Gesundheit? Die Nahrungsmittelhersteller tauschen in ihren Produkten Weizenmehl gegen Sojamehl, Zucker gegen Zuckeralkohole (Mannit, Sorbit, Xylit, Lactit, Maltit). Übersehen wird dabei, daß diese Zuckeralkohole den Blutzucker zwar nur langsam ansteigen lassen und sich günstig auf die Insulinausschüttung auswirken, aber durchaus sehr viele Kalorien enthalten und Blähungen, Durchfall und Verdauungsprobleme verursachen können. Gegen Kohlenhydrate sparen ist nichts einzuwenden, wenn Sie dafür nicht auf stellenweise abstruse Ersatzkunstprodukte – siehe oben – zurückgreifen. Warum nicht einfach Obst und Gemüse fünfmal täglich?

Die **Healthy-Eating-Diät** reduziert Kohlenhydrate in Form von Weißmehl und Süßigkeiten. Vollkornprodukte, Obst und Gemüse sowie Pflanzenöle sollen den Hauptanteil der Ernährung bilden. Vorsicht, hier kommen die essentiellen Eiweiße zu kurz.

Achten Sie auf **calciumreiche Ernährung.** Nicht nur um sich vor Osteoporose zu schützen. Keine Einnahme über 1500 mg Calcium in Form von Pülverchen, sonst steigt das Risiko für Herz und Kreislauf. Neueste Untersuchungen haben gezeigt, dass ausreichend Calcium im Körper Gene zur Hormonproduktion anregt, die wiederum die Einlagerung von Fett in die Fettzellen verhindern. 1200 bis 1300 mg Calcium pro Tag sollten Sie zu sich nehmen, wenn Sie effizient Gewicht reduzieren wollen. Bevorzugen Sie das Calcium aus Milchprodukten. Als Nebeneffekt können Sie auch eine günstige Wirkung auf das Gesamtcholesterin, HDL und LDL, die Körperfettmasse, insbesondere das Bauch-Fettgewebe, erwarten. Besonders günstig wirkt sich nach Studienlage (NHANES III, QUEBEC, HERITAGE, CARDIA) der regelmäßige Verzehr von Milchprodukten bei Frauen aus. Nebenbei erhalten Sie Ihre Knochen gesund, dies ist wissenschaftlich eindeutig bewiesen. Ausreichend Calcium kann Bluthochdruck verhindern und sogar zur Blutdrucksenkung beitragen. Eine hohe Calciumzufuhr wirkt eher gegen die Bildung von Nierensteinen, da körpereigene Hormone in der Niere das Calcium nicht umständlich zurückresorbieren müssen (siehe auch Kapitel 3.2 Mineralstoffe und Spurenelemente und Kapitel 11.5 Osteoporose).

Natürliche **„Verdauungsförderer“** sind die **Ballaststoffe.** Der Begriff „Ballaststoffe“ wurde in einer Zeit geprägt, als man die nicht direkt als Nährstoffe verwertbaren Teile der menschlichen Kost für überflüssig hielt. Dabei haben die Ballaststoffe, oft Pflanzenfasern, eine wichtige Funktion für die Verdauung. Schon im Magen fördern sie die Sättigung, verlängern das Sättigungsgefühl und können so das Körpergewicht positiv beeinflussen, weil weniger gegessen wird. Einige lösliche Ballaststoffe führen zu einer verlangsamten und gleichmäßigen

Aufnahme von Kohlenhydraten in das Blut. Der Blutzucker steigt langsam und gleichmäßig, es kommt nicht zu einer plötzlichen Insulinausschüttung und reaktiv dann zu Heißhungerattacken. Günstige Wirkung wird den Ballaststoffen auch auf den Cholesterinspiegel zugeschrieben. Wichtig sind die Ballaststoffe im Dickdarm: Unlösliche Ballaststoffe lagern Wasser ein und führen zu einer lockeren Stuhlkonsistenz und erhöhen so direkt das Stuhlvolumen. Lösliche Ballaststoffe werden von Darmbakterien abgebaut und fördern so deren Vermehrung, was ebenfalls zur Stuhlregulierung beiträgt. Die Deutsche Gesellschaft für Ernährung (DGE) empfiehlt, 30 g Ballaststoffe täglich zu sich zu nehmen. Achten Sie dazu aber auf eine ausreichende Flüssigkeitszufuhr von 1,5 bis 2 Liter pro Tag und beginnen Sie nach und nach Ihre Nahrung auf mehr Obst und Gemüse umzustellen, um Völlegefühl und anfängliche Blähungen zu vermeiden.

Ballaststoffgehalt verschiedener Nahrungsmittel

Nahrungsmittel	Ballaststoffgehalt in g pro 100 g
Weizenkleie	45,4
Vollkornhaferflocken	9,5
Pflaumen getrocknet	9,0
Roggenvollkornbrot	8,1
Himbeeren	4,7
Rosenkohl	4,4
Erbsen grün	4,3
Birne	3,3
Apfel	2,0

Bedenken Sie, dass Ihre Darmflora durch Medikamente, Stress, Alkohol, Nikotin, mangelnde Bewegung und eine ungesunde Ernährung leiden kann. Auf der Oberfläche unseres Darmes, der ausgebreitet 400 qm einnehmen würde, leben bis zu 400 verschiedene Bakterienarten, die sich gegenseitig unterstützen. Die Darmflora besteht aus 100 Billionen Kleinstlebewesen, die an unserer Verdauung beteiligt sind. Stimmt Ihre Verdauung nicht, neigen Sie zu Verstopfung, nehmen Sie Milchzucker (Lactulose), und zwar über den Tag verteilt so viel, dass Sie auf zwei geformte Stuhlgänge pro Tag kommen. Haben Sie zu wenig, nehmen Sie mehr Milchzucker, haben Sie zu viel, nehmen Sie weniger Milchzucker ein. Das Ganze 12 Wochen konsequent, mit genügend Flüssigkeit und Bewegung und der innere Durchgangsverkehr müsste wieder passen.

Haben Sie eine Milchzuckerunverträglichkeit, können Sie sich mit sogenannten probiotischen Nahrungsergänzungsmitteln (Lactobact®, Bactisubtil®) behelfen (siehe auch Kapitel 11.8 Der innere Durchgangsverkehr). Cayennepfeffer enthält Capsaicin, was den Stoffwechsel anregt und die Wärmeabgabe fördert. Sie haben 255 kcal mehr Energieverbrauch.

Ganz nebenbei: **Lässig hält schlank.** Wer im lockeren Outfit zur Arbeit erscheint, bewegt sich im Durchschnitt mehr als Leute im steifen Business-Dress. Eine Studie der Universität Wisconsin hat ergeben, dass Menschen mit bequemerer Kleidung am Tag 491 mehr Schritte gehen als Leute mit unbequemer „Arbeitskleidung".

Sieg und Niederlage Ihres Lieblingsvereins entscheiden, ob Sie zum Frustesser werden. Plötzliche Niederlagen lassen die Fans mehr Süßes und Fettiges essen. Die Anhänger der Siegermannschaft essen 5 Prozent weniger Kalorien (2013).

Vorsicht vor Verzicht und fraglichen Wundermitteln. Essen Sie lieber sinnvoll ausgewogen über den Tag verteilt. Achten Sie auf fünfmal Obst oder Gemüse am Tag. Genügend Ballaststoffe und Calcium sollten in Ihrer Nahrung vorhanden sein.

2.6. Was geht – was geht nicht?

Gewichtskontrolle mit Gehirn – denn mit Gewalt geht nichts

Also, wenn Sie abnehmen wollen, streben Sie nie mehr als ein Pfund Gewichtsabnahme pro Woche an. Versuchen Sie zunächst einmal eine Gewichtsreduktion von nicht mehr als fünf bis zehn Prozent zu erreichen. Bevor Sie überhaupt beginnen zu reduzieren, nehmen Sie als Erstes Ihr Essverhalten unter die Lupe.

- Essen Sie nur, wenn Sie hungrig sind, nicht aus Frust oder Langeweile, oder weil es „Essenszeit" ist. Oder gar prophylaktisch, weil Sie später Hunger kriegen könnten.
- Essen Sie nie Extraportionen als „Belohnung" oder „das gönne ich mir".
- Essen Sie an einem schön gedeckten Tisch ausgewählte Speisen langsam und mit Genuss. Legen Sie während der Unterhaltung mit dem Tischnachbarn das Besteck aus der Hand.
- Konzentrieren Sie sich auf die Nahrungsmittel, die Sie essen, sehen und riechen und schmecken Sie intensiv. Fernseher und Radio stören dabei. Lassen Sie ruhig liegen, was Ihnen nicht schmeckt.

- Bevor Sie einfach weiter essen bedenken Sie, dass die zweite und dritte Bratwurst genau gleich schmeckt wie die erste.
- Kauen Sie ausgiebig, lassen Sie sich Zeit. 20 Minuten braucht unser Körper bis sich ein Sättigungsgefühl überhaupt einstellen kann. Wenn Sie in dieser Zeit schon 3000 Kalorien in sich hineingeschaufelt haben, merken Sie zu spät, dass Sie eigentlich schon „übersatt“ sind.
- Essen Sie, bis Sie satt sind und essen Sie nicht auf, um dem Gastwirt eine Freude zu machen, Eindruck zu schinden oder vermeintlich Geld zu sparen.
- Lassen Sie sich durch nichts vom genüsslichen ausgiebigen Kauen abbringen. Jürgen Schilling, Schauspieler und Autor, hat den Begriff des „Schmauens“ (Schmecken und Kauen) geprägt. Durch intensives Kauen und Schmecken wird streng nach dem Lustprinzip die Runterschling-Ernährung bekämpft. Der Speichelfluss, der mit dem Appetit eng zusammenhängt und unser Bedürfnis nach Essen beeinflusst, wird reguliert. Man isst erst, wenn man hungrig ist, und hört beim ersten Sättigungsgefühl auf. Eine gute Speicheldurchmischung wirkt sich natürlich auch positiv auf die weitere Verdauung aus. Besondere Bedeutung kommt dabei dem gut durch den Mundspeichel alkalisierten Speisebrei zu. Hierbei handelt es sich um einen ersten Schritt zu einer physiologisch vorgesehenen guten Verdauung. Die Schleimhäute der Zunge und des Schlundes, also dort, wo unser Geschmacksinn zu finden ist, regulieren dann unser Schluckverhalten. Und damit essen wir genüsslich und langsamer. Herr Schilling hat so von ursprünglich 100 kg sein Körpergewicht kampflos auf 75 kg reduzieren können und dies seit 13 Jahren auch beibehalten. Er meint: „Let's kau together“ und damit hat er recht.
- Um besser auf ihre Sättigung zu achten, stellen Sie sich am Anfang eine Sättigungsskala von 1 bis 10 im Kopf vor. 1 ist unglaublich hungrig, 10 wäre übersatt. Bei 5 sind Sie gut gesättigt, da sollten Sie Ihr Essen beenden. Denken Sie stets daran, wenn Sie wieder hungrig sind, finden Sie jederzeit wieder etwas zu essen.
- Essen Sie nie im Stehen oder Gehen oder unterwegs beim Bummeln.
- Haben Sie einen Obstteller greifbarer als Schokolade. Der Mensch ist bequem.
- Kommen Sie hungrig nach Hause und müssen Sie erst noch kochen, so essen Sie eine Karotte, ein Stück Gurke oder ein Stück Kohlrabi. Sie haben etwas zu kauen und können auf diese Art sinnvoll die Zeit der Essenszubereitung überbrücken.
- Verhindern Sie durch konsequent bedachte Zwischenmahlzeiten das Auftreten von Heißhunger durch Blutzuckerabfälle und verhindern Sie so unkontrollierte „Fressanfälle“ (siehe Leistungskurve).
- Zwischen 10 und 11 Uhr vormittags ist die Eiweißverdauung am effizientesten, also essen Sie zum Beispiel eine Joghurt, ein Molkeprodukt, etwas Quark oder ähnliches. Nebenbei wirkt sich eine höhere Calciumzufuhr aus Milchprodukten positiv auf die Gewichtsbilanz aus, insbesondere was die

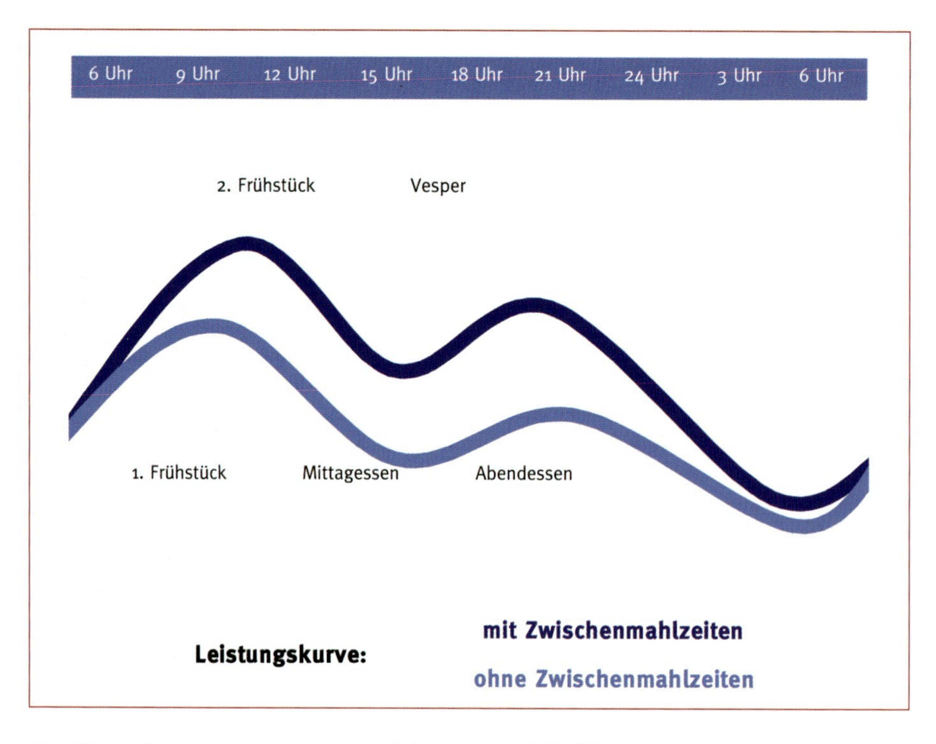

Der Mensch muss essen, um zu leben und nicht leben, um zu essen.
(Molière)

Verhinderung des Jojo-Effektes angeht. Dies gilt besonders für übergewichtige Frauen.

- Für den Ernstfall halten Sie Pfefferminzbonbons oder Kaugummi bereit. Homöopathische Mittel wie Madar® D4 mindern Heißhungerattacken.
- Versagen Sie sich nicht zwanghaft Ihre Leibspeisen. „Ich darf, wenn ich will“, erstickt den Heißhunger auf „Verbotenes“ im Keim.
- Trinken Sie über den Tag verteilt viel Wasser (zwei bis drei Liter Mineralwasser), ruhig auch vor den Mahlzeiten, um das erste Hungergefühl zu mindern. Innerhalb von 10 Minuten nach dem Trinken von einem halben Liter Hahnenwasser steigt der Energieumsatz um 30%, es werden ca. 200 KiloJoule mehr verbraucht beim Normalgewichtigen. Beim Übergewichtigen sind es um 20% Mehrverbrauch. Berliner Forscher aus der Charité empfehlen kaltes, nicht eiskaltes Leitungswasser, jeweils einen halben Liter vor dem Essen. Mit ca. 0,2 Cent pro Liter ein kostengünstiges „Diätikum“. Bevorzugen Sie auch sonst als Getränk Wasser, ungesüßten Tee, Saftschorle, Molke, Buttermilch. Vorsicht vor Fruchtsäften mit Zuckerzusatz. Nehmen Sie auch keinen Fructosesirup.

- Bedenken Sie, Alkohol hemmt die Fettverbrennung. Moderater Genuss von trockenen Weinen wird empfohlen.
- Vermeiden Sie sogenannte „Softdrinks", kalorienhaltige Getränke, Limonaden, Cola und ähnliches. Nach einer Untersuchung vermindert der Körper nach Genuss kalorienhaltiger Getränke nicht zum Ausgleich die Nahrungszufuhr, wie er dies im Regelfall nach einer kalorienreichen festen Ernährung tut.
- Aperitifs sind nur etwas für Untergewichtige oder ausnahmsweise zu Feierlichkeiten. Sie regen die Magensäfte an und fördern den „Vielfraß". Grapefruitsaft zum Beispiel sättigt eher und kann deshalb gern genommen werden.
- Beginnen Sie jede Mahlzeit mit einem gesunden, ballaststoffreichen „Magenfüller": Salat, Rohkostteller, zum Beispiel mit Joghurt oder Kräuterquark zum Dippen. Solche Dinge werden auch von den Kindern gern gegessen. Achten Sie bei Ihrer Salatsoße auf ein sinnvolles Öl. Bevorzugen Sie Raps- oder Olivenöl. Beim Rapsöl ist das Verhältnis Omega-3- zu Omega-6- Fettsäuren besonders günstig (siehe auch Kapitel 3.8 Fette).
- Verwenden Sie Nahrungsmittel mit niedriger Energiedichte, volumenreich und schwer, wasserhaltig. Salate, Gemüse, Beeren, Früchte. Die Magenwand wird dadurch gedehnt und die Sättigungssignale setzen früher ein. Eine niedrige Energiedichte entspricht 150 kcal/100g, mittel 150 bis 400 kcal/100g, und eine hohe Energiedichte mehr als 400 kcal/100g. Eine niedrige Energiedichte hat zum Beispiel ein Salat Nicoise (94kcal/100g) oder ein Steak mit Ratatouille (77 kcal/100g).
- Verwenden Sie frische Lebensmittel, deren Herkunft Sie nach Möglichkeit nachvollziehen können. Regelmäßig sollte auch Fisch auf den Tisch kommen. Verzichten Sie möglichst auf Fertiggerichte, sie sind voller ungünstiger Fette und Geschmacksverstärker (Glutamat).
- Vermeiden Sie fettreiche Zubereitungen wie frittieren, panieren, in Öl einlegen und lange braten.
- Statt aus Langeweile, Frust oder Stress ans Essen zu denken, sollten Sie sich lieber Gedanken über eine positive, durchaus aktive Freizeitgestaltung machen.
- Planen Sie regelmäßig „High-Lights", Dinge, auf die Sie sich freuen, in Ihren Wochenplan ein. Kino, Konzerte, Tanzveranstaltungen, Museumsbesuche, Ausflüge oder ein gutes Buch sorgen für innere Zufriedenheit.
- Bewegen Sie sich ausreichend. So wird das Hungergefühl automatisch besser reguliert. Dreimal pro Woche sollten Sie Ausdauersport betreiben. Auch dadurch wird das Hungergefühl im Regelfall nach unten reguliert, die positive Hormonausschüttung verhindert Frustgefühle. Eine Untersuchung der Sporthochschule Köln ergab, dass regelmäßiges Training nach einen Jahr genauso erfolgreich Gewicht reduziert hatte wie eine ausgewogene Diät. Das regelmäßige Training ist auch deshalb so wichtig, weil wir sonst bei der Gewichtsabnahme auch viel Muskelmasse verlieren. Dabei gilt „laufen ohne zu schnaufen".

- Absolute Bewegungsmuffel sollten überlegen, wo sie im Alltag klein anfangen könnten. Treppe statt Fahrstuhl. Fahrrad oder Füsse statt Kurzstrecken-Autofahrten.
- Wissen macht schlank: Menschen, die sich bewusst bewegen, sind gesünder und schlanker als solche, für die körperliche Aktivität nur ein notwendiges Übel ist. Alles Kopfsache: Körperliche Arbeit wirkt positiver, wenn man ihre gesundheitsfördernde Wirkung erkennt.
- Schlafen Sie ausreichend. Menschen mit Schlafstörungen nehmen eher zu. Leptin hemmt im Schlaf dem Appetit, damit wir die Nacht ohne Hungergefühl überstehen. Der Gegenspieler Ghrelin führt Sie im Wachzustand eher zum Kühlschrank (siehe auch „Die positive Wirkung des Schlafes").
- Kaufen Sie sich ein Kalorienzählgerät zur Motivation zu mehr Bewegung. „Fat-Burner-Sportarten" sind Aqua-Aerobic, Radeln auf dem Ergometer, Walken, Tanzen, Gymnastik (siehe auch Kapitel 5 Bewegung).
- Bei einer sportärztlichen Untersuchung können Sie genau ermitteln lassen, bei welcher Pulszahl Ihr Körper am effektivsten Fett abbaut.

Unbedingt etwas unternehmen sollten Sie ab einem Bodymaß-Index von 30. Hier ist Ihr Risiko, am Diabetes mellitus (Zuckererkrankung) zu erkranken, bereits fünfmal so hoch wie beim Normalgewichtigen. Der jüngste Altersdiabetiker (Typ-II-Diabetes) der Welt ist nach Spiegel-Berichten ein fünf Jahre alter Bub aus Leipzig. Der Bub wiegt 40 kg. Normalerweise wiegen Kinder in diesem Alter 19 kg. Bisher war ein Neunjähriger aus Frankreich der jüngste Typ-II-Diabetiker.

Insgesamt hat sich die Zahl der Altersdiabetiker in Deutschland in 13 Jahren von vier auf acht Millionen verdoppelt. Für 2010 werden mindestens zehn Millionen geschätzt. Dabei können Typ-II-Diabetiker ihre Lebenserwartung im Mittel um vier bis sechs Monate verlängern für jedes Kilo Körpergewicht, das sie abnehmen.

Übrigens, bei herzinsuffizienten Patienten und Patienten nach Herzinfarkt hat ein gewollter oder ungewollter Gewichtsverlust nicht zu einer Lebensverlängerung geführt. Ähnliches gilt auch für Personen ab 65. Also, je früher Sie anfangen, desto größer ist die zu erwartende positive Wirkung. Oder anders gesagt, warten Sie nicht, bis es zu spät ist.

Essen Sie sinnvoll, artgerecht, mit Genuss und langsam, kauen Sie ausführlich und hören Sie auf, wenn Sie annährend satt sind. Stopfen Sie sich nicht bis zur Übelkeit voll. Bewegen Sie sich ausreichend und regelmäßig. Wenn Sie mehr Energie verbrauchen als Sie zu sich nehmen, nehmen Sie automatisch ab.

Warum operiert man den Speck nicht einfach weg? Was geht operativ?

Nur in sehr selten Fällen kommt bei Superschwergewichtlern eine Operation in Frage. Es können Magenverkleinerungen, Dünndarmverkürzungen und ein eingesetztes **Magenband** überlegt werden. Die Kostenübernahme erfolgt aber durch die Krankenkassen nur ab einem BMI über 40 kg/m2 oder einem BMI über 37 und zusätzlicher Erkrankung. Die Patienten müssen psychisch gesund sein und ein tolerables Operations-Risiko haben. Unbedingt zusätzlich muss aber eine Änderung der Lebensweise und eine psychologische Begleitung erfolgen. 1200 bis 1400 mal wird zur Zeit ein Magenband in Deutschland pro Jahr implantiert. Es handelt sich dabei um einen mit Kochsalz aufgefüllten Silikonring, der endoskopisch eingebracht werden kann. Der Magen fasst so nur noch einen Bruchteil der ursprünglichen Menge. Der Patient wird schneller satt, isst er trotzdem weiter, muss er sich übergeben. In 70% der Fälle führt das zu erfolgreichem Gewichtsverlust.

Beim **Magenbypass** ist bis zu 100% Erfolg zu erwarten. Der Magen wird operativ zu einem kleinen Vormagen umgestaltet und direkt an den Dünndarm angeschlossen. Der Zwölffingerdarm mit seinen Verdauungsenzymen wird dabei umgangen. Nur im letzten Viertel des Dünndarms wird der Nahrungsbrei noch verwertet. Das Gewicht normalisiert sich. Die operierten Patienten müssen aber lebenslänglich Vitamine und Mineralstofftabletten einnehmen. Sonst drohen Eisen-, Calcium- und Vitamin-B-12-Mangel. Zu fettreiche Nahrung, schwer verdauliches oder blähendes, kann große Probleme bereiten. Natürlich muss der „Patient" für so einen Eingriff noch operabel sein. Der ehemals 486 kg schwere Amerikaner Patrick Deuel muss bis auf ca. 136 kg abnehmen, um den Eingriff zu überstehen. 180 kg hat er schon geschafft und konnte so zum ersten Mal wenige Schritte wieder gehen. Er war, als Manager einer Restaurantkette, wegen seines Gewichtes bettlägrig geworden. Patient heißt „der Leidende" und als solcher leidet er am sogenannten metabolischen Syndrom mit Zuckererkrankung, Bluthochdruck, Fettstoffwechselstörung usw. Auch nach **Verkürzungsoperationen des Dünndarms** von vier auf einen Meter, kommt es zur Mangelernährung. Der Patient nimmt ab. Oft muss anschließend der plastische Chirurg noch die leeren Fettschürzen, also riesige Hautlappen, entfernen. Wehe dem, der dennoch wieder zunimmt. Die sehr eingreifenden Operationen haben nach wie vor ein sehr großes Risiko: Einer von 200 operierten Erwachsenen stirbt an den Folgen des Eingriffs. Dabei kostet eine Magenverkleinerung in den USA ca. 50000 Dollar.

Neuerdings gibt es auch einen **Magenschrittmacher,** ein Gerät, so groß wie eine Streichholzschachtel, das in die Magenaußenwand im Oberbauch eingepflanzt wird und elektrische Impulse abgibt. Durch die schwachen Stromstöße werden Dehnungsreize des Magens früher wahrgenommen, der Sättigungsreiz tritt schneller ein. Dennoch muss eine Ernährungsumstellung stattfinden.

Vorsicht vor ambulanten **fettabsaugenden Operationen.** Die sogenannte „Liposuktion" ist mit über 250000 Operationen pro Jahr die häufigste ästhetische Operation in Deutschland, 750000 in den USA. Eigentlich eignet sie sich weniger zur Gewichtsabnahme als mehr bei Fettverteilungsstörungen z. B. Lipödem (Po, Oberschenkel, Bauchfett). Die Operation dauert ein bis fünf Stunden. Wegen der Gefahr der Kreislaufstörungen sollte man nicht mehr als vier Liter Fett auf einmal entfernen. 24 Stunden Überwachung sollten eingehalten werden. Wichtig ist, dass Gefäße und Bindegewebe möglichst geschützt werden. Früher wurden auch Blut- und Lymphbahnen mit dem Fettgewebe zerstört und alles mechanisch zerstochert und abgesaugt. Mittlerweile gibt es schonendere Methoden, die Tumeszenz-Liposuktion bzw. die Vibrationsliposuktion. Aber Vorsicht, in jedem Fall wird der Körper unter der Haut erheblich verletzt. Es kann zu Wundheilungsstörungen, Infektionen, Narbenbildungen aber auch zu Lungenembolien kommen. Fünf Todesfälle treten pro Jahr auf. Drei Monate lang nach dem Eingriff sollte Kompressionskleidung getragen werden. Ein dauerhafter Effekt hinsichtlich Gewichtsreduktion und besserem Aussehen ist aber nur bei nachhaltiger Umstellung der Ess- und Lebensgewohnheiten zu erwarten.

Nach einer schwedischen Studie zeigten die operativ behandelten Übergewichtigen in einer Untersuchung nach zehn Jahren noch eine Gewichtsabnahme von 16 Prozent, während eine Vergleichsgruppe um 1,6 Prozent zugenommen hatte.

Operative Übergewichtsbehandlung kann helfen, die Operationen sind jedoch mit Risiko verbunden und sehr kostspielig. Die Lebensgewohnheiten müssen auf jeden Fall geändert werden.

Was geht sonst noch?

Von der Stiftung Kindergesundheit (München, Prinzregentenstraße) gibt es eigene Programme gegen Übergewicht von Kindern und Jugendlichen. Die Aktion „Power Kids" ist ein 12-wöchiges verhaltenstherapeutisch orientiertes Schulungsprogramm für acht- bis zwölfjährige Kinder. Es geht um die Stärkung der Eigenverantwortung und die Änderung des Verhaltens. Ziel des Programmes ist nicht eine rasche Gewichtsreduktion, sondern eine langfristige

Stabilisierung verbesserter Lebensgewohnheiten. Für PowerKids gibt es „Fettzie-, Schlaffie- und Sportie-Punkte". Die Kinder können alles essen und unterliegen keinen Verboten, müssen aber mit ihrem vorgegebenen Punktekontingent auskommen (siehe Internet Adresse im Anhang).

Vier Bausteine müssen besonders bei der Gewichtskontrolle von Kindern berücksichtigt werden. Neben der Ernährung ist das die Bewegung und die verhaltenstherapeutische Beeinflussung von Essverhalten, Bewegungsverhalten und Lebensgewohnheiten. Die Eltern müssen mit einbezogen werden. Durch Informationsveranstaltungen in Kindergärten, Schulen und Gemeindeaktionen sollten die Bemühungen unterstützt werden. Schließlich sind zwischen 7 bis 20 Prozent aller Kinder in Deutschland schon bei der Schuleingangsuntersuchung von Übergewicht betroffen (Deutsches Ärztblatt 2012). Weniger betroffen sind die südlichen Bundesländer Baden-Württemberg und Bayern, besonders übergewichtige Kinder gibt es in den nördlichen Bundesländern, besonders in Mecklenburg-Vorpommern.

Wichtig ist dabei auch die Stärkung des Selbstbewusstseins der übergewichtigen Kinder. Oft werden sie von anderen Kindern gehänselt. Dazu sollten sie pfiffige Antworten auf Lager haben: „Lieber dick als doof" , oder „Ich bin dick und schlau. Was bist du denn?" Übrigens, wenn es in einer Familie ein übergewichtiges Kind gibt, sollte die ganze Familie ihre Ernährung ändern.

An der Universitätsklinik Freiburg haben die dortigen Sportmediziner die Initiative FITOC (Freiburg Intervention Trial for Obese Children) ins Leben gerufen. Die angebotene Therapie zielt auf Ernährung, Verhalten und sportliche Betätigung auch der Eltern. Wichtig scheint dabei eine Langzeitbegleitung der Betroffenen zu sein. Die Therapie dauert acht Monate, die Familien werden aber bis zu drei Jahre weiterbetreut. FITOC mini ist für Kinder unter acht Jahren, FITOC maxi für Jugendliche von 12 bis 16 Jahren.

Dabei tendieren wir durch Hektik und Bequemlichkeit dazu, „Kochanalphabeten" zu werden. Oft werden die Küchen kaum mehr genutzt. Es gibt Fertigtiefkühlgerichte, in der Mikrowelle Gegartes. Der Begriff dafür heißt „Convenience Food", abgeleitet aus dem englischen Begriff für Bequemlichkeit. Da die Fertiggerichte oft kalorienreich und voller versteckter ungünstiger Fette sind, wird das Problem Übergewicht immer aktueller.

Erste Erfolge scheinen sich abzuzeichnen, in Amerika hat eine Fast-Food-Kette ihre Supersize-Produkte aus dem Angebot genommen und bietet jetzt mehr Salate an, nachdem ein satirischer Kinofilm in den USA auf die zweifelhaften gesundheitlichen Wirkungen der Fast-Food-Ernährung hingewiesen hat („Supersize Me").

Der amerikanische Filmemacher Morgan Spurlock hat in einem 30-tägigen Selbstversuch die Fast-Food-Ernährung getestet: Er aß einen Monat lang morgens, mittags und abends bei der bekannten Schnellimbisskette mit dem großen M. Sein Gewicht stieg um knapp 13 kg an, die Leber- und Blutfettwerte nahmen bedrohliche Ausmaße an.

In England darf sogenanntes „Junk Food" (Cola, Burger, Chips und Brause) vor 21 Uhr nicht mehr in der Werbung erscheinen. Große Supermarktketten wollen nach dem Ampelsystem ein Punktesystem (rot: Schokoriegel, grün: Karotte, Bohnen; gelb: Käse) einführen, um die Verbraucher besser über eine gesunde Ernährung zu informieren. Ein Sternekoch meinte es gut und wollte für Schüler in den Kantinen gesund kochen. Er wurde sabotiert, die Eltern brachten ihren Kindern heimlich Fast-Food in der Tüte.

Und Paul Bocuse hat „Eurotoques“ gegründet als Gegengewicht zu Fastfood und Pfusch beim Kochen. La toque ist französisch und heißt der Kochhut. Es handelt sich um einen Zusammenschluss von Chefköchen, die in ihren Restaurants für regionale und saisonale Küche stehen und ihre Speisen frisch und ohne Verwendung von Fertigprodukten herstellen. Es geht um die Erhaltung der Geschmacksvielfalt und traditioneller Kochkunst. Es werden Geschmacksunterricht für Kinder, Schüler und Erwachsene sowie Kochkurse angeboten. Die Esskultur in Europa soll gerettet werden (Geschäftsstelle Eurotoques Deutschland, Winnender Straße 10-12, 73667 Ebnisee (siehe auch Internetadresse im Anhang).

In Kempten wurde eine Interessensgemeinschaft „Slow Food“ (Essen mit Genuss, Pflege der Esskultur) gegründet.

Wahre Lebensweisheit besteht darin, im Alltäglichen das Wunderbare zu sehen. *(Pearl. S. Buck)*

Der Kultivierte bedauert nie einen Genuss. Der Unkultivierte weiß überhaupt nicht, was ein Genuss ist. *(Oskar Wilde)*

In Deutschland gibt es Prämien für besonders gute Küchen in Krankenhäusern auch unter Berücksichtigung der Mittelmeerkost. Aus Kostengründen werden viele dieser guten Ansätze zunichte gemacht. Essenausfahrer fahren oft viele Kilometer, um wenig gesundes, oft nicht schmackhaftes Essen an Krankenhäuser und Seniorenheime zu verteilen. Diese Tendenzen sollten vermieden werden. Gute, gesunde Ernährung gibt es nicht zum Nulltarif.

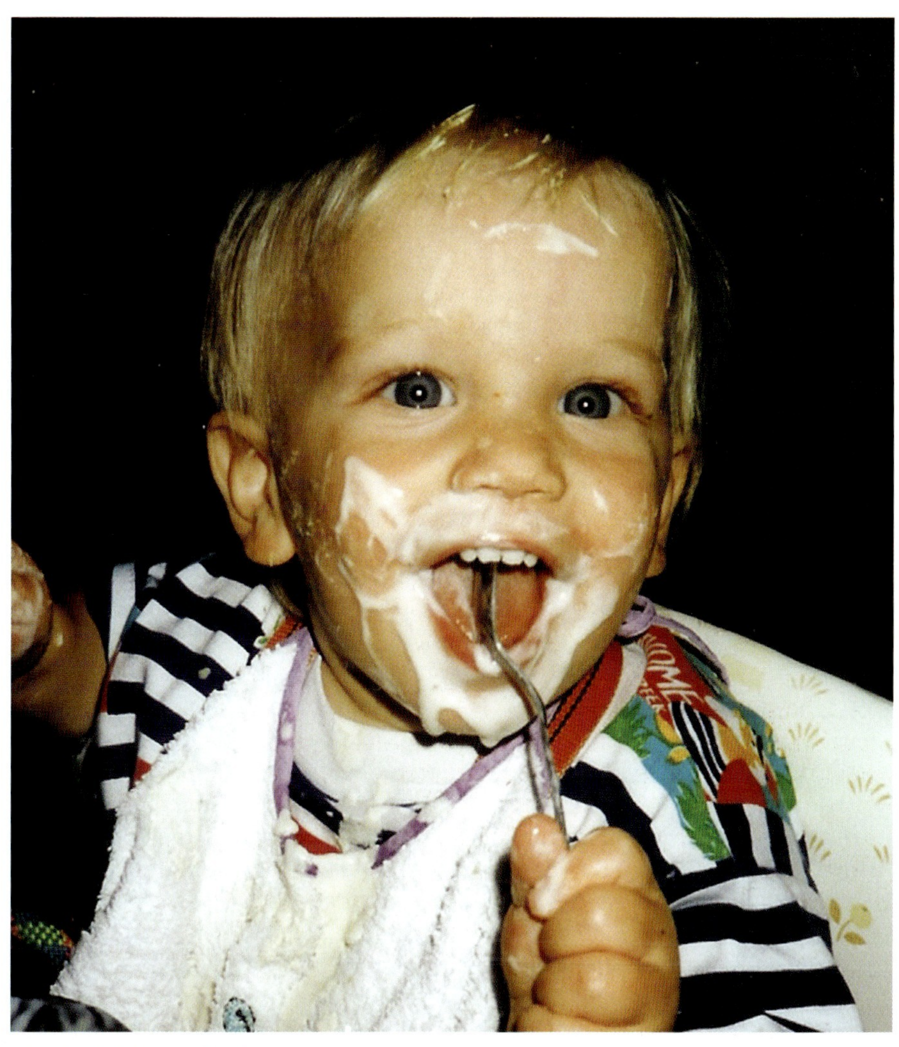

So glücklich macht Bananenquark.

Entscheidend ist nicht, wie man isst,
sondern vor allem, was man isst

Essen wir wieder mehr mit Genuss, pflegen wir öfter die Esskultur im Kreise der Familie. Kochen wir gemeinsam, damit auch die Kinder nebenbei sinnvolle Ernährung kennen und lieben lernen. Verwöhnen wir unsere Sinne (Auge, Nase und Geschmackssinn), wir sind doch auch sonst angeblich eine „Genussgesellschaft“.

3. Ernährung

Warum können wir nicht mehr kochen, werden zum Koch-Legastheniker? Warum haben wir keine Lust mehr zum Einkaufen? Brauchen wir wirklich eine Veggie-Currywurst oder das vegane Schnitzel? In 42 Prozent der Haushalte in Deutschland wird fast keine warme Mahlzeit mehr zubereitet. Die Nahrungsmittelindustrie hat längst darauf reagiert. Nicht von ungefähr drehte sich auf der weltgrößten Ernährungsmesse „Anuga 2015“ in Köln mit 7 000 Ausstellern, alles um Covenience- und Ready-to-cook-Produkte, also „Fertigfutter“. Hauptsache schnell und nebenher soll es gehen. Der Genuss tritt in den Hintergrund. Das gemeinsame Essen wird unwichtig. Eine Million Menschen ernähren sich in Deutschland vegan, also ganz ohne tierische Produkte. Sie lehnen prinzipiell die Verwendung aller tierischen Erzeugnisse ab, auch Wolle, Leder etc. Sollte sich eine solche Lebensweise durchsetzen, wird sich unsere Kulturlandschaft erheblich verändern. Warum sollte noch jemand Tiere weiden lassen, wenn ihre Produkte vermeintlich nicht mehr gebraucht werden? Und warum haben wir ein „Allesfressergebiss“ und nicht Zähne wie eine Kuh, wenn wir uns nur von Pflanzen ernähren sollten? Eine vegetarische Ernährung hat beim gesunden Erwachsenen manchen Vorteil; oft leben Vegetarier auch bewusster.

Viel schwieriger wird es bei rein veganer Lebensweise. Studien belegen schon jetzt erhebliche Vitamin-B12-Mangelzustände.

3.1. Vegetarier

Die vegetarische Ernährung entspricht nicht unseren Genen

Unsere Steinzeitvorfahren haben sich außer von gesammelten Früchten, Wurzeln und Nüssen auch – und mit großer Begeisterung – von erlegten Tieren ernährt. Insbesondere das Gehirn wurde als besondere Delikatesse zuerst verzehrt. Wir wissen, dass das Gehirn freilebender, sich artgerecht ernährender Tiere besonders reich an Omega-3-Fettsäuren ist. Über die positive Wirkung der Omega-3-Fettsäuren lesen Sie bitte unter Abschnitt 3.8. Fette.

Italienische Forscher fanden heraus, dass „Ötzi“, der Gletschermann, sich mit einigen Bissen Rothirschfleisch, vielleicht auch Steinbock oder Gämse, gestärkt hatte, bevor er von einer Pfeilspitze getroffen zusammenbrach. Der Gletschermann lebte vor etwa 5 000 Jahren. Indianer in Mexiko vor 12 000 Jahren hatten Schnecken, verschiedene Kürbissorten, Geflügel mit Hirsebeilage, grünen Salat, aber auch Schlangen- und Eidechsenragout auf ihrem Speiseplan. In Mexiko aß man vor 5 000 Jahren Kürbis, Avocados und Chili con carne, wobei man das Fleisch einer haarlosen Hundesorte verwendete. Schildkröte, Hummer und Austern galten im 17. Jahrhundert als Armenspeise in den europäischen Küstenländern. In Frankreich im 16. Jahrhundert wurden die Armen in Notzeiten mit dicker Suppe aus Kastanien, Kleie, Knochen und Knorpeln, Sehnen, Würmern und Nattern versorgt.

Vegetarier-Typen

- **Ovo-Lakto-Vegetarier**
  meiden Fleisch und Fisch, essen aber tierische Produkte wie Milch, Butter, Käse und Eier.
- **Lakto-Vegetarier**
  verzehren neben pflanzlicher Nahrung Milch und Milchprodukte, aber keine Eier.
- **Ovo-Vegetarier**
  essen weder Fleisch noch Fisch, Milch- oder Milchprodukte, Eier hingegen schon.
- **Strenge Vegetarier**
  meiden sämtliche Lebensmittel tierischer Herkunft, im Extremfall sogar Honig.
- **Rohköstler**
  bilden eine besondere Gruppe unter den Veganern. Sie meiden gekochte Nahrung und verzehren große Mengen an rohem Obst und Gemüse.
- **„Pudding-Vegetarier"**
  verzichten auf Fleisch und Fisch, essen zu viel, zu fett und zu salzig. Ballaststoffe, Vitamine und Mineralstoffe kommen häufig zu kurz.

Warum sollten wir uns dann plötzlich fleischlos ernähren, kein Löwe würde plötzlich entgegen seiner Erbmasse auf Fleisch verzichten und keine Kuh würde plötzlich ganz unartgerecht Kleintiere fressen. Sind wir, die sogenannten intelligenten Menschen, schlauer als unsere Erbmasse? Was kann passieren, wenn wir uns konsequent fleischlos ernähren?

Etwa eine Milliarde Menschen haben weltweit einen versteckten Eisenmangel (WHO). Sie sind blass und permanent müde. Denn 70% unseres Körpereisens wird im Hämoglobin, dem roten Blutfarbstoff, zur Bindung des Sauerstoffs und seinem Transport durch den Körper benötigt. Ist zu wenig Eisen im Körper, mangelt es an rotem Blutfarbstoff. Es kommt zu einer Unterversorgung des gesamten Körpers mit Sauerstoff. Auch bei der Infektabwehr spielt das Eisen eine ganz besondere Rolle.

Die Bedeutung des Eisens für die Gesundheit des Menschen war bereits den Ägyptern, Griechen und Römern bekannt. Im Mittelalter wurde der Eisenmangel mit „Chlorose“ (Bleichgesichtigkeit, Blässe) bezeichnet. Als Therapeutikum wurde Eisen 1681 von Thomas F. Sydenham entdeckt. Ab 1830 gab es für Chlorose-Patienten Eisentabletten.

Besonders gefährdet sind Frauen im gebärfähigen Alter, ältere Menschen mit Magenschleimhautentzündungen und dadurch gestörter Eisen-Aufnahmefähigkeit oder Menschen nach größeren Operationen oder schwereren Infekten. Aber auch Sportler, Vegetarier und häufige Blutspender sollten auf ihren Eisenspiegel achten.

Hinweise auf Eisenmangel können sein:

- Blässe der Haut und Schleimhäute
- Hauttrockenheit, Falten, schlechte Durchblutung
- Mundwinkelrhagaden, schlecht heilende Verletzungen in den Mundwinkeln
- Hohlnägel, Brüchigkeit der Fingernägel und Haare
- Kälteüberempfindlichkeit
- Kopfschmerzen
- Infektanfälligkeit
- Antriebsschwäche
- Verringerte Lern- und Leistungsfähigkeit bis hin zur Intelligenzminderung
- Verhaltensstörungen
- Belastungsabhängige Atemnot als Zeichen mangelnder Sauerstoffversorgung der Muskeln.

Eisen ist für unseren Körper am bequemsten (bis zu 20 Prozent) aus Fleisch verfügbar. Im Fleisch liegt das Eisen zweiwertig vor und kann so leichter im Darm aufgenommen werden. Pflanzliches Eisen, in Gemüse, Salaten und Obst liegt in dreiwertiger Form vor. Es muss erst zu zweiwertigem Eisen reduziert werden und wird deshalb im Darm schlechter aufgenommen. Wer sich also vegetarisch ernährt, muss größere Mengen an eisenhaltigen Nahrungsmitteln zu sich nehmen als ein Mischkostesser. Bereits 150 g Kassler oder mageres Rindfleisch decken ein Viertel des Eisenbedarfs einer Frau. Weniger als 5 Prozent des Eisens stammt aus pflanzlichen Lebensmitteln: Dabei ist der Spinat durch einen Irrtum beim Setzen einer Kommastelle (Tippfehler?) zu unrecht über die Jahre als besonders eisenhaltig eingeschätzt worden. Generationen von Kindern und Jugendlichen wurden zum Spinatessen verdonnert, dabei hätte man mit Kalbsleberwurst einen viel besseren Effekt erzielt. Viel Geschmiere in Kindergesichtern und auf Esszimmerböden wäre der Menschheit erspart geblieben. Spinat schneidet im Eisengehalt unter den Pflanzen mit 5,2 mg Eisen pro 100g Gemüse nicht ganz schlecht ab. Ähnliche Mengen finden sich allerdings auch in Brokkoli und Feldsalat.

Die Deutsche Gesellschaft für Ernährung empfiehlt ab dem 8. Lebensjahr 10 bis 12 mg Eisen. Frauen vom Eintritt der Regel bis zu den Wechseljahren sollten wegen des monatlichen Blutverlustes 15 mg Eisen pro Tag zu sich nehmen. Einen besonderen Eisenbedarf haben Schwangere (30 mg) und Stillende (20 mg).

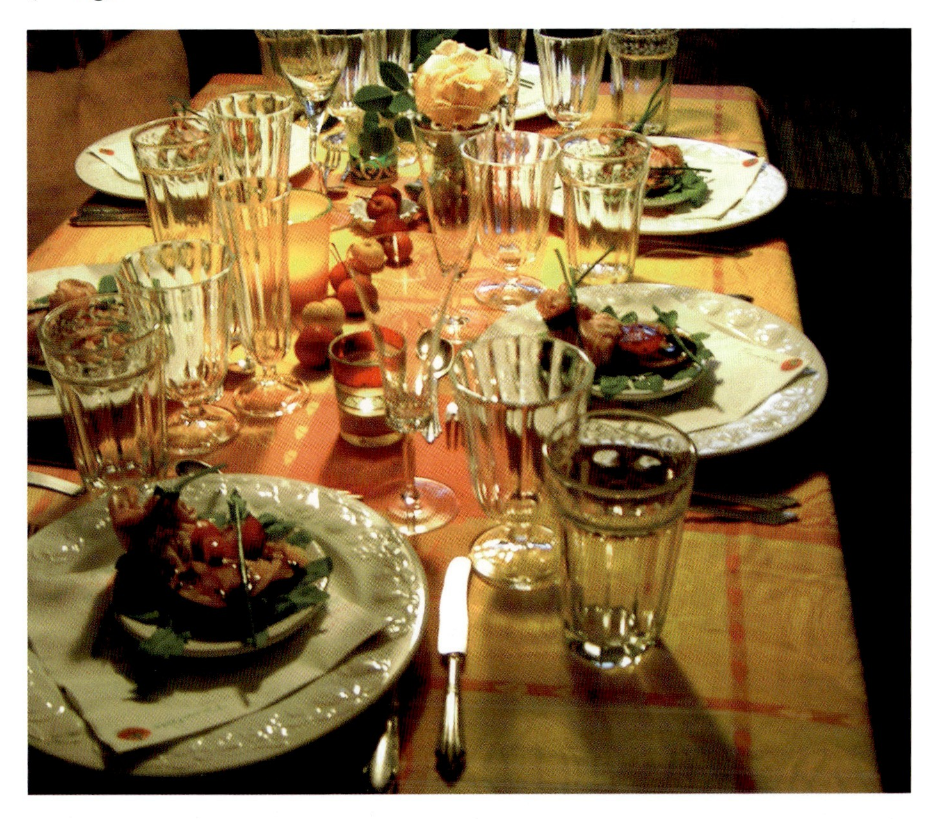

Achtung: Viele Substanzen entfalten ihre Wirkung nur in Verbindung mit anderen Stoffen. So wird die Eisenresorption (Aufnahme in den Körper) durch zusätzlich anwesendes Vitamin C um 8 Prozent verbessert. Durch den zusätzlichen Genuss von Cerealien, Tee oder Kaffee wird sie um ca. 3 Prozent vermindert.

Im Fleisch, vor allem in Leber, Rind- und Schweinefleisch, ist Vitamin B12, es verhindert zum Beispiel die Entstehung von Neuralrohrdefekten. Bei Säuglingen und Kleinkindern trägt es zur Gehirnreifung bei. Insbesondere Schwangere und Stillende sollten sich nicht rein vegan ernähren, da Vitamin B12 fast nur in tierischen Lebensmitteln vorkommt. Außer in Fleisch- und Wurstwaren kommt es im Hartkäse und in vergorenen Lebensmitteln wie zum Beispiel

Sauerkraut und Bier vor. Darin wird das Vitamin B12 durch Bakterien und Hefen hergestellt. Unsere besten Vitamin-B-12-Lieferanten sind aber tierische Nahrungsmittel. Eine Portion Rindfleisch deckt den Tagesbedarf an Vitamin B12.

L-Carnitin, ein Doping-Mittel oder lebensnotwendiger Nahrungsbestandteil?

Was ist Carnitin? Der Name ist abgeleitet vom lateinischen „carnis": Fleisch. Die Substanz wurde 1905 in Russland identifiziert. Das Carnitin spielt bei der Verbrennung von Fettsäuren in Leber, Herz- und Skelettmuskulatur eine bedeutende Rolle. Das L-Carnitin ist ein „Bio-Carrier" und schleust die langkettigen Fettsäuren vom Zellplasma durch die Membran ins Mitochondrium. Die Mitochondrien sind die Energiezentren der Körperzelle. Carnitin liefert somit die Brennstoffe der aeroben Energiegewinnung. Im Gegenzug transportiert es die toxischen Stoffwechselprodukte aus den Mitochondrien. L-Carnitin besteht aus den Eiweißen Methionin und Lysin. Es kann im Körper selbst in Leber-, Nieren- und Hirnzellen synthetisiert werden. Dazu werden Vitamin C, Niacin, Vitamin B6, Vitamin B12, Folsäure und Eisen benötigt. 95 bis 98 Prozent des Carnitins sind in der Muskulatur lokalisiert. **Mangelzustände an Carnitin** kann es durch streng vegetarische Ernährung, langes Fasten, parenterale Ernährung (durch Infusionen) und Mangelernährung im Alter geben. **Ein erhöhter Bedarf** besteht in der Schwangerschaft, bei Säuglingen mit adaptierter Säuglingsnahrung und bei Erkrankungen (Verbrennungen, bösartigen Tumoren, AIDS). Insbesondere im Alter wird von Körper weniger L-Carnitin synthetisiert. Ein Mehrbedarf kann nur durch carnitinreiche Nahrungsmittel gedeckt werden. Eine ausreichende Carnitin-Zufuhr hilft dem Sportler, die aerobe Verbrennung von Fettsäuren zu optimieren und dadurch die körperliche Leistungsfähigkeit zu steigern und das Immunsystem zu stärken. Dies gilt nicht nur für Wettkampfsituationen, sondern auch für mäßige Ausdauerbelastung, bei der durch L-Carnitin der Zeitraum bis zur Erschöpfung verlängert wird. Positive Wirkung kann man auch bei Herz-Kreislauf-Erkrankungen, Typ-II-Diabetikern und Dialyse-Patienten erwarten. Zusätzlich zugeführtes Carnitin aktiviert aber nicht zusätzlich den Fettstoffwechsel. Carnitin kann also nicht als „Fat-Burner" eingesetzt werden und scheidet somit als Wundermittel für die Gewichtsabnahme aus.

Hauptlieferanten von L-Carnitin sind Rindfleisch mit 61 mg in 100 g und Schweinefleisch (30 mg/100 g), Hühnerfleisch (9,7 mg/100 g), Milch (2,6mg/100g) und Weizenkeime (1,0 mg/100 g) Je dunkler das Fleisch, desto carnitinhaltiger. Rind-, Schaf- und Wildfleisch sind besonders reich an Carnitin. Übermäßig zugeführte Mengen werden vom Körper über die Niere ausgeschieden.

Warum sind dann Vegetarierer angeblich gesünder als „Fleischesser". Es liegt nicht an dem Fettgehalt des Fleisches, nicht hauptsächlich an der ballaststoffreicheren Ernährung, sondern wohl vor allem an der Tatsache, dass Vegetarier relativ mehr Gemüse, Obst, Salate, Nüsse zu sich nehmen. Sie enthalten sogenannte „schützende Stoffe“. Es sind über 30000 verschiedene Substanzen bekannt, die ausschließlich von Pflanzen gebildet werden. Sie dienen der Pflanze zum Beispiel als Schutz oder sind Abwehrstoffe gegen Schädlinge. Es gibt Farb-, Duft- und Lockstoffe sowie pflanzeneigene Hormone. Diese sekundären Pflanzenstoffe üben Schutzfunktionen auch auf den menschlichen Organismus aus:

- Carotinoide in Karotten, Grünkohl, Möhren, in roten, orangefarbenen und gelben Gemüsen,
- Glucosinolate in Kohl, Senf, Rettich, Kresse,
- Polyphenole in Kirschen, Pflaumen, Beeren, Trauben, auch in Rotwein (rot, violett, blau),
- Sulfide in Zwiebeln, Lauch (sorgen für Tränen beim Zwiebelschneiden),
- Phytoöstrogene in Vollkornprodukten, Oliven, Erdnüssen, Pflaumen, Äpfel, Birnen, Karotten, Blau-, Stachel- und Johannisbeeren, Hopfen.

Niemand kann jedoch einen ausgewogenen „Mischkostesser“ daran hindern, regelmäßig Gemüse und Obst zu essen und so auch von den schützenden Pflanzenstoffen zu profitieren. In den folgenden Kapiteln wird noch genauer auf diese Schutzstoffe in Pflanzen eingegangen.

Für die B-Vitamine, vor allem B12, ist Fleisch eine ergiebige Quelle. Tierische Eiweiße in Ei, Fleisch und Milch stehen in der Wertigkeit vor den pflanzlichen Eiweißen. Eine Beschränkung auf 100 g pro Tag an Fleisch, Wurst oder Fisch ist nur bei hoher Harnsäure (Hyperurikämie)/Gicht sinnvoll.

Vorsicht bei rein vegetarischer Ernährung riskieren Kinder und heranwachsende Jugendliche sowie Frauen im gebärfähigen Alter einen Carnitin- und Eisenmangel.

3.2. Mineralstoffe und Spurenelemente

Wichtig ist auch die ausreichende Zufuhr von Mineralstoffen. Mineralstoffe sind bedeutende Bausteine für Knochen und Zähne, sie sind Reglerstoffe für den Wasserhaushalt, sorgen für die Reizübertragung in Nerven- und Muskelzellen und sind Bestandteil von Enzymen und Hormonen. Bis heute sind über 20 Mineralstoffe bekannt, die der Mensch regelmäßig aufnehmen muss, um seine Leistungsfähigkeit zu erhalten. Bei körperlicher Anstrengung werden diese Mineralstoffe mit dem Schweiß ausgeschieden. Werden sie nicht ersetzt, kann es zum Beispiel bei Kaliummangel zu Muskelschwäche und bei Magnesiummangel zu Muskelkrämpfen kommen. Aber auch unregelmäßige Nahrungsaufnahme, zu viele Süßigkeiten oder zuviel Kaffee, können zu Mineralstoffmangel führen. Warum der Kaffee? Kaffee, mehr als vier Tassen pro Tag, steigert die Urinausscheidung und somit die Ausspülung zum Beispiel des Calciums über die Niere.

Calcium kommt vor allem in Milch und Milchprodukten, Käse, Brokkoli, Grünkohl und Mineralwasser vor. Calcium wird gebraucht für die Knochen- und Zahnsubstanz, für die Blutgerinnung und Muskelkontraktion. 99 Prozent des Calciums im Körper ist fest in den Knochen und den Zähnen gebunden. Die Knochen dienen gleichzeitig als Calciumspeicher, um bei einer Unterversorgung den Blutcalciumspiegel konstant zu halten. An der Ein- und Auslagerung von Calcium im Knochen ist auch das Vitamin D beteiligt. Bis maximal zum 35. Lebensjahr wird der Knochen des Menschen aufgebaut, danach beginnt der Abbau der Knochenmasse. Wir können dann nur den Abbau verlangsamen und für einen gesunden Knochen sorgen. Insbesondere die Kinder und Jugendlichen sollten auch auf eine regelmäßige Calciumzufuhr achten. Je mehr Knochensubstanz in der Jugend aufgebaut wurde, desto später oder gar nicht tritt im Alter eine Osteoporose auf (siehe auch Kapitel 11.5.). Wobei der tägliche Calciumbedarf einer jungen Frau mit einem viertel Liter Milch, einer Scheibe Hartkäse und einem Becher Joghurt bereits gedeckt ist. Neueste Studien stellen einen Zusammenhang zwischen der Calciumaufnahme und dem Körpergewicht fest. Demnach kann die Calciumzufuhr bis zu 10 Prozent Unterschied im Körperfettgehalt bewirken. Studien haben gezeigt, dass 100 mg mehr Calcium am Tag den durchschnittlichen Body-Maß-Index um 0,3 Einheiten senkt. Nach der US-Gesundheitsstudie NHANES III sank die Wahrscheinlichkeit, übergewichtig zu sein, proportional zur Calciumzufuhr. Bei höchster Calciumzufuhr (1346 mg/Tag) war das Risiko für Übergewicht um 84 Prozent reduziert. In Omaha (USA) fand bei Frauen mit niedriger Calciumzufuhr eine jährliche Gewichtszunahme von 0,42 kg statt, während Frauen mit einer hohen Calciumzufuhr ein stabiles Körpergewicht aufwiesen. Erst ab 1500 mg Calciumeinnahme pro Tag steigt das Risiko für Herz- Kreislauferkrankungen.

Achten Sie darüber hinaus auf ein calciumreiches Mineralwasser (Calciumgehalt über 150 mg pro Liter). Siehe auch Getränke 4.2. Wasser.

Vitamin D, pflanzliche Fasern aus Gemüsen und Früchten und Milchzucker sorgen für eine bessere Aufnahme des Calciums in den Körper. Oxalsäure (zum Beispiel im Rhabarber, Schwarztee, Eistee, Mangold und Spinat), zuviel Kaffee, Phosphat, Nikotin und die Phytinsäure aus Getreide und Hülsenfrüchte behindern eher die Aufnahme des Calciums in den Körper.

Für wissenschaftlich Interessierte: Calcium bindet im Darm das Nahrungsfett und hemmt auf diese Weise die Fettaufnahme in den Körper. Calcium senkt die Calcitriolkonzentration im Plasma, wodurch die Fettsäuresynthese gehemmt und die Lipolyse stimuliert wird. Außerdem sorgt eine niedrige Calciumzufuhr für ein Ansteigen von Parathormon, dieses läßt das Calcium in den Fettzellen ansteigen, was wiederum den Fettabbau und den Fettaufbau (Worm 01/03) hemmt.

Je mehr calciumhaltige Milchprodukte Sie pro Woche zu sich nehmen, desto günstiger ist der Einfluß auf das Übergewicht, den Knochen, das Blutzuckerverhalten, den Bluthochdruck und Fettstoffwechselstörungen.

Calciumgehalt verschiedener Nahrungsmittel

Nahrungsmittel	Calciumgehalt pro 100 g	Calciumgehalt ca./Portion
Vollmilch (3,5%)	120 mg	1 Glas 250 g : 300 mg
Fettarme Milch (1,5 %)	118 mg	1 Glas 250 g : 300 mg
Fruchtjoghurt (fettarm)	114 mg	1 Becher 125 g : 140 mg
Speisequark (20 % Fett i.Tr.)	90 mg	1 Löffel à 30 g : 30 mg
Camembert (40 % Fett i.Tr.)	570 mg	1 Portion à 30 g : 170 mg
Butterkäse (50 % i.Tr.)	700 mg	1 Scheibe à 30 g : 210 mg
Emmentaler (45 % Fett i. Tr.)	1020 mg	1 Scheibe à 30 g : 310 mg
Kartoffeln	14 mg	100g Kartoffeln : 14 mg

Natrium reguliert den Wasserhaushalt und beteiligt sich an der Aufnahme von Kohlenhydraten und Aminosäuren, Muskelkontraktion (Muskelanspannung) und als Enzymaktivator. Es kommt in allen kochsalzhaltigen Nahrungsmitteln sowie in Fleisch- und Wurstwaren, Hartkäse und in Mineral- und Heilwässern vor. Ein Natriummangel führt zu niedrigem Blutdruck, Apathie, Muskelkrämpfen und Ödemen (Wassereinlagerung in den Beinen). Ein Zuviel führt zu Übererregbarkeit der Muskulatur und zu Bluthochdruck. In Europa und den USA werden ca. 2400 mg täglich als Obergrenze empfohlen, das wären 6 g Kochsalz am Tag. Studien haben nun ergeben, dass junge Erwachsene nicht mehr als 1500 mg Natrium pro Tag zu sich nehmen sollten, ab dem 50. Lebensjahr sind 1300 mg als Grenze anzusehen, bei über 70-Jährigen 1200 mg. Durch Fertignahrungsmittel (Tiefkühlkost, Dosensuppen) und Restaurantmahlzeiten werden durchschnittlich bis zu 4000 mg Natrium aufgenommen. Um Ihren Natriumkonsum einzuschränken, sollten Sie vorsichtig bei Schinken, Speck, Frühstücksfleisch, konservierten Speisen und Getränken, Ketchup, Saucen und Salatdressings, Natriumglutamat und Backpulver sein.

Bevorzugen Sie salzfreie Butter und würzen Sie statt mit Salz mit Kräutern und Gewürzen. Zu wenig aufgenommen wird dagegen oft Kalium.

Kalium ist ein Regulator des Wasserhaushaltes und ein Enzymaktivator, es findet sich in Hülsen- und Trockenfrüchten, in Gemüse- und Obstsäften, in Hefeprodukten und Mineral- und Heilwässern. Ein Kaliummangel führt zu Muskelschwäche, Krämpfen, Herzrhythmusstörungen und Schwindel. Ein Zuviel an Kalium verursacht ebenfalls Herzrhythmusstörungen sowie Störungen der Muskel-, Nerven-, Herz- und Kreislauffunktion. 4,7 mg pro Tag sollten aufgenommen werden. Viele junge Erwachsene nehmen oft nur die Hälfte davon zu sich.

Magnesium kommt vor in Vollkornprodukten, Milch, Geflügelfleisch, Kartoffeln und vielen Gemüsearten und in Mineral- und Heilwässern. Magnesium ist ein Skelett- und Muskelbestandteil, Enzymaktivator und zuständig für die Nerven- und Muskelfunktion. Bei Magnesiummangel kommt es zu Muskelschwäche, Herzrhythmusstörungen, Schwindel und Muskelkrämpfen.

Vorsicht! Substanzen, welche die Aufnahme von Mineralstoffen behindern:

Oxalsäure in schwarzem Tee, Rhabarber, Kakao, Spinat und Mangold. Es bilden sich Komplexe mit Calcium, das somit nicht aus der Nahrung aufgenommen werden kann. Phytinsäure aus Getreidekleie hemmt die Calcium- und Eisenaufnahme. Vollkorngetreide sollte deshalb in Form von Sauerteigbrot verzehrt werden, da Phytinsäure durch die Sauerteiggärung zum größten Teil

Kalium-und Magnesiumgehalt verschiedener Nahrungsmittel

100 g essbare Substanz	Kalium in mg	Magnesium in mg	100 g essbare Substanz	Kalium in mg	Magnesium in mg
Kirschen	260	14	Melone	230	17
Pflaumen, getr.	700	32	Rosinen	725	35
Bohnen, weiß	1310	132	Brokkoli	400	24
Fenchel	784	11	Gurken	140	9
Knoblauch	515	36	Linsen, getr.	810	77
Meerrettich	554	33	Feldsalat	421	13
Spinat	662	62	Tomatenmark	1160	20
Champignons	520	13	Bierhefe, getr.	1700	231
Dillkraut	4850	335	Haselnüsse	618	150
Mandeln	690	252	Paranüsse	670	225
Pistazien	972	158	Walnüsse	450	134
Weizenkeime	780	336	Roggenbrot	100	47
Kakao	900-3200	420	Vollei	138	13
Bier	38	5	Milch	139	13
Wein	20-120	–	Lamm	380	16
Rind	400	22	Forelle	470	25
Thunfisch	343	33	Schnecken	—	250

abgebaut wird. Polyphenole in Kaffee und Tee sowie einige Sojaproteine hemmen die Eisen- und Zinkaufnahme aus pflanzlichen Lebensmitteln.

Spurenelemente

Die Spurenelemente – als Untergruppe der Mineralstoffe – sind Elemente, die im menschlichen Körper normalerweise nur in Spuren vorkommen.

Eisen in Fleisch, Wurstwaren, Fisch, Vollkornbrot, Erbsen, Bohnen. Das Eisen sorgt für die Sauerstoffverwertung, Blutkörperchenbildung und den Energiestoffwechsel. Sauerstoff wird an Eisen gebunden in den roten Blutkörperchen zu den Körperzellen transportiert. Ein Mangel führt zur allgemeinen Abgeschlagenheit, Motivationsmangel, Trainingsunlust und zu erhöhter Infektanfälligkeit.

Eine Frau im gebärfähigen Alter verliert durch die Monatsblutungen jeweils 15 bis 30 mg Eisen. Mit einem Liter Schweiß verliert der Körper etwa 0,5 bis 1 mg. Bei ausgeglichener Eisenbilanz nimmt der Körper 10 Prozent des in der Nahrung enthaltenen Eisens auf. Bei Eisenmangel kann die Eisenaufnahme bis auf 30 und 40 Prozent des Nahrungsangebotes steigen. Am besten verwertbar ist das Eisen aus nichtpflanzlichen Lebensmitteln. Durch die zeitnahe Aufnahme von Vitamin-C-haltigen Nahrungsmitteln kann die Eisenaufnahme in den Körper gesteigert werden. Schwarztee vermindert die Eisenaufnahme durch die in ihm vorhandenen Gerbsäuren. In Mineralwässern hat man das Eisen oft aus optischen Gründen entfernt, Aufschrift „enteisent". Eine Eisen-Überdosierung führt zu Gewebeschäden, Leberzirrhose, Diabetes mellitus und Herzinsuffizienz.

Nach einer schweren Gehirnhautentzündung begann ein eineinhalb Jahre altes Mädchen Kalbsleberwurst direkt aus der Pelle löffelweise zu essen. Sie hatte einen Eisenmangel nach dem schweren Infekt und tat instinktiv das Richtige.

Jod in Seefisch, Milch, Eiern, jodiertem Speisesalz. 99 Prozent des Körpervorrates an Jod ist in der Schilddrüse gespeichert. Mit der Nahrung nehmen wir in Deutschland im Durchschnitt 60 µg Jod pro Tag auf. Unter der Verwendung von jodiertem Speisesalz sind es 100 µg. Die empfohlene Aufnahmemenge pro Tag sind aber 200 µg. Mit einem Liter Schweiß verliert der Körper etwa 10 mg. Jod ist Bestandteil der Schilddrüsenhormone, es ist am Muskelaufbau und am Kohlenhydrat- und Fettstoffwechsel beteiligt. Ein Jod- und Schilddrüsenhormonmangel zeigt sich beim Erwachsenen darin, dass viele Funktionen langsamer und träger werden. Geistige und körperliche Fähigkeiten lassen schneller nach. Die Haut kann trocken und schuppig werden, man neigt zum Frieren und zu Infekten. Ein Jodmangel führt langfristig zu einer Vergrößerung der Schilddrüse (Kropf) und Schwachsinn. In Deutschland werden im europäischen Vergleich die meisten Kropfoperationen durchgeführt. Die meisten unserer Lebensmittel sind jodarm, da das Jod nach der letzten Eiszeit aus den Böden ausgewaschen wurde. In den Weltmeeren kommt das Jod noch in relativ hoher Konzentration vor. Deshalb sind Seefische auch besonders jodhaltig. Ein Zuviel an Jod führt zur Schilddrüsenüberfunktion. Nach Untersuchungen der WHO besteht in Deutschland immer noch ein Jodmangel. Eine gute Vorsorge kann man durch die Verwendung von jodhaltigem Speisesalz mit mindestens 15 mg Jod pro Kilogramm Speisesalz treffen. Insbesondere Schwangere und Stillende haben einen größeren Jodbedarf von 250 mg.

Fluorid in schwarzem und grünem Tee, Seefisch, fluoriertem Speisesalz, fluoridreichen Mineralwässern (>1mg F/l): verbessert die Mineralisation von Knochen und Zähnen, Kariesschutz.

Zink ist nach Eisen das zweithäufigste Spurenelement im Körper. Es ist wichtig für die Bildung von Antikörpern (Abwehr), für die Nervenleitung, die Bildung des Wachstumhormons sowie die der Schilddrüsen- und der Sexualhormone. Zink ist in Weizenkleie, Rind-, Schweine- und Geflügelfleisch, Milch, in verschiedenen Fischarten und Schalentieren (Austern) enthalten. Der genaue Tagesbedarf an Zink in verschiedenen Altersstufen ist unsicher. Die deutsche Gesellschaft für Ernährung empfiehlt für Männer 15 mg und für Frauen 12 mg pro Tag. Stillende und Schwangere etwas mehr. Polyphenole aus Kaffee oder Tee sowie einige Sojaprodukte hemmen die Zinkaufnahme aus pflanzlichen Lebensmitteln. Zink hat wichtige Funktionen bei der Wundheilung und für das Wachstum. Ein Mangel sorgt für Wachstumshemmung, verminderte Wundheilung und Infektanfälligkeit, Appetitmangel, fehlende Geschmacksempfindung und weiße Flecken in den Fingernägeln. Zinkmangel kann die Zahl der Spermien reduzieren und bei Impotenz von Bedeutung sein. *Die Franzosen waren dahingehend besonders pfiffig, dass sie ihre ohnehin zinkhaltigen Austern auch noch mit Viagra anreicherten. Begeisterung bei den Männern – Bedenken beim Verbraucherschutz.* Zink wird bei psychischem und körperlichem Stress in größeren Mengen über den Urin ausgeschieden. Beachtliche Mengen gehen auch über den Schweiß verloren. Bei chronischem Alkoholmissbrauch kann es zu trockenen juckenden Hautstellen, insbesondere in den Schweißrinnen und im Genitoanalbereich, kommen.

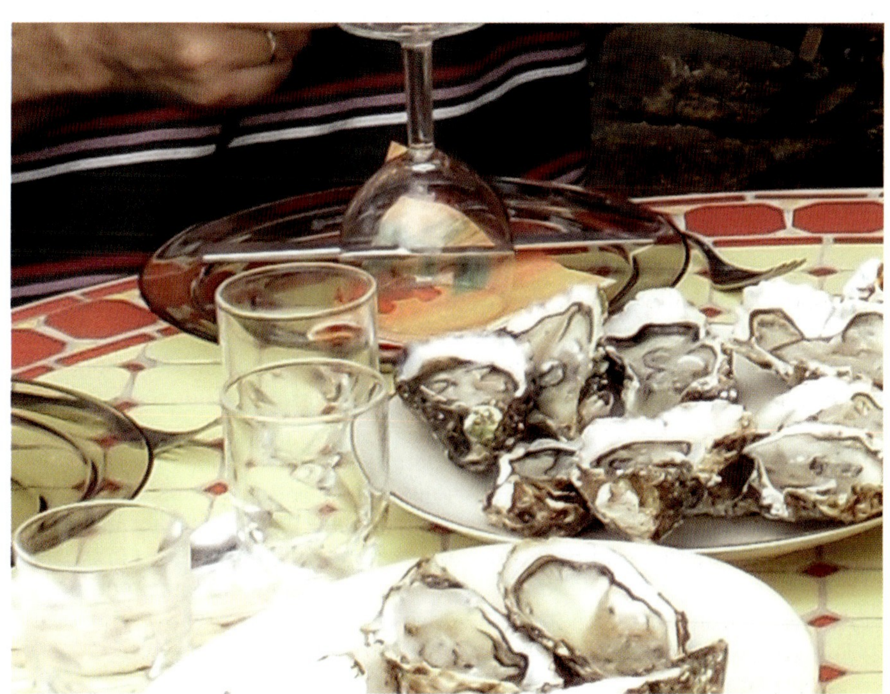

Selen ist ein Antioxidans und Radikalfänger. Es hat Schutzfunktionen für die Zellwände. Fisch, Fleisch und Innereien, Mineral- und Heilwässer enthalten Selen. Empfohlene tägliche Selenzufuhr: 20 bis 100 mg (Deutsche Gesellschaft für Ernährung: 70 mg täglich). Früher haben wir Selen in ausreichenden Mengen über die Nahrung zu uns genommen. Heute gehört insbesondere Deutschland zu den selenärmsten Gebieten. Ein Selenmangel scheint das Auftreten von Bluthochdruck zu fördern. Selen verhindert, dass sich das LDL in den Gefäßen ablagert. In selenarmen Gegenden treten drei- bis viermal so viele Herzinfarkte auf wie in den selenreichen Gegenden. Selen vermindert das Risiko, an Asthma bronchiale zu erkranken. Auch bei manifester Krebserkrankung bei Mamma-, Colon- und Bronchialcarcinom scheint Selen sich positiv, insbesondere durch die Stärkung des Immunsystems und bessere Verträglichkeit der Chemo- und Strahlentherapie auszuwirken (weitere Infos unter www.Litera@Kur.de und www.selen-info.de). Vor unkontrollierter Seleneinnahme wird jedoch gewarnt. Im Tierversuch konnten große Selenmengen das Tumorwachstum hemmen als auch fördern. Ein Mangel an Selen führt zu Wachstumsstörungen. Überdosierungen bewirken Haarausfall, Leberzirrhose und Herzmuskelschwäche. Nahrungsmittel mit viel Selen sind die Kokosnuss, Steinpilze, Bückling, Weizenkeime, Eiernudeln, Sojabohnen, Vollkornbrot, Kohlrabi, Rotbarsch und Rinderfilet.

Selen wurde 1817 vom schwedischen Chemiker Jöns Jakob Berzelius entdeckt und wegen seines Glanzes nach der griechischen Mondgöttin Selene benannt.

Silicium ist neben Sauerstoff das häufigste Element der Erdrinde. Nach Tierversuchen wird Silicium im Wachstumsprozess benötigt. Es ist aktiv an der Knochenfestigkeit beteiligt. Es übt auch wichtige Funktionen bei der Biosynthese von Bindegewebe und Knorpel aus. Im Alter geht der Siliciumgehalt der Arterien und der Haut zurück, nicht jedoch der Siliciumgehalt der inneren Organe. Man diskutiert, dass die Alterungsprozesse der Gelenke, Arterien und der Bindegewebe eine mit dem Alter sich verschlechternde Siliciumversorgung oder eine sich verschlechternde Siliciumverwertung sind. Silicium kommt in höherer Konzentration in Meeresalgen vor.

Chrom ist am Blutzucker- und Insulinstoffwechsel beteiligt, es verhindert Gewichtszunahme und reguliert den Cholesterinspiegel. Chrom ist vor allem in Leber, Milz, Knochen, Fett und Muskeln vorhanden. In unserer Nahrung finden wir Chrom in Bierhefe, Linsen, Vollkornbrot und Hühnerfleisch. Chronischer Chrommangel – zum Beispiel durch Fehlernährung (zuviel Süßigkeiten, falsche Fette) – kann Diabetes und Arteriosklerose fördern.

Sie benötigen Mineralstoffe und Spurenelemente als Baustoffe für Knochen und Zähne, zur Regulation des Wasserhaushaltes, bei der Reizübertragung an den Nervenzellen und als Baustoffe für die Hormone. Ein gesunder Körper braucht eine regelmäßige Zufuhr von Spurenelementen und Mineralstoffen. Mit ausgeglichener Mischkost können Sie es schaffen. Sollten Sie oben beschriebene Krankheitszeichen bemerken, sprechen Sie Ihren Arzt darauf an.

Der Mensch ist das einzige Wesen in der Natur, das nicht weiß, was es essen muss, um gesund zu bleiben. (Dr. Gottfried Grandel)

Beweisen wir Herrn Grandel das Gegenteil, beschäftigen wir uns mit unserer Ernährung, suchen wir sie uns gezielt aus, um maximal von ihr zu profitieren.

3.3. Vitamine

(Lateinisch Vita: das Leben; Amin: Stickstoffverbindung)

Vitamin C: Das Immunpowervitamin schlechthin. Besondere Bedeutung kommt dem Vitamin C bei der Infektabwehr zu. Es hemmt freie Radikale und gehört somit zu den wichtigen Antioxidantien des Körpers. Vor allem vor Krebserkrankungen in Magen, Speiseröhre, Kehlkopf und Bauchspeicheldrüse beugt Vitamin C vor. Es verbessert die Eisenaufnahme in den Körper und wirkt beim Aufbau vieler Stoffe im Körper mit (Neurotransmitter, Collagen, Carnitin). Aber auch bei der Bildung von Adrenalin, Noradrenalin und Serotonin ist Vitamin C von Bedeutung. Außer in Citrusfrüchten ist Vitamin C auch in Sanddorn, Papaya, schwarze Johannisbeere, Hagebutte, Petersilie, Paprika, Blumenkohl und Brokkoli enthalten. Die Zufuhr sollte allmählich erfolgen, Vitamin C kann nicht auf Vorrat gespeichert werden, ein Zuviel wird ausgeschieden. Schon Linus Pauling (1901–1994) empfahl, ein Gramm des wichtigen Vitamins täglich zu sich zu nehmen. Also mehrmals täglich eine Messerspitze Ascorbinsäure-Pulver (Ascorbinsäure = Vitamin C) oder ein Präparat, das das Vitamin C nur nach und nach freigibt, zum Beispiel Kapseln. Kinder im Alter von 4 bis 7 Jahren sollten nach der Deutschen Gesellschaft für Ernährung 70 mg Vitamin C pro Tag zu sich nehmen, für 13- bis 15-Jährige werden 100 mg pro Tag empfohlen. Achten Sie bei der Zubereitung von Gemüse auf eine wassersparende Garmethode, die C-Vitamine lösen sich im Wasser. Besonders problematisch sind die Kantinenkartoffeln. In ihnen wurde nach dreistündigem Wasserbad kein Vitamin C mehr nachgewiesen. Am Vitamin-C-schonendsten ist die Mikrowelle.

Nach Untersuchungen in Bad Kissingen gehen in der Mikrowelle nur 24 bis 36 Prozent des Vitamin C bei der Speisenzubereitung verloren.

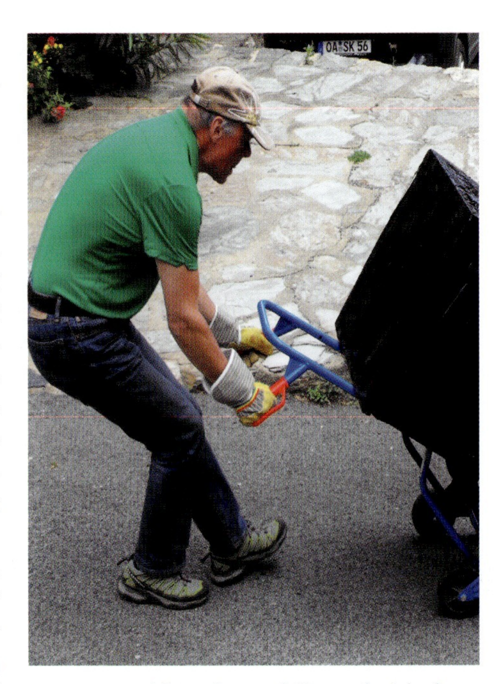

Vitamine schützen bei hohem Energieverbrauch.

Vitamin A (= Retinol) kann der Körper nicht selbst bilden. Es muss deshalb über die Nahrung zugeführt werden. Vitamin A ist wichtig für die Sehkraft, die Bildung von Testosteron und das Wachstum von Haut und Schleimhäuten. Vitamin A ist ein Antioxidans und stärkt das Immunsystem. In Pflanzen, Karotten, Spinat und Grünkohl, sind die Vorstufen des Vitamin A, die Karotinoide, enthalten. Diese werden im Körper zu Retinol umgebaut. Vorsicht vor einer Überdosierung von Provitamin A (Betacarotin). Raucher sollten bei Multivitaminpillen mit einer hohen Betakarotin-Dosis Zurückhaltung üben. Eine finnische Studie mit ca. 30000 Rauchern sah Zusammenhänge zwischen hohen Betakarotinspiegeln und dem vermehrten Auftreten von Lungenkrebs. Dies scheint ab einer zusätzlichen Dosis von 20 mg Betakarotin der Fall zu sein. Die U.S. Preventive Services Task Force warnt vor einer Minderung der Knochenmineralisation bei Vitamin-A-Überdosierung. Auch über Leberschäden wurde berichtet. Bei Schwangeren besteht eine Gefährdung des Ungeborenen. Ein Vitamin-A-Mangel dagegen kann zu Nachtblindheit führen.

Vitamin B 1 (= Thiamin) kümmert sich um den Auf- und Abbau von Nerven- und Muskelgewebe und beeinflusst den Kohlenhydratstoffwechsel. Es hilft Zellen bei der Regeneration. Besonders reichlich ist es in Vollkornprodukten, Schweinefleisch, Haferflocken und Erbsen vorhanden. Übermäßiger Alkoholkonsum stört die Aufnahme von B1. Die Folgen sind Appetitlosigkeit, Müdigkeit und Konzentrationsschwäche.

Vitamin B 2 (= Riboflavin) ist absolut unverzichtbar bei der Energiegewinnung im Zellstoffwechsel. Ein Mangel an Vitamin B 2 macht Müdigkeit und Lustlosigkeit. Wir finden es vor allem in Hefe, Leber, Rind- und Schweinefleisch, in Emmentaler, Gorgonzola und in Grünkohl.

Vitamin B3 (= Niacin, Nicotinsäure) wie Vitamin B2 arbeitet auch Niacin am Energiestoffwechsel mit. Es versorgt Körper und Geist mit Energie und sorgt für eine ausreichende Sauerstoffanreicherung im Blut. Stress verbraucht Niacin. Da es im Körper nicht gespeichert werden kann, muss es regelmäßig aufgenommen werden. Aus der Aminosäure Tryptophan, zusammen mit ausreichend Vitamin B6, kann in unserem Körper Niacin nachgebildet werden. Einen hohen Niacingehalt findet man vor allem in Fleisch, Fisch und geröstetem Bohnenkaffee. Bei maisreicher, niacinarmer und tryptophanarmer Ernährung, vor allem in Afrika, Südosteuropa und in den USA, aber auch bei Alkoholmissbrauch, kann es zu Mangelerscheinungen kommen. Niacinmangel führt zu Konzentrations- und Merkstörungen, körperlicher Schwäche und Appetitverlust. Im Extremfall führt dies zu Entzündungen der Haut an lichtausgesetzten Stellen, Durchfall und Demenz. Wichtig ist die gemeinsame Aufnahme der Aminosäure L-Tryptophan und des Vitamin B6, um eine positive Wirkung auf den Energiestoffwechsel zu erzielen. Überdosierungen sind nicht bekannt, ein Zuviel an Niacin wird über die Niere ausgeschieden. Die ARBITER-2-Studie aus Washington konnte zeigen, dass die Nicotinsäure mit verzögerter Wirkstoff-Freisetzung (Niaspan®) mit einem Fettsenker gemeinsam gegeben, arteriosklerotische Veränderungen an den Halsschlagadern verzögert bzw. verhindert. Die günstigen HDL-Fette stiegen an und gefäßschädigende Triglyceride waren rückläufig.

Vitamin B5 (= Pantothensäure) ist an der Energiegewinnung in jeder Zelle beteiligt. Ohne Pantothensäure ist keine Bildung von Acetylcholin möglich, einem wichtiger Botenstoff für die Informationsübertragung in unserem Gehirn. Das ist wichtig für die Merkfähigkeit, das Lernen und die Koordination. Mehr Acetylcholin bedeutet flotteres Denken, einen höheren IQ, bessere Lebensqualität. Nebenbei ist Vitamin B5 wichtig für die Adrenalinbildung, ein Hormon, das uns den Stress besser überstehen lässt. Pantothensäure kommt vor allem in Fleisch, Eiern, Fisch, zu geringeren Mengen auch in Vollkorngetreideprodukten, nicht in Weißmehl, vor. Ein Mangel an Pantothensäure führt unter anderem zu brennenden Füßen (Burning-feet-Syndrom).

Vitamin B6 (= Pyridoxin) regelt den Abbau von Eiweiß und sorgt dafür, dass Muskeln und Enzyme in Ordnung sind. Pyridoxin bindet Hämoglobin und verbessert damit den Sauerstofftransport im Blut. So sorgt es für eine gesunde Haut und ein stabiles Nervensystem. Es ist auch an der Bildung von Serotonin (Glückshormon) und Noradrenalin (Nervenbotenstoff) beteiligt. Bei einer Einnahme in Tablettenform besteht die Gefahr einer Überdosierung – Grenzdosis 100 mg pro Tag. Vergiftungserscheinungen sind schmerzhafte Nervenentzündungen. Leistungssportler brauchen mehr Pyridoxin, da sie meist hochdosiert Eiweiße zu sich nehmen.

Tagesbedarf an Pyridoxin bei normaler Mischkost:

gesunde Männer	1,5 mg
gesunde Frauen	1,2 mg
Jugendliche	1,4 mg
Kinder bis 10 Jahre	0,1 bis 1,0 mg
Schwangere	1,9 mg

Besonders reich an Pyridoxin ist Lachs (0,98 mg/100g), Hühner- und Schweinefleisch (0,5 mg/100g), Vollkorngetreide (0,5mg/100g), Bananen (0,3mg/100g) und Kartoffel (0,2 mg/100g). Aus pflanzlichen Lebensmitteln wird das Pyridoxin eher schlecht aufgenommen. Trockene, schuppige Haut, rissige Lippen, entzündete Augenlider, Reizbarkeit, Nervosität und Bedrücktheit sind Hinweise auf einen Vitamin-B-6-Mangel. Vitamin-B-haltige Lebensmittel sollte man lichtgeschützt aufbewahren und mit wenig Wasser bei niedriger Hitze garen. Man beobachtet eine positive Wirkung auf die morgendliche Übelkeit in der Schwangerschaft durch Einnahme von Vitamin B6.

Vitamin B12 (Cobalamin): 10 Prozent aller Menschen im Alter von über 65 Jahren haben einen Vitamin-B12-Mangel, bei Patienten im Krankenhaus ist der Anteil mit bis zu 40 Prozent noch deutlich höher. Vitamin B12 ist hauptsächlich in tierischen Nahrungsmitteln enthalten, vor allem in der Leber. Einen hohen Vitamin-B12-Anteil haben neben Fleisch auch Milchprodukte, Fisch und Eier. Vergorene Lebensmittel (Sauerkraut) können ebenfalls Vitamin B12 enthalten. Das Vitamin B12 wird durch das Kochen kaum zerstört. Der Tagesbedarf beträgt 2 µg. Bis zu 3 µg Tageszufuhr werden von der Deutschen Gesellschaft für Ernährung empfohlen. Viele Menschen nehmen aber deutlich weniger zu sich. So haben 78 Prozent aller Veganer (sie essen keine Tierprodukte) einen Vitamin-B12-Mangel. Etwa die Hälfte aller Menschen im Alter über 75 Jahren haben eine Magenschleimhautentzündung und produzieren deshalb weniger Magensäure, somit kann Vitamin B12 weniger gut aufgenommen werden. Ältere Menschen sollten deshalb 300 bis 400 µg täglich einnehmen oder sich Vitamin-B12 spritzen lassen. Die Folgen von Vitamin-B12-Mangel sind Blutbildveränderungen (makrozytäre Anämie), Gefühlsstörungen an den Händen und den Füßen. Auch das Risiko, eine Alzheimer-Erkrankung zu entwickeln oder einen Gehirnschlag zu erleiden, ist erhöht. Sie schützen Blut, Gehirn und Knochen, wenn Sie Fleisch mal öfter kochen:

Lebensmittel mit hohem und mittleren Vitamin-B12-Gehalt (µg/100g):

Kalbsleber	60,0	Forelle	4,5
Hühnerleber	25,0	Schweinefleisch	2,0
Hering	8,5	Allgäuer Hartkäse	2,0
Rindfleisch	5,0	Hühnerei	1,8

Folsäure ist praktisch in allen Lebensmitteln enthalten. Besonders reichlich kommt sie in Weizenkeimen, Gemüse, Tomaten, Kohlarten, Spinat und Gurken, vor. Aber auch in Vollkornbrot, Nüssen und Fleisch, Milchprodukten und Eiern ist sie zu finden. Folsäure ist sehr empfindlich, sie wird durch Licht und Hitze leicht zerstört. Folsäure ist wichtig für die Entwicklung und die Teilung menschlicher Zellen. Fehlt Folsäure, kommt es zu Blutarmut, Schleimhautveränderungen und Störungen der Hautfärbung. Folsäure ist aber auf die ausreichende Anwesenheit von Vitamin B12 angewiesen, um im Körper aktiv zu werden. In der Schwangerschaft wird doppelt so viel Folsäure benötigt wie sonst, um das Kind im Mutterleib wachsen zu lassen. Folsäure senkt den Homocysteinspiegel und soll so das Fortschreiten der Gefäßverkalkung (Arteriosklerose, siehe auch Kapitel 11.3) bremsen. Forscher der Universität Washington fanden heraus, dass 40 Prozent der Herzinfarkte bei ausreichender Folsäurezufuhr vermeidbar wären. Da durch Lagerung und Zubereitung viel des wertvollen Vitamins verloren geht, gibt es zunehmend Überlegungen, Grundnahrungsmittel mit Folsäure anzureichern. Seit Herbst 2003 gibt es in Deutschland – wegen der Bedeutung des Vitamins – ein folsäurehaltiges Mehl auf dem Markt. Seit 1998 schreibt die Food and Drug Administration in den USA vor, Lebensmittel wie Brot, Reis und Mehl mit Folsäure anzureichern, um eine ausreichende Versorgung der Bevölkerung zu gewährleisten. Auch bei relativ hoher Dosierung, bis 400 mg pro Tag über fünf Monate, wurden keine Nebenwirkungen beobachtet. Empfohlen sind ca. 400 Mikrogramm täglich. 450 Mikrogramm für Schwangere (DGE 2013). Die Antibabypille verhindert die Folsäureaufnahme in den Körper.

Biotin ist ein wasserlösliches Vitamin der B-Gruppe. Biotin ist wichtig für die Gesundheit von Haut, Haaren und Nägeln. Niedrige Biotinspiegel werden bei Verbrennungen, Schwangeren und stillenden Müttern, Sportlern, älteren Personen und Alkoholikern gemessen. Biotin ist vor allem in Hefe, Leber, Eigelb, Tomaten, Sojabohnen, Reis und Weizenkleie enthalten. Überdosierungen sind nicht bekannt.

Vitamin E (= Tocopherol): Ist fettlöslich, pflanzliche Öle wie Raps-, Distel- und Sonnenblumenöl sind die wichtigsten Vitamin-E-Lieferanten. Den höchsten Gehalt an Vitamin E weist Weizenkeimöl auf. Nüsse, Vollkornprodukte und grüne Blattgemüse sind ebenfalls gute Vitamin-E-Lieferanten. Vitamin E schützt andere wichtige Substanzen vor dem Abbau. Dies sind vor allem Vitamin A, Carotin und ungesättigte Fettsäuren. Zu wenig Vitamin E geht mit erhöhtem Herzinfarktrisiko einher. Studien weisen sogar darauf hin, dass der Vitamin-E-Spiegel von stärkerer Bedeutung ist als Cholesterin, Blutdruck oder Zigarettenkonsum. Das Vitamin E kann mit seinen Molekülen das LDL-Molekül umlagern und so dessen Andocken an den Gefäßwänden verhindern. Das schützt die Gefäße. Man sagt dem Vitamin E eine positive Wirkung auf die Verhinderung des Auftretens von Altersflecken nach. Manche Autoren

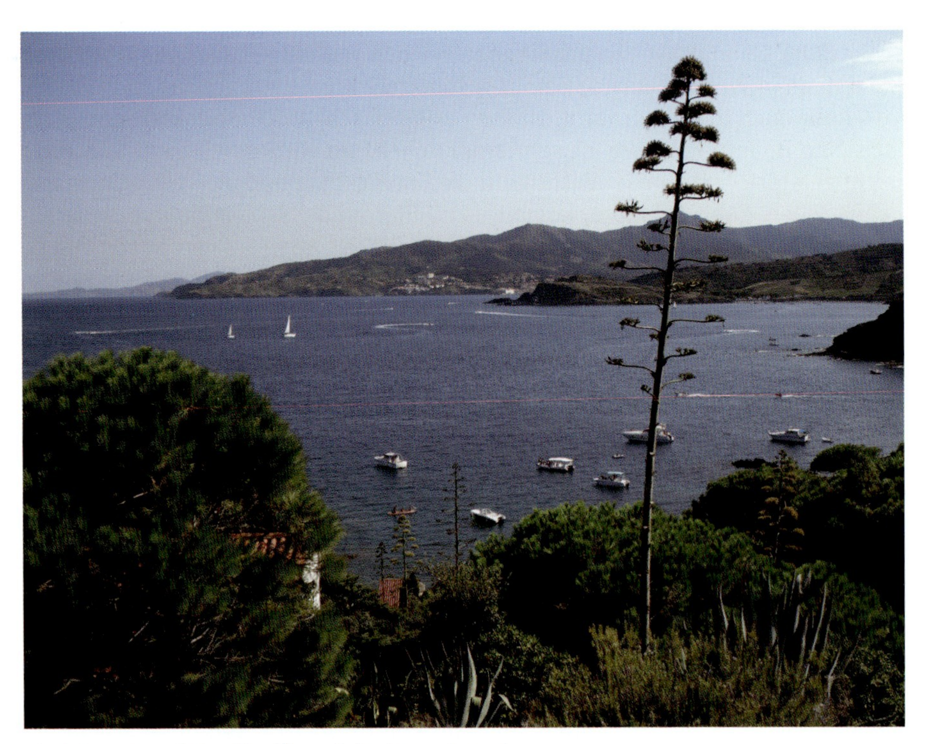

Und immer schön die Übersicht bewahren!

empfehlen, den Inhalt einer Vitamin-E-Kapsel direkt auf die Haut aufzutragen, um so die Flecke auszubleichen. Tocopherole brauchen aber als Radikalfänger eine ausreichend hohe Vitamin-C-Konzentration. Tocopherol kommt als Alpha- und Gamma-Tocopherol vor. Günstiger ist das in natürlichen Nahrungsmitteln enthaltene Alpha-Tocopherol. Gamma-Tocopherol wird aus Soja künstlich hergestellt. Empfohlen werden 100 mg Alpha-Tocopherol pro Tag. Die Deutsche Gesellschaft für Ernährung empfiehlt nicht mehr als maximal 200 mg einzunehmen. Haben Sie hohe Cholesterinwerte und machen wenig Ausdauersport, so nehmen Sie 400 mg Alpha-Tocopherol. Das ist natürliches Vitamin E. Und am besten nimmt Ihr Körper das Vitamin E aus Ihrer Nahrung, zum Beispiel aus ballaststoffreichem Frühstücksgetreide, auf. Wesentlich weniger gut aus Vitamin-E-Kapseln (American Journal of Clinical Nutrition, 2004). Vorsicht: ab 800 mg pro Tag verlängert sich Ihre Blutungszeit, das kann insbesondere bei Operationen zu gefährlichen Situationen führen.

Vitamin D (= Cholecalciferol) wird in der Gesundheitsvorsorge immer wichtiger. Lassen Sie sich Ihre Werte bestimmen. Sie werden erstaunt sein. Oft besteht ein Mangel.

Optimal wäre Vitamin D (25–OH)	30–60 µg/l
ausreichend	20–30 µg/l
leichter Mangel	10–20 µg/l
schwerer Mangel	<10 µg/l
toxisch	>100 µg/l

Unser Körper bildet Vitamin D aus einer Cholesterinvorstufe vor allem mit Hilfe des Sonnenlichtes. Dies steht in unseren Breitengraden vor allem in den Herbst-, Winter- und Frühjahrsmonaten nicht ausreichend zur Verfügung. Nur wenige natürliche Nahrungsmittel enthalten Vitamin D und dies oft nur in geringen Mengen. Selbst in fettem Fisch, Eigelb oder Lebertran findet sich nicht genug Vitamin D. Adipöse Menschen neigen wegen ihrer größeren Körpermasse zu Vitamin-D-Mangel. Vitamin D steuert die Calciumaufnahme im Darm und die Calciumausscheidung über die Niere. Es ist für den Knochenstoffwechsel besonders wichtig, auch weil es zur Muskelkraft, Schnelligkeit und Koordination beiträgt und somit den Knochen schützt und Stürze verhindert werden. 95 Prozent aller Frauen mit Osteoporose haben zu niedrige Vitamin-D-Spiegel. Besonders unter den Bewohnern von Seniorenwohnheimen finden sich viele mit Vitamin-D-Mangel. Diese Menschen kommen schlicht und einfach zu wenig hinaus an die frische Luft. Die Haut verliert im Alter zunehmend die Fähigkeit, Vitamin D zu aktivieren. Auch eine starke Sonnencreme verhindert die Vitamin-D-Aufnahme.

Mittlerweile weiß man, dass das Vitamin D extrem wichtig für den Gesamtmenschen ist: Bei ausreichend hohem D-Vitamin können Sie den Schutz des Immunsystems, Schutz vor Bluthochdruck, Schutz vor Brust-, Prostata- und Darmkrebs erwarten. Sie sind besser vor Entzündungen und Infekten geschützt. Vitamin D unterstützt die körpereigene Insulinproduktion und ist somit für den Diabetiker besonders wichtig. In den USA wird die Milch mittlerweile mit Vitamin D angereichert. Lassen Sie sich ihren Vitamin-D-Spiegel bestimmen und nehmen Sie, falls nötig, eine Vitamin-D-Tablette ein. Wichtig ist auch ausreichend Calcium im Körper zur Verfügung zu haben, dass das gute D-Vitamin wirken kann. Es gibt wohlschmeckende Kombinationspräparate auf dem Markt.

Vitamin K (= Chinone) ist zuständig für die Blutgerinnung. Das K steht für „Koagulation", die Blutgerinnung. Wichtig für Patienten, die Gerinnungshemmer einnehmen (zum Beispiel Marcumar®) Vitamin K hemmt die Wirkung dieser Medikamente. Vitamin K ist vor allem in vielen Kohlarten (Sauerkraut), Leber, Geflügel, Spinat und Weizenkeimen enthalten. Marcumarisierte Patienten müssen dies bei der Ernährung beachten. Vitamin K ist aber auch für die Mineralisation des Knochens bedeutungsvoll. Bei Osteoporose sollte also auf eine ausreichende Zufuhr von Vitamin K geachtet werden. Vitamin K ist möglicherweise auch wichtig zur Verhinderung der Arteriosklerose. Ein Mangel an Vitamin K kann zum vermehrten Auftreten von Blutergüssen führen.

Also was tun?

- Hobbysportler brauchen bei ausgewogener Ernährung keine zusätzlichen Vitamine.
- Untrainierten wird allerdings als Radikalfänger Vitamin C (über 100 mg), Vitamin E (20 bis 100 mg) und Betacarotin (4 mg) pro Tag empfohlen.
- Raucher sollten ebenfalls unbedingt Vitamin C und Vitamin E zu sich nehmen. Vorsicht vor zuviel Betacarotin!
- Zuviel Alkohol stört die Aufnahme von Vitamin B1 und B6.
- Nicht nur Babys brauchen in Deutschland zumindest in der dunklen Jahreszeit eine Vitamin-D-Pille. Lassen Sie Ihren Vitamin-D-Spiegel bestimmen.
- Frauen mit Kinderwunsch sollten schon vier Wochen vor der Schwangerschaft 400 µg Folsäure einnehmen. Schwangere haben überhaupt einen höheren Vitaminbedarf: Vitamin A, Vitamin B1, Vitamin B2, Vitamin B3, Vitamin B6.
- Manager und Menschen mit regelmäßigem Stress sollten, um die freien Radikale abzufangen und das Infarktrisiko zu senken, Vitamin C und Vitamin E zum Gefäßschutz einnehmen. Ebenso Menschen mit M. Alzheimer in der Familienvorgeschichte. 500 mg Vitamin C und 268 mg Vitamin E pro Tag konnten in einer großen Studie das Risiko, an Alzheimer zu erkranken, um 78 Prozent verringern.
- Senioren sollten bedenken, dass Calcium, Vitamin D und Vitamin K das Auftreten der Osteoporose verzögern können. Oft besteht auch ein Aufnahmedefizit für Vitamin B5, B12 und Biotin. Lassen Sie Ihre Blutwerte bestimmen und füllen Sie nur bestehende Defizite auf.
- Diabetiker benötigen zusätzlich Vitamin B, C und E. Vitamin C und E steigern die Wirksamkeit des Insulins.
- Bedenken Sie, dass die Aufnahme in den Körper von anderen Nährstoffen durch die Vitamine verbessert werden kann. Vitamin C fördert die Eisenaufnahme, Vitamin D die von Calcium und Phosphat. Dagegen benötigen die fettlöslichen Vitamine A, D, E, K die Anwesenheit von Fett, um besser in den Körper aufgenommen zu werden.
- Vegetarier und Dauer-Diätler sollten ihre Vitamin-B-12-, Eisen- und Vitamin-D-Werte regelmäßig kontrollieren lassen.
- Natürliche Nahrungsmittel bevorzugen, Vorsicht vor hochdosierten, obskuren Kombinationspräparaten aus dem Internet und anderen Vertriebsquellen. Die Sterblichkeit steigt nach der Nurse health study durch zu viel Nahrungsergänzungsmittel um 6 Prozent. Viel hilft nicht immer viel!

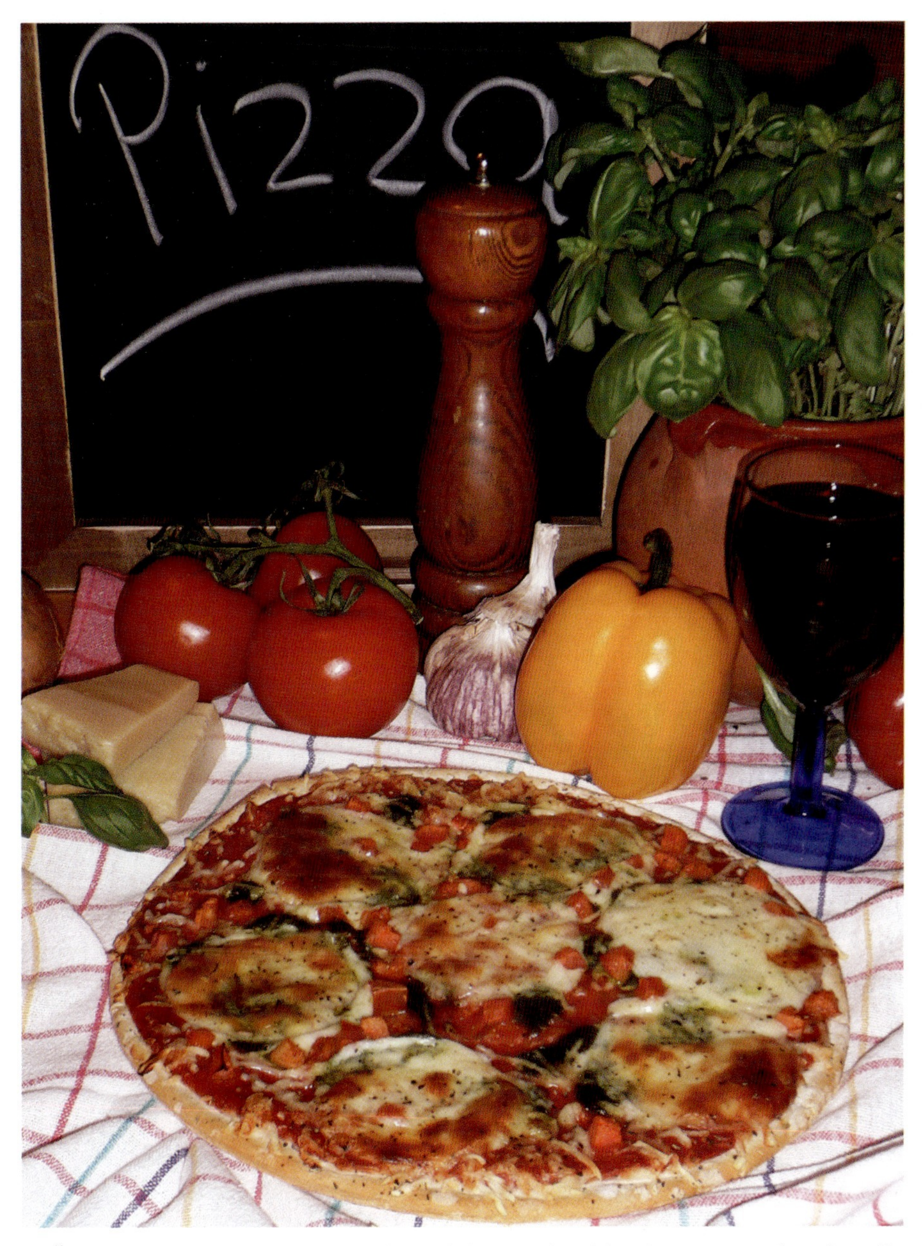

Übrigens, von allen Fast-Food-Produkten schneidet in puncto Vitamine die Pizza „Vier Jahreszeiten“ am besten ab und lässt Hamburger – und vor allem die Currywurst – weit hinter sich.

Die Vitamine im Überblick

- **Vitamin A**
  reguliert Aufbau von Haut und Schleimhäuten, wichtig für die Augen. Befindet sich in gelben und roten Gemüsen, Butter, Eiern, Leber und Milch. Vorstufe ist das Betacarotin.
- **Vitamin B 12**
  verbessert und beeinflusst die Zellteilung, ist wichtig für die Bildung roter Blutkörperchen. Überwiegend in tierischen Lebensmitteln.
- **Folsäure, zusammen mit Vitamin B 12**
  beeinflusst die Zellteilung: Wachstum, Blutbildung. In Fleisch, Milchprodukten, Eiern, Vollkornbrot, Nüssen, Gemüse, Obst.
- **Vitamin C**
  Powervitamin, stärkt die Abwehr. In Obst, Kartoffeln und Sauerkraut.
- **Vitamin D**
  Nicht nur wichtig für die Knochen, auch für die Abwehr, Blutdruckregulation und Koordination. In Pilzen (vor allem in Morcheln und Steinpilzen, aber auch in Pfifferlingen, Shitake-Pilzen und Champignons), Hering, Eigelb, Butter, Rinderleber, Kalbfleisch. Zur Aktivierung ist Sonnenbestrahlung erforderlich.
- **Vitamin E**
  stärkt die Abwehr: Entzündungshemmung. In Ölen, Nüssen, Eiern und Milchprodukten.
- **Vitamin B 5**
  beeinflusst den Stoffwechsel. In Hefe, Getreide, Hering, Pilzen, Eigelb, Leber.
- **Vitamin B 3**
  beeinflusst den Stoffwechsel, schützt vor Krebs. In Fleisch, Nüssen, Fisch.
- **Biotin**
  beeinflusst Stoffwechsel und das Nervensystem. In Hefe, Leber, Eigelb, Tomaten, Sojabohnen, Reis.
- **Vitamin K**
  beeinflusst die Blutgerinnung. In Kohlarten, Leber, Geflügel, Spinat, Weizenkeimen.

3.4. Nahrung als Arznei

Unsere Medizin soll unsere Nahrung sein, und unsere Nahrung unsere Arznei. *(Hippokrates)*

Natürliche Nahrungsmittel mit Wirkung als: Antikoagulantien (Verhinderung von Blutgerinnseln), Entzündungshemmer (Prostaglandinhemmer, Aspirin), Mittel gegen Krebs, Antioxidantien, Antibiotika, Wirkstoffe gegen Viren, Mittel zur Stärkung des Immunsystems und zur Regulierung der Antikörper.

Beispiele:

Hemmung der Blutplättchenfunktion (Thrombozyten) durch den chinesischen Pilz (Mu-Err-Pilz). Chinesische Kräuterkundler wussten schon vor langer Zeit, dass der Pilz gesund sei und zu längerem Leben verhelfe. So wurde er gegen Kopfschmerzen und zur Verhütung von Thrombophlebitis (Venenentzündungen) nach Entbindungen verwendet. Auch soll er gegen Menstruationsbeschwerden wirken. Die gleich positive Wirkung dürfen wir von Frühlingszwiebeln und Knoblauch erwarten. Der entscheidende Wirkstoff dafür ist das Adenosin.

Eine **Anhebung der HDL-Werte** (günstiger Anteil des Cholesterins) durch die Zwiebel ist um ca. 30 Prozent möglich. Sie hat keine Wirkung auf das Gesamtcholesterin, jedoch kommt es zu einer Verbesserung des Verhältnisses HDL/LDL. Somit wird ein deutlich verbesserter Schutz vor Herzinfarkt und Gefäßverkalkung erreicht. Ausreichend ist die Hälfte einer mittelgroßen (50 g) Zwiebel täglich. Hitze hebt diese Wirkung auf, die Zwiebel sollte also roh verzehrt werden. Je schärfer die Zwiebel, desto besser ihre HDL-Anhebung. Merke: Weiße und gelbe Zwiebeln sind besser wirksam als rote. Zusätzlich enthält die Zwiebel Adenosin, das die Fließfähigkeit des Blutes verbessert. Diese Wirkung entfaltet die Zwiebel auch im gekochten Zustand. Zwiebeln senken das Fibrinogen und wirken somit in der Herz- und Hirninfarktprophylaxe blutverdünnend mit. In Frankreich gab man früher den Pferden Zwiebeln und Knoblauch, um Gerinnsel in den Beinen aufzulösen.

Chemische Stoffe, welche die Cholesterinherstellung in der Leber bremsen, sind unter anderem auch in Knoblauch, Orangenschalen, Ginseng, Anis, Zitronenöl, Olivenöl, Bier (Hopfen), Trauben, Wein, Milch, Joghurt, Gerste, Roggen, Hafer und Bohnen enthalten.

Gerste vermindert die Cholesterinproduktion in der Leber. In Punjab (Indien) wird viel Gerste gegessen, dort gibt es wenig Herzinfarkte. Das Gesamtcholesterin wird gesenkt, nicht aber das nützliche HDL. Der verantwortliche Wirkstoff ist Tocotrienol (auch vorhanden in Weizen, Hafer und Roggen). Hauptsächlich wird der Stoff in den Hüllen der Körner gefunden. Haferkleie senkt den Cholesterinspiegel nennenswert. Dies gilt nicht für Weizenkleie!

Gute Schleimlöser sind scharfe Nahrungsmittel, sie besitzen schleimbewegende Stoffe. Paprika, schwarzer Pfeffer, Senf, Knoblauch und Kurkuma (Gelbwurz) wurden vor allem in der asiatischen Medizin zur Behandlung von oberen Luftwegsinfekten benutzt. In Russland wird gegen Erkältungen vor allem Meerrettich verwendet. Auch wirksam sind zehn Tropfen Tabasco in Tomatensaft. Der verantwortliche Wirkstoff ist das Capsaicin. Die gleiche Wirkung kann man auch von Curry erwarten. Der Wirkstoff aus dem Knoblauch, das Alliin, ist chemisch eng verwandt mit einem Medikament zur Regulierung des Schleimflusses. Verbessert wird die Wirkung des Knoblauchs durch den Zusatz von Vitamin C. Der Knoblauch muss jedoch ganz verwendet oder in der Mikrowelle gegart werden, sonst verwandelt sich das Alliin in Allicin (starker Geruch, andere Wirkung). Der entsprechende Wirkstoff im Senf ist Allylisothiocyanat. Die Sulfhydride im Knoblauch wirken als Antioxidans und schützen die Lunge so zusätzlich vor freien Radikalen, zum Beispiel aus Zigarrettenrauch. Mehr zur günstigen Wirkung von Knoblauch lesen Sie bitte auf Seite 87. Scharf gewürzte Speisen führen nebenbei zu einer Erhöhung des Stoffwechsels um ca. 25 Prozent, also zu einer Erhöhung des Energieumsatzes im Körper (Kalorienverbrauch).

Meeresfisch enthält viel Omega-3-Fettsäuren. Diese verhindern die schädliche Wirkung der Omega-6-Fettsäuren. Dadurch kommt es zu einer **Prostaglandinsynthese-Hemmung,** die das Risiko des Entstehens von Herz-Kreislauf-Erkrankungen vermindert. Bereits zwei Fischgerichte pro Woche können diesen Effekt bewirken. Somit kommt dem Fisch ein großer therapeutischer Nutzen zu. Der regelmäßige Genuss von Fisch bewirkt: Blutverdünnung, Schutz der Arterienwände, Verhinderung von Thrombosen (Blutgerinnsel in den Gefäßen), Verminderung der Triglyceride im Blut, Senkung des LDL (ungünstiger Cholesterin-Anteil) im Blut, Senkung des Blutdrucks, Verminderung des Herz- und Hirninfarktrisikos, Regulation des Immunsystems, Verbesserung der geistigen Energie. Eine vorbeugende Wirkung besteht vor allem auch bei rheumatoider Arthritis (Rheuma), Hauttuberkulose, Bronchialasthma und Nervenerkrankungen.

Fragt die ernährungsbewusste Patientin: „Sind Fische gesund, Herr Doktor?“ „Ich glaube schon, bei mir war jedenfalls noch keiner in Behandlung.“

Kohl als bestes **Prophylaxemittel gegen Darmkrebs** (nach einer Forschungsarbeit von Dr. Wattenberg, 1978). Je mehr Kohl in der Ernährung, desto besser ist die prophylaktische (vorbeugende) Wirkung. Einmal pro Woche Kohl senkt das Risiko, an Dickdarmkrebs zu erkranken, um 66 Prozent beim männlichen

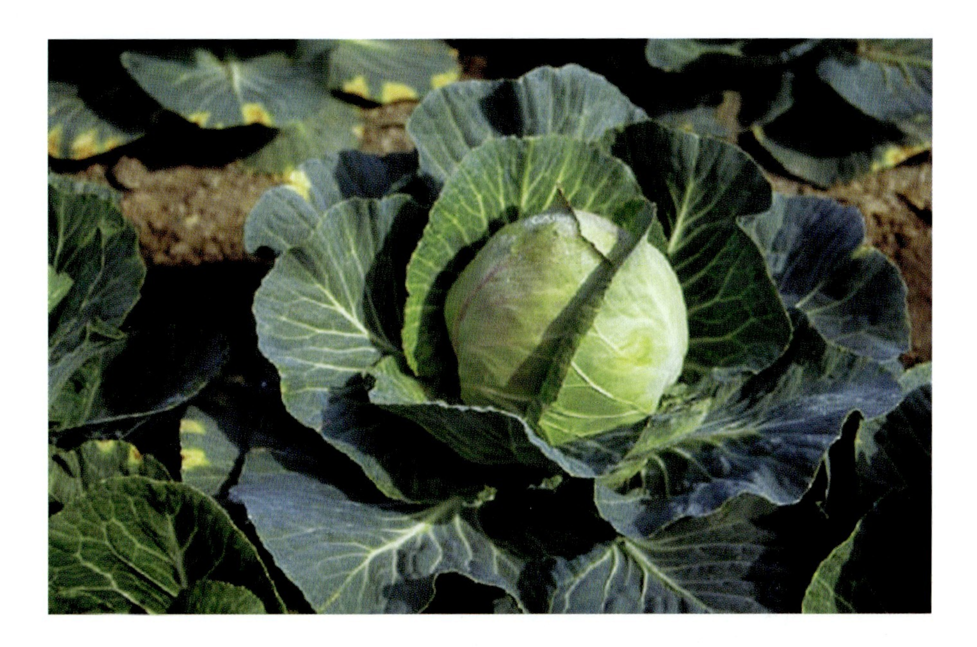

Weißen. Selbst wenn man nur einmal alle zwei bis drei Wochen Kohl isst, verringert sich das Krebsrisiko noch um bis zu 40 Prozent. Die gleiche Wirkung ist von Sauerkraut, Krautsalat, Brokkoli und Rosenkohl zu erwarten. Die Wirkstoffe Indole und Dithiolthione bewirken den Schutz vor Karzinogenen, indem sie Glutathionmoleküle freisetzen. Diese Gluthathionmoleküle binden Karzinogenmoleküle und setzen sie somit außer Gefecht. Tierexperimentell wurde festgestellt (Dr. Wattenberg), dass die Dithiolthione zu den stärksten Wirkstoffen zur Verhinderung von Krebs gehören. Die Wirkstoffe entfalten sich, egal ob in rohem oder im gekochtem Zustand, immer gleich. Sie müssen jedoch vor den Karzinogenen im Körper ankommen. Kommen sie nach den Karzinogenen im Körper an, ist ihre Wirkung begrenzt. Der Wirkstoff aus Blumenkohl und Brokkoli heißt Sulphoraphan, besonders wirksam zur Hemmung des Wachstums von Tumorzellen der Bauchspeicheldrüse.

Die Isothiocyanate wirken auch noch, wenn sie eine Woche nach Gabe der krebserregenden Stoffe in den Körper aufgenommen werden. Isothiocyanate sind auch chemische Stoffe aus Kreuzblütlern. Studien aus Israel, Griechenland, Japan, Norwegen und den Vereinigten Staaaten belegen, dass Personen, die reichlich Kohl, Brokkoli, Blumenkohl und Rosenkohl verzehren, weniger Präkanzerosen (Krebsvorstufen: Polypen, Adenome) im Darm bekommen. Weitere Untersuchungen sehen auch positive Wirkungen der Kreuzblütler zur Verhinderung von Krebserkrankungen der Lunge, der Speiseröhre, des Kehlkopfes, des Mastdarmes, der Prostata und der Blase. Brokkoli gibt es jetzt schon als Pille. Dabei wirkt er sauer, als Salat angemacht, besonders günstig.

Merke: Zwölf krebsverhindernde Kreuzblütler sind:
Blumenkohl, Brokkoli, Grünkohl, Rettich, Rosenkohl, Senf, Steckrübe, Kohl, Kohlrabi, Kohlrübe, Kresse, Meerrettich.

So sollen die alten Römer einst alle Ärzte aus der Stadt gejagt und sich nur von Kohl ernährt haben.

Proteasehemmstoffe aus Samen und Nüssen verhindern die Krebsbildung in den verschiedenen Phasen der Krebsentstehung: Die Proteasen sind eiweißspaltende Verdauungsenzyme, sie können eine Vermehrung von Krebszellen auslösen. Die Proteasehemmstoffe dagegen schützen Pflanzensamen vor einer Spaltung im Darm von Tier und Mensch und sorgen so für den Erhalt der Pflanzenart. Die Proteasehemmstoffe umstellen die Karzinogene, sie wirken als Antioxidantien und sind freie Radikal-Fänger. Dr. Ann Kennedy (Harvard) forscht an Zellen, die mit DNS-Schädigung wieder in einen gesunden Normalzustand zurückversetzt werden können. Die Proteasehemmstoffe können im Reagenzglas die krebserregende Schädigung der Zellen aufheben. Proteasehemmstoffe können so das Tumorzellwachstum in Brust und Dickdarm des Menschen verringern. Beim Tier verhindern diese Sojabohnenbestandteile Brust-, Haut- und Dickdarmkrebs. Spritzt man Mäusen Proteasehemmstoffe, so schützt sie das vor Strahlenschäden. Keine Wirkung scheinen die Proteasehemmstoffe auf die Entstehung von Magencarcinomen zu haben.

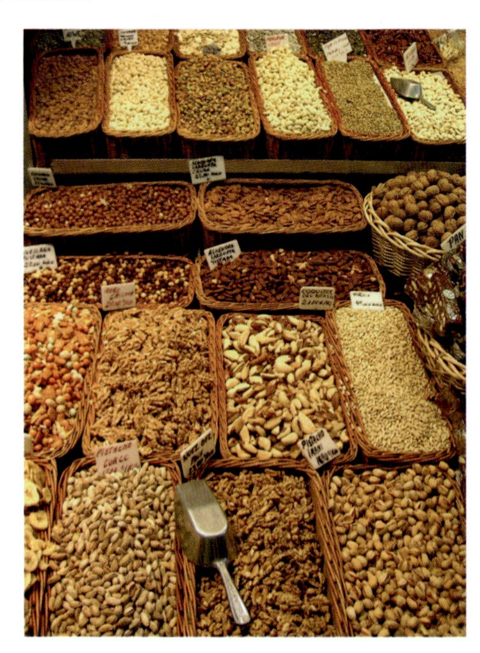

Bohnen, Reis und Mais gegen Brust-, Dickdarm und Prostatakrebs. Auch diese Nahrungsmittel besitzen die günstigen Proteasehemmstoffe. Sie haben aber auch eine **positive Wirkung auf Herzkreislauferkrankungen** durch eine Verminderung der Gefahr der Blutgerinnselbildung. Außerdem verbessern sie die **Abwehr gegen Viren im Körper.** Denn etliche Viren müssen durch Proteasen der Bauchspeicheldrüse aktiviert werden. Der Proteasehemmstoff verhindert die Verbindung zwischen Virus und Protease und sorgt so für eine Ausscheidung des Virus, bevor er eine Erkrankung verursachen kann. Niedrige Dosen des Proteasehemmstoffes wirken nur ausreichend gegen die Viren, wenn sie vor einer Infektion in den Körper gelangen. Nach Infizierung sind deutlich höhere Dosen des Proteasehemmstoffes nötig, um eine antivirale Wirkung zu erzeugen. Somit sind natürliche Proteasehemmstoffe sicherer als pharmazeutische Präparate. Viren mit bekannten Aktivierungsritual durch Proteasen sind Myxoviren, Retroviren, Pockenviren und Influenza und Mumpsviren.

Die meisten Proteasehemmstoffe sind enthalten in Kichererbsen, Sojabohnen, Saubohnen, Limabohnen, Tofu, chinesischen Bohnen, Erbsen, Linsen und Mungobohnen. Proteasehemmstoffe finden sich aber auch in Erd-, Wal- und Pekannüssen, Bananen, Kartoffeln, Getreidekörnern (Gerste, Weizen, Hafer, Roggen, Reis, Mais, Sorghumhirse). Man findet sie außerdem in großen Mengen in Auberginen und in geringeren Mengen in Spinat, Brokkoli, Rosenkohl, Rettich, Gurke und Ananas. In der Kartoffel werden die Proteasehemmstoffe durch das Kochen abgebaut.

Der Karottenfaktor scheint den Krebs im späteren Stadium, nämlich in der Förderungsphase, zu stören. Es gibt zwei Formen von Vitamin A: Das Retinol aus tierischer Nahrung wie Leber und Milch und das pflanzliche Provitamin Betakarotin, das vom Körper in verwertbares Retinol umgewandelt wird. Vitamin-A-reiche-Ernährung bedeutet weniger Krebsrisiko (Studien aus Israel, Norwegen, Japan, China, Iran, Frankreich und den Vereinigten Staaten). Vitamin A schützt die Epithelzellen, die den Körper innen und außen verkleiden (Haut, Lunge und Kehle). Die größte Schutzfunktion haben die Vitamin-A-Vorstufen, die Betakarotine aus den Pflanzen. Sie sorgen unter anderem für das farbenfrohe appetitliche Aussehen vieler Obst- und Gemüsesorten. Betakarotine sind konzentriert vorhanden in Karotten, Süßkartoffeln, Kürbis, Spinat und Grünkohl. Zur Vorbeugung gegen Lungenkrebs wird täglich eine halbe Tasse Karotten (geraspelt) empfohlen. Betakarotin ist auch noch 6 bis 8 Wochen nach der Einwirkung des schädigenden Stoffes wirksam. Die Substanz hindert die Tumore am Entstehen und am Wachstum. Merke: Betakarotinmangel im Blut ist mit erhöhtem Lungenkrebsrisiko verbunden. Man geht davon aus, dass ein erhöhter Betakarotinverzehr 15 000

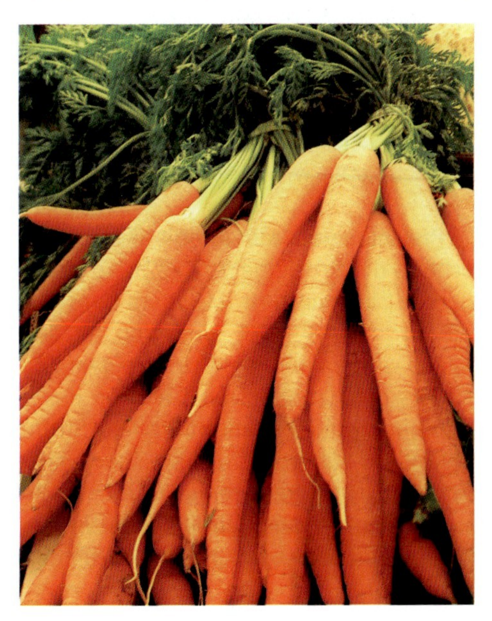

bis 20000 Todesfälle pro Jahr an Lungenkrebs verhindern könnte. Wobei eine Karotte pro Tag genügt. Auch scheint ein Schutz vor Kehlkopfkrebs in der kritischen Phase nach Aufgabe des Rauchens zu bestehen. Schutz besteht hier jedoch nur bei ehemaligen Rauchern. Übrigens, Vitamin-A-Tabletten schützen nicht vor Krebs. Betakarotin ist ein Antioxidans, es kann also gefährlichen hyperaktiven Sauerstoff lahmlegen. Aber Vorsicht vor angereicherten Betacarotin-Präparaten, Studien zeigen ein verstärktes Lungenkrebsrisiko bei Überdosierung, viel hilft nicht viel! Aber es stimuliert auch die T-Helfer-Zellen. Dies sind lebensnotwendige Vorstufen bei der Bildung von Antikörpern, die immun gegen Infektionen machen. Es schützt Herz und Gefäße, es wirkt entzündungshemmend und alterungsverzögernd. Die positive Wirkung scheint aber auch durch ein Zusammenspiel mehrerer Karotinoide zustande zu kommen. So zum Beispiel auch durch das Lutein oder die Lykopine (siehe Übersicht Schutzstoffe in Pflanzen, Seite 90).

19 Prozent Betakarotin sind in Spinat und Kohl, 10 Prozent in Brokkoli und Rosenkohl, 8 Prozent im Kohl enthalten. Je dunkler das Grün der Blattgemüse und das Orange von Obst und Gemüse, desto höher der Gehalt an Carotinoiden. Zum Beispiel Aprikosen, Brokkoli, Grünkohl (reichster Carotinoidgehalt überhaupt), Karotten, Kohl, Kopfsalat, Kürbis, Rosenkohl, Spinat, Süßkartoffeln, Tomaten. Durch Hitzebehandlung wird die Verfügbarkeit von Beta-Carotin aus grünen Gemüsen, insbesondere dem Brokkoli, erhöht. Bei der roten Paprika ist der Garvorgang eher von Nachteil.

Dies erklärt sich durch die unterschiedliche Lokalisation des Betakarotins. In grünen Gemüsen wie dem Brokkoli liegt Betakarotin in den Chloroblasten gebunden vor. In bunten Gemüsen liegt es in einem Lipidtropfen gelöst in den Chromoblasten. Auch bewirkt das Garen beim Brokkoli eine deutliche Freisetzung von Alpha-Tocopherol (Vitamin E), es besitzt die gleiche Bindungsart im Chloroblasten wie das Betakarotin.

Preiselbeeren als Antibiotikum gegen Harnwegsinfekte. Bereits 1860 erscheint die Preiselbeere das erste Mal in der medizinischen Literatur. Je höher der Saft konzentriert ist, desto besser die Wirkung. Preiselbeersaft verhindert die Verankerung der Bakterien an den Zellwänden (Rezeptorblockade). Die Keime werden mit dem Urin aus dem Körper gespült. Die positive Wirkung kann ein bis drei Stunden nach Trinken des Saftes erwartet werden, sie hält 12 bis 15 Stunden an. Aber antibakterielle Stoffe werden auch in anderen Lebensmitteln gefunden, nämlich in Äpfeln, Buchweizen, Peperoni, Wasserkastanien, Eiern, Knoblauch, Ingwer, Honig, Hopfen, Milch, Zwiebeln, Rettichpflanzen, Tee und Joghurt. Tetrazyclin wurde bereits in den Skeletten von sudanesischen Nubiern gefunden, die 350 n. Chr. in der Nilebene lebten.

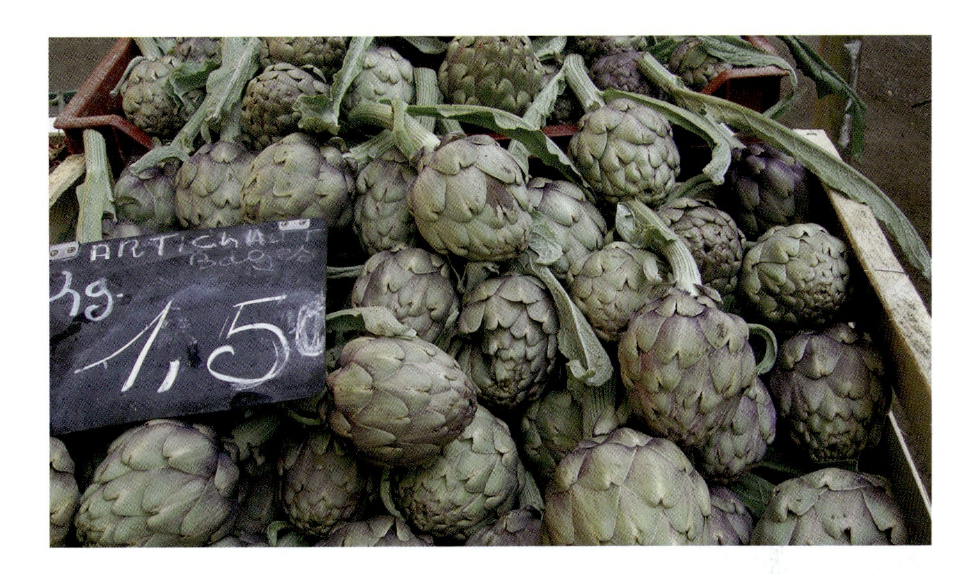

Cynaria, die **Artischocke, wirkt cholesterinsenkend und beugt Gallensteinen vor** (regelt den Gallenabfluss aus der Leber). Sie ist Vitamin-A-, -B1- und -C-haltig und verfügt über viele Spurenelemente (Kupfer und Mangan). 100 g von ihr decken den Tagesbedarf eines Erwachsenen an Kalium, Calcium, Eisen und Magnesium. Sie ist ballaststoffreich und hat wenig Kalorien. Ihr antioxidativer Effekt trägt zum Schutz vor Arteriosklerose, Herzinfarkt und Schlaganfall bei. Der Inhaltsstoff Luteolin wirkt den gefährlichen Gefäßablagerungen entgegen. Schon im klassischen Altertum wurde dem Distelgewächs eine positive Wirkung zugesprochen. Artischockenextrakte sorgen für eine bessere Beseitigung von Viren und Krankheitserregern über die Leber (positive Wirkung auf Leberentzündungen). Die Artischocke ist die Arzneipflanze des Jahres 2003 (Universität Würzburg). Die wichtigsten Anbaugebiete der Artischocke sind in Deutschland Franken, Thüringen und Brandenburg und in Frankreich die Bretagne.

Kastanien waren ein unentbehrliches Grundnahrungsmittel rund ums Mittelmeer, bevor die Kartoffel aus Südamerika nach Europa gelangte. Als Suppe, Beilage oder auch als Mehl zu Brot gebacken, standen sie auf dem täglichen Speiseplan. Sie sind reich an Kohlenhydraten, enthalten viele Mineralstoffe und Spurenelemente: Besonders Kalium, Natrium, Calcium, Phosphor, Schwefel, Eisen, Magnesium, Kupfer und Mangan. Außerdem enthalten sie Carotin, B-Vitamine, Pantothensäure und im Rohzustand fast so viel Vitamin C wie Zitronen. Durch den Reichtum an B-Vitaminen und Phosphor ist die Kastanie bei geistiger und körperlicher Erschöpfung zu empfehlen. Sie wirkt ernährend und beruhigend auf unser Nervensystem. Die Kombination aus Calcium und Phosphor stärkt Knochen und Zähne. Die Esskastanie wirkt sich günstig auf die Blutgerinnung aus und wirkt durch ihren Tryptophan-Gehalt positiv auf den Schlaf.

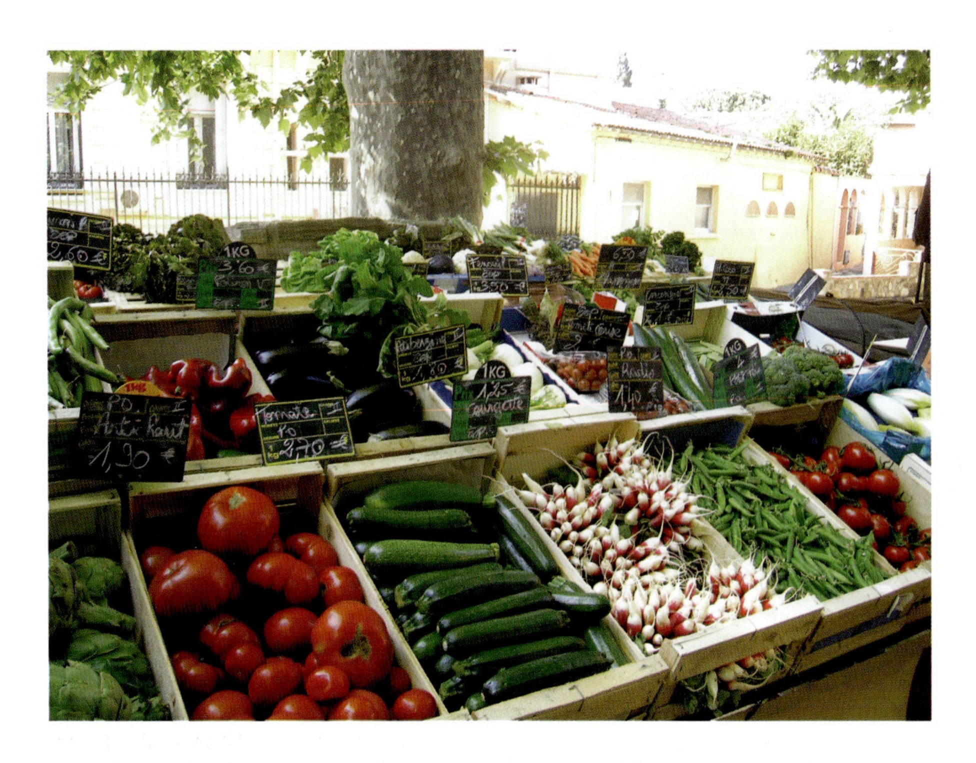

Nehmen Sie Ihre Kinder mit auf den Markt und lassen Sie sie riechen und kosten. Eine Tomate sollte nach Tomate riechen und schmecken und nicht nach feuchtem Kunststoff zum Beispiel. Beteiligen Sie Ihre Kinder frühzeitig an der Nahrungsmittelwahl und erzählen Sie ihnen über die positive Wirkung der Nahrungsmittel. Sie werden begeistert feststellen, wie schnell und spielerisch gute, wertvolle Lebensmittel von weniger empfehlenswerten unterschieden werden. Das prägt den Geschmack – seien Sie Vorbild!

Bedenken Sie: Verbote bringen nichts, alles ist erlaubt – die Schwerpunkte müssen umsichtig gelegt werden.

Das Glück besteht nicht darin, dass du tun kannst, was du willst,
sondern darin, dass du immer willst, was du tust.

(Leo N. Tolstoi)

Nützen Sie die positive Wirkung der „Arzneistoffe“ in den Nahrungsmitteln. Setzen Sie diese mit Verstand ein und essen Sie bewusster, weil Sie wissen, was Sie als guten Nebeneffekt für Ihre Gesundheit erwarten dürfen.

3.5. Noch mehr über Obst und Gemüse

Viele Obstsorten enthalten Substanzen, die das Eindringen schädlicher Viren in Körperzellen verhindern. Selbst bei Verdünnung des Obstextraktes besteht noch gute Wirksamkeit. Am wenigsten wirksam scheinen die Pfirsiche zu sein. Besonders wirksam sind frisch gepresster Apfelsaft, Traubensaft, Wein und Tee. Als Inhaltsstoffe erwiesen sich die **Tanninsäuren** als besonders starke Feinde der Viren. Tannine hüllen Viren ein und neutralisieren sie. Sie verhindern das Eindringen des Virus in die Zelloberfläche und lassen so die Viren absterben. Viel Tannin ist im Rotwein, nicht ganz so viel im Weißwein. Besonders viel Tannin ist in italienischem Rotwein. Bei Untersuchungen zeigte sich, dass die Wirksamkeit der Tannine aus dem Rotwein wesentlich über der aus dem Traubensaft lag. So kann Rotweinkonzentrat auch erfolgreich gegen Herpes-simplex-Viren (Lippenbläschen) eingesetzt werden (Forschungsarbeiten von Dr. Konowalchuk).

Aber auch die **Polyphenole,** die im Wein enthalten sind, haben starke krebsbekämpfende Eigenschaften. Sie verhindern die Bildung von Karzinogenen, sie stärken die natürliche Giftabwehr des Körpers und unterdrücken die Förderung von Krebs (siehe auch Kapitel Wein). Die Pflanzenphenole (Koffein- und Ferulinsäure) verhindern die Bildung von karzinogenen Nitrosaminen. Nitrosamine können sich zum Beispiel beim Pökeln von Fleisch bilden (Umwandlung von Nitriten und Aminen zu Nitrosaminen). Die schützenden Polyphenole kommen auch vor in Pulverkaffee, koffeinfreiem Kaffee und Röstkaffee, aber auch in japanischen, schwarzen indischen und chinesischen Tees. Große Mengen von Phenolen sind unter anderem in Äpfeln enthalten. Polyphenole und Vitamin C zusammen stärken die Kapillarwände und verlangsamen Arterioskleroseprozesse.

Catechine aus dem Tee schützen Herz- und Gefäßsystem. Catechin wird zur Prophylaxe bei Mundkrebs gefährdeten Schnupftabakbenutzern und Tabakkauern verwendet. Teecatechine sind jedem kapillarstärkenden Medikament überlegen. Als besonders wirksam erwies sich der grüne Tee, der zusätzlich Schutz vor Infektionen bietet. Besonders ausgiebig wurde in Russland über den grünen Tee geforscht. So fand sich eine positive Wirkung auf den Blutdruck, Kopfschmerzen und Verbesserung des allgemeinen Gesundheitszustandes. Grüner Tee ist auch doppelt so wirksam wie schwarzer Tee. (80 bis 170 mg Catechin im Gegensatz zu 30 bis 70 mg im schwarzen Tee). Je länger der Tee gezogen hat, desto besser löst sich das Catechin.

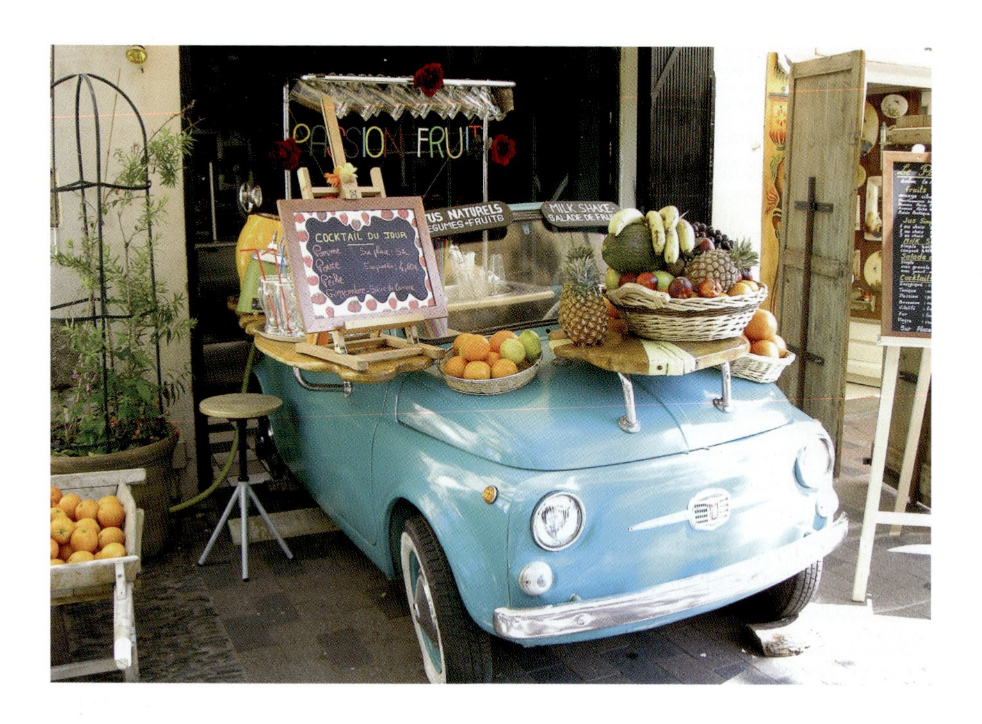

Was kann ich von welchem Obst erwarten? Eine Übersicht:

- **Pflaumen** wirken abführend, beginnen Sie mit kleinen Dosen, zu Beginn nicht mehr als 30 g, sonst leiden Sie unter Blähungen und Unwohlsein.
- **Orangen** und **Grapefruit** senken das Blutcholesterin durch ihr Pektin, einen Ballaststoff in den Häuten der Früchte. Untersuchungen der Pampelmuse haben ergeben, dass zwei pro Tag den Cholesterinwert um bis zu 19,5 Prozent senken können. Dabei wird das Verhältnis HDL zu LDL deutlich verbessert. Durch ihren Vitamin-C-Gehalt können Infektionen mit Viren und Bakterien verhindert werden.
- **Melonen** werden in China zur Bekämpfung von Hepatitis (Leberentzündung) verwendet. In Guatemala werden die zerstampften Samen gegen Würmer gegessen, einige Völker essen sie gegen Krebserkrankungen und in Afrika werden sie zur Abtreibung verwendet. Tatsächlich scheinen sie die Blutplättchen-Verklumpung zur vermindern und somit Herzinfarkt und Schlaganfällen vorzubeugen. Insbesondere wird die Wirkung von Aspirin deutlich verstärkt. Wegen ihrem hohen Anteil an Betakarotin schreibt man ihnen eine gute Wirkung zur Krebsverhinderung zu.
- **Kürbis** senkt mit seinen Betakarotinoiden das Krebsrisiko (vor allem Lunge, Kehlkopf, Magen, Blase und Prostata). Achtung Raucher und Passivraucher: Die orangegelben Früchte und Gemüse sind wichtig, um das Schlimmste vielleicht zu verhindern.

- **Kirschen** haben einen wirksamen antibakteriellen Stoff und unterbinden so die Bildung von schädlichem Zahnbelag. Ein guter Kariesschutz.
- **Johannisbeeren** wirken normalisierend auf die Magen-Darm-Tätigkeit, aber auch vorbeugend und heilend gegen Durchfall. Ein aus den Schalen von Johannisbeeren hergestelltes Mittel gegen Durchfall heißt Pecarin®.
- **Heidelbeeren** wirken gegen Durchfall, töten Viren ab und verhindern Schädigungen der Blutgefäße. 5 bis 10 g getrocknete Heidelbeeren genügen. Besonders wirksam scheinen sie gegen E. coli (Durchfallerreger) und Polioviren (Kinderlähmungserreger) zu wirken. Diese Wirkung ist ihrem hohen Gehalt an Anthocyanosiden zuzuschreiben. Diese Anthocyanoside verhindern auch die schädliche Wirkung der Cholesterine auf die Gefäße. Heidelbeerextrakte können die Blut-Hirn-Schranke passieren und wirken sich so positiv auf die Gedächtnis- und Lernleistung aus. Anthocyane sind vor allem auch im **Holunder** enthalten. Die Beeren können nicht roh verzehrt werden, als Marmelade und Kompott oder als Saft sind sie genießbar. Holundersaft wirkt sich auch positiv auf die Leber aus.
- **Feigen** werden schon im Alten Testament als Mittel gegen Krebsgeschwüre erwähnt. Historisch wurden sie gegen Hämorrhoiden, Verstopfung, Skorbut, Lebererkrankungen, Geschwüre, Hautausschläge und zur Wiedergewinnung von Energie und Vitalität verwendet. Der isolierte Inhaltstoff Benzaldehyd zeigte wirklich im Versuch am Menschen deutliche Linderungen. Bei einigen Krebspatienten konnte sogar eine vollständige Remission erreicht werden. Außerdem wirken Feigen bei Hunden gegen Spulwürmer. Ihr Saft tötet Bakterien ab. Feigen fördern die Verdauung.
- **Erdbeeren** waren in einigen Forschungsarbeiten besonders wirksam gegen Viren: Vor allem Polio-, ECHO-, REO-, Cocksackie- und das bekannte Herpes-simplex-Virus. Je stärker konzentriert die Frucht, desto höher die Wirksamkeit. Erdbeeren sind sehr reich an Pektin, Pektin senkt den Cholesterinspiegel. Durch ihren hohen Polyphenolanteil bekämpfen sie auch wirksam die krebsauslösenden Nitrosamine.
- **Bananen,** insbesondere die Kochbananen, scheinen wirksam gegen Magen- und Zwölffingerdarmgeschwüre zu sein. Ihr Inhaltsstoff, das Carbenoxolon, ist auch in vielen Magenschutzmitteln enthalten. Die Oberflächenzellen der Magenwand werden gestärkt und sind so gegen die Säure des Magens nicht mehr so empfindlich. Außerdem wird eine schützende Schleimschicht auf der Magenwand ausgebildet. Bananen enthalten außerdem viel Pektin und können sich somit positiv auf den Cholesterinspiegel auswirken.
- **Aprikosen** sollen vor allem positive Wirkung gegen Lungenkrebs haben. Tatsache ist, dass sie viel Betakarotin enthalten und dieses bekanntermaßen als Hemmstoff gegen Krebs wirkt. In getrockneten Aprikosen liegt der Hemmstoff höher konzentriert vor. Aber Vorsicht, die Inhaltstoffe des Kerns sind giftig.

- **Äpfel** sind eigentlich täglich zu verordnen. Sie senken den Cholesterinspiegel, wie Forschungen ergaben bis zu 28 Prozent. Bei erblich hohem Cholesterinspiegel waren sogar Senkungsraten bis 52 Prozent, vor allem bei Frauen, möglich. Das schafft kein Arzneimittel! Durch ihren Pektingehalt erhöhen sie das gute HDL leicht, der Blutdruck wird gesenkt, der Blutzucker bleibt stabil, der Appetit wird reguliert (niedriger glykämischer Index). Dazu enthält der Apfel jede Menge krebshemmender Stoffe (Chlorogensäure). Apfelsaft tötet infektiöse Viren ab. Das enthaltene Bor ist gut für die Gehirntätigkeit. Vorsicht, zuviel kann bei Kindern Durchfall verursachen. Eine amerikanische Forschergruppe hat den Apfel den „König der Früchte" genannt. Neueste Untersuchungen sprechen dem regelmäßigen Apfelgenuss eine positive Wirkung bei der Prophylaxe des M. Alzheimer, der vorzeitigen Gehirnalterung, zu. Insbesondere die Schale frischer Äpfel enthält Quercetin, das vor Zellschäden schützt, die für die Alzheimersche Erkrankung (M. Alzheimer) typisch sind.
- Die **Ananas** hilft bei Verdauungsproblemen. Ihr Saft mit dem enthaltenen Bromelain wirkt abschwellend und entzündungshemmend. Das Bromelain fördert die Eiweißspaltung und die Eiweißverdauung. Das gilt aber nur für die frische Ananas. In Dosen und in erhitzten Saftzubereitungen ist das wertvolle Enzym zerstört. Zur Abschwellung und Entzündungshemmung gibt es Bromelain enthaltende Medikamente zur Behandlung nach Verletzungen und um eine Operation positiv zu begleiten.

Übrigens, in Lindau gibt es jetzt unweit der Autobahn einen „Obst-Drive-In" als gesunde Alternative zum gegenüber angesiedelten Fast-Food-Verteiler mit dem großen M für die eilige Familie auf der Strecke.

Welches Gemüse wozu?

- **Artischocken** senken den Cholesterinspiegel und fördern Galle- und Urinfluss.
- **Auberginen** senken den Cholesterinspiegel und schützen vor Krebs durch Protease-Hemmstoffe (siehe Seite 78). Auch scheint eine Wirksamkeit gegen Krämpfe zu bestehen.
- **Blumenkohl** gegen Dickdarm- und Magenkrebs. Er gehört zur Familie der Kreuzblütler (siehe Seite 77).
- **Bohnen** senken das Cholesterin im Blut, enthalten krebshemmende Stoffe und wirken sich positiv auf Insulin und Blutzucker aus. Sie senken den Blutdruck, regulieren die Darmfunktion und beugen somit Hämorrhoiden und Darmerkrankungen vor.
- **Erbsen** senken das Cholesterin im Blut. Ein Inhaltsstoff der Erbse, das M-Xylohydrochinon, wirkt empfängnisverhütend. Der Wirkstoff wirkt bei Frauen

und Männern gleichermaßen, aber eben nur zu 50 bis 60 Prozent, damit ist er in der Zuverlässigkeit der Pille deutlich unterlegen. Nur bei vergeblichem Kinderwunsch sollte man auf eine erbsenreiche Ernährung möglichst verzichten. Erbsen sind günstig für Diabetiker, auch wurden schon positive Effekte auf die Blutdrucksenkung beschrieben. Als Proteasehemmstoff bekämpfen sie Viren und Karzinogene im Körper.

- **Karotten** hemmen die Krebsentwicklung, vor allem von Krebsarten, die durch das Rauchen verursacht werden können. Sie senken das Cholesterin im Blut und beugen Verstopfung vor. Bedenken Sie, dass gekochte Karotten zwei- bis fünfmal so viele Karotinoide freisetzen wie rohe.
- **Knoblauch** bekämpft Infektionen, enthält chemische Stoffe, die Krebs vorbeugen, verdünnt das Blut, senkt Blutdruck, Cholesterin und Triglyceride, stärkt die körpereigene Abwehr, beugt chronischer Bronchitis vor, wirkt als Schleimlöser und auch abschwellend auf die Nasenschleimhaut. Insbesondere das Allicin wirkt stärker antibiotisch als zum Beispiel Penicillin und Tetrazyklin. Knoblauch wirkt breit antibiotisch gegen Bakterien, Pilze, Parasiten, Protozoen und Viren. Das stark riechende Allicin kommt beim Schneiden und Zerdrücken des Knoblauchs am besten zur Wirkung. Die beschriebene blutverdünnende Wirkung zweier Knoblauchzehen pro Tag ist mindestens so gut wie die des Aspirins. Knoblauch steht auf der Liste der krebsverhindernden Stoffe, sogenannter „Chemopräventivmittel", ganz weit oben. Der 108-Jährige Johannes Heesters griff täglich auf Knoblauch zurück. Was tun gegen den Knoblauchgeruch? Kaffee, Honig, Joghurt, Milch aber auch Rotwein und Nelken werden als Geruchsbinder beschrieben. Auch das Kauen von Petersilie soll helfen. Knoblauchgeruch an den Händen verschwindet durch Einreiben mit Zitrone, Einreiben mit Salz und anschließendem Waschen in Seifenwasser. Verwenden Sie eine Knoblauchpresse und Sie haben weniger Saft an den Händen. Edelstahlseifen befreien Ihre Hände problemlos vom Knoblauchgeruch. Als Immunstärker, um Bakterien abzutöten und vorbeugend gegen Krebs, empfiehlt es sich, den Knoblauch roh zu essen. Gekocht senkt er das Blutcholesterin, hält das Blut flüssig, wirkt als Schleimregulierer und schützt vor Bronchitis. Über eine gleich gute Wirkung von Kapseln wie dem Naturprodukt liegen keine sicheren Daten vor.

Bereits 1500 v. Chr. finden sich auf einem medizinischen Papyrus 22 verschiedene Knoblauchrezepte gegen verschiedenste Leiden. Plinius empfahl Knoblauch gegen 61 verschiedene Krankheiten, unter anderem gegen Hunde- und Schlangenbisse, Appetitmangel und Magen-Darm-Störungen. Japanische und chinesische Ärzte verwenden Knoblauch schon von alters her gegen hohen Blutdruck. Knoblauch war auch ein beliebtes Mittel gegen Tuberkulose. Im ersten Weltkrieg wurde es gegen Typhus und Ruhr verwendet. Im zweiten Weltkrieg fand Knoblauch Verwendung bei der Behandlung von Kriegsverletzungen.

Was gibt es sonst noch an nützlichen und schmackhaften Nahrungsmitteln?

- **Nüsse** senken den Blutzucker, enthalten chemische Stoffe, die Krebs vorbeugen (Proteasehemmstoffe) und senken mit ihrem Öl das Blutcholesterin. Vorsicht vor mit Schimmel befallenen Nüssen, das Aflatoxin verursacht Leberkrebs.
- **Pilze,** insbesondere der Shiitake-Pilz, haben wohl die größten therapeutischen Kräfte. Er stimuliert das Abwehrsystem, bekämpft Viren und Krebs, er ist in China an Leukämiepatienten und in Japan an Brustkrebspatientinnen getestet worden. Er senkt das Blutcholesterin. Der Mu-Err-Pilz, auch Chinamorchel genannt, verhindert die Blutgerinnselbildung.
- **Ingwer** beugt der Reisekrankheit vor, ohne benommen zu machen. Nehmen Sie zum Beispiel 500 mg Ingwer in Kapselform aus dem Reformhaus eine halbe Stunde vor Reiseantritt. Er verdünnt das Blut, senkt das Cholesterin. Positive Wirkung besteht zusätzlich bei Schwangerschaftsübelkeit.
- **Honig** tötet Bakterien ab, verringert Schmerzempfindung, lindert Asthma, dämpft Halsschmerzen, beruhigt die Nerven und hilft beim Einschlafen. Er lindert Durchfall, weil er positiv auf die Darmbakterien wirkt. Honig war bei den alten Ägyptern das beliebteste Heilmittel; bereits 2600 v. Chr. wurden bis zu 500 Anwendungsmöglichkeiten beschrieben. In Australien steht der Honig als „Medihoney“ in der offiziellen Medikamentenliste und seit Dezember 2004 ist das Produkt auch in Europa zugelassen, insbesondere bei Mundschleimhaut- und Halsentzündungen. In Neuseeland kommt ein mit Honig angereichertes Kaugummi gegen Zahnfleischentzündungen zum Einsatz und in Texas forscht man an der Behandlung von Helicobacter pylori (ein im Magen zu findender Keim, der mit Magenschleimhautentzündung in Verbindung gebracht wird). Buchweizenhonig ist besonders phenolhaltig und hat damit eine besondere keimbekämpfende Wirkung.

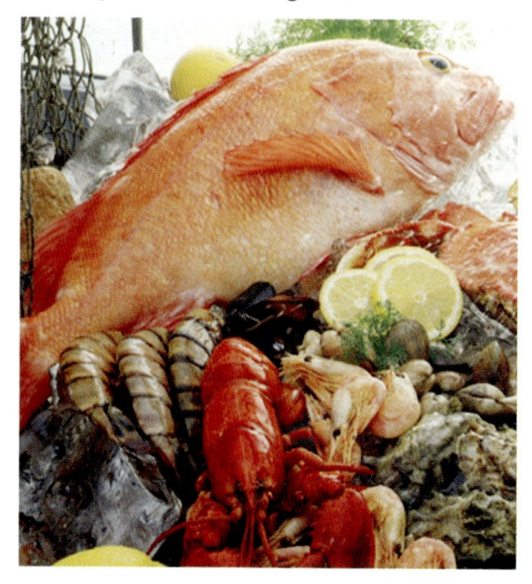

- **Fisch** gehört zweimal pro Woche auf den Tisch: Fisch verdünnt das Blut, schützt die Arterien vor Schäden, hemmt die Blutgerinnselbildung, senkt das gefährliche LDL und die Triglyceride im Blut, senkt den Blutdruck und vermindert das Risiko, Herzinfarkt und Schlaganfall zu erleiden. Fisch hebt die geistige Energie und bekämpft Nervenerkrankungen im Frühstadium.
- **Krusten- und Schalentiere** senken das Blutcholesterin und die

Triglyceride, sie steigern die geistige Energie des Gehirns. Dabei gibt es Unterschiede: Dr. Childs fand in Washington heraus, dass Austern, Miesmuscheln, Jakobsmuscheln und Herzmuscheln nur geringe Mengen Cholesterin enthalten. Krabben und Garnelen etwas mehr und besonders reich an Cholesterin sind Tintenfische. In Meeresfrüchten ist die Aminosäure Tyrosin enthalten, die zu den stimulierenden Gehirnstoffen Dopamin und Norepinephrin verarbeitet wird. Verzichten Sie auf frittierte Meeresfrüchte wegen der ungünstigen Frittierfette. 90 bis 100 Gramm scheinen die ideale Menge für eine gute Leistungsfähigkeit des Gehirns zu sein. Mehr bringt nicht mehr (siehe auch Kapitel 3.9. Hirnnahrung).

Um optimal mit sekundären Pflanzenstoffen versorgt zu sein, ist keine spezielle Diät erforderlich. Eine abwechslungsreiche schmackhafte Ernährung ist der richtige Weg. Genießen Sie, was gerade Saison hat. Den Apfel frisch vom Baum, die Erdbeere vom Feld und nicht eine, bei der schon per Aufschrift bestätigt wird, dass sie bereits eine halbe Weltreise hinter sich gebracht hat und – um überhaupt gerötet zu sein – schon alle Tricks der Erdbeerzüchter dieser Welt hinter sich hat.

„Wer nicht genießt, wird ungenießbar“. (Konstantin Wecker)

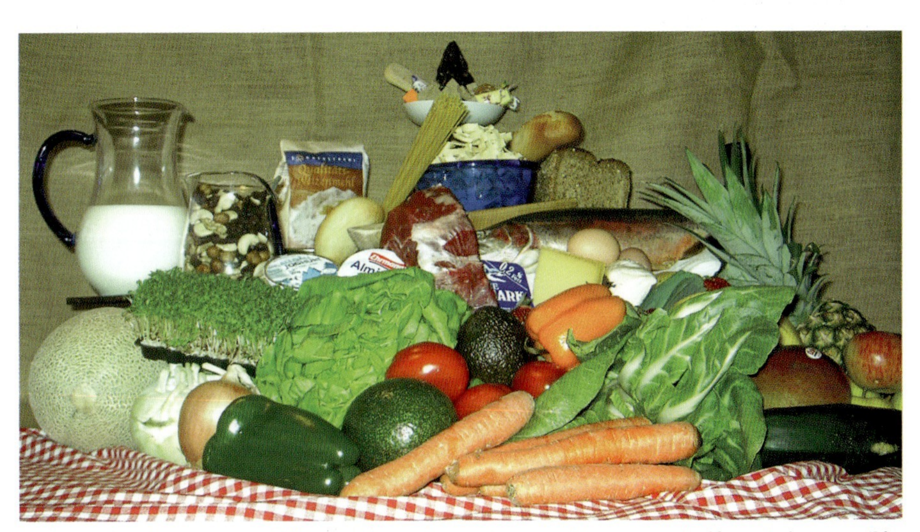

Geben Sie den guten Nährstoffen eine Chance, Ihnen zu helfen. Erinnern Sie sich dabei an die Nahrungspyramide auf Seite 39.

Also: Obst und Gemüse fünfmal täglich!

Übersicht der Schutzstoffe in Pflanzen:

Glucosinolate: Vorbeugung gegen Darmkrebs, Infektabwehr, antimikrobiell, keimabwehrend.
Vorkommen: Weiß-, Rotkohl, Wirsing, Brokkoli, Blumenkohl, Chinakohl, Rettich, Radieschen, Senf und Meerrettich.

Sulfide: Hemmen die Krebsentstehung, fördern die Verdauung, schützen vor Herzinfarkt, senken den Cholesterinspiegel, stimulieren das Immunsystem, wirken abwehrend gegen Bakterien und andere Einzeller und machen aggressive Sauerstoffteilchen unschädlich, antioxidativ.
Vorkommen: Zwiebeln, Knoblauch, Schalotten, Schnittlauch, Porree und Lauchzwiebeln. Der intensive Geruch und die Schärfe gehen auf die Sulfide zurück.

Polyphenole: Hemmen die Krebsentstehung, sind keimabwehrend, machen aggressive Sauerstoffteilchen unschädlich, verhindern Blutgerinnselbildung, stärken das Immunsystem, bekämpfen Entzündungen, regulieren den Blutdruck und den Blutzucker.
Vorkommen: Kaffee, Tee, Rotwein, Äpfel.

Phytinsäure: Hemmt die Krebsentstehung, wirkt gegen aggressive Sauerstoffteilchen, stärkt das Immunsystem, wirkt Cholesterin senkend und Blutzucker regulierend.
Vorkommen: vor allem in Getreideprodukten (Ceralien).

Carotinoide: Hemmung der Krebsentstehung, stimulieren das Immunsystem, schützen vor Herzinfarkt, machen aggressive Sauerstoffteilchen unschädlich.
Vorkommen: Obst und Gemüse erhält die rote, gelbe oder orange-rote Farbe durch die Carotinoide. In Aprikosen, Pfirsichen, Karotten, Tomaten, Paprika, aber auch in dunkelgrünem Gemüse wie Brokkoli, Rosenkohl, Grünkohl, Spinat.

Lykopin (gehört zu den Carotinoiden):
Beeinflussung der Krebsentstehung, vor allem Minderung des Risikos an Prostata-, Lungen- und Magenkrebs zu erkranken, es macht aggressive Sauerstoffteilchen unschädlich.
Vorkommen: in Tomaten, aber besonders hochkonzentriert in Tomatenketchup.

Flavonoide: Verhindern die Krebsentstehung, schützen vor Entzündungen und Infektionen, wirken gegen Bakterien und andere Einzeller, schützen vor Herzinfarkt, stimulieren das Immunsystem und machen aggressive Sauerstoffteilchen unschädlich.

Vorkommen: in roten, violetten, blauen und gelben Obst- und Gemüsesorten: Kirschen, Pflaumen, Beeren, Äpfel, Rotkohl, in rotem Rettich, in Zwiebeln, Radieschen, Auberginen, Rotwein, Tee, Nüssen, Schokolade.

Saponine: Verhindern die Krebsentstehung, wirken gegen Keime, senken den Cholesterinspiegel, senken den Blutzuckerspiegel und machen aggressive Sauerstoffteilchen unschädlich, antioxidativ.
Vorkommen: in Hülsenfrüchten, Erbsen, Bohnen, aber auch in Spinat. Die Saponine machen den leicht bitterlichen Geschmack aus.

Quercetin: Stärkt die körpereigene Abwehr. Neueste Studien sehen positive Wirkungen bei der Vorbeugung gegen den Morbus Alzheimer.
Vorkommen: in Äpfeln, vor allem unter der Schale gelegen.

Phytosterine: verhindern die Krebsentstehung und wirken cholesterinsenkend.
Vorkommen: in fettreichen Pflanzenteilen wie Sonnenblumenkerne, Weizenkeime, Sesam, Soja.

Terpene: wirken krebsverhindernd.
Vorkommen: in ätherischen Pflanzenölen (Minzöl), Zitrone, Grünkohl, Kräutern.

Proteasehemmstoffe: schützen vor Krebs und wirken blutzuckerregulierend.
Vorkommen: in eiweißreichen Pflanzen, Hülsenfrüchten, Kartoffeln.

Hunderttausend verschiedene Pflanzenstoffe sind mittlerweile bekannt. Über eine gesunde MIschkost kann täglich 1,5 g der wirksamen Schutzstoffe zugeführt werden. Ihre Wirkung ist antioxidativ, entzündungshemmend und antibakteriell. Eine hohe Zufuhr von sekundären Pflanzenstoffen verringert das Risiko für Herz-Kreislauf- und Krebserkrankungen.

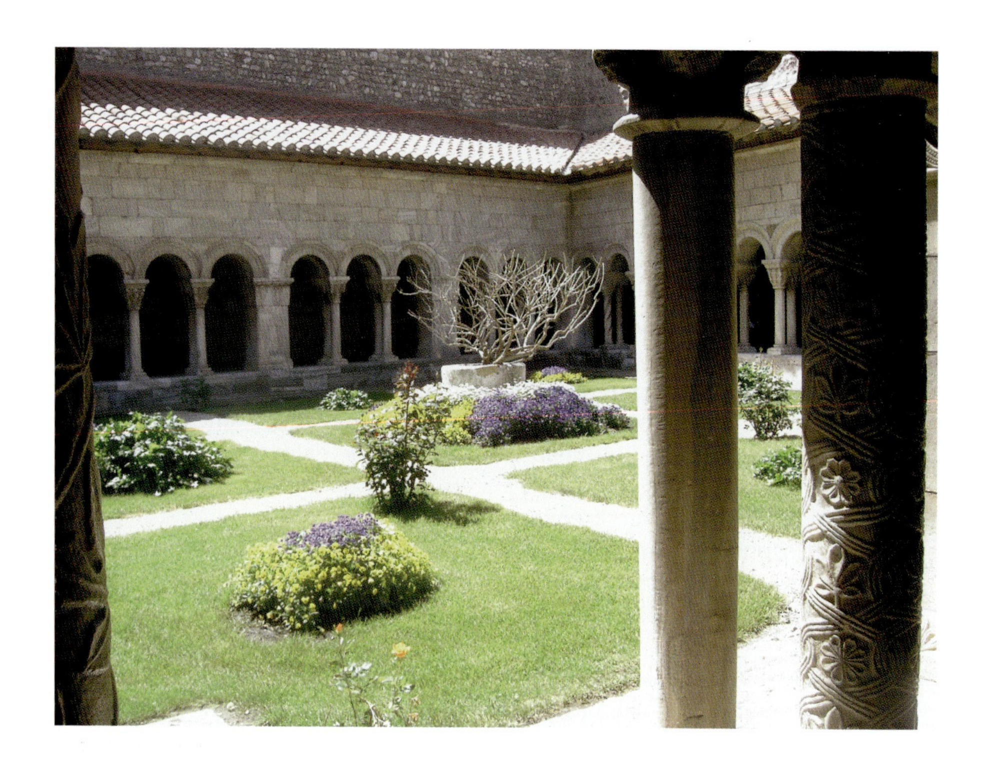

3.6. Ausflug in den Klostergarten

Schon vor Jahrhunderten wussten Nonnen und Mönche, was dem Menschen gut tut. Vor mehr als tausend Jahren schrieb ein Mönch in Süditalien: „Wie kann ein Mensch sterben, in dessen Garten Salbei wächst?" Auch keltische Druidenpriester glaubten, Salbei könne Tote erwecken. Die Ägypter dagegen behandelten ihre Patienten mit Salbei bei mangelnder Liebeslust und bei Unfruchtbarkeit. In den sorgsam gepflegten Klostergärten wuchs ein buntes Sortiment an „Phytotherapie" heran. Samen, Triebe und Blätter wurden in Mörsern zerstoßen, Sude und Salben wurden zubereitet. Dabei kam es zu heute befremdlich wirkenden Zusammensetzungen, so zum Beispiel ein Wundbrei aus Schafmist, Schimmel und Honig. Nicht ganz ungefährlich waren auch in „Schlafschwämmen" gereichten Drogenmixturen, zum Beispiel aus Bilsenkraut, in „Flugsalben" sollte es Hexen abheben lassen, dazu Alraune und Mohnsäfte. Sie haben Leidenden die Schmerzen, gelegentlich aber auch das Leben genommen.

Einige weniger gefährliche, aber dafür sinnvolle und erprobte Tipps aus dem Klostergarten:

Der Fenchelsame, als Tee zubereitet, lockert Blähungen und sorgt für eine gute Verdauung. Eine erfahrene Hebamme würde sagen: „Fenchel ist gut für die Verdauung, fördert den Milchfluss und beruhigt Mutter und Kind." Dem aus den zermörserten Samen gewonnenen Öl schreibt man eine positive Wirkung bei Entzündungen der Atemwege zu. Allerdings sollte das ätherische Fenchelöl nicht in der Schwangerschaft, bei Säuglingen oder Kleinkindern verwendet werden. Fenchel roh ist als kalorienarmer Salat (50 Kalorien pro 100 Gramm) sehr vitamin-C- und vitamin-E-haltig. Auch als Auflauf oder Gemüse passt der Fenchel als einheimisches Gemüse gut auf den Speiseplan. Übrigens gehört der Fenchel zu jener Liste von Kräutern und Gemüsen, die Karl der Große im 9. Jahrhundert in seinem ganzen Reich zum Anbau befahl.

Bereits die Pharaonen kurierten mit **Andorn** ihren Husten. Die verdauungsfördernde Wirkung beruht auf der darin enthaltenen Marrubinsäure, die den Gallenfluss in der Leber anregt. Das getrocknete Kraut ist als Tee zu trinken, sollte jedoch nicht in der Schwangerschaft und Stillzeit angewendet werden.

Liebstöckel ist, wie man dem Namen nach meinen könnte, kein Aphrodisiakum, stattdessen wirkt das ätherische Öl in der Wurzel harntreibend und krampflösend. Die getrocknete Wurzel ist als Tee aufzubrühen und mit viel Wasser zu trinken. So werden Entzündungen der Harnwege gelindert, Sodbrennen und Völlegefühl gemindert und Harnleitersteinen vorgebeugt. Vorsicht, bei längerer Anwendung kann die Haut lichtempfindlicher werden. Nicht verwenden bei Nierenentzündung, eingeschränkter Herz- und Nierenfunktion und in der Schwangerschaft.

Der **Gartenkürbis** wurde von Kolumbus nach Europa gebracht. Aber schon im Mittelalter kannte man in den Klöstern den verwandten Flaschenkürbis. Seine Samen, zerkaut mit reichlich Flüssigkeit oder Öl, helfen bei Blasenreizung oder bei gutartiger Prostatavergrößerung. Nebenwirkungen oder Gegenanzeigen sind nicht bekannt.

Melisse, Zitronenmelisse – ihr Name kommt von ihrem zitronenartigen Geruch. Die vielseitige Arzneipflanze sollte in keinem Garten fehlen. Sie beruhigt, fördert die Verdauung und hemmt die Vermehrung von Herpesviren. *Schon Paracelsus bezeichnete die Melisse als Gold der Medizin. Sie sei von allen Dingen, die die Erde hervorbringt, das beste Kräutlein für das Herz.* Sie ist als Tee, Sirup und Melissengeist vielseitig verwendbar. Ihre nervenstärkende, beruhigende, krampflösende Wirkung ergibt eine gute Einschlafhilfe – übrigens auch für Kinder. Teemischungen mit Fenchel und Kamille helfen bei Bauchkrämpfen von Säuglingen.

Der berühmte Melissengeist wurde zuerst in Karmeliterklöstern hergestellt. Pflanzengeiste enthalten zusätzlich noch andere Öle, Kardamon und Engelwurz und werden zum Beispiel gegen Wetterfühligkeit eingesetzt. Ende der 70er Jahre hat man die Wirkung der Melissenextrakte gegen Herpes-Simplex-Viren nachgewiesen. Die Gerbstoffe aus der Melisse verhindern, dass sich die Viren an die Körperzellen heften. Die Bläschen heilen schneller ab, neuen Infektionen wird vorgebeugt (Prof. Dingermann, Frankfurt).

Melisse ist Medizin, Gewürz und Schönheitselixier, der Tee, äußerlich angewendet, reinigt die Haut, in öligen Zubereitungen pflegt sie Körper und Gesicht.

Die **Minze** mit ihren vielen Unterarten enthält in ihren Blättern und dem daraus gewonnenen Öl, Menthol, das kühlend und krampflösend wirkt. Frische oder getrocknete Blätter sind als Tee zu trinken. Minzöl kann in kaltes Wasser geträufelt zum Gurgeln verwendet werden. In heißes Wasser geträufelt dient es zum Inhalieren, pur kann man es zur Kühlung und Abschwellung auf der Haut verreiben. Die Minze lindert Krämpfe in Magen, Darm und Gallenwegen, hilft bei Entzündungen in Mund und Rachen, bei Kopfschmerzen und als Einreibung und Inhalation bei Husten und Schnupfen. Als Nebenwirkung können Magenbeschwerden auftreten. Pfefferminztee wird magenfreundlicher, wenn man ihm etwas Kuhmilch beifügt. Minzöl, wie alle ätherischen Öle, nicht in der Schwangerschaft, bei Säuglingen oder Kleinkindern anwenden. Galle- und Leberleidende sollten Minzöl nur nach Absprache mit ihrem Arzt anwenden.

Man unterscheidet echte und falsche **Kamillenblüten,** nur 20 Prozent der wild angetroffenen Kamillen sind echte, 80 Prozent sind „falsche" und können leicht allergisierend wirken. Vorsicht, beim Sammeln lieber Handschuhe tragen. Nehmen sie ein Rasiermesser und testen Sie, ob echt oder falsch, indem Sie die Blüte längs durchschneiden. Die echte Kamille hat einen hohlen Blütenboden. Kamille lässt sich leicht züchten und dann ist sie „echt". Achten Sie aber beim Einkauf von Tee darauf, dass Sie Blüten kaufen und kein „Heu". Blätter und Stengel sind wirkungslos. Also lieber Kamillenblüten offen kaufen als in kleinen Teebeuteln unübersichtlich abgepackt. Von der Kamille können Sie eine entzündungshemmende, krampflösende, keimhemmende und heilungsfördernde Wirkung erwarten.

Das gelbe **Johanniskraut** (Hypericum perforatum) hat Tüpfel an Blättern und Blütenblättern. Man verwendet nur die „Tüpfelform" und davon die Blüte und die oberen Blättchen. Neun andere Arten des Johanniskrautes sind nicht so wirkungsvoll. Den Tee sollten Sie nur kurz überbrühen und nicht länger kochen, ab 70 Grad verliert das Johanniskraut sonst seine Wirksamkeit. Wollen Sie nur eine innere Ausgeglichenheit erzeugen, kommt es nicht so genau auf die richtige Dosis an. Soll das Johanniskraut aber gegen Depressionen, Hitzewallungen und klimakterische Beschwerden eingesetzt werden, benötigen Sie 600 bis 900 mg Extrakt (Achtung, nicht Kraut!). Präparate: Dystolux®, Jarsin®. Freiburger Forscher haben die antibakterielle Wirkung des Johanniskrautes zur Behandlung der oft infizierten oberflächlichen Hautverletzungen bei Neurodermitis erforscht und haben hier eine gute Wirksamkeit festgestellt.

Vorsicht: Johanniskraut kann die Wirksamkeit von Blutdruckmedikamenten und Cholesterinsenkern zum Beispiel verändern. Auch vor Operationen sollten Sie wegen verstärkter Blutungsgefahr mit Johanniskrautpräparaten zurückhaltend sein. Sprechen Sie mit Ihrem Arzt.

Die echte **Goldrute** wächst auf Waldlichtungen, sie ist auch die wirksamste. Auch wirksam sind, wenn auch nicht ganz so intensiv, die Riesengoldrute und die kanadische Goldrute. Goldrutentee wirkt gegen Reizblasenbeschwerden und zur Vorbeugung von Nierensteinen. Cystofink® und Cystinol® u. a. sind goldrutenhaltige Harntees.

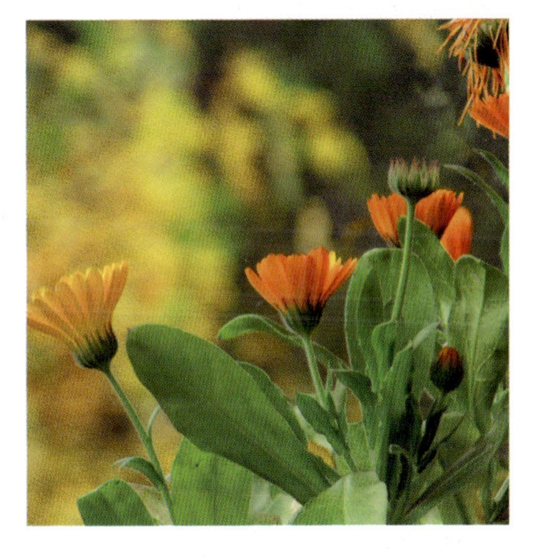

Die **Wiesenschlüsselblume** wirkt schleimlösend als Tee und auch in Tropfenform. Es werden die Blüten mit ihrem grünen Kelch verwendet. Auch bei einer Nasennebenhöhlenentzündung, insbesondere auch bei Kindern, ist Linderung zu erwarten. Sinupret® zum Beispiel enthält unter anderem Schlüsselblumenblüten.

Die **Ringelblume** (Calendula) wird dagegen „sine calycibus“, also ohne Kelch verwendet. Sie wird zur Narbenpflege eingesetzt. Vorsicht bei Allergikern! Verwenden Sie auf keinen Fall ranzig werdendes Fett als Salbengrundlage, verwenden Sie lieber eine Basiscreme (zum Beispiel Vaseline), um ihre Pflegesalbe herzustellen.

Nicht anbauen lässt sich die **Arnika.** Sie ist eine geschützte Pflanze und wird in Gebirgsregionen, also dort wo sie vorkommt, gerne zur Behandlung von Gelenkbeschwerden, Entzündungen und gegen Blutergüsse eingesetzt. Sie ist in homöopathischen Dosierungen auch innerlich anwendbar. Traumeel®

und Traumadyn® als Beispiel enthalten Arnika in homöopathischer Dosierung. Vorsicht vor den Blüten: Als Tee können sie zu Herzkreislaufproblemen, Schwindel, Herzrhythmusstörungen und Kollaps führen.

Die ätherischen Öle aus der Wurzel der **Engelwurz** wirken appetitanregend und verhindern Völlegefühl. Sie sind ein beliebter Zusatz der Klosterliköre. Aber Vorsicht, die auffallend große Pflanze sollte auf keinen Fall mit bloßer Hand berührt werden. Es kann zu Kontaktekzemen bis zur Blasenbildung kommen, da sie extrem allergisierend wirkt.

Gut zur lokalen Behandlung von Warzen ist das gelbe **Schöllkraut.** Nicht einnehmen, Schöllkraut macht Leberschäden. Übrigens, auch der Saft eines aufgeschnittenen **Hauswurz**blattes, regelmäßig auf die Warze gerieben, macht dieser alsbald den Garaus.

Die **Schafgarbe** enthält Chamazulen, ihre Wirkung hängt ganz individuell vom Boden ab, auf dem sie wächst. Als Arzneipflanze wird sie deswegen meist gezüchtet. Nur die Blüten werden verwendet. Die Schafgarbe wirkt gegen Appetitlosigkeit und bei Magenbeschwerden. Sitzbäder wirken gegen Krampfzustände im kleinen Becken.

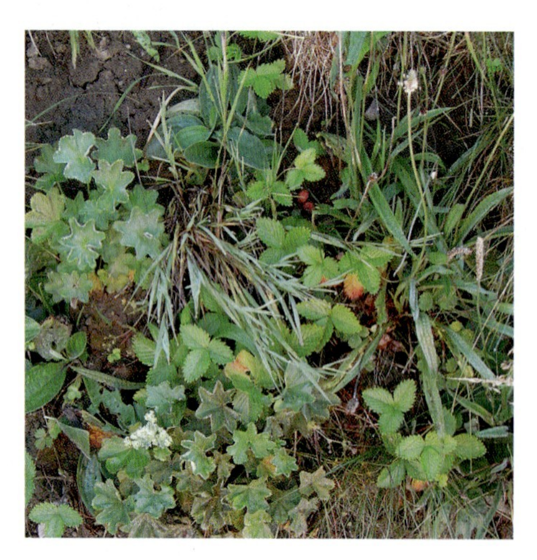

Huflattich erfreut uns schon bald im Frühjahr am Wegesrand, als Tee wirkt er hustenlindernd. Nicht übertreiben: Nicht mehr als ein bis zwei Tassen pro Tag genießen, zuviel macht Leberschäden. Schwangere sollten wegen der möglichen Leberschädigung des Kindes ganz auf Huflattichtee verzichten.

Bei Luftwegskatarrhen und zur Mundspülung kann der **Spitzwegerich** eingesetzt werden. Am besten verwendet man Frischpflanzenpressungen (zum Beispiel Schöneberger®, Kneipp®). Der **Breitwegerich** mit seinen ausladenden Blättern ist nur halb so gut wirksam. Selbstgesammelt müssen die Blätter schnell getrocknet werden. Sind die Blätter erst einmal braun, ist die Wirkung verlorengegangen.

Frauenmantel, als Tee zubereitet, enthält Gerbstoffe und Flavonoide. Diese Substanzen wirken entzündungshemmend, antibakteriell, austrocknend und blutstillend. In Kombination mit **Mönchspfeffer** hilft es gegen klimakterische Beschwerden.

Basilikum ist blähungstreibend und krampflösend, es beruhigt Magen- und Darmtrakt. Seine Wirkung wird verstärkt durch Pfefferminze.

Vanille: Der Duft von echter Bourbon-Vanille wirkt besänftigend auf das angeschlagene Nervenkostüm. Sie hat eine ausgleichende Wirkung bei Ärger und Frust. Bei Stress nehmen Sie eine honigsüße Quarkspeise mit echter Vanille. Die Süße in Kombination mit der Vanille stellt Balsam für ihre Seele dar.

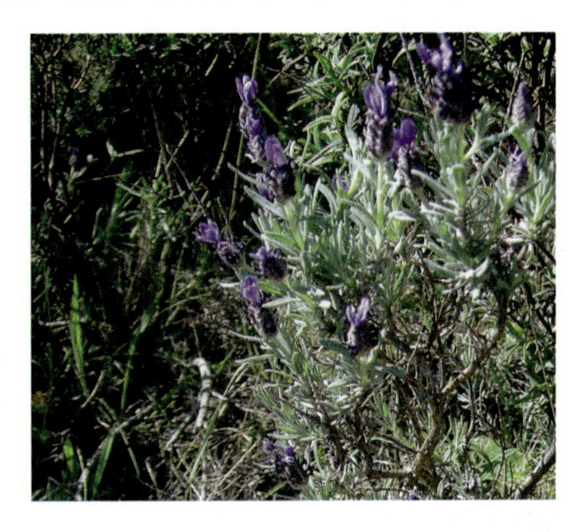

Rosmarin wirkt Kreislauf stärkend und Blutdruck hebend.

Odermennig war wegen seiner entzündungshemmenden, wundheilenden Wirkung schon im antiken Griechenland bekannt. Das getrocknete Kraut wird als Tee getrunken. Aufgüsse werden für Umschläge oder zum Gurgeln verwendet. Odermennig hilft gegen Durchfall, gegen Schleimhautentzündungen in Mund und Rachen, sowie bei leichten äußeren Hautentzündungen. Nebenwirkungen sind keine bekannt. Säuglinge und Kleinkinder sollten keinen Odermennigtee trinken.

Rose: die Blütenblätter werden kurz vor dem Aufblühen gepflückt. Neben Aufgüssen wurde im Mittelalter das Rosenöl zur Wundbehandlung eingesetzt. Als Aufguss zum Gurgeln zur Linderung von leichten Schleimhautentzündungen in Mund und Rachen. Gegenanzeigen und Nebenwirkungen sind nicht bekannt.

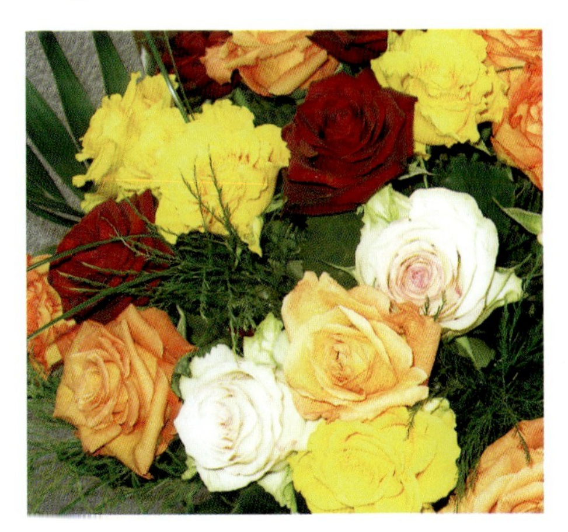

Lavendelblüten wirken beruhigend, harntreibend und krampflösend. Lavendelöl ist gut gegen Nervosität (wirkt positiv auf den Schlaf).

Drei Jahre brauchen die **Wacholderbeeren,** bis sie schön blau sind. Dann kann ein ätherisches Öl aus ihnen gewonnen werden, das zur innerlichen Anwendung harntreibend eingesetzt werden kann. Vorsicht, wenn auf der Verpackung „zur äußerlichen Anwendung“ steht, dann ist der Wacholderbusch sozusagen am Stück in dem Produkt. Es kann zu Nierenreizungen kommen, wenn man es dennoch einnimmt.

Weißdorn: Blüten, Blätter und Früchte werden beim Altersherz zur Verbesserung der Koronardurchblutung und Vorbeugung der Koronarsklerose verwendet. Die Koronarien sind die Herzkranzgefäße. Präparat: zum Beispiel Corodin-Tropfen®. 600 bis 900 mg Trockenextrakt sind für eine ausreichende Wirkung nötig. Läufer verwenden Weißdorn zur Verbesserung ihrer Ausdauerleistung, Weißdorn steht (noch) nicht auf der Dopingliste. Der Tee muss 10 bis 15 Minuten auf kleiner Flamme gekocht werden.

Bei den alten Griechen und Römern wurden die Zweige des Weißdorns auf den Altären verbrannt. Fackeln aus Weißdornholz waren Requisiten zur Vertreibung von Krankheiten. Seit dem 14. Jahrhundert ist die Heilpflanze auch in den alten „Kreutterbüchern“ erwähnt.

Der **Schwarze Rettich** ist deutlich schärfer als sein bleicher Gemüse-Verwandter. Saft und ätherisches Senföl aus dem Rettich lassen Speichel und Magensaft fließen, lösen Erkältungsschleim und hemmen die Ausbreitung von Bakterien. Der Saft und das ätherische Öl (in Wasser geträufelt) kann getrunken werden. So werden Verdauungsbeschwerden und Katarrhe der oberen Luftwege gelindert, denn der Rettich löst Schleim in den oberen Luftwegen. Vorsicht, bei Langzeitanwendung sind Magenschleimhautreizungen möglich. Nicht einsetzen bei Gallensteinen. Senföl nicht in der Schwangerschaft, bei Kleinkindern und Säuglingen anwenden.

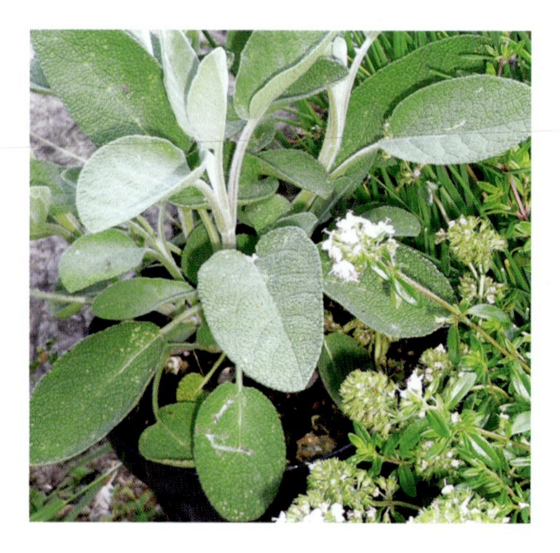

Salbei (Salvia): Salvia kommt von „salvare“, heilen. Salbei fördet die Verdauung und hemmt die Ausbreitung von Bakterien und Viren. Im 16. Jahrhundert putzte man sich mit den filzigen Blättern sogar die Zähne. Die getrockneten Blätter werden als Tee getrunken. Man gurgelt mit in Tee oder in Wasser geträufeltem Salbei-Öl. Salbei hilft bei Entzündungen von Mund- und Rachenschleimhaut sowie bei Verdauungsbeschwerden. Er reduziert die Schweißbildung. Nebenwirkungen sind Krämpfe und

Schwindel bei Überdosierung und Daueranwendung von Öl. Salbeiöl nicht in der Schwangerschaft, bei Säuglingen und Kleinkindern verwenden.

Schnittlauch hat einen sehr hohen Eisengehalt, er ist außerdem sehr vitamin-C-haltig. Beides wirkt sich günstig auf den Blutfarbstoff aus. **Dill** und **Petersilie** vermindern Mundgeruch. Extrem keimhemmend wirkt der **Thymian.** Sein ätherisches Öl (Thymol) ist 20 mal wirksamer gegen Bakterien als die Phenole.

Die **Weintrauben** haben schon am Hofe des französischen Sonnenkönigs den Damen zur Schönheitspflege gedient. Frischer Traubensaft kühlt und lindert Irritationen. Trauben wirken antibakteriell, sie reduzieren die Gefahr von Karies und können sogar bei Stressbläschen an den Lippen helfen. Vor allem im Kern der Trauben finden sich Polyphenole. Das sind Schutzstoffe, die antioxidativ wirken, also die Schäden durch freie Radikale, insbesondere in der Haut, neutralisieren können. Sie bilden einen Schutzschild gegen schädliche Umwelteinflüsse und bekämpfen frühzeitige Hautalterung (siehe auch Kapitel 6. Anti-Aging). In den Trauben sind die Vitamine A, B, E und C sowie wichtige Mineralstoffe wie Phosphor, Kalium, Calcium, Fluor, Eisen, Magnesium und wertvolle Säuren wie Apfel-, Wein- und Zitronensäure enthalten. Die körpereigene Abwehr und das Nervensystem werden gestärkt, die Funktion der Sinnesorgane verbessert. Süßer Traubensaft gibt bei Müdigkeit und Konzentrationsschwäche schnell wieder Power. Im vergorenen Zustand als Wein genossen, kommt dem „Rebensaft“ eine besondere gesundheitsfördernde Bedeutung zu. Regelmäßig – aber mäßig genossen – sinkt das Herzinfarktrisiko, die Gefahr von Nierensteinen, der Blutfluss wird verbessert. Das Nervensystem wird aktiviert. Die im Wein enthaltenen Antioxidantien bewahren vor vorzeitigem Altern. Wein sollte am besten zum Essen genossen werden (siehe auch Kapitel 4.3. Wein). Traubenkernöl, kalt gepresst, kann, ohne seine Wirkstoffe zu verlieren, bis 190 Grad erhitzt werden. Es enthält Vitamin E sowie das Bioflavonoid Procyanidin, ebenfalls ein Schutzfaktor gegen Zellschäden.

Sellerie: Man sagte ihr gerüchteweise positive Wirkung bei Lustlosigkeit und Potenzproblemen nach, dies trifft aber nicht zu. Ihr Saft hilft aber bei hohem Blutdruck, Verstopfung und rheumatischen Beschwerden. Nierenkranke sollten die Sellerie mit Vorsicht genießen.

Pfeffer wirkt antibakteriell und infektionshemmend.

In der Klosterapotheke gibt es viel Nützliches und Gesundheitsförderliches. Nehmen Sie nur, was Sie kennen. Achten Sie auf die richtige Zubereitung. Genießen Sie die positive Wirkung auf Ihre Gesundheit und Ihr Wohlbefinden. Vorsicht vor Überdosierungen und Nebenwirkungen.

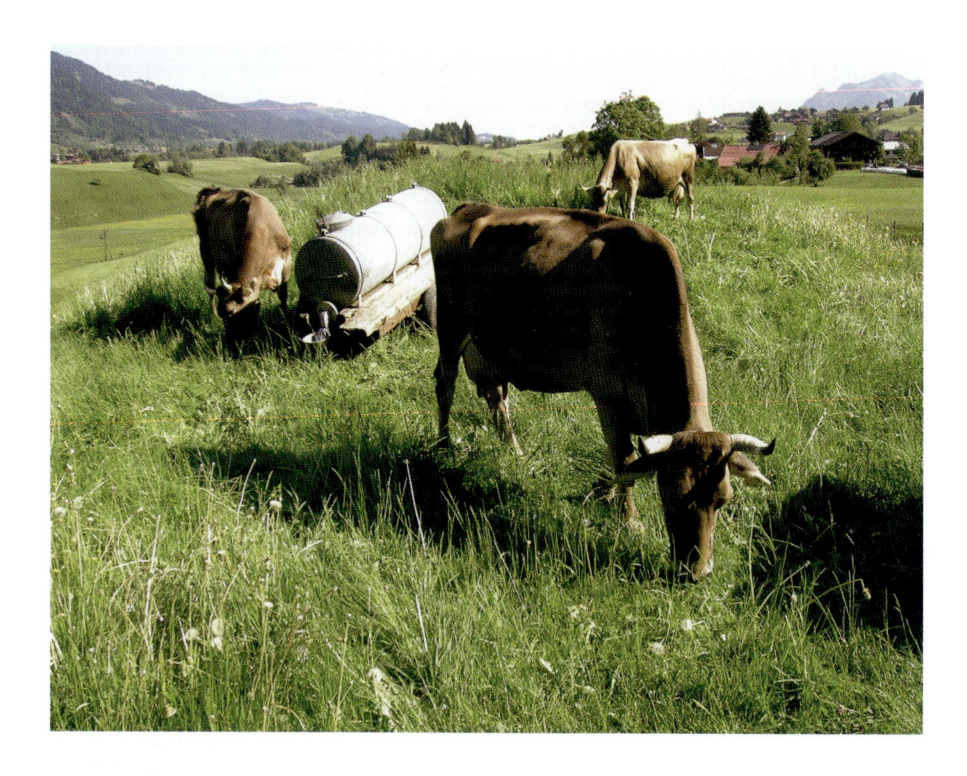

3.7. Milchprodukte

Täglich etwas von der Kuh gehört sinnigerweise mit dazu

Sinn der Ernährung mit Milchprodukten

- **Milchsäurebakterien** in Milch und Kefir, aber auch in Sauerkraut oder Salzgurken vorkommend, sind wohl die am meisten diskutierten Inhaltstoffe der Milch. Yahurth ist ein Grundnahrungsmittel in Bulgarien, in einer Gegend in der es besonders viele Über-Hundertjährige gibt. Joghurt enthält eine Fülle von bakterientötenden Substanzen. Bei einer Untersuchung in Maryland aus dem Jahr 1985 führte man einen Versuch an Ratten mit injizierten Salmonellen durch. Unter der Gabe von Joghurt waren die Ratten alsbald geheilt. Lactobacillus acidophilus, das Milchsäurebakterium, wurde gegen Durchfallepidemien in Chicago erfolgreich eingesetzt. Dabei wird oft eine wesentlich bessere Wirkung als bei reiner Gabe eines Antibiotikums beobachtet. Dr. Kehm Shahani fand im Joghurt sieben verschiedene „Antibiotika". Insbesondere das Acidophilin aus Joghurt erwies sich als stärker wirksam gegen Darminfekte als Medikamente. Joghurt erhöht auch die Produktion von Antikörpern und anderen infektionsbekämpfenden Substanzen. Man nennt sie Modifikatoren oder **Immunstimulantien,** weil sie das

Immunsystem zur Arbeit anregen. Es wird auch eine immunpotenzierende Wirkung verzeichnet. So zum Beispiel ein Anstieg der Killerzellen und des Interferons durch Joghurt. Eine Studie von 1986 aus Paris belegte, dass – je mehr Joghurt gegessen wurde – desto geringer das Brustkrebsrisiko war. Muttermilch ist der beste immunologische Schutz für Säuglinge. Aber auch noch in pasteurisierter Milch sind viele Antikörper enthalten. Lediglich die Säuglingsfertigmilch und die H-Milch sind ohne positive Antikörper. Die Aufbewahrung im Kühlschrank schadet den Antikörpern und ihrer Wirkung dagegen nicht. Kuhmilch enthält natürlicherweise weltweit Antikörper gegen Rotaviren. Mittlerweile forscht man bereits daran, wie man den Kühen Antikörper zuführen kann, die sie dann in ihrer Milch abgeben, um bestimmte Infektionskrankheiten zu bekämpfen. Nebenbei: Auch Eier eignen sich hervorragend als Antikörperlieferanten.

- **Milchproteine** puffern die Säureproduktion im Mund und schützen so vor Kariesbildung. Einem pH von 5,44 nach Käsekonsum steht ein pH von 4,73 nach Genuss einer Zuckerlösung gegenüber. Der schützende Effekt des Käses beruht vor allem auf der Speichelstimulation. Dadurch wird die Demineralisationsphase in der Mundhöhle verkürzt. Der Mineralverlust konnte auf 71 Prozent vermindert werden. Der Zahnschmelz wird geschützt. Schnittkäse-Sorten steigern nicht nur den pH-Wert der Plaque (Zahnbelag), sondern sie beugen auch der pH-Wert-Senkung nach Zuckergenuss vor. Dies gilt selbst dann, wenn in der Nahrungsfolge der Zucker dem Käse unmittelbar folgt. Die **Kariesschutzfunktion** des Käses geht wohl auf den Casein- und Fettüberzug der Schmelzoberflächen und damit einer verzögerten Besiedelung der Schmelzoberflächen durch Plaquemikroorganismen zurück. Bei starker Einschränkung der Speichelfunktion kann daher Käse zur Verbesserung der Mundgesundheit beitragen. Beim Verzehr der Käserinde beachten Sie bitte die Herstellerangaben. Mit Natamycin (E235 Nahrungsmittel) behandelte Rinde sollte nicht mitgegessen werden. Rinde bis zu einem halben Zentimeter entfernen. Essbar und zum Aroma wesentlich beitragend ist dagegen die Rinde der Edelschimmelkäse, zum Beispiel Camembert (Penicillium candidum), Brie und Blauschimmel. Auch die Rinden geschmierter Käsesorten (Limburger, Romadur, Munster, Steinbuscher) können mitverzehrt werden. Schwangere, Ältere und Personen mit Immundefekt sollten die Käserinde grundsätzlich entfernen.
- **Milchzucker,** Lactose, wird seit langem zur **Normalisierung der Darmflora** eingesetzt. Nehmen Sie soviel Milchzucker, dass Sie auf zwei geformte Stuhlgänge pro Tag kommen. Haben Sie mehr, nehmen Sie weniger, haben sie zu wenig, nehmen Sie mehr Milchzucker. Zu Beginn der Therapie, kann es sein, dass Sie vermehrt Blähungen haben, dies bildet sich aber mit der Zeit zurück. Nach 12 Wochen konsequenter Therapie mit Milchzucker sollte das Thema schlechte Verdauung für Sie kein Thema mehr sein. Bei Milchzuckerunverträglichkeit muss keineswegs ganz auf den Genuss von

Milchprodukten verzichtet werden. Gesäuerte Produkte wie zum Beispiel Joghurt oder Dickmilch sind in der Regel gut bekömmlich, denn die bei der Herstellung eingesetzten Bakterienkulturen haben den Milchzucker schon zu einem Teil abgebaut. Käse enthält nur ganz geringe Lactosemengen und kann in der Regel verzehrt werden. Der Lactosegehalt ist abhängig von der Reifungsdauer. Hartkäse ist praktisch milchzuckerfrei.

- Milch und Milchprodukte werden als **Calciumquelle** sehr empfohlen. Nach der Deutschen Gesellschaft für Ernährung sollten täglich ca. 1000 mg Calcium aufgenommen werden, davon 500 mg mit der Nahrung allgemein und zusätzlich weitere 500 mg durch Milchprodukte.

- Außerdem sind Milch und Milchprodukte wichtige Lieferanten von hochwertigem Eiweiß, verdauungsförderndem Milchzucker (siehe oben) und Milchfett. Nebenbei werden neben dem **Calcium** auch weitere Mineralstoffe wie **Magnesium, Kalium** und **Zink** geliefert sowie **Vitamin A** und die **Vitamine B 2, B 12 und D.**

Schon Hippokrates und Galen wussten von der guten Wirkung der Molke. Galen entwickelte um das Jahr 200 nach Christus die erste Molkekur.

Für wissenschaftlich Interessierte:
Auch bei Nierensteinen ist auf eine ausreichende Calciumzufuhr zu achten

Die meisten Nierensteine (75 Prozent) bestehen aus Calciumoxalat. Fünf bis zehn Prozent der Erwachsenen leiden an Nierensteinen. Entscheidend für die Steinbildung ist nicht die Calciumaufnahme, sondern die Menge an Oxalsäuren im Darm. Bei vorhandenem Steinbildungsrisiko sollten oxalsäurehaltige Nahrungsmittel (Rhabarber, Spinat, schwarzer Tee und Schokolade) in großen Mengen gemieden werden. Im Darm bildet sich aus Oxalsäure und dem Nahrungscalcium Calciumoxalat. Dieses kann vom Körper nicht aufgenommen werden und wird ausgeschieden. Die Oxalsäuren hingegen werden aus dem Darm aufgenommen und bilden im Körper mit dem Serumcalcium ebenfalls Calciumoxalat, das über die Nieren ausgeschieden wird. Dieser Vorgang entzieht dem Körper Calcium aus Knochen und Blut und erhöht das Risiko für eine Bildung von Nierensteinen. Deshalb sollten auch Patienten mit Nierensteinrisiko oder vorhandenen Nierensteinen täglich 800 bis 1000 mg Calcium aufnehmen. Eine Steigerung der Zufuhr über diesen Bedarf hinaus sollte dagegen vermieden werden, da über 30 Prozent der Patienten mit Calciumoxalatsteinen eine vermehrte Aufnahme von Calcium im Darm haben.

- Besonders wertvolles Eiweiß ist in der **Molke** der Milch enthalten. Molke ist sozusagen das Abfallprodukt der Käseherstellung. In der Molke enthalten sind, außer Milchzucker, die Vitamine B1, B2, B6, B12, Biotin, Pantothensäure und Mineralstoffe (Calcium, Jod, Kalium und Natrium) und 93,6 Prozent Wasser enthalten. Darüberhinaus enthält Molke Eiweißstoffe, die das Immunsystem stimulieren, wie zum Beispiel Lactalbumine, Serumalbumin, Immunglobuline, Lactoferrin u. a. Leucine (Eiweiße) aktivieren den Muskelaufbau.

- Häufiger Verzehr von Milch und Milchprodukten vermindert die **Insulinresistenz** (die Körperzellen reagieren nicht mehr normal auf das Insulin) und senkt das Risiko für Typ-II-Diabetes und kardiovaskuläre Erkrankungen. Die Insulinresistenz bedeutet, dass Muskel- und Leberzellen ungenügend auf Insulin ansprechen. Anfänglich wird durch eine gesteigerte Insulinproduktion in den Beta-Zellen der Bauchspeicheldrüse die eingeschränkte Insulinwirkung ausgeglichen. Erst nach Erschöpfen des Kompensationsmechanismus steigt allmählich der Blutzuckerspiegel an. Das Bauchfettgewebe wirkt wohl als hormonell aktives Gewebe und produziert Tumor-Nekrose-Faktor-alpha, Leptin, Resistin und Adiponectin. Diese Stoffe sorgen für eine Regulation der Energiedepots im Körper, sie beeinflussen aber auch die Insulinempfindlichkeit der einzelnen Gewebe, die Blutgerinnung und den Blutdruck. Die CARDIA-Studie in den USA zeigte, je mehr Milch und Milchprodukte

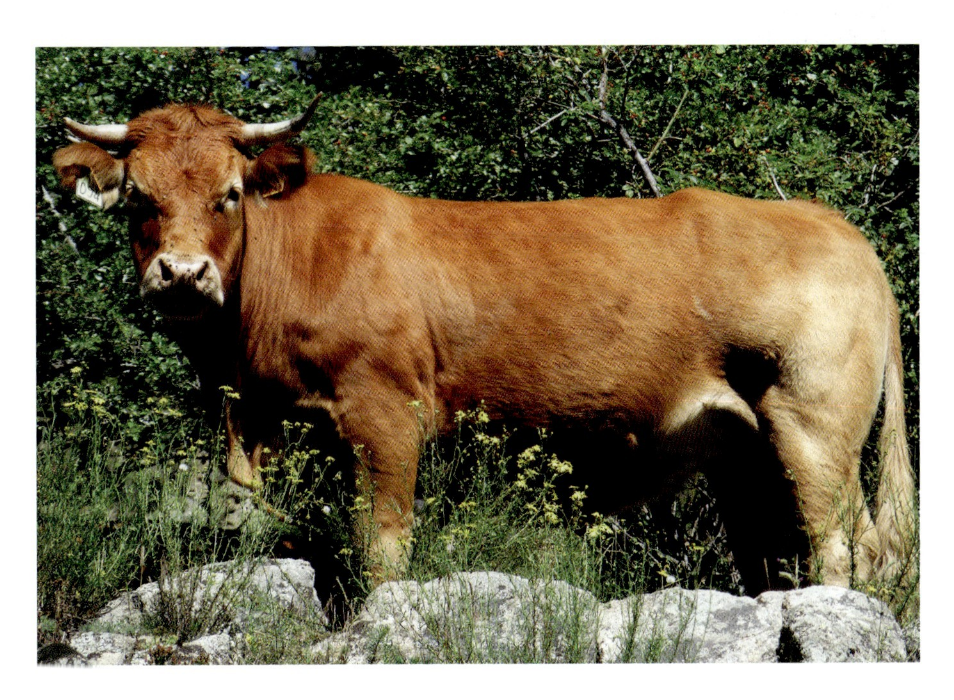

Übergewichtige zu sich nahmen, umso geringer wurde ihr gesundheitliches Risiko. Wer im Mittel mehr als 35mal pro Woche ein Milchprodukt verzehrte, hatte im Vergleich zu Studienteilnehmern, die weniger als zehn Portionen aßen, ein um 72 Prozent gesenktes Insulinresistenz-Risiko. Unabhängig von Geschlecht und Hautfarbe. Dies gilt besonders bei einer Ernährung mit zusätzlich hohem Ballaststoffgehalt.

- Ein positiver Einfluss ist auch auf die **Blutfette** zu verzeichnen, die Triglyceride sinken, das HDL steigt leicht an. Die Angaben zum Fettgehalt im Käse werden durch Prozent Fett i. Tr. (in der Trockenmasse) angegeben. Um die Fettmenge genau zu errechnen, muss man beim Frischkäse die Angaben mit 0,3, bei Weichkäse mit 0,5, bei Schnittkäse mit 0,6 und bei Hartkäse mit 0,7 multiplizieren.

- Die Milch natürlich ernährter Kühe ist besonders gesund. Eine Gras fressende Kuh, nicht mit Mais, nicht mit Rindermehl ernährt, produziert eine Milch, die mehr an guten Omega-3-Fettsäuren enthält. Auch der daraus gewonnene Käse und die Butter enthalten mehr Omega-3-Fett. Wir sollten unsere einheimischen Bauern täglich unterstützen, damit klassische Milchwirtschaft auch weiterhin artgerecht betrieben werden kann.

- Außerdem enthält Milch **Eiweißstoffe,** die einen blutdrucksenkenden Effekt besitzen und auch schlaffördernd wirken (zum Beispiel L-Tryptophan). Siehe hierzu auch Kapitel 8. Die positive Wirkung des Schlafes.

- Bei Frauen vor der Menopause verringerte sich nach einer Harvard-Studie an 88691 amerikanischen Frauen das Brustkrebsrisiko durch Verzehr von Milchprodukten. Besondere Wirkung kommt dabei dem Calcium und dem Vitamin D zu. Calcium dient zur **Kontrolle des Zellwachstums.** Vitamin D ist wichtig für die normale Regulation von Zellwachstum und Zellfunktion und ein intaktes Immunsystem.

- **Schutz der Magenschleimhaut:** Die regelmäßige Einnahme von Lactobacillus GG schützt die Magenschleimhaut vor NSAR-Schäden, also Schäden durch schmerzlindernde, entzündungshemmende Medikamente. Außerdem haben probiotische Lactobacillusstämme eine positive Wirkung bei der Behandlung der Helicobacter-pylorii-Gastritis. LC-1-Joghurt (Lactobacillus johnsonii) vermindert die Besiedlungsdichte von Helicobacter-pylorii.

Über die positive Wirkung von Joghurt

Ein Engel soll dem biblischen Abraham die gute Wirkung von Joghurt berichtet haben. Eine Erklärung für Abrahams langes Leben?

Die positiven Wirkungen von Joghurt kommen vor allem dem Verdauungstrakt zugute. Die Lactobacillen der Joghurt helfen im Darm den gutartigen Mikroorganismen, die schädlichen auszuschalten und so für eine gesunde Darmflora zu sorgen. Durchfälle werden bekämpft, anhaltende Verstopfung beseitigt. Der innere Durchgangsverkehr normalisiert sich auf natürliche Weise. Denken Sie daran, wenn Sie gezwungen waren, längere Zeit ein Antibiotikum einzunehmen. Die Darmflora wird dadurch meist geschädigt. Tun Sie sich und ihrem Gedärm etwas Gutes, essen Sie regelmäßig Joghurt. Eine gesunde Darmflora wird Sie belohnen. Infektionen können so verhindert werden. Ganz nebenbei enthält Joghurt Acidophilus-Kulturen, die im Dickdarm Stoffe daran hindern, sich in Krebserreger umzuwandeln. Auch dem Magen tut Joghurt wohl, das enthaltene Prostaglandin E2 wirkt Magengeschwüren entgegen und schützt die Magenwand vor den giftigen Stoffen aus dem Zigarettenrauch und Alkohol. Insbesondere die normal fette Joghurt enthält die Prostaglandine E2, weil diese im Milchfett sitzen. Fettarme Joghurt hat hier Nachteile. Vom Joghurtverzehr dürfen Sie sich eine Senkung des Cholesterinspiegels von 5 bis 10 Prozent erhoffen. HDL wird erhöht. Durch den Tryptophan-Gehalt wirkt Joghurt beruhigend, gleichzeitig werden aber im Gehirn Botenstoffe stimuliert, die den Verstand wacher machen. Die im Handel erhältlichen Joghurtsorten enthalten unterschiedliche Mengen der verschiedenen Lactobacillen. Die günstigen Acidophilus-Bakterien findet man nicht so häufig. Die Joghurt sollte noch lebende Kul-tu-ren enthalten, um von Nutzen für die Keimbekämpfung zu sein. Fragen Sie beim Hersteller nach. Natürlich können Sie Joghurt auch selbst herstellen.

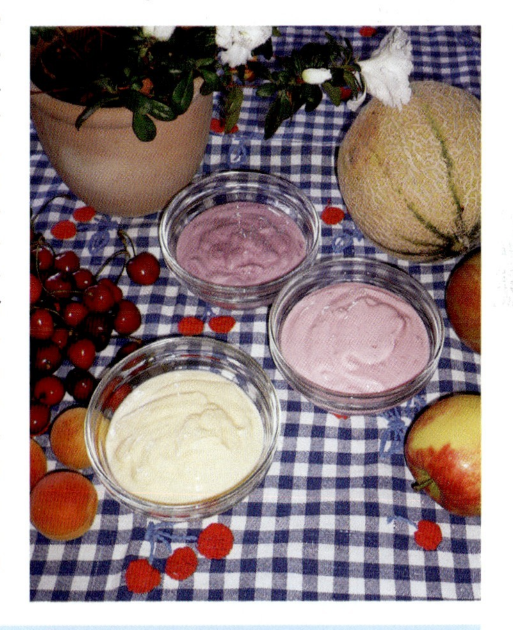

Reichlich Milch und Milchprodukte sollten täglich auf Ihren Speiseplan. Zähne, Knochen, Muskulatur, Magen, Darm und Gehirn werden es Ihnen danken.

3.8. Fette

Was Sie über die Blutfette wissen sollten:

Die im Blut gemessenen Lipoproteine bestehen aus Cholesterin, Fetten und Eiweißen in wechselnden Anteilen, so dass immer verschiedene Lipoproteine im Blut unterwegs sind. Die Lipoproteine werden nach ihrer Dichte eingeteilt. Die wichtigsten heißen:

- LDL: Lipoproteine niedriger Dichte (aus dem Englischen: Low Density Lipoprotein). Sie transportieren Cholesterin zu den Zellen.
- HDL: Lipoproteine hoher Dichte (High Density Lipoprotein). Sie transportieren vorwiegend Cholesterin aus den Zellen zurück zur Leber.
- VLDL: Lipoproteine sehr niedriger Dichte (Very Low Density Lipoprotein). Sie transportieren vorwiegend Triglyceride zu den Zellen.

Das Gesamtcholesterin setzt sich aus dem LDL und dem HDL zusammen. Das LDL könnte man auch ein Fett-Transportschiff nennen, das die verschiedenen Fette von der Leber durch die Blutgefäße zu den Zellen transportiert. Dort sollen die Fette zur Energiegewinnung, für die Zellhüllen als Baustoffe und für die Botenstoffe gebraucht werden. Sind die Zielzellen voll, nehmen sie einfach kein Fett mehr an. Das übrige Fett staut sich in den Gefäßen und lagert sich an den Arterienwänden an, vor allem, wenn kein Oxidationsschutz vorhanden ist. Deshalb wird das LDL auch immer wieder als das „böse LDL“ bezeichnet. Liegt bei Ihnen eine koronare Herzerkrankung vor, sollten Ihre LDL-Werte unter 100 mg/dl liegen. Haben Sie zwei andere Risikofaktoren für eine Herz-Kreislauf-Erkrankung, sollten Sie einen LDL-Wert unter 130 mg/dl anstreben, sind Sie sonst weitgehend gesund, genügt ein Wert unter 160 mg/dl.

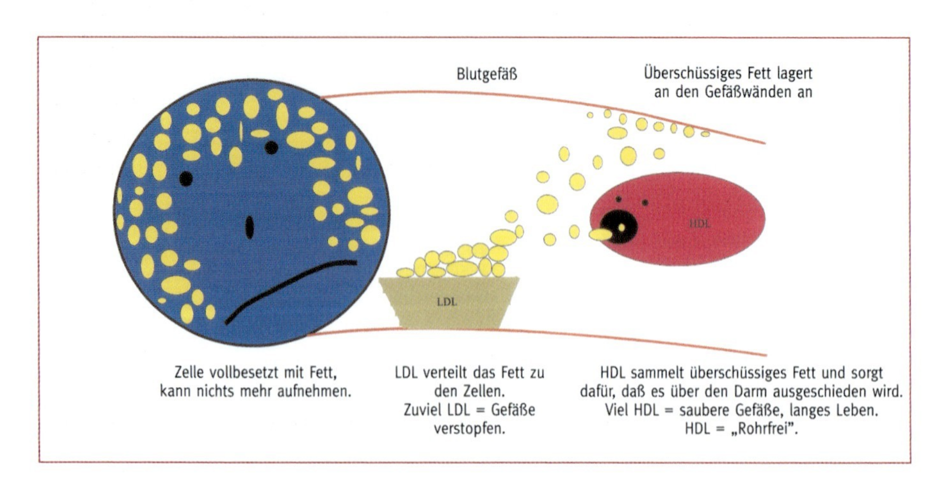

Das HDL sammelt das überflüssige Cholesterin wie ein Staubsauger von den Zellen auf. Es entfernt sogar LDL wieder von den Arterienwänden. Alles wird dann über den Darm ausgeschieden. Natürlich muss die Verdauung mit ausreichend Ballaststoffen in Gang gehalten werden. Ansonsten wird das überflüssige Cholesterin wieder aufgenommen. Mit einer ballaststoffreichen Ernährung kann das Gesamtcholesterin allein um 10 Prozent vermindert werden.

Ab circa 200 mg/dl Gesamtcholesterin sind die Zielzellen vollbesetzt, es kommt zu Gefäßschädigungen. Dabei kommt es besonders auch auf das Verhältnis von LDL zu HDL an. Am besten sollte das Verhältnis weniger als 4:1 betragen. Also LDL geteilt durch HDL sollte unter 4 sein. Dann ist genügend HDL zum Abtransport der fettüberladenen LDL vorhanden. Bedenken Sie dabei, dass die gesättigten Fette die Cholesterinandockstellen an den Zellen blockieren. Wenn Sie das richtige Fett wählen, auf ungesättigte Fette umstellen, können Sie LDL bis zu 30 Prozent senken. Es nützt also nichts, sich „cholesterinarm“ zu ernähren. Sie senken damit die Gesamtwerte um ca. 10 bis 20 %, wobei Sie aber das Staubsauger-HDL gleichermaßen mitsenken.

Der Cholesterinwert ist auch altersabhängig

10 bis 19 Jahre	durchschnittlich 175 mg/dl
25 bis 29 Jahre	durchschnittlich 198 mg/dl
40 bis 59 Jahre	durchschnittlich 250 mg/dl
65 bis 85 Jahre	wieder abnehmend

Vorsicht: Das Stresshormon Cortisol lässt die Cholesterinwerte auf bis zu 400 mg/dl in Extremsituationen ansteigen. Durch Hunger, chronisch auszehrende Erkrankungen und Leberzirrhose wird der Cholesterinspiegel gesenkt. Durch intensive Cholesterinzufuhr in der Nahrung kann der Cholesterinspiegel aber nur um ca. 5 bis 10 Prozent erhöht werden. Die Leber gleicht die Cholesterinwerte durch Eigensynthese, Mangel oder Überzufuhr spätestens nach 24 Stunden aus.

Nicht änderbare Faktoren für die Höhe der Blutfette sind:

- die Vererbung,
- das Alter, die Regulationsfähigkeit durch die Leber lässt mit dem Alter nach,
- das Geschlecht, Frauen haben vor den Wechseljahren günstigere Werte als die Männer.

Änderbare Faktoren sind dagegen:

- die körperliche Bewegung,
- das Übergewicht,
- die Ernährung,
- die Ballaststoffe,
- der Alkoholkonsum und
- Medikamenteneinnahme: Statine senken erhöhte Blutfettwerte auch bei erblichen Fettstoffwechselstörungen. Denken Sie an eine Q-10-Kontrolle, wenn Sie Fettsenker einnehmen.

Die fette Fettdiskussion – Fisch macht fit

Welches Fett ist angesagt?
Fette sind ja lebenswichtig, welche Fette können Sie sich selbst
und ihrer Familie „füttern"?

Wir unterscheiden folgende zwei lebenswichtige (essentielle) Fette:

1. Omega-3-Fett, die Alpha-Linolensäure,
2. Omega-6-Fett, die Linolsäure.

Wir müssen sie mit der Nahrung aufnehmen, alle anderen Fette können dann im Körper aus ihnen hergestellt werden. Die essentiellen Fette werden nur von Pflanzen produziert. Sie sind vor allem in Nüssen, Getreide, Samen und grünem Blattgemüse, Fisch und Wildtieren vorhanden. Essentielle Fette werden weniger für die Energieproduktion im Körper verwendet, vielmehr werden sie an den wichtigen „Schaltstellen" unseres Körpers eingesetzt. Sie wirken mit am Aufbau unseres Gehirns, an den Zellhüllen, bewirken die Leitfähigkeit der Nerven und werden in der Herstellung von Botenstoffen gebraucht. Diese Botenstoffe regulieren den Blutdruck, regeln die Fließeigenschaften des Blutes, regulieren das Immunsystem und die Reproduktion von Genen (Erbinformation). Dabei haben Omega-3- und Omega-6-Fette im Körper gegensätzliche Funktionen, siehe hierzu auch die Übersicht auf der folgenden Seite.

Wichtig ist aber auch ein sinnvolles Verhältnis von Omega-3- und Omega-6-Fett: In der steinzeitlichen Ernährung des Menschen war ihr Verhältnis 1:1. In den Industrieländern hat sich das Verhältnis auf 20:1 (Omega-6- zu Omega-3-Fett) verschoben. Die Deutsche Gesellschaft für Ernährung empfiehlt ein Verhältnis von 5:1 oder besser 3:1. Wir sollten also, um unseren Steinzeitgenen gerecht zu werden, deutlich mehr Omega-3-Fette zu uns nehmen. Viel wichtiger aber: Schlaganfallrisiko und Herzinfarktrate lassen sich durch eine ausreichende Zufuhr von guten Omega-3-Fetten aus dem Fisch zum Beispiel vermindern. Das Blut wird dünnflüssiger und fließfähiger, die Blutplättchen neigen weniger zum Verklumpen, das Blut gerinnt langsamer. Herz und Hirn

	Omega-6-/Omega-3-Fette in der Nahrung	Todesfälle durch Herzerkrankungen
Europäer / Amerikaner	20:1	40 %
Japaner	10:1	12 %
Kreter	4:1	4 %
Eskimos	1:1	fast unbekannt

sind geschützt. Zusätzlich wird mehr antientzündliches Gewebe aus Omega-3-Fetten gebildet. Wenn man davon ausgeht, dass das bei der Entstehung eines Herzinfarktes ebenfalls eine entscheidende Rolle spielt und Omega-3-Fett in Herzzellen vor Herzrhythmusstörungen schützt, so ist unser Herz durch eine sinnvolle Fettzufuhr dreifach geschützt.

Omega-6-Fette	**Omega-3-Fette**
↓	↓
Linolsäure	**α-Linolensäure**
Maiskeim-, Distel-, Sonnenblumenöl Margarine, Frittieröle	Lein-, Walnuss-, Rapsöl, grünes Blattgemüse
↓	↓
werden im Körper zu den längeren AA-Fettmolekülen, die auch in Fleisch, Eiern, Käse, Schweineschmalz, Schweineleber und Leberwurst vorkommen	werden im Körper zu den längeren EPA-Fettmolekülen, die auch in Kaltwasserfisch und Algen vorkommen
↓	↓
Eicosanoide 2 und 4	Eicosanoide 3 und 5
↓	↓
Verengen Blutgefäße Erhöhen Blutdruck Verdicken Blut Fördern Entzündungen Aktivieren Botenstoffe und Zellen des Immunsystems	Erweitern Blutgefässe Senken Blutdruck (Herzschutz) Verdünnen Blut Hemmen Entzündungen Kann übersteigert funktionierendes Immunsystem normalisieren Verbesserung der Blutfette Verringerung des Diabetes-Risikos

Seefische aus den Polargebieten haben die meisten Omega-3-Fette: EPA und DHA (EPA: Eicosapentaensäure, DHA: Docosahexaensäure) sind extrem flüssig und verfestigen sich erst bei extremen Temperaturen. EPA bei minus 44 Grad, DHA bei minus 54 Grad. Auch Samen und Pflanzen, die im Norden wachsen, enthalten oft mehr günstige „kälteunempfindliche“ Fette als die im Süden wachsenden. Kokos- und Palmfett enthalten viel gesättigte Fettsäuren und verfestigen sich schon bei Zimmertemperatur. Aber Vorsicht, der Fisch in der Dose sollte natürlich nicht in Öl (oft Omega-6-Pflanzenöl) eingelegt sein. Bevorzugen sie Naturkonserven, Wasser oder Tomatensoße als Zusatz. Dabei sollte der Fisch nicht riechen. Werden die Fette an der Luft durch Sauerstoff und Wärme ranzig, ist DHA und EPA bereits oxidiert. Der Fisch sollte einheitlich gefärbt sein. Beim Eindrücken sollte keine Delle zurückbleiben. Fisch mit Eiswürfeln aufbewahren und sofort verzehren. Tiefgefrorenen Fisch am besten im Kühlschrank auftauen. Seegefrosteter Fisch ist am besten. Zuchtfisch aus Beckenhaltung, womöglich artfremd gefüttert, enthält oft deutlich weniger der guten Omega-3-Fette.

Eine ausreichende Zufuhr von Vitamin E schützt die guten Fette vor vorzeitiger Oxidation, sie werden nicht so schnell ranzig. In einer großen Studie an amerikanischen Krankenschwestern ging das Risiko von Herzerkrankungen unter einer Ernährung mit Omega-3-Fett und Vitamin E um bis zu 64 Prozent zurück. Mit Omega-3-Fett allein waren es nur 42 Prozent weniger. Dabei scheinen 100 mg Vitamin E pro Tag zu genügen. Frittierfette dagegen sind aggressive Vitamin-E-Killer. Sie fördern Magen- und Darmkrebs und sollten unter allen Umständen gemieden werden. Oder wenn schon Frittiertes, dann mit Vitamin E. Studien belegen positive Wirkungen auf die Verhinderung chronischer Bronchitis beim Raucher, Asthma und chronische Polyarthritis, Psoriasis (Schuppenflechte), M. Crohn und anderer entzündlicher Darmerkrankungen. Auch wird der geistige Verfall beim älteren Menschen zu 50 Prozent vermindert, nach einer Studie aus Rotterdam.

Was können Sie von der Verwendung eines guten Öles (Oliven- oder Rapsöl) erwarten?

Olivenöl enthält antioxidative Pflanzenstoffe und Vitamin E. Es enthält einfach ungesättigte Fette und schützt so die Blutbahnen. Auch kann es das Cholesterin senken, vor allem das ungünstige LDL. Um keine Zusätze durch die industrielle Herstellung in ihrem Öl zu haben, bevorzugen Sie „Natives Olivenöl extra“. Es wird ohne chemische Lösungsmittel gewonnen und ist kalt gepresst. 50 schützende Pflanzenstoffe (Phenole und Vitamin E) sind in dem Öl noch vorhanden und wirken sich positiv auf ihre Gesundheit aus. Übrigens: Wussten Sie, dass 80 Prozent der Herstellungskosten beim Olivenöl auf die Handarbeit und Baumpflege zurückgehen. Dabei gibt ein Olivenbaum durchschnittlich 3,5 bis 5 Liter Öl pro Jahr. Olivenöl enthält einfach ungesättigte Fette und ist deshalb sehr gut zum Braten geeignet. Das Öl wird nicht braun und raucht nicht. Es ist auch nicht so licht- und wärmeempfindlich wie die mehrfach ungesättigten Fette. Die Olivenöle oxidieren nicht so leicht in den Blutgefäßen wie zum Beispiel die mehrfach ungesättigten Öle (Sonnenblumen-, Maiskeim- und Distelöl). Viel weniger anfällig für die Oxidation sind einfach ungesättigte Fette wie das Olivenöl, auch Rapsöl und Avocadoöl. Je mehr einfach ungesättigte Fette Sie essen, desto besser kann das LDL das Fett durch die Blutbahnen transportieren, ohne dass die Blutbahnen verstopfen. Vitamin E aus natürlichen Lebensmitteln verhindert die Oxidation zusätzlich und sorgt für Gefäßschutz.

Große Studien mit knapp 400 000 Teilnehmern haben gezeigt, dass Männer mit einem Gesamtcholesterin unter 200 mg/dl bis zu 9,5 Jahre und Frauen bis zu 5,8 Jahre länger leben. Dabei kommt es hauptsächlich auf die Qualität der Fette, weniger auf die Quantität an: Essen Sie weniger gesättigtes Fett und dafür mehr einfach ungesättigte Fette (Oliven-, Raps- oder Avocadoöl). Die Low-Fat-Hysterie bringt also nur eine gleichzeitige Senkung der HDL's. Ein Nutzen für die Gesundheit ist nicht zu erwarten. Als positiver Nebeneffekt wirken die einfach ungesättigten Fette anhaltender hungerstillend und blutzuckerstabilisierend. Albaöl® ist Rapsöl mit Butteraroma. Es enthält 61 Prozent einfach ungesättigte Fette und 10 Prozent Omega-3-Fette. Es wurde ursprünglich für Kliniken und die Gastronomie entwickelt. Es ist bis zu einen Jahr haltbar und im Direktbezug erhältlich (www.albaoel.de). Es eignet sich zur Herstellung von Sauce Hollandaise, für Mayonnaise, für Hefeteig und für Kuchen und Gebäck.

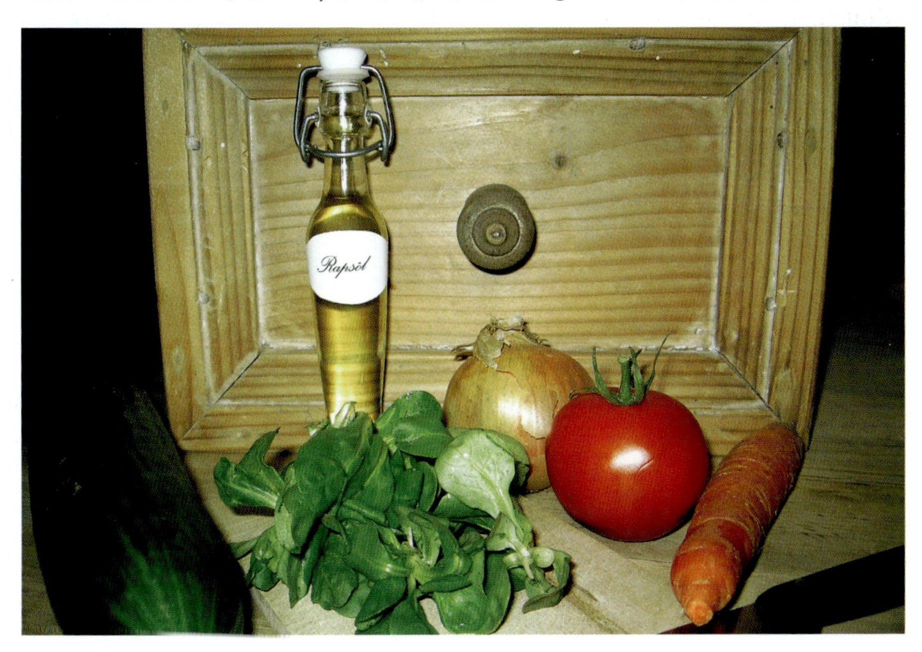

Merke: Die günstigste Wirkung auf den Quotienten Gesamtcholesterin/HDL besteht beim Rapsöl. Wichtig für die Herzinfarkt-Prophylaxe!

Nüsse gehörten in China zu den fünf heiligen Nahrungsmitteln:

Besonders Walnüsse enthalten viel Omega-3-Fett. Daneben sättigen die Nüsse längere Zeit durch ihren hohen Eiweißgehalt. Hungerattacken bleiben aus, weil das Eiweiß ein Sättigungssignal aus dem Darm ins Gehirn sendet. Das ungesättigte Fett wird nur langsam in den Körper aufgenommen, es kommt so zu einer konstanten Energiebereitstellung. Menschen, die regelmäßig Nüsse essen, nehmen weniger zu, halten ihr Gewicht besser konstant und tun gleichzeitig etwas für ihr Gehirn. Einfach ungesättigte Fette finden sich besonders reichlich in Haselnüssen, Macadamianüssen, Mandeln, Pistazien, Cashewnüssen, Erdnüssen, Hanfsamen und Walnüssen (in dieser Reihenfolge). Gemahlene Nüsse sollten sofort verwendet werden. Kommen sie mit Sauerstoff in Kontakt, wird ihr Öl leicht ranzig. Gemahlene Nüsse gehören deshalb unbedingt in den Kühlschrank. Überhaupt oxidieren die wertvollen Fette durch Licht und Wärme. Nüsse sollten deshalb im Kühlschrank aufbewahrt werden. Bevorzugen Sie Gebinde in Lichtschutz-Verpackungen (siehe auch S. 132).

Gute LDL-Senker:

Naturbelassene fetthaltige Nüsse senken das LDL am besten. Pflanzenöl am zweitbesten und Omega-3-Margarine (Vitaquell®, Reformhaus), die Omega-3-Fett aus Rapsöl, Leinöl und Meeresalgen enthält, am drittbesten. Butter in größeren Mengen kann die Blutfette, wegen der in ihr enthaltenen gesättigten Fette, verschlechtern. Backmargarine mit vielen Transfetten (siehe Seite 114) und gesättigten Fetten sollte gemieden werden. Neuerdings gibt es jetzt auch Olivenöl-Margarine (Olima® von Eden, m'Olivo® von Vitaquell). In den USA ist Rapsöl-Margarine zunehmend zum Verkaufsschlager geworden. Becel-Proaktiv® enthält neben Omega-6- auch Omega-3-Fett (Verhältnis 7:1) zusätzlich Phytosterine aus Nüssen, die das LDL um 10 bis 15 Prozent senken sollen. Insgesamt sollten Sie aber wissen, dass Sie mit einem solchen Brotaufstrich das LDL und somit das Herzinfarktrisiko höchstens um 10 Prozent senken können. Mit Nüssen, Fisch, Vitamin E und Omega-3-Ölen sind 30 bis 40 Prozent möglich. Eine konsequente mediterrane Ernährung kann das Herzinfarktrisiko um bis zu 70 Prozent senken. Also essen Sie viel Obst und Gemüse, regelmäßig fetten Fisch (Thunfisch, Makrele, Hering). Verwenden Sie ein sinnvolles Öl, Raps- oder Olivenöl, essen Sie genügend Nüsse und trinken Sie regelmäßig etwas Rotwein (siehe auch Kapitel 4.3.Wein). Bevorzugen Sie Fleisch von Tieren, die sich von „Wildpflanzen“ ernährt haben. Kühe, die auf Weiden grasen, haben mehr Omega-3-Fett in ihrem Fleisch als Zuchtrinder, die mit

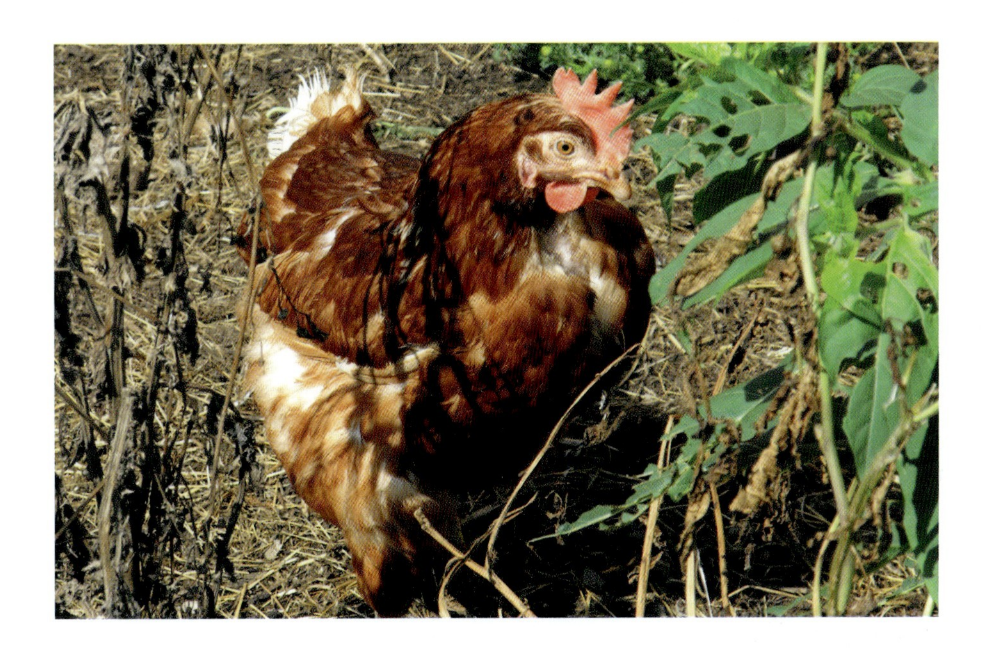

Mastfutter im Stall gehalten wurden. Ähnliches gilt natürlich auch für Geflügel. Alles was „frei herumläuft“ und sich möglichst artgerecht natürlich ernährt, hat in seinem Fleisch auch die bessere Fettzusammensetzung. Ganz abgesehen davon, dass Tiere aus Käfighaltung mit allen möglichen Medikamenten „gedopt“ werden müssen, um überhaupt zu überleben. Der Inhalt ihres Fleisches bleibt trotz Kontrollen natürlich zweifelhaft. Übrigens: Hühner, die freilaufend ihr Futter abwechslungsreich aus Würmern, Gras und Körnern zusammensetzen, haben Eier mit ausgeglichenem Omega-3- zu Omega-6-Fettgehalt, während ihre Artgenossen, die mit Getreide gefüttert werden, sogenannte „Korneier“ mit bis zu 20 mal so viel Omega-6-Fettsäuren legen! Mittlerweile gibt es deshalb schon Omega-3-Fett angereicherte Eier zu kaufen, selbst Omega-3 Würste werden angeboten.

Anschlag in einem Allgäuer Dorf: „Frische Bauerneier“. Bevorzugen Sie lieber „Hühnereier“.

*Die **Margarine,** ein „Kunstprodukt“ als billiger Buttersatz. In Frankreich wies Napoleon den Nahrungsmittelchemiker Hipolithe Mége-Mouriés 1867 an, einen preiswerten Ersatz für Butter zu erfinden. Auf dem kaiserlichen Gut „Bon Ouvrage“ zog sich der Tüftler in den Kuhstall zurück und experimentierte mit Nierenfett und gehackten Kuheutern. 1869 meldete er seine Erfindung zum Patent an. Die Gebrüder Jurgens aus den Niederlanden kauften das Patent ab und so entstand 1871 in Holland die erste Margarinefabrik. Um die Jahrhundertwende wurde die Fetthärtung erfunden. So konnte auch billiges Fett zur*

Margarineherstellung verwendet werden. Man verwendete Wal-, Erdnuss- und Palmöl. Die billige „Ersatzbutter" war im Gegensatz zur Butter fast unbegrenzt haltbar und somit für die Versorgung im Kriegseinsatz ideal.

Der ranzige Geschmack von Margarine entsteht durch die Härtung von mehrfach ungesättigten Ölen. Das Öl wird über mehrere Stunden über 220 Grad Celsius erhitzt und erhärtet so. Dadurch werden neue, dem Körper und unseren Genen unbekannte Fette produziert. Man nennt sie **Transfette.** Diese gehärteten Fette werden unter anderen auch, da sie sehr lange haltbar sind, in Fertiggerichten verwendet. Man findet sie in Brotaufstrichen und Süßwaren als sogenannte „versteckte Fette". Oft werden sie beschönigend als „pflanzliche Fette" auf den Packungen deklariert. Ihr ungesunder Transfettgehalt steht aber nirgends. Sind die Transfette wirklich so schädlich? Eine Studie mit knapp 22000 Männern hat herausgefunden, dass diejenigen, welche die meisten Transfette zu sich nahmen, ein bis zu 39 Prozent höheres Herzinfarktrisiko hatten. Dies wird auch in weiteren Studien (an 80000 Krankenschwestern in den USA) belegt: Schon ab 2 Prozent mehr Transfette in der Nahrung pro Tag stieg das Herzinfarkt-Risiko um 36 Prozent. Also Vorsicht vor Fertigbackwaren, frittierten Lebensmitteln, Kräckern, Chips. Zu viele falsche Fette senken die Spermienzahl.

Wo können Sie noch Fett einsparen?

- Statt Butter unter die Wurst versuchen Sie es mal mit etwas Senf, oder einem Salatblatt.
- Dosieren Sie Ihr Salatöl richtig, verwenden Sie einen Löffel zur Mengenbemessung und einen Fettsprüher für die Bratpfanne, so lässt sich das Fett gleichmäßiger verteilen.
- Verwenden Sie, wenn überhaupt, Mayonnaise auf Joghurtbasis. Oder verwenden Sie Mayonnaise mit erhöhtem Rapsölanteil.
- Verlängern Sie die Schlagsahne durch geschlagenes Eiweiß.
- Zartbitter-Schokolade hat weniger Fett als Nuss- und Mokkaschokolade.
- Statt Butter nehmen Sie Quark als Brotaufstrich.

Es kommt gar nicht so entscheidend auf die Fettmenge, sondern auf die Qualität des zugeführten Fettes an. Genügend Omega-3-Fette, Rapsöl und Olivenöl verzehren. Vorsicht vor Transfetten.

3.9. Hirnnahrung und Hirndoping

Brainfood – gesundes Futter fürs Gehirn

Die richtige Ernährung mit den in ihr enthaltenen Neurochemikalien soll:

- die geistigen Fähigkeiten erhöhen
- die Konzentration verbessern
- die sensomotorischen Fähigkeiten verbessern
- die Motivation steigern
- das Gedächtnis verbessern
- die Reaktionszeit beschleunigen
- Stress vertreiben
- und vielleicht sogar eine vorzeitige Alterung des Gehirns verhindern.

Unser Gehirn verändert sich ständig, es ist ein komplexes Gewebe aus Zellen und wie das Herz reagiert es auf Ernährung, Medikamente und Fitness. Durch richtige Ernährung, Nahrungsergänzungsmittel und körperliche Aktivität können wir mehr Verbindungen über Synapsen, Dendriten und Rezeptoren schaffen. Und das ist in jedem Alter möglich. Forschungen an Mäusen haben gezeigt, dass der Alterungsprozess bereits vor der Geburt im Mutterleib einsetzt. Hatten die Muttertiere Antioxidantien gefressen, alterten ihre Kinder langsamer. Nach Harman (Nebraska) scheint ab 28 Lebensjahren die körpereigene Abwehr durch Antioxidantien abzunehmen, wir werden anfälliger für altersbedingte Hirnschäden.

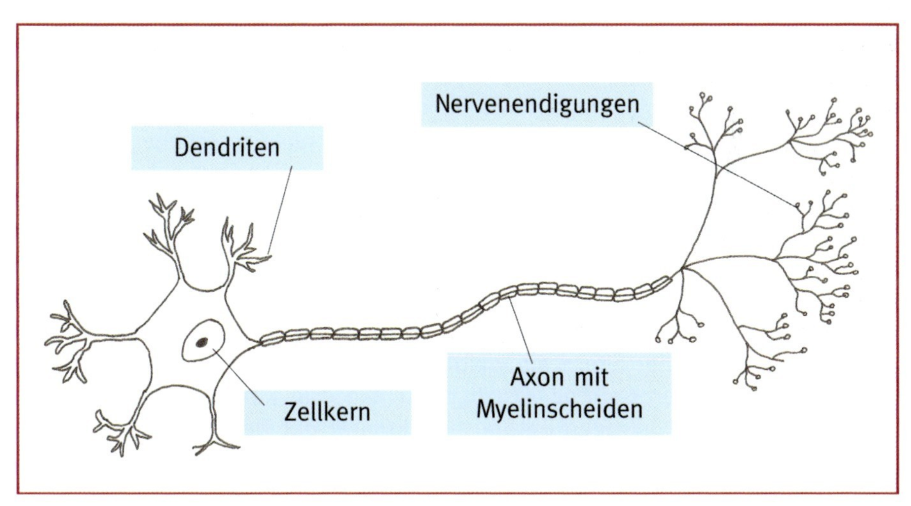

Eine Nervenzelle (Neuron) mit ihren typischen Fortsätzen. Im Axon findet die Erregungsausbreitung statt, diese kann durch „falsche Fette" behindert werden. Falsche Fette „verkleben" die Erregungsausbreitung.

Neue Forschungen zeigen, dass Nährstoffe wie **Fette** und **Glukose** (Zucker) unmittelbare Wirkung auf Gehirnzellen und Gehirnfunktionen haben und schnelle Stimmungswechsel und erhebliche Langzeitveränderungen des Verhaltens bewirken können. Bereits in den späten siebziger Jahren fand Richard Wurtman in Massachusetts, dass Inhaltsstoffe unserer Nahrung unmittelbare Auswirkung bei der Steuerung unserer Neurotransmitter (Botenstoffe) haben. Also kein Zweifel, die Ernährung regelt unser Gehirn.

So zum Beispiel **L-Tryptophan** (ein Eiweiß) aus dem in unserem Körper Serotonin (Glückshormon) entsteht. Oder **Acetylcholin,** welches aus Cholin (konzentriert im Eigelb vorkommend) gebildet wird. Acetylcholin wird besonders für Gedächtnisleistungen benötigt. Ferner das **Dopamin,** das für die gute Motorik und Koordination wichtig ist. Es wird aus dem Eiweiß Tyrosin synthetisiert.

Serotonin (Glückshormon) ist der am besten erforschte Neurotransmitter. Er ist wichtig für eine ausgeglichene Stimmung, unsere Energie, unser Gedächtnis und unsere Lebenseinstellung. Antidepressiva wirken, indem sie Serotonin im Gehirn anfluten. Menschen mit niedrigem Serotonin-Spiegel sind anfälliger für Depressionen, impulsive Handlungen, Alkoholismus, Suicidalität, Aggression und Gewalt. Frauen haben nur halb soviel Serotonin in ihrem Gehirn wie Männer. Sie neigen daher eher zu Depressionen. Auch nimmt die Zahl der Serotoninrezeptoren im Alter deutlich ab, die Zahl der Altersdepressionen steigt.

Die Gehirnforscherin Marylin Albert in Harvard stellt aber fest, dass es ein weit verbreitetes Missverständnis sei, anzunehmen, dass der Mensch, wenn er älter wird, täglich Millionen von Gehirnzellen verliere. Lediglich die Schaltkreisfunktionen werden weniger effizient. Es kommt also auf die Verdrahtung beim Älterwerden an und darauf, möglichst viele Schaltkreise zu erhalten und nötigenfalls aufzufrischen. Die typische Bemerkung: „Es liegt mir auf der Zunge" ist kein Gedächtnisverlust, sondern eine Verlangsamung der Gehirnfunktion. Ab einem Lebensalter von 70 Jahren verlangsamt sich die Verfügbarkeit, also das Hervorholen gespeicherter Information, um etwa zehn Prozent.

Dr. Edward Coffey fand in Detroit bei seinen Untersuchungen, dass männliche Gehirne schneller altern als weibliche. Möglicherweise schützt das Östrogen die weiblichen Gehirne. Östrogen scheint die Kurzzeitgedächtnisregionen zu aktivieren. Östrogen erhöht die Aktivität der Neurotransmitter (zum Beispiel Acetylcholin). Es regt das Wachstum von Synapsen und Dendriten in Nervenzellen an und erweitert so die Kommunikationskanäle. Außerdem wirkt es als starkes Antioxidans und bewahrt so die Gehirnzellen vor der Zerstörung durch freie Radikale. Solche Gifte sind zum Beispiel Glutamat und Beta-Amyloid. Ältere Gehirne brauchen mehr Glucose, um effizient zu arbeiten. Eine wichtige Bedeutung kommt dabei dem Blutdruck zu. Durch Verletzungen des

Gehirngewebes kann es zu einer Verschlechterung der Gehirnleistungsfähigkeit kommen. Dies gilt auch für Diabetes und Arteriosklerose als Verminderer der Gehirnleistungsfähigkeit. Hauptverursacher für Altersdefizite des Gehirns sind jedoch die freien Radikale, sie sind Abfallprodukte aus der Energieherstellung der Zelle. Die freien Radikale bewirken einen Rückzug der Dendriten und Synapsen und führen somit zu Verknüpfungsdefiziten. Die Informationsübertragung wird langsamer. Sind Sie in jungen Jahren schon leicht zerstreut, haben Sie vielleicht das Zerstreutheitsgen DRD2?

Das Denken ist zwar allen Menschen erlaubt, aber vielen bleibt es erspart.
(Curt Goetz)

Welche Ernährung ist für Ihr Gehirn am besten?

Unser Gehirn hat sich entwicklungsgeschichtlich bereits vor Jahrmilllionen entwickelt. Was hat der Mensch damals zu sich genommen? Hauptsächlich Früchte, Nüsse, Gemüse und andere Wildpflanzen. Vor ca. 10000 Jahren durch die menschheitsgeschichtliche Wandlung vom Jäger zum Ackerbauer, später durch die Industrialisierung, änderte sich unsere Ernährung zunächst über Getreide und Milchprodukte, später zu Fast Food und chemisch veränderten Lebensmitteln. Die **Steinzeiternährung** bestand zu 65 Prozent aus Früchten, Gemüsen, Nüssen, Hülsenfrüchten, Honig und zu 35 Prozent aus magerem Wild, Wildgeflügel, Eiern, Fisch und Krustentieren. Die „moderne" Ernährung besteht zu 55 Prozent aus „neuartigen" Lebensmitteln wie Getreide, Milch, Milchprodukten, Zucker, Süßstoffen, aufgespaltenen Fetten und Alkohol. Zu acht Prozent aus fettem Fleisch, Zuchtgeflügel, Eiern, Fisch, Krustentieren und nur zu 17 Prozent aus Früchten, Gemüsen, Hülsenfrüchten und Nüssen. Die gehirnfreundliche Steinzeitdiät enthält vor allem Früchte und Gemüse. So wurden 65 Prozent des Tageskalorienbedarfs gedeckt, dazu 100 g Ballaststoffe täglich und reichlich Vitamine und Mineralien und Antioxidantien. Außerdem viel Fisch mit dem guten Verhältnis von Omega-3- zu Omega-6-Fettsäuren, vor allem Lachs, Sardinen, Makrelen und Hering.In der Steinzeiternährung war die Verteilung von Omega-3- zu Omega-6-Fetten bei 1:1. Forscher meinen, ein Verhältnis von 1:3 bzw. 1:4 (Omega-3 zu Omega-6) wäre bereits hervorragend für das Gehirn. In USA beträgt das Verhältnis durchschnittlich 1:10 bzw. 1:15! Studien belegen weltweit, dass Lernfähigkeit und Schlaf positiv beeinflusst werden, wenn die Fettverteilung stimmt.

War die Ernährung mit Omega-3-Fettsäuren der Grund für die herausragende Entwicklung des menschlichen Gehirns im Laufe der Evolution? Die größten menschlichen Zivilsationen mit sprunghafter Entwicklung der Gehirnmasse lagen alle an Gewässern. Die Menschen ernährten sich hauptsächlich von Fisch (Nil, Tiber, Euphrat, Ganges, Yangtse). Und was sehen wir heute: In Großbritannien zum Beispiel sinkt die Intelligenz mit jeder Generation um einen halben IQ-Punkt.

Seit die Jugendlichen der japanischen Insel Okinawa von der traditionellen fischreichen Kost auf Fast-Food umgestellt haben, sinkt auch auf der Insel der Langlebigen die Lebenserwartung.

Also sollten wir Obst und Gemüse wieder zum Hauptbestandteil unserer Ernährung machen. Empfohlen sind auch mageres Fleisch und Wild sowie Geflügel, Nüsse, u. a., Walnüsse, Hülsenfrüchte, zum Beispiel auch ungesalzene Erdnüsse, fettreicher Fisch (Lachs, Sardinen, Makrelen) und Krustentiere. Wenig Omega-6-Fette, Zucker und Natrium, wenig Fertiggerichte. Wenn Sie nicht regelmäßig mehrmals in der Woche Fisch essen, sollten Sie Fischölkapseln am besten mit DHA einnehmen.

Was bewirkt Fischöl an der Nervenzelle?

Es hilft, die freien Radikale, welche die Nervenzellen schädigen, zu vernichten. Zellzerstörende Entzündungen werden so gelindert. Die Nervenbotenstoffe werden positiv beeinflusst und die Struktur der Nervenzellen selbst wird

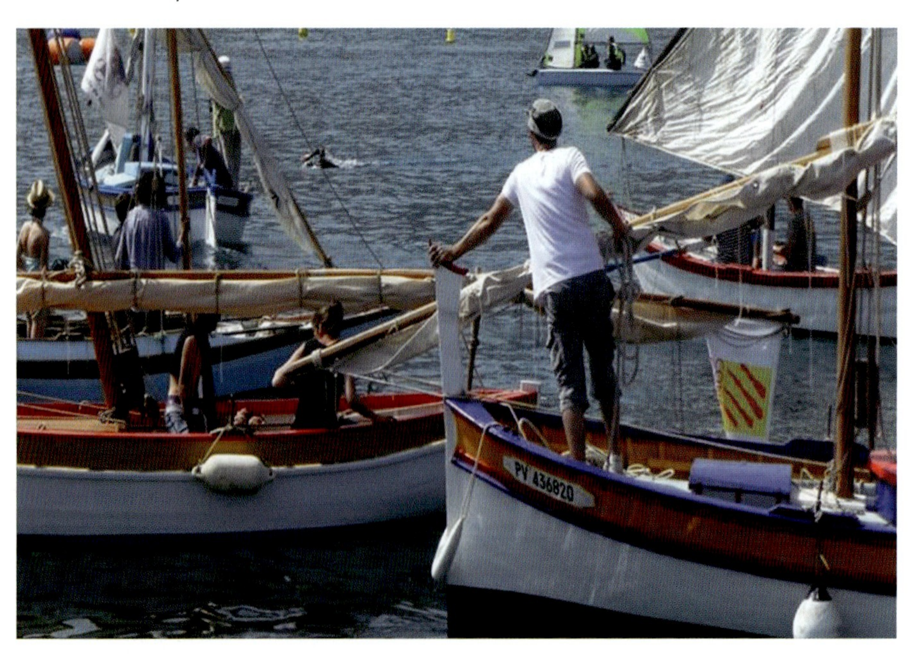

günstig verändert. Fischöl macht die Hirnzellen weich und biegsam. Die Zellhüllen müssen weich und biegsam sein, um möglichst effizient an der „Datenübertragung“ teilnehmen zu können. Insbesondere dem DHA-Omega-3-Fischöl kommt dabei eine ganz besondere Bedeutung zu. Omega-6-Fettsäuren machen die Zellhüllen dagegen steif und spröde. Daten können nicht aufgefangen oder übertragen werden. Also Vorsicht vor zuviel Butter, Pommes frites, Hamburger, Kartoffelchips, Kuchen, Kekse und Schokoriegel. Nebenbei erhöht Fischöl den für das Wohlgefühl zuständigen Botenstoff – das Serotonin – im Gehirn und erhöht die Versorgung des Gehirns mit Acetylcholin (Gedächtnissubstanz).

Gehirnfreundliche Fette kämpfen gegen gehirnfeindliche Fette

Gehirnfreundliche Fette:

- **DHA** (Docosahexaensäure): Omega-3-Fette, in Meeresfrüchten oder Fischölkapseln.
- **EPA** (Eicosapentaensäure): Omega-3-Fett aus Fisch oder Fischölkapseln es kann in DHA umgewandelt werden.
- **Linolensäure:** Kurze Kettenmöleküle der Omega-3-Fette, sie müssen im Körper umgebaut werden, bis sie dem Gehirn nutzen. Sie stammt aus Blattgemüsen, Nüssen und Leinsamen, Seetang und Algen.
- **Einfach ungesättigte Fettsäuren:** Zum Beispiel in Oliven- und Rapsöl. Sie enthalten zusätzlich Antioxidantien, die gut für das Gedächtnis sind.

Gehirnfeindliche Fette:

- **Gesättigte tierische Fettsäuren** in Fleisch, Vollmilch, Butter, Käse.
- **Gehärtete pflanzliche Fette** in Margarine, Mayonnaise, Fertiggerichten.
- **Transfette in Margarine,** Fertiggerichten, gefrorenen Schnellgerichten, wie zum Beispiel Pommes frites.
- Überversorgung mit **pflanzlichen Omega-6-Fetten** in Fertiggerichten, Maisöl, Distelöl oder Sonnenblumenöl.

Eine Ernährung mit hohem Anteil an gesättigten Fetten zeigte in Tierversuchen eine schlechtere Hirnleistung der Versuchstiere im Vergleich zu einer Ernährung mit ungesättigten Fetten. Die gesättigten Fettsäuren scheinen die Gehirnzellen buchstäblich zu blockieren. Ein Zusammenhang besteht möglicherweise auch zwischen falschem Fettkonsum und dem Auftreten des Parkinson-Syndroms bzw. der Alzheimerschen Erkrankung. Auch gibt es Hinweise darauf, dass eine Einnahme von Fischöl das Auftreten von Insulinresistenz verzögern kann. Als Folge des Ungleichgewichtes der Fettsäuren zu Gunsten von Omega 6 kann es zu einer Entzündung des Gehirngewebes und zur Verletzung von Blutgefäßen kommen. Es werden Prozesse in Gang gesetzt, die Gehirnzellen vernichten, Nervenzellmembranen schrumpfen lässt und so die

Übertragung von Informationen gestört wird. Es kann zu Gehirnschlägen, M. Alzheimer und anderen Gehirnerkrankungen kommen.

Für wissenschaftlich Interessierte:

Wie kann es zu einer solchen Entzündung kommen? Wenn Omega-6-Fettsäuren gespalten werden, setzen sie Nebenprodukte frei. In diesem Fall hormonähnliche entzündungsfördernde Substanzen (Prostaglandine, Leukotriene, Cytokine). Besonders gefährlich scheint die Arachidonfettsäure. Sie kann die Erzeugung von Glutamat anregen. Glutamat ist ein Nervenbotenstoff, der sich regelrecht als Nervenzellenkiller betätigen kann. Glutamat verursacht eine tödliche Aufregung an der Nervenzelle. Die Neuronen werden immer wieder angeregt abzufeuern, die Calciumregulation der Zelle gerät durcheinander. Das Calcium kann in der Zelle so hoch ansteigen, bis es zur Selbstzerstörung der Zelle kommt. Antioxidantien können die Zelle retten, zum Beispiel Aspirin. Noch einfacher wäre es, die Zufuhr von Omega-6-Fettsäuren zu reduzieren oder die der Omega-3-Fettsäuren zu erhöhen.

Somit empfiehlt sich DHA vor Prüfungen und zur Verhinderung von Depressionen. Depressive Patienten haben häufig einen zu niedrigen Serotoninspiegel.

Einer Japanischen Studie zufolge waren Studenten im Prüfungsstress, die DHA regelmäßig zu sich genommen haben, weniger aggressiv, die Konzentration und Aufmerksamkeit nahm zu. Positive Effekte erwartet man auch beim Hyperkinetischen Syndrom, Kindern mit Aufmerksamkeitsdefizit-Syndrom und geringer Hirnleistungsschwäche. Wohl genetisch bedingt benötigen solche Kinder mehr Omega-3-Fettsäuren in ihrer Nahrung als der Durchschnittsmensch. Übrigens: Zuviel Alkohol kann DHA im Gehirn abbauen. Wer langfristig zuviel trinkt, läuft Gefahr, geistig vorzeitig nachzulassen.

Auch Schwangere sollten Alpha-Linolensäure aus Leinölen und DHA-haltigen Fisch essen, um den Aufbau des kindlichen Gehirns zu unterstützen. Ein Fötus bildet ca. 250 000 Nervenzellen in der Minute neu. Dazu braucht er vor allem DHA und EPA.

Fr. Dr. Stordy aus der Universität Surrey gab ihrem Sohn viermal pro Woche Thunfisch, als sie merkte, dass er an einer Legasthenie litt. Innerhalb eines Jahres war aus dem Klassenschlechtesten der Klassenbeste geworden.

Die Fische bilden DHA aus Algen, die sie fressen, oder sie ernähren sich selbst von DHA-haltigem Fisch. Jeder Mensch sollte, insbesondere wenn er von Haus aus kein Fischesser ist, Fisch essen. In den vergangenen 40 Jahren sind die DHA-Anteile in unserer Ernährung um die Hälfte zurückgegangen. Die Japaner haben bereits reagiert, dort werden 20 verschiedene Nahrungsmittel mit DHA angereichert. Unter anderem auch die Babynahrung und Salatsaucen. Die Japaner empfehlen 500 bis 1000 mg DHA pro Tag. So haben die Japaner auch die geringste Depressionsrate, deutlich niedriger als beispielsweise die Neuseeländer, die nur sehr wenig Fisch essen. Gegen Depressionen werden 5 Gramm Fischöl pro Tag empfohlen. Die menschliche Muttermilch enthält etwa 30mal mehr gehirnbildendes DHA als Kuhmilch. Empfohlen wird, 200 mg DHA zusätzlich als Nahrungsergänzung beim Stillen zu sich zu nehmen, zum Beispiel abends mit etwas Orangensaft gegen den fischigen Nachgeschmack.

Gute Fischölkapseln enthalten bis zu 120 mg DHA. Schützen Sie die Kapseln vor Sonneneinstrahlung, um den Abbau des lichtempfindlichen DHA's zu verhindern.

DHA hält die Membranen der Gehirnzellen flüssig, damit Informationen mit Hochgeschwindigkeit übertragen werden können. Das Nervenzellwachstum des Gehirns wird unterstützt, damit Neues gelernt werden kann. Die Botenstoffproduktion wird positiv beeinflusst. Das ist wichtig für unsere ausgeglichene Stimmung. EPA vermindert Entzündungsfaktoren, die zum Abbau von Nervenzellen führen können. Herzinfarkte und Schlaganfälle treten seltener auf. Es wirkt im Blut wie ein mildes Aspirin, das Blut bleibt dünnflüssig und fließfähig, das Blut gerinnt langsamer.

Fische mit dem höchsten DHA-Gehalt auf 100 g:
Schwarzer Heilbutt 1,4 g, Sardinen und Hering 1,0 g, Thunfisch, Sardelle und Weißfisch 0,9 g, Goldmakrele 0,8 g.

Weniger fette Fische haben weniger DHA auf 100 g:
durchschnittlich 0,1 bis 0,2 g bei Kabeljau, Wels, Flunder, Barsch und Schellfisch.

Woran kann man einen Omega-3-Fettsäuremangel erkennen?

Dr. Burgess und Dr. Stephens von der Purdue-University beschreiben übermäßigen Durst, Harndrang, trockene Haut, Schuppen, kleine harte Beulen an den Armen, Hüften oder Ellenbogen.

Omega-3-Mangel wird in Zusammenhang gebracht mit der Entwicklung folgender mentaler Störungen und Probleme: Depressionen, schlechtes Gedächtnis, niedrige Intelligenz, Lernschwierigkeiten, Legasthenie, Konzentrationsstörungen, Schizophrenie, Senilität, Alzheimer, Multiple Sklerose, Alkoholismus, Sehschwäche, Reizbarkeit, Aggressivität, Unaufmerksamkeit, Gewaltbereitschaft, Suicid (Selbstmord).

Omega-3-DHA-Fischöl sowie Raps- und Olivenöl machen die Zellhüllen weich und biegsam, die Datenübertragung läuft ungestört, Acetylcholin steigt, Serotonin, das Glückshormon, nimmt zu. Dagegen verkleben Transfette, Mais- und Sojaöl und Mayonnaisen die Datenübertragung.

Ohne Zucker im Gehirn läuft nichts

Der einzige Brennstoff für das Gehirn ist Glukose. Das Gehirn kann 20 bis 30 Prozent der gesamten Energie des Körpers verbrauchen. Aber das Gehirn kann nur ganz wenig Energie speichern. Das heißt Glukose muss regelmäßig zugeführt werden. Fehlt der Zucker im Gehirn, so kann es zu Konzentrations- und Gedächtnismängel kommen. Auch auf die Stimmung wirkt sich Zuckermangel aus, viele Menschen werden bei Unterzuckerung leicht reizbar. Erheblicher Unterzucker wirkt sich unmittelbar schädigend auf das Gehirn aus. Sie sollten also ihre Glukosewerte im Gehirn immer möglichst konstant halten, um sich

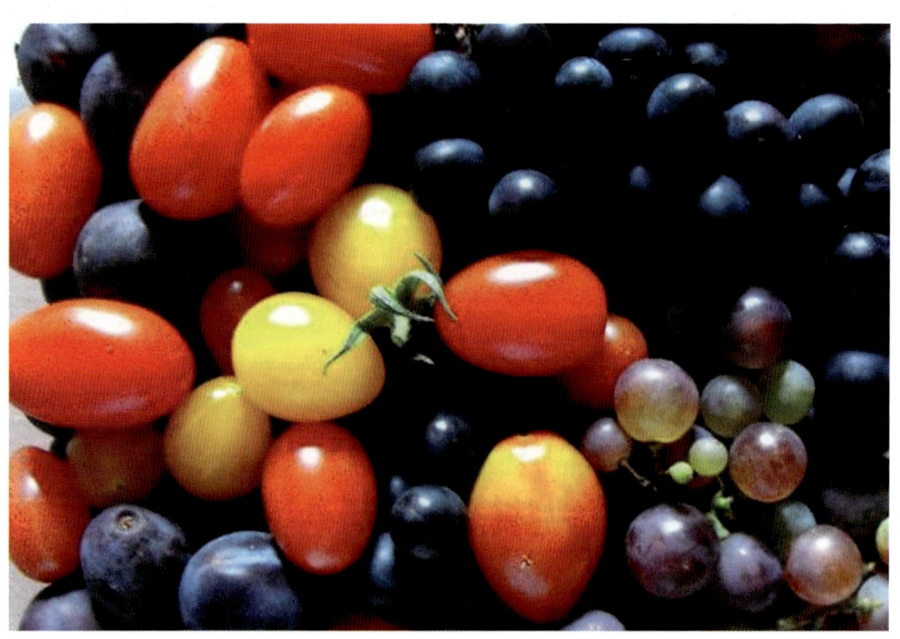

Ihr geistiges und emotionales Wohlbefinden zu erhalten. Aber Vorsicht, ein zu hoher Blutzuckerspiegel schädigt auch das Gehirn. Stress steigert den Zuckerspiegel oft unkontrolliert, das schädigt die Gefäße. Steigt der Blutzucker langsam, gleichmäßig und kontinuierlich, so verbessern sich Gedächtnis und Lernfähigkeit. Man vermutet, dass dies im Zusammenhang mit einer vermehrten Acetylcholin-Ausschüttung steht. Acetylcholin ist wichtig für das Gedächtnis und die Lernfähigkeit. Glukose wird nur dann verbraucht und muss ersetzt werden, wenn das Gehirn schwer zu arbeiten hat. Im zunehmenden Alter nimmt die Fähigkeit des Körpers ab, aus dem Stoffwechsel Glukose herzustellen. Glukoseeinnahme verbessert die Ergebnisse von Gedächtnistests auch bei älteren Menschen. Auch die Kreativität und Flexibilität des Denkens steigt um 40 bis 50 Prozent an. Insbesondere Alzheimer-Patienten sollten ihren Blutzuckerspiegel auf ausreichend hohem Niveau halten.

Für alle, egal ob jung oder alt, gilt auf jeden Fall: **Frühstücken.** Dies ist vor allem Pflicht für Kinder, die in der Schule leistungsfähig sein sollen. Frei nach dem Motto: Ein leerer Bauch studiert nicht gern. Ein regelmäßiges Frühstück verhindert Stimmungsschwankungen, Angstzustände und verbessert auch das Verhalten der Schüler. Auch die Neigung zu Aggressionen geht zurück (siehe Leistungskurve Seite 44).

Zu hohe Blutzuckerwerte bewirken hohe Insulinwerte. Hohe Blutzuckerwerte und Insulinwerte machen die Gefäße unelastisch und schränken die Blutzufuhr zum Gehirn ein. Der Blutdruck steigt. Diabetiker haben häufiger Schlaganfälle und entwickeln auch leichter eine Demenz.

Wichtig ist ein allmählicher Blutzuckeranstieg aus Nährstoffen wie Früchten, Gemüsen und Honig. Raffinierter Zucker und Weißmehl lassen den Zucker schnell anfluten, es kommt zu einer hohen Insulinausschüttung. Besonders schnell steigt der Blutzucker durch den Verzehr von Datteln. Auch Salzkartoffeln erhöhen den Blutzuckerspiegel schneller als purer Zucker und Weißbrot schneller als Speiseeis. Man unterscheidet Lebensmittel nach ihrem „glykämischen Index“ (GI). Nahrungsmittel mit einem hohen glykämischen Index lassen den Blutzucker schnell in die Höhe gehen und schnell wieder abfallen. Das Stoffwechselsystem wird durch die Berg- und Talfahrt des Blutzuckers geschädigt. Dies kann eine Insulinresistenz bewirken. Lebensmittel mit einem niedrigen glykämischen Index wirken vorbeugend oder sogar heilend auf die Insulinresistenz und verhindern so negative Auswirkungen auf das Gehirn (siehe auch Kapitel 2.5 Diäten).

Günstige Nahrungsmittel mit niedrigem glykämischem Index (GI $<$ 50):
Apfel, getrocknete Aprikosen, Erdnüsse, Fettucini, grüne Bohnen, Joghurt fettarm, Fruchtjoghurt, Kirschen, fettarme Milch, Orangen, Trauben.

Ungünstige Nahrungsmittel mit hohem glykämischen Index (GI > 70):
Baguette (95), Corn Flakes (84), Datteln (103), Wassermelone (72), Reis (87).

Säurehaltige Lebensmittel verhindern Blutzuckerspitzen im Gehirn. Es kommt zu einer Verminderung des Blutzuckerspiegels um bis zu 30 Prozent. Dies geht auch mit Zitronensaft, wobei Weinessig besonders günstig zu sein scheint. Kartoffelsalat ist für den Blutzucker viel günstiger als Salzkartoffeln. Auch Joghurt und Orangensaft bremsen die Zuckeraufnahme ins Blut, jedoch nicht ganz so effizient wie Weinessig.

Essen Sie lieber kleinere Mahlzeiten öfter am Tag, auch das hält den Blutzucker auf einem gleichmäßigen Niveau. Zuviel Zucker macht Kinder launisch und in der Schule weniger leistungsfähig. Der Verzehr großer Mengen von Zucker in Fertiggerichten und Softdrinks verursachte Zellschäden im Tierversuch.

Vorsicht vor freien Sauerstoffradikalen

Freie Sauerstoffradikale entstehen bei allen normalen Körperfunktionen, der Atmung, bei der Zuckerverbrennung, der Fettverwertung, aber auch durch Zigarettenrauch und durch Umweltgifte. Unser Gehirn leidet besonders stark unter den freien Radikalen. In seinen fetthaltigen Zellen werden sie besonders gut gebunden, da hier am meisten Sauerstoff verbraucht wird. Die freien Radikale behindern die Botenstoffe im Gehirn. Der Zuckertransport wird gestört. Die Energieerzeuger der Zellen, die Mitochondrien, werden behindert, der Zelltod wird eingeleitet, da das Calcium auf giftige Konzentrationen in der Zelle ansteigt. Zusätzlich wird giftiges Glutamat aktiviert, welches selbst wieder giftige Radikale freisetzt. Auch wird das Nervengift Arachidonsäure produziert.

Gehirnschutz durch Antioxidantien

Bekämpft werden die freien Radikale durch die Antioxidantien, sie neutralisieren die freien Radikale. Antioxidantien sind zum Beispiel Enzyme, wie die Superoxid-Dismutase, oder Vitamin E, Vitamin C, lipoische Säure, Coenzym Q10, oder Flavonoide aus Früchten und Gemüsen.

Unser Gehirn hat ein schwaches Abwehrsystem, es hat selbst wenig Antioxidantien zur Verfügung. Wichtig ist also ein gesundes Gleichgewicht zwischen freien Radikalen und Antioxidantien herzustellen. Dies wird mit zunehmendem Alter immer schwieriger, da die Antioxidantien-Produktion ab dem 25. Lebensjahr bereits abnimmt. Antioxidantien können sich gegenseitig helfen und sich gegenseitig „wiederbeleben“. Star unter dieser Helfertruppe ist die lipoische Säure, sie kann alle anderen inklusive sich selbst regenerieren.

Wichtig ist zu wissen, dass Antioxidantien Sie auch vor Anfälligkeit für bestimmte vererbbare Erkrankungen schützen können. Die Aktivierung des krankheitsverursachenden Gens kann verhindert werden. So fand man eine erhöhte Lipidperoxidation in Gehirnen von Alzheimer-Patienten.

Ob Sie genügend **Antioxidantien** im Blut haben, können Sie anhand von Bluttests feststellen lassen. Pantox Laboratories in San Diego, Kalifornien: http://www.pantox.com. Aber auch über den deutschen Hausarzt. Die Kosten für die Bestimmung betragen ca. 200 bis 300 Euro.

Die Nahrung lieber etwas knapp, sonst macht das Hirn viel leichter schlapp. Zuviel Kalorien verbrennen zuviel Sauerstoff, so werden wieder zuviele freie Radikale gebildet und die schädigen das Gehirn. Im Tierversuch geht die Antioxidantien-Ausschüttung bei Futterknappheit eher hoch. Bewohner der japanischen Insel Okinawa bewiesen dies auch für den Menschen, sie ernährten sich über Jahre mit einer 17 bis 30 Prozent kalorienreduzierten Ernährung.

Früchte und Gemüse enthalten die nötigen Antioxidantien in Form von **Carotinoiden** und **Polyphenolen.** Vor allem in dunkelfarbigen Früchten sind die sogenannten **Flavonoide** enthalten. Durch chromatographische Untersuchungen konnte man für die einzelnen Antioxidantien die antioxidative Gesamtkapazität (ORAC: Oxygen Radical Absorbance Capacity) feststellen. Jedem Nahrungsmit tel ist ein ORAC-Wert zuzuordnen. Besonders viele Antioxidantien werden nach

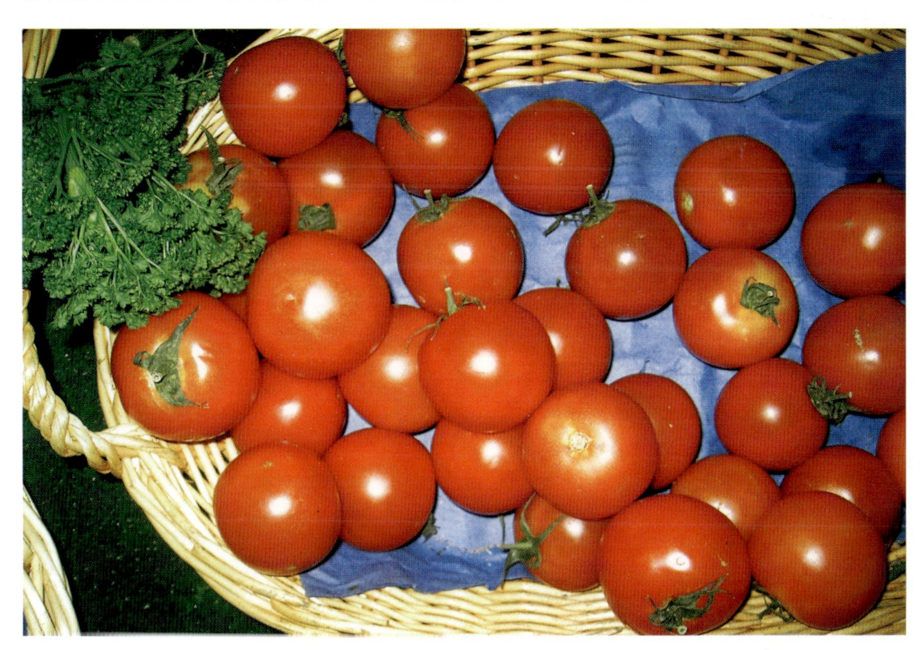

den amerikanischen Untersuchungen von Backpflaumen, Rosinen, Blaubeeren, Brombeeren, Knoblauch, Grünkohl, Preiselbeeren, Erdbeeren, Spinat, Tee, Rotwein und Himbeeren geliefert. Auch in Zimt, Oregano und Gewürznelken und Zartbitterschokolade sind nennenswerte Mengen Antioxidantien zu finden. Die einzelnen Antioxidantien können miteinander reagieren und sich gegenseitig in der Wirkung verstärken. Untersuchungen in der Schweiz haben bessere Gedächtnisleistungen im Alter bei hohen Vitamin-C- und Betacarotin-Werten im Blut ergeben. Ein weiteres wichtiges Antioxidans ist das **Lykopin,** das hauptsächlich in Tomaten Guave, Wassermelonen und roter Grapefruit vorkommt. Besonders ergiebige Lykopinspender sind Tomatenketchup, Tomatenmark, Tomatensauce und Tomaten in Dosen (erhitzte Produkte sind die besseren Lykopin-Lieferanten, da ihre Zellstrukturen aufgebrochen wurden und so das Lykopin besser verfügbar wird).

Tee *für Dichter und Denker:* Aufgebrühter schwarzer Tee hat eine hervorragende antioxidative Kapazität, sogar 80 Prozent mehr als grüne Teeblätter. Eine Tasse schwarzer oder grüner Tee, länger als 5 Minuten gezogen, liefert in der Regel durchschnittlich 1246 ORAC-Einheiten. Nehmen Sie ihren Schwarztee zusätzlich mit wenig Milch, so können die Antioxidantien besser freigesetzt werden. Zu viel Milch neutralisiert sie allerdings.

Rotwein ist für alte Knaben eine von den besten Gaben: Rotwein liefert Antioxidantien, vor allem Anthocyanine. Weniger sind diese Antioxidantien auch in Weißwein und Bier vorhanden, kaum in harten Spirituosen. Rotwein hebt den HDL-Spiegel und schützt somit die Gefäße. Rotwein wirkt entzündungshemmend und schützt dadurch die Gehirnzellen. Es gibt Hinweise, dass Rotwein die schädlichen Eiweiß-Zucker-Reaktionen in Zellen verhindert und sich so positiv auf die Zellalterung auswirkt. Aber Vorsicht, nur in Maßen ist Rotwein sinnvoll für das Gehirn. Zuviel vermindert die geistigen Fähigkeiten erheblich.

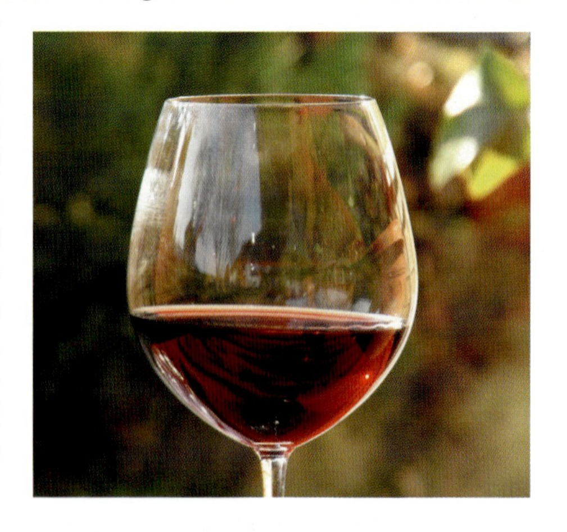

Der Arzt warnte den alten Herrn von Drewitz: „Wenn Sie weiterhin soviel Alkohol trinken, Herr Baron, werden Sie mit Sicherheit nicht alt werden." „Wunderbar", rieb sich der Baron die Hände, „war immer schon mein Wunsch, lange jung zu bleiben."

Schokolade als Gehirnfutter: Menschen, die Schokolade essen, leben im Durchschnitt ein Jahr länger. Die Phenole aus der Schokolade wirken bis zu zweimal stärker als die aus dem Rotwein. Die meisten Phenole sind in der Zartbitter-Schokolade, weiße Schokolade enthält überhaupt keine. In Verbindung mit Rotwein potenziert sich die antioxidative Aktivität. Außerdem kann Schokolade eine stimmungshebende Wirkung auf Ihr Gehirn haben. Dies liegt an dem serotoninsteigernden Zucker und dem besänftigenden Fett (Endorphin-Ausschüttung) und dem Phenylethylamin, das ähnliche Eigenschaften wie das Amphetamin besitzt, (stimmungshebende Wirkung). Schwangere, die regelmäßig Schokolade essen, haben später fröhlichere Babys. Forscher fanden in der Schokolade anandamid-verwandte Inhaltsstoffe, die eine ähnlich beruhigende Wirkung wie Marihuana haben.

Koffein gibt dem Gehirn Power: 80 Prozent der Erwachsenen in westlichen Ländern und eine große Zahl von Kindern und Jugendlichen beeinflussen ihre Gehirnfunktion mehr oder weniger bewusst mit Koffein aus Kaffee oder Cola und Softdrinks. Aber Vorsicht, jeder reagiert anders auf das Koffein. Viele werden fröhlich, fühlen sich angeregt und können sich besser konzentrieren. Andere werden zittrig, angespannt und bekommen Kopfschmerzen. Es ist unbestritten, dass Koffein zu einer schwachen Form von Sucht führen kann, der Wirkung von Kokain und Amphetaminen ähnlich. Koffein wirkt nicht direkt auf die Gehirnzelle, es hemmt die Wirkung von Adenosin. Adenosin ist ein Botenstoff, der schlaf- und beruhigungsfördernd wirkt. Koffein ist dem Adenosin chemisch ähnlich und kann deshalb den beruhigenden Botenstoff an der Hirnzelle verdrängen und für erregten Dauerzustand sorgen. Darüber hinaus wird durch Koffein Adrenalin ausgeschüttet, der Blutzucker steigt und somit wird mehr vom Gedächtnis-Botenstoff Acetylcholin ausgeschüttet. Bereits kleine Mengen von Koffein genügen, um die Wachsamkeit und Konzentration zu erhöhen und die Müdigkeit verschwinden zu lassen. Die optimale Dosis scheint bei ein bis zwei 0,15-Liter-Tassen zu liegen, morgens und am Nachmittag. Höhere Dosen können die Leistungsfähigkeit des Gehirns nicht weiter steigern. In ähnlicher Weise gilt das auch für Tee. Koffeinlieferanten sind: Filterkaffee (20 Milligramm pro Tasse), Tee (5 Milligramm pro Tasse) und Cola (4 Milligramm pro Glas). Es wurden in Studien tatsächlich Verbesserungen der Gedächtnisleistung festgestellt. Ältere Menschen scheinen noch mehr vom Koffein zu profitieren, als junge. Daneben scheint sich bei vielen Menschen Kaffee positiv auf die Stimmung auszuwirken. Nur ganz wenige Ausnahmen bekommen von Kaffee Depressionen. Aber keine Angst, eine Dosiserhöhung wie bei Süchtigen ist nicht erforderlich. Was kann passieren, wenn Sie plötzlich den Kaffeekonsum einstellen? Kopfschmerzen, Depressionen, Lethargie, Reizbarkeit, Übelkeit, Erbrechen können auftreten. Also hören Sie nicht schlagartig auf, Kaffee zu trinken, schleichen Sie aus, reduzieren Sie die koffeinhaltigen Kaffeetassen zugunsten von koffeinfreiem Kaffee. Bereits eine Tasse Kaffee morgens kann sie „abhängig“ machen. Dies gilt übrigens auch für Kinder bei Cola und Softdrinks. Vorsicht, bereits 5 bis 6 Tassen Kaffee können zu einer Koffeinvergiftung führen. Folgen sind: Nervosität, unregelmäßiger Herzrhythmus, Schlaflosigkeit, psychomotorische Hyperaktivtät, unzusammenhängende Sprache und Gedanken. Koffein kann, zu spät abends genossen, das normale Schlafmuster stören. Vorsicht auch bei Bluthochdruck. Der Blutdruck wird normalerweise um durchschnittlich 10 Punkte erhöht. Bei Bluthochdruck sollten Sie also auf alle Fälle für ein paar Wochen auf den Kaffeekonsum verzichten, um zu sehen, ob sich das Koffein auf ihren Blutdruck auswirkt. Schwangere und Stillende sollten ebenfalls auf Kaffee verzichten.

Multivitamin-Doping für das Gehirn? Oder gibt es doch ein Wundermittel?

Wichtig ist, einen Vitaminmangel zu verhindern. Nicht die Überdosis Vitamine bringt es, es muss lediglich ein Vitaminmangel verhindert werden. In einer Doppelblindstudie an Erwachsenen hatten die Vitamingaben bei Frauen einen größeren positiven Effekt auf die Hirnleistung als bei Männern. Die Konsumentinnen hatten schnellere Reaktionszeiten und verarbeiteten Informationen mit größerer Geschwindigkeit. Welche Vitamine sind von Bedeutung? Es sind hauptsächlich die C- und B-Vitamine, die im Alter die Denk-Fähigkeiten hochhalten können. Auch Vitamin E schützt das Gehirn. Vitaminmangel führt zu emotionaler Instabilität, Depression, verstärkte Erregbarkeit, Reizbarkeit und leichte Ermüdung. Schlechtes Kurzzeitgedächtnis und langsamere Reaktionszeiten (siehe auch Kapitel 3.3 Vitamine).

Vorsicht vor **Folsäure-Mangel!** Folsäure-Mangel macht schlechte Laune, emotionale Instabilität, schlechte Konzentration, schlechtes Selbstbewusstsein, Schlaflosigkeit und Reizbarkeit. Depression ist die häufigste Reaktion des Gehirns auf Folsäure-Mangel. Übrigens: Die Wirkung von Antidepressiva wird abgeschwächt, wenn gleichzeitig ein Folsäure-Mangel besteht. Genügend Folsäure hebt den Serotonin-Spiegel und führt so zu Besserung der Stimmung. Auch **Vitamin B6** macht sich positiv auf die Gedächtnisfunktion bemerkbar.

Vitamin B12 wird im Alter oft schlechter aus der Nahrung aufgenommen. Durch eine Magenschleimhautentzündung, die im Alter sehr häufig ist, kann immer weniger B12 aufgenommen werden. Der Vitamin-B-12-Mangel kann bis zur Alzheimer-Erkrankung führen. Hier kann sich eine Blutwertbestimmung lohnen.

Vitamin B1 (Thiamin) zur Stimmungskontrolle: Thiamin-Mangel wirkt sich auch bei jungen Menschen deutlich verschlechternd auf die Stimmung aus. Die jungen Leute mit Thiamin-Mangel sind introvertiert, inaktiv, müde, haben ein geringes Selbstvertrauen und sind gedrückter Stimmung. Oft beginnt die Symptomatik mit Konzentrationsstörungen. Thiamin-Mangel wird durch Junk-Food und Softdrinks gefördert. Nach einer englischen Studie sind insbesondere die heranwachsenden Mädchen bis zu 49 Prozent betroffen. Ein Thiamin-Mangel behindert die Fähigkeit des Gehirns, Zucker zu verarbeiten und verringert daher die Energie, die für die geistige Aktivität zur Verfügung steht. Die Nervenzellen werden überreizt, bis sie erschöpft absterben.

Vitamin B3 (Niacin) als Energie-Hauptlieferant für die Kraftwerke der Zellen. Niacinmangel führt zu Konzentrations- und Merkstörungen.

Vitamin E täglich empfehlen die Gehirnforscher weltweit. Was können Sie sich davon erwarten? Vitamin E neutralisiert freie Radikale. Vitamin E hilft in der Reizweiterleitung. Vitamin E reduziert die zellzerstörende Entzündung und wirkt sich so günstig auf das Immunsystem aus. Vitamin E verhindert die Verstopfung von Blutgefäßen, bekämpft die Bildung von Verkalkungen und fördert die Flexibilität der Gefäße. Vitamin E kann sich günstig auf die Verhinderung von M. Alzheimer auswirken.

Vitamin C steigert Gluthationgehalt im Gehirn und verbessert so die Gehirnleistungsfähigkeit, es schützt vor Alzheimer und Schlaganfall. In Studien hatten Kinder mit höheren Vitamin-C-Spiegeln im Blut 5 bis 10 IQ-Punkte mehr als andere Kinder. Gleiches wurde in einer Studie aus der Schweiz an 65- bis 94-Jährigen gezeigt. Ein niedriger Vitamin-C-Wert im Blut ist mindestens ein gleich großer Risikofaktor für Schlaganfall wie ein hoher diastolischer (2. Blutdruckwert) Blutdruck. Vitamin C ist nicht nur ein starkes Antioxidans, es erleichtert auch die Weiterleitung von Reizen im Gehirn. Es beeinflusst die elektrischen Impulse und die Freisetzung von Botenstoffen. Vitamin C wird benötigt, um Adrenalin und Dopamin freizusetzen.

Selen sorgt für gute Stimmung und fördert die Produktion von Gluthation. Zu wenig Selen bedeutet Störungen in der Aktivität der Neurotransmitter (Botenstoffe) Serotonin, Dopamin und Adrenalin. Im Alter sinken die Selenwerte im Blut automatisch. Zu wenig Selen verschlechtert die Stimmung.

Thioctsäure (Alphaliponsäure), ein Antioxidans, ist eine der wenigen Substanzen, welche die Blut-Hirn-Schranke durchdringen und somit schnell vom Gehirngewebe aufgenommen werden können. Die Thioctsäure ist sowohl fett- als auch wasserlöslich und kann deshalb sowohl im wässrigen als auch im fettigen Bereich des Gehirns wirksam werden. Sie ist das einzige Oxidans, das sich selbst und vier weitere wichtige Antioxidantien (Vitamin E, C, Gluthation und Coenzym Q 10) regenerieren kann. Auch wenn es selbst durch die

Abwehr freier Radikale verbraucht worden ist, kann es sich selbst wieder völlig regenerieren. Vor allen die gefährlichen Stickstoff-Radikale und Stickoxid werden unschädlich gemacht. Zusätzlich werden die Energieversorger der Zellen, die Mitochondrien, angeregt, die Zellenergie steigt insbesondere bei älteren Menschen wieder an. Außerdem kontrolliert die Thioctsäure den Blutzuckerspiegel und die Wirkung des Insulins im Blut. Thioctsäure blockiert die zuckergeschädigten Eiweiße, welche die Zellspaltung beschleunigen. Über die Nahrung können wir Thioctsäure nur sehr wenig aufnehmen. Wir müssten zum Beispiel 7,5 kg Spinat essen, um daraus zwei Milligramm Thioctsäure zu gewinnen. Im Experiment verbessert Thioctsäure bei Mäusen das Gedächtnis. Untersuchungen beim Menschen liegen diesbezüglich noch nicht vor. Positive Wirkung besteht bei der Wiederdurchblutung des Gehirns nach vorübergehender Minderdurchblutung. Dabei wird eine große Menge freier Radikale im Gehirn freigesetzt. Die normalen Antioxidantien werden mit dieser großen Menge nicht fertig. Das Gehirn leidet, es kann in dieser Phase nach einem Schlaganfall zum Tod kommen. Spritzt man Thioctsäure kurz bevor das Gehirn mit Sauerstoff wieder durchflutet wird, so bleiben die Gehirnschädigungen meist aus. Thioctsäure schützt auch die Nervenzellen von Diabetikern. 200 bis 600 Milligramm (zum Beispiel Thioctacid®) täglich reduzieren die Symptome diabetischer Polyneuropathie innerhalb von zwei bis drei Wochen merklich. Thioctsäure verbessert die Insulin-Funktion, empfohlene Dosis zwei mal 600 Milligramm täglich. Als Nahrungsergänzung werden 10 bis 50 Milligramm empfohlen. Vorsicht, ab 100 mg kann Thioctsäure blutzuckersenkend wirken.

Coenzym Q10, Ubichinon, sorgt für Energie in Hirn und Herz. Es erleichtert den Transport von Elektronen im Mitochondrium, dem Energieerzeuger der Zelle, und wehrt die freien Radikale vom Mitochondrium ab. Gerade die Mitochondrien des Gehirns brauchen einen besonderen Schutz durch die Antioxidantien, weil Gehirnzellen viel Energie verbrauchen und voller Fett sind, das entgiftet werden muss, wenn sie gut funktionieren sollen. Q10 bekämpft die Lipid-Peroxidation und wiederbelebt Vitamin E. Es wird in der Leber gebildet oder über die Nahrung in Form von Hühner-, Schaf- und Lammfleisch aufgenommen. Außerdem findet sich Q10 in Eiern, Spinat, Nüssen, Soja und Knoblauch, Olivenöl, Sardinen und Makrelen. Neben der Durchblutungsförderung des Herzens und des Gehirns senkt es das Risiko für Herzrhythmusstörungen, stabilisiert den Blutzuckerspiegel, senkt den Blutdruck. Es schützt das Gewebe vor Sauerstoffmangel. Lange gelagerte Lebensmittel verlieren an Q10. Die Versorgung des Körpers nimmt mit zunehmendem Alter ab. Ein 40-Jähriger hat im Vergleich zum 20-Jährigen 32 Prozent weniger Q10 im Blut. Für Q10 gibt es keine festgelegte Dosierung, man diskutiert zwischen 5 bis 10, aber auch bis zu 30 Milligramm pro Tag. Im Hochrisiko-Bereich vielleicht auch 100 bis 200 Milligramm. Vorsicht vor Q10-Präparaten mit Propylenglykol, einem Lösungsmittel, das nervenschädigend wirken kann. Zusätzliches Carnitin zur Anhebung der Energieproduktion in den Mitochondrien, wie von manchen propagiert. Manche Fettsenker, die sogenannten Statine, treiben auch den Q10-Spiegel in den Keller. Sollten Sie also gezwungen sein, Fettsenker zu nehmen, lassen Sie Ihren Q 10-Spiegel bestimmen. Es gibt noch andere Medikamente, die Ihre Q 10-Reserven angreifen: Blutdrucksenker (Betablocker), Antidiabetika (Metformin), Neuroleptika und Parkinsonmittel. Schwermetalle und Pestizide können auch einen Q 10-Mangel verursachen. Zum Ausgleich sind 50 Milligramm Q 10 pro Tag sinnvoll.

Aus dem Klinikalltag bestätigt sich, wie groß die Anzahl der Patienten mit Q10-Mangel ist. Sie fühlen sich oft nicht leistungsfähig und wenig belastbar. Oft wird auch berichtet: „Mein Gehirn war schon mal fitter, ich brauche für alles länger, vergesse viel!“

Ginkgo biloba ist seit zehn Jahren in Deutschland als Arzneimittel gegen Gedächtnisschwund zugelassen und rezeptfrei erhältlich. Haben die weltweit verstreuten Professoren recht, wenn sie Ginkgo zur Verhinderung von altersbedingten Erinnerungs- und Konzentrationsverlust, gegen verstärkte Abwesenheitserscheinungen, Verwirrungszustände, Schwindel, Tinnitus (Hörsturz) und die Alzheimer-Krankheit empfehlen? 250 Studien sind dazu in den letzten 15 Jahren erschienen. Ginkgo biloba besteht aus einem Extrakt der Blätter des Ginkgobaumes. Ginkgo wirkt stark antioxidativ, es schaltet Superoxid und Hydroxyl-Radikal aus und es neutralisiert das radikale Stickoxid. Ginkgo wirkt somit auch entzündungshemmend. Es verbessert die Blutzirkulation in den Kapillaren und sorgt dadurch für eine bessere Sauerstoffversorgung des Gehirns und des Blutes. Ferner wird der Blutzuckerstoffwechsel im Gehirn gesteigert. Mittels Elektroencephalogramm konnte man feststellen, dass die Alphawellen-Aktivität im Gehirn unter der Einnahme von Ginkgo deutlich gesteigert wird. Dies war bereits ein bis drei Stunden nach Einnahme feststellbar. Weitere Untersuchungen laufen. Eine positive Wirkung besteht vor allem auf die Beschleunigung der Reaktionszeit des Kurzzeit- und Arbeitsgedächtnisses. Ginkgo wirkt auch nach erlittenem Schlaganfall positiv. Es beschleunigt den raschen Abbau der schädlichen Arachidonfettsäure. Schwierigkeiten gibt es mit der Festlegung der idealen Dosierung der Substanz. Es scheint so zu sein, dass es eine Art Idealdosierung der Substanz gibt, eine Über- oder Unterschreitung aber die Wirkung der Substanz aufhebt. Empfohlen wird eine Einnahme-Menge von 120 Milligramm. Stellt sich nach drei bis sechs Monaten kein Effekt ein, sollte eine Dosiserhöhung auf 240 Milligramm stattfinden. Stellt sich auch dann kein positiver Effekt ein, gehören Sie zu den 50 Prozent der Menschen, die überhaupt nicht auf Gingko reagieren. Vorsicht bei der Ginkgo-Einnahme nach hämorrhagischem Schlaganfall (Hirnblutung) oder bei der Einnahme von blutverdünnenden Mitteln (Marcumar®, Aspirin®, Plavix® etc.). Es wirken auch nicht alle Ginkgo-Präparate gleich, Tests fanden heraus, dass nur Egb 761 (Ginkgountergruppe) funktionierte. Gingko kann also Gedächtnislücken und geistige Einbußen korrigieren, schärft aber nicht das Gedächtnis und die geistigen Funktionen über das normale Maß hinaus. Es ist also kein Dopingmittel für Prüfungen. Seine Wirkung besteht in der Verlangsamung der allmählichen Verschlechterung der geistigen Fähigkeiten der alternden Gehirne.

Omnia in nuce – In der Nuss ist alles drin. Sie sieht nicht nur aus wie ein Gehirn enthalten ist alles, was dem Gehirn gut tut (Vitamin E, Selen, Vitamin B, Folsäure, Cholin, Magnesium, Omega3-Fette). Vier bis fünf Nüsse pro Tag erhöhen das Denkvermögen und wirken lebensverlängernd, bei Männern durchschnittlich 5,6 Jahre, bei Frauen 4,9 Jahre.

Phosphatidylserin (PS): Es kommt in allen Zellwänden und vor allem im Gehirn, vor. Es kann problemlos die Blut-Hirn-Schranke überwinden. Es gelangt nach Aufnahme in den Körper innerhalb von Minuten ins Gehirn. In Doppelblindstudien fand man heraus, dass PS eine klar messbare Wirkung hat, die biologische Uhr um 12 Jahre zurückzudrehen. Es kann aus einem 80-Jährigen kein 30-Jähriger gemacht werden, aber Verbesserungen der Gedächtnisleistungen sind nachweisbar möglich (Crook, 1991, Arizona). Keine Wirkung hat PS auf die Patienten mit Alzheimer-Erkrankung. PS ist also die Gedächtniskur für den mittelalten, sonst gesunden Menschen. Vor der BSE-Zeit wurde PS aus den Gehirnen von Rindern hergestellt. Heute wird PS ausschließich aus Sojabohnen hergestellt. 95 Prozent davon werden von der Firma Lucas Meyer in Illinois unter dem Namen Leci-PS® hergestellt. 300 Milligramm täglich scheinen sinnvoll zu sein. Nach Crooks Untersuchungen dreht Leci-PS beim Erinnerungsvermögen von Namen die Uhr um 14 Jahre zurück, um 12 Jahre, was das Lernen von geschriebener Information angeht. Sieben Jahre, wenn es darum ging, jemanden Wiederzuerkennen, und vier Jahre beim Wählen zehnstelliger Telefonnummern aus dem Gedächtnis und das alles nach drei Monaten Behandlung. Was bewirkt PS? Es versorgt das Gehirn mit Energie, im EEG nehmen die Alphagehirnwellen zu. Die Reizweiterleitung in den Nervenzellen wird verstärkt. Die Botenstoffe Acetylcholin und Dopamin steigen an. Die Weiterleitung von Nervenimpulsen wird beschleunigt, die Nervenzellwand wird in ihrer Zusammensetzung verbessert und die Zellwand wird vor Beschädigungen durch freie Radikale geschützt. Die ideale Dosis ist dreimal täglich eine Tablette mit 100 mg, am besten zu den Mahlzeiten. Achten Sie aber auf die Aufschrift Leci-PS®, um nicht ein verunreinigtes Produkt oder ein minderwirksames zu erstehen. Neben- oder Wechselwirkungen mit anderen Arzneimitteln sind nicht bekannt. Selten sei Schwindel bei Dosierungen von 200 Milligramm aufgetreten. Um dies zu vermeiden, wird empfohlen, PS zu den Mahlzeiten einzunehmen.

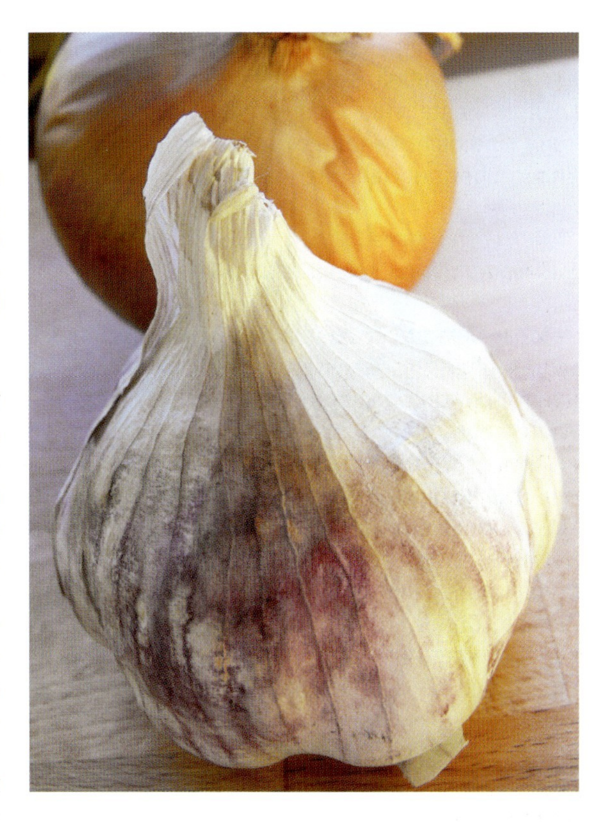

Knoblauch wirkt stressmindernd und antidepressiv. Nach japanischen Studien wirkt Knoblauch fast so gut wie Valium gegen Stress. Er verbessert die Gehirndurchblutung (siehe auch Seite 87), senkt Blutfette und Blutdruck und wirkt als Antioxidans.

Cholin, in der Mitte der Schwangerschaft gegeben, macht bessere Gedächtnis- und Lernkapazität am Kindergehirn, dies scheint lebenslang so zu bleiben. Das Cholin verändert einschneidend die Gedächtnisstruktur am Ammonshorn und Septum des sich entwickelnden Gehirns (Dr. Zeisel, North Carolina). Stillen verbessert ebenfalls die Cholin-Versorgung des Kindes. Cholin ist ein Baustein für das Acetylcholin, ein wichtiger Botenstoff im Gehirn für das Gedächtnis. Mit Fettsäuren bildet Cholin die Cholin-Phospholipide, die den Zellwänden Struktur verleihen und die Übertragung von Signalen zwischen der Hülle und dem Kern der Zelle regeln. Damit haben sie einen starken Einfluss auf die Gesamtaktivität des Gehirns. Cholin im Trinkwasser von Mäusen verbesserte deren Gedächtnis und Lernfähigkeit. Cholin hilft beim Abbau von Homocystein, einem Gehirntoxin (Gift). Eigelb ist eine der verlässlichsten und gehaltvollsten Cholinquellen. Cholin findet man sonst noch in Erdnüssen, Weizenkeimen, Leber, Fleisch, Fisch, Milch, Käse, Gemüse, vor allem Brokkoli, Blumenkohl und Kohl.

Die maximal verträgliche Grenze liegt bei Kindern bei 1000 mg und beim Erwachsenen bei 3500 mg. Das Eigelb, über viele Jahre als „Cholesterinbombe" verschrieen, ist jedoch die verlässlichste und gehaltvollste Cholinquelle. Dabei spielen bei hohen Cholesterinwerten die Erbmasse und der Verzehr von gesättigten Fettsäuren aus Milch, Butter, Käse und Fleisch auch eine nicht unbedeutende Rolle. Nebenbei sind Eier folsäure- und vitamin-B-haltig und enthalten viele ungesättigte Fettsäuren, welche die schädlichen Wirkungen des Cholesteringehaltes aufwiegen. Wenn Sie Cholin als Nahrungsergänzung einnehmen wollen, sollten Sie Lecithin, zum Beispiel als Granulat, einnehmen. Lecithin besteht zu 20 Prozent aus Cholin. Überdosierungen und Nebenwirkung sind nicht bekannt. Die meisten Menschen nehmen sowieso ausreichend Cholin über die Nahrung auf.

Der Vorteil der Klugheit ist, dass man sich dumm stellen kann.
Das Gegenteil ist schon schwieriger. *(Kurt Tucholsky)*

Johanniskraut (Hypericum) gegen saisonale Depressionen (Niedergeschlagenheit), ist mindestens so wirksam wie Lichttherapie und die selektiven Serotoninrückaufnahmehemmer (Fluoxetin). Insbesondere gegen die Winterdepression sowie die Depression älterer Menschen und gegen chronisches Unwohlsein wirkt Johanniskraut. Die empfohlene Tagesdosis sollte drei mal 300 mg betragen. Eine konsequente Wirkung tritt spätestens nach sechs Wochen Therapie ein. Als Nebenwirkungen treten selten Magen-Darm-Reizungen, Schwindelgefühle, Verstopfung und Bauchschmerzen auf. Vorsicht in Kombination mit Sonneneinstrahlung und Alkohol. Hautflecken können sich bilden. Vorsicht auch bei Einnahme von Antidepressiva. Es kann zu einer Wirkungsverstärkung kommen. Vor Johanniskraut-Präparaten auf dem freien Markt, die oft nur verschwindend geringe Mengen Johanniskraut enthalten, ist zu warnen. Empfehlenswert sind zum Beispiel Dystolux® oder Jarsin® (siehe auch Klosterapotheke).

Ebenfalls sehr erfolgreich antidepressiv wirkt ein anderer körpereigener Wirkstoff, das **S-Adenosyl-Methionin,** ein Eiweiß, als Pille SAM-e®. Vorteil: Es wirkt besonders schnell. Man muss nicht, wie bei vielen Antidepressiva, 4 bis 6 Wochen auf einen Wirkungseintritt warten. SAM-e® wirkt bereits nach wenigen Tagen. Sam-e® erhöht den Serotonin- und Dopaminspiegel im Nervensystem. Die Nervenzellen verwenden SAM-e® als Rohmaterial zur Herstellung von Glutathion. Die Behandlung sollte jedoch sechs bis neun Monate fortgesetzt werden, um keinen Rückfall zu erleiden. Es gibt keine schädlichen Neben- oder Wechselwirkungen, auch nicht mit Antidepressiva oder Johanniskraut. Eine durchschnittliche Dosis von 400 mg täglich genügt, bei manchen bereits 200 mg, bei anderen sind 800 mg pro Tag erforderlich. Am besten auf nüchternen Magen eine halbe Stunde vor der Mahlzeit eingenommen. Bei Folsäure- und Vitamin-B12-Mangel wird auch die SAM-e® Konzentration im Zentralnervensystem verringert.

Eine der seltsamsten Erkrankungen ist die Dummheit. Der Kranke leidet niemals an ihr, immer nur die anderen.

Neuroenhancement oder doch lieber nicht?

Hirnleistungssteigernde Substanzen, falls sie ohne Nebenwirkungen bleiben, sagt man eine große Zukunft voraus – mindestens so wie Viagra? In den USA greifen Schüler, Studenten, Akademiker und Manager auf pharmakologische Wirkstoffe zurück, um in Ausbildung und Beruf voranzukommen oder an der Spitze zu bleiben. Der Missbrauch hirnleistungssteigernder Substanzen hat mittlerweile auch bei uns eine erhebliche Größenordnung erreicht. Ritalin® (Methylpheniolat) und Vigil® (Madafinil) werden übers Internet vor allem aus asiatischen Ländern bestellt. Für Ritalin® gibt es nur subjektive Wirknachweise für Gesunde. Es wird bei aufmerksamkeitsgestörten Kindern eingesetzt. Die Suchtkomponente und Entzugssymptome sind aber beschrieben.

Vigil® vermindert effektiv die Schläfrigkeit auch bei Gesunden. Es wurde bei den Bomberpiloten der US-Streitkräfte während des Irak-Krieges eingesetzt. Bei Schichtarbeitern und Fernfahrern wird es ebenfalls verwendet. Es gilt als Dopingmittel. Die Nebenwirkungsliste ist lang und führt von Herz-Kreislauf-Reaktionen über Übelkeit, Erbrechen zum verzögerten Wachstum und zu schweren Schlafstörungen, Depressionen Hautreaktionen und Abhängigkeit. Also Vorsicht und am besten nur nach ärztlicher Verordnung!

Außer unseren Genen wirken auf die Gehirnentwicklung vor allem Umwelteinflüsse, Ernährung, Erziehung und Lebensgewohnheiten. 30 Prozent werden den Genen zugeschrieben, für den Rest der Gehirnentwicklung ist der Mensch selbst verantwortlich.

Wichtig ist auch, wie das jeweilige Gehirn eingesetzt wird, **abwechselnde Lebensräume** wirken sich positiv zum Beispiel auf Rattengehirne aus. Ein anregender Lebensraum führte im Rattenversuch zu einer Ausbildung von fast 20 Prozent mehr Hirnzellen. Übrigens gibt es Studien, die besagen, dass eine gute Bildung das Auftreten der Alzheimer-Erkrankung bis zu fünf Jahren hinauszögern kann. Auch körperliche Bewegung fördert die Blutzufuhr zum Gehirn und verbessert somit die mentale Leistungsfähigkeit. Kramer in Illinois forschte mit 60- bis 75-Jährigen, die er einem Walking-Programm dreimal pro Woche unterzog. Nach sechs Monaten hatten alle bis zu 25 Prozent bessere kognitive Ergebnisse beim Test. Durch **körperliche Bewegung** werden auch die freien Radikale bekämpft und Gehirnzellen somit vor Abbau geschützt.

Welche Faktoren können Ihr Gehirn schädigen?

1. Unter **Stress** und **Cortisoneinfluss** nahm die Produktion neuer Gehirnzellen in Affengehirnen drastisch ab. Dauerstress beeinflusst auch beim Menschen die Funktionen der Gehirnzellen (Dr. Richard Restak, Washington). Kurzzeitiger Stress kann die Gehirnfunktion verbessern (Fluchtreflex). Nur

langanhaltender, übermäßiger Stress durch alltägliche Ereignisse wie Frust am Arbeitsplatz, Verkehrschaos, finanzielle und familiäre Sorgen etc. verbrauchen das Gehirn und führen zu Vergesslichkeit. Chronischer Stress lässt das Ammonshorn, das Gedächtniszentrum im Gehirn, schrumpfen. Autoabgase sind ebenfalls „Hirnstress".

„Glück ist gut für den Körper, denn Kummer stört den Geist" (Marcel Proust, 1871 bis 1922) „Die Seele nährt sich von dem, worüber sie sich freut", sagte schon Augustinus (354 bis 430). Also Vorsicht vor Stress!

2. **Hohe Homocysteinblutwerte** erhöhen das Risiko für geistige Beeinträchtigungen und Depressionen in allen Altersgruppierungen. Die Gefahr, einen Schlaganfall zu erleiden, steigt bei hohen Homocysteinwerten. Homocystein ist nach einer schwedischen Studie ein stärkerer Risikofaktor als Rauchen, hoher Blutdruck oder hohes Cholesterin. Eine Oxford-Untersuchung zeigte, dass die Wahrscheinlichkeit, an M. Alzheimer zu erkranken, 450fach ansteigt, wenn man hohe Homocysteinwerte im Blut hat. Was tun? Die B-Vitamine spalten Homocystein, vor allem die Folsäure, aber auch B6 und B12. 400 Mikrogramm Folsäure täglich reichen aus, um die gefährlichen Homocysteinwerte zu senken. Die B-Vitamine sollten aber ununterbrochen genommen werden, vier Monate nach Absetzen der Folsäure-Einnahme steigen sonst die Homocysteinwerte wieder auf anomal hohe Werte an. Studien zeigten, dass bei zwei Drittel aller alten Menschen die Folsäure-Aufnahme durch die Ernährung allein nicht ausreicht, um niedrige Homocysteinwerte zu erzielen. Folsäure findet sich vor allem in Orangensaft, Gemüse (vor allem grünes Blattgemüse), Mandeln, angereicherten Frühstücksflocken und Avocados. Außerdem Vorsicht vor zuviel Kaffeegenuss. Bei mehr als 5 Tassen täglich und besonders in Verbindung mit Nikotinkonsum steigt das Homocystein im Blut erheblich an. Rauchen lässt die Folsäure-Werte abfallen. Vorsicht vor zuviel Fleisch, aus tierischen Eiweiß kann ebenfalls Homocystein gebildet werden. Warum ist das Homocystein so gefährlich? Es macht die Innenwände der Blutgefäße für die Bildung und Ablagerung von Plaques anfällig. Dadurch wird der Blutfluss behindert oder sogar blockiert. Es regt die Arterienzellen an, Kollagen zu bilden, was zu einer Versteifung der Gefäßwände führt. Es blockiert die Synthese von Serotonin (einem wichtigen Botenstoff und „Glückshormon") und letztlich wirkt es als Nervengift, in dem es Substanzen wie Glutamat aktiviert. Vermeiden Sie den Geschmacksverstärker Glutamat, er fördert den Vielfraß und schadet Ihrem Gehirn.

3. Hohe **Triglycerid-Werte** können Sauerstoffmangel im Gehirn bewirken. Eine Forschergruppe um Dr. Charles Glueck aus Cincinnati sieht direkte Zusammenhänge zwischen Depression, Aggression und Hyperaktivität bei Kindern und Jugendlichen unter hohen Triglyceridwerten im Blut. Umgekehrt verbesserte

sich die Stimmung beim Absinken des Triglycerides merklich. Übrigens: Fischöl senkt die Triglyceride und verbessert somit auch die Stimmung. Und trinken Sie Alkohol nur in Maßen, ein oder zwei Glas Wein oder Bier. Bei Alkoholgenuss in großen Mengen können die Triglyceride ansteigen. Vorsicht auch bei Zucker und den gesüßten Softdrinks. Überschüssiger Zucker wird im Körper zu Fett umgebaut. Bevorzugen Sie lieber frische Früchte vor der ballaststoffarmen Bequemlichkeitskost wie Chips, Kekse und andere Süßigkeiten.

4. **Hoher Blutdruck** macht das Gehirn früher fertig. Vor allem unbehandelter Bluthochdruck und unregelmäßige Herzschläge wirken ruinös auf die geistigen Fähigkeiten. Hoher Blutdruck lässt die Gehirne im Alter früher schrumpfen. Daneben ist das Risiko, einen Schlaganfall zu erleiden, vervierfacht. Auch eine schlechte Herzfunktion ist nicht günstig zum Erhalt der geistigen Fähigkeiten. Merke: Dem Herz folgt der Verstand!

5. **Zuviel Alkohol** schädigt Ihr Gehirn. Ein Viertelliter Wein für sie, ein halber Liter für ihn, und das Schlaganfallrisiko sinkt. Alles darüber hinaus, insbesondere ab 6 bis 7 Drinks pro Tag auf längere Zeit, verdreifacht das Schlaganfallrisiko. Totales Alkoholverbot gilt natürlich für Schwangere, Leber- oder Bauchspeicheldrüsenerkrankte, Menschen mit Magengeschwüren, bei Alkoholabhängigkeit oder einer Alkoholabhängigkeit in der Familie und bei Medikamenteneinnahme, bei der Wechselwirkungen mit Alkohol entstehen können.

6. **Bewegungsarmut** schadet. Bis zu 50 Prozent Risikoverringerung sind bei regelmäßiger körperlicher Bewegung möglich durch eine positive Wirkung auf Blutgerinnung, Gewicht, Blutzucker, Cholesterin (siehe auch Kapitel 5. Bewegung). Als Bewegungsform kommt alles in Frage: Tanzen, Radfahren, Gartenarbeit und 1000 andere Dinge, die Sie gerne tun.

7. **Unausgewogene Ernährung** erhöht das Schlaganfallrisiko. Regelmäßig Obst und Gemüse verringert das Schlaganfallrisiko um bis zu 68 Prozent (Framingham und Nurses Study, Harvard). Wobei dem Betacarotin und dem Vitamin C eine besondere Bedeutung zukommt. Eine weitere wichtige Bedeutung hat das Kalium. Ausreichend hohe Kaliumwerte verringern ebenfalls das Schlaganfallrisiko. Wenn Sie Diuretika (Entwässerungsmittel) einnehmen, ergänzen Sie Kalium unbedingt. Kalium schützt die Hüllen der Blutgefäße gegen Beschädigungen durch freie Radikale, dadurch sind die Gefäße weit weniger anfällig für Schlaganfälle. Besonders kaliumhaltig sind Trockenfrüchte, vor allem Aprikosen, Rosinen und Pflaumen. Unter den Gemüsen vor allem weiße Bohnen, Fenchel, Knoblauch, Gartenkresse, Linsen, Petersilie, Rosenkohl, Spinat, Pilze und Erdnüsse, Sojamehl und Weizenkeime.

8. **Schlafapnoe:** Wenn Sie nachts schnarchen und zwischendurch Atempausen machen, müssen Sie wissen, dass dies Ihrem Gehirn regelmäßig Sauerstoffmangel zufügt. Sie werden dies tagsüber durch Unkonzentriertheit und Schlafbedürfnis merken (siehe auch Kapitel „Schlaf").

Was Ihr Gehirn sonst noch weiterbringt

Neurobics, die neueste amerikanische Variante des **Gehirnjoggens:** Es ist wichtig, körperlich und geistig flexibel zu bleiben. „Brauch ich nicht mehr, will ich nicht, interessiert mich nicht, ist neumodisches Zeug, mach ich schon immer so" etc. zeugt von Altersstarrsinn und geistiger Unbeweglichkeit. Dabei braucht unser Gehirn auch neue unerwartete Impulse. Ziehen Sie sich morgens mal im Dunkeln an, nehmen Sie auf der Treppe immer eine und zwei Stufen im Wechsel, putzen Sie sich die Zähne mit der linken Hand. Neurobisch ist eine Übung, bei der die ganze Aufmerksamkeit und Konzentration gefordert ist. Wechseln Sie mal den Weg zur Arbeit, den Supermarkt, wechseln Sie in der Familie am Tisch mal die Stammplätze. Verbinden Sie mit bestimmten Menschen bestimmte Assoziationen: „Eselsbrücken" – eine auffallende Krawatte, das Parfum, Gesten, Mimik. Nützen Sie die ganze Wahrnehmungspalette und der Name wird Ihnen leichter in Erinnerung bleiben. Der Neurobiologe Lawrence Katz von der Duke Universität in North Carolina entwickelte das

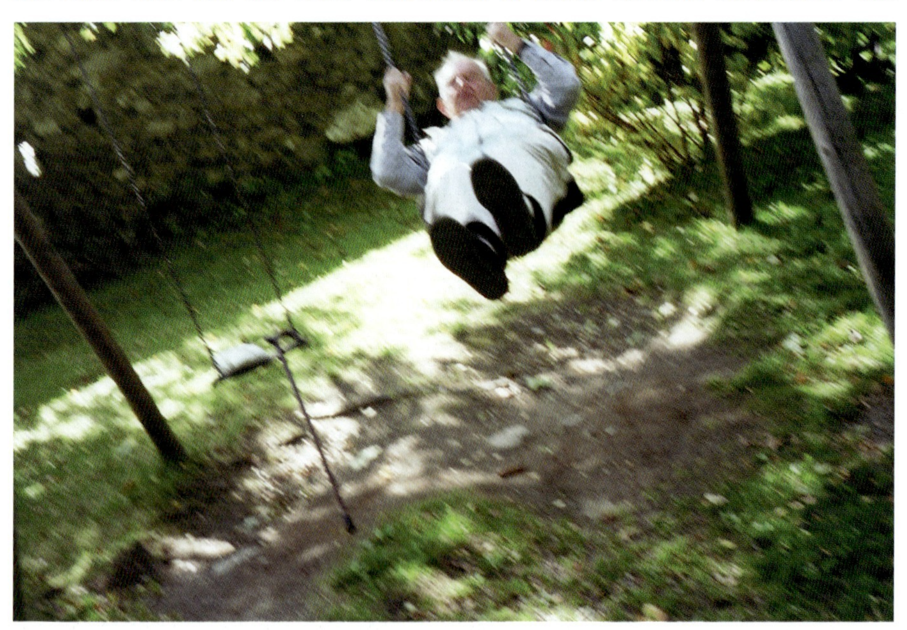

Mit 88 Jahren immer jung geblieben.

Übungsprogramm „neurobics", mit dem man sein Gehirn wie einen Muskel trainieren kann. Europäische Varianten heißen „Brain-Walk" oder „Gehirn-Jogging". Das Gedächtnis, die Konzentration und die Kreativität soll gefördert werden. Insbesondere das Brain-walking nutzt dabei die Bewegung an der frischen Luft in der Natur aus. Die geistige Leistungsfähigkeit ist beim Gehen um 20 Prozent höher als im Sitzen. Das Gehirn braucht besonders viel Sauerstoff. Dies wird unter anderem bei guter Belüftung oder auch durch das Kaugummikauen erzielt. Kaugummi kauende Kinder sind schlauer. In der Sima-Studie der Universität Würzburg wurde nachgewiesen, dass sich bestimmte Übungen, eine Kombination aus Gedächtnis- und Bewegungstraining, günstig auf den Gehirnalterungsprozess auswirken.

Wer sich für vieles interessiert, wird besser in der Welt zurechtkommen als jemand, für den nichts oder nur wenig einen Reiz hat.
(Bertrand Russell – er ist 98 Jahre alt geworden)

Mnemotechnik
Mnéme = Gedächtnis, Téchne = Verfahren

Helfen Sie Ihrem Gehirn auf die Sprünge. Verwenden Sie die Mnemotechnik, damit dem Gehirn das „Merken" leichter fällt:

- Ein Karteikasten für Vokabeln und schwierige Begriffe hilft Ihnen bei der Wiederholung.
- Namen merken Sie sich leichter im Bildersystem, Herr Müller sieht aus wie ..., oder Sie erfinden Geschichten, um sich Ihre Einkaufsliste besser merken zu können.
- Im Loci-System erinnern Sie sich an Begebenheiten mit Ort und Zeit oder Sie fertigen sich im Mindmapping Schaubilder an, um sich schwierige Zusammenhänge vor Augen zu führen (siehe Seite 311).
- Merksprüche: Zum Beispiel „Im Osten geht die Sonne auf, im Süden ...", können sich selbst Kindergartenkinder problemlos merken.
- Oder Sie behelfen sich mit Akronyme, indem Sie aus Anfangsbuchstaben Kurzwörter erfinden, zum Beispiel „KURA" für die Sozialversicherungen „Kranken-, Unfall-, Renten- und Arbeitslosenversicherung".

Zusammengefasst: Was bringt unser Gehirn also weiter?

- Multivitamine, besonders für Schulkinder und ältere Menschen, da der Bedarf im Alter ansteigt. Folsäure und Selen sollten enthalten sein.
- Antioxidantien, Vitamine, die Vitamine E und C, Alpha-Lipoische Säure und Coenzym Q10. Kinder bekommen die halbe Erwachsenendosis. Essen Sie viele Antioxidantien, Obst und Gemüse, Erdbeeren und Spinat, Blaubeeren, Trockenpflaumen, insbesondere die farbintensiven Früchte enthalten viele Antioxidantien. Trinken Sie Tee, schwarz oder grün, Tee aus Blättern verwenden, möglichst keine Fertigbeutel oder Instantgetränke verwenden, keine Nahrungsmittel mit Glutamatzusatz.
- Vorsicht vor den schlechten Fetten aus Fast Food, ungesättigte Pflanzenfette wie Maisöl und dem Verzehr von Transfetten in den meisten Margarinen, in Süßgebäck und in Pommes frites.
- Greifen Sie zum Omega-3-Fischöl aus natürlichem Fisch oder durch Fischölkapseln. Bevorzugen Sie DHA-Fischölkapseln.
- Wenn Sie älter werden, nehmen Sie ruhig ein bisschen Gehirndoping in Form von Nahrungsergänzungsmitteln. Ginkgo oder PS können sich günstig auf das Kurzzeitgedächtnis auswirken.
- Vorsicht vor Zuckerüberschuss und Insulinresistenz. Eine richtige Menge von Blutzucker muss dem Gehirn regelmäßig für gute Leistungsfähigkeit zur Verfügung gestellt werden.
- Übergewicht auf jeden Fall vermeiden. Zuviel Kalorien führen zu einem Anstieg der freien Radikale, die Gehirn und andere Organe schädigen.
- Statt Stress lieber regelmäßig Bewegung, da freut sich Ihr Gehirn.
- Nutzen Sie die positive Wirkung des Neurobics oder das Brainwalking. Prof. Spitzer, der Gehirnforscher und Psychologe aus Ulm, sagt: „Das Gehirn lernt immer, weil es nichts besser kann und sowieso nichts lieber tut."
- Will etwas ganz schlecht im Gedächtnis bleiben, nehmen Sie den „Lernstoff" mit auf einen Spaziergang. In Bewegung lernt es sich leichter.
- Vorsicht vor Reizüberflutung. Lassen Sie nur Reize an ihr Gehirn, die sich positiv auswirken. (Nicht zu laut, nicht zu viel, nicht zu stupide.)

Alt machen nicht die grauen Haare, alt machen nicht die Lebensjahre,
alt ist, wer den Mut verliert – und sich für nichts mehr interessiert.
Es ist ein großes Glück auf Erden, mit frohem Herzen alt zu werden.
(aus einer Missionszeitung)

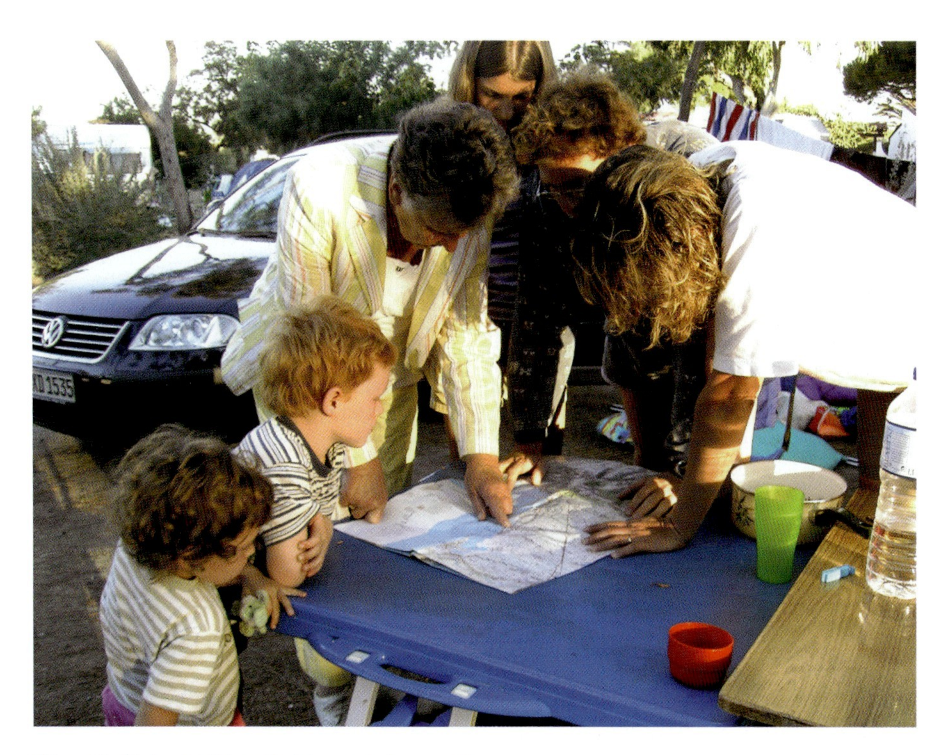

Wer täglich denkt, wird immer besser!

4. Getränke

4.1. Trinkmenge

Trinken Sie das Richtige – und davon genug?

Haben Sie einmal konsequent Ihre tägliche Trinkmenge überprüft? Haben Sie für jede Tasse Kaffee ein Glas Wasser zusätzlich getrunken? Fühlen Sie sich schlapp, antriebslos und haben einen dunklen Urin? Wenn das so ist, dann muten Sie Ihrem Körper einen Mangelzustand zu. Der Körper stellt sich auf ein Notprogramm ein. Sie konservieren sich förmlich selber und trocknen im wahrsten Sinne des Wortes aus. Das meiste Wasser im Körper enthält das Gehirn. Es ist in seiner Funktion bei Wassermangel als erstes betroffen.

Regelmäßige Flüssigkeitszufuhr verbessert die Zirkulation übrigens nicht nur im Gehirn, sondern auch in allen anderen Organen und Gefäßen. Viele sogenannte Erkrankungen wie Schwindel, Kopfschmerzen, Wadenkrämpfe, Schwäche, Depressionen mit Antriebsmangel können auf banalen Wasser- bzw. Flüssigkeitsmangel zurückgeführt werden.

Wassergehalt verschiedener Körpergewebe in Prozent	
Gehirn	75
Leber	71
Muskel	70
Haut	58
Skelett	28
Fettgewebe	23

Ein kluger Mann macht nicht alle Fehler selber, er gibt auch anderen eine Chance. *(Winston Churchill)*

Aus dem Klinikalltag: Es war übers Wochenende schwülwarm geworden, die Patienten hatten sich auf den Liegestühlen vor der Klinik versammelt. In der Nacht zum Montag geht es Herrn M. sehr schlecht, ihm ist übel, er klagt über Herzrhythmusstörungen, Herzrasen, Kaltschweißigkeit. Der Blutdruck ist eher niedrig, das Herz ist zu schnell. Ein EKG bestätigt das. Herr M. hat außer Kaffee am Wochenende kaum Flüssigkeit zu sich genommen und sich so in eine äußerst kritische Situation gebracht. Die sofort eingeleitete Therapie lautete: Trinken Sie Wasser und Tee und Apfelschorle und davon etwas mehr, wenn es geht. Zwei Stunden später war der Mann preisgünstig geheilt.

Also trinken Sie ausreichend, besonders wenn Sie einen erhöhten Flüssigkeitsverlust durch hohe Außentemperaturen, sportliche Betätigung oder Fieber haben. Wieviel wäre sinnvoll? Ein Durchschnittsmensch, ohne sportliche Belastung, sollte 40 ml Wasser für jedes Kilogramm Körpergewicht täglich zu sich nehmen, sozusagen als Basisversorgung. Bei freizeitsportlicher Belastung natürlich mehr und als Tour-de-France-Teilnehmer noch mehr. Wir sollten die positive Wirkung einer ausreichenden Wasserzufuhr nicht unterschätzen. Beachten Sie aber, dass acht, neun oder gar zehn Liter Wasser am Tag Ihre lebenswichtigen Mineralien aus dem Körper schwemmen. Mittlerweile sind ca. 250 Todesfälle unter Radsportlern und Triathleten dadurch aufgetreten. Eine betagte Dame in der Reha wollte nie mehr stürzen und trank deshalb große Mengen lauwarmes Wasser aus der Leitung. Sie fiel ins Koma! Natriummangel! Die richtige tägliche Wassermenge stärkt das Immunsystem und kann sich heilend auf körperliche Gebrechen auswirken (Studie an 3000 Gefängnisinsassen von Fereydoon Batmanghelidy).

Warum trinken trotzdem so viele Menschen zuwenig oder das Falsche? Es nützt nichts, nur dann zu trinken, wenn schon die trockene Zunge am Gaumen klebt und die Haut in Falten stehen bleibt. Man muss regelmäßig trinken, am Anfang vielleicht sogar nach Plan. Bedenken Sie, dass sich im Alter das Durstzentrum im Gehirn zurückbildet und somit der Signalgeber immer schwächer wird. F. Rotter hat einmal gesagt: „Ich tue es gern, weil ich es tun muss". Auch ohne sportliche Betätigung sollten Sie täglich 2,4 Liter trinken. Das gilt für eine regelmäßige sinnvolle Flüssigkeitszufuhr in ganz besonderer Weise.

Sie brauchen ein konsequentes Trinkkonzept

Beim Neugeborenen bestehen 75 Prozent des Körpergewichtes aus Wasser. Beim erwachsenen Mann sind es im Mittel 63 Prozent, bei der erwachsenen Frau 52 Prozent. Mit zunehmenden Alter sinken die Werte auf 52 und 46 Prozent ab. Fettgewebe enthält nur wenig Wasser, die wasserreichsten Organe sind Gehirn, Leber und Muskulatur. Der Mensch kann in Hungerperioden 30 bis 40 Tage überleben. Ohne Wasser ist ein Überleben unter günstigsten klimatischen Bedingungen nur drei bis fünf Tage möglich.

Der tägliche Wasserbedarf, ohne Schweißverlust, liegt bei durchschnittlich 2,4 Litern, wobei 1,5 Liter mit Getränken aufgenommen werden müssen. Ideal wäre eine Flüssigkeitsaufnahme alle zwei Stunden, wie beim Neugeborenen. Der erwachsene Mensch hat aber verlernt, ein Durstgefühl wahrzunehmen und konsequent zu trinken. Das gesunde Durstempfinden muss wieder gelernt werden. Dazu stellen Sie ihre tatsächliche Trinkmenge erst einmal schriftlich fest. Nehmen Sie genügend „wasserhaltige" Nahrungsmittel (Obst, Gemüse, Milch,

Magerquark, Frischfleisch, Frischfisch) zu sich? Machen Sie Sport, sollten Sie für jede Stunde zusätzlich 0,6 Liter Flüssigkeit einkalkulieren.

Versuchen Sie, sich die Trinkmenge über den Tag sinnvoll einzuteilen. Benutzen Sie zum Frühstück eine große Halblitertasse, kein Mensch füllt sich zum Frühstück eine kleine 0,1-Liter-Tasse vier bis fünf Mal. Stellen Sie sich eine Mineralwasserflasche, Tee oder Saftschorle an ihren Arbeitsplatz, sie sollte bis zur Mittagspause leer sein. Zum Mittagessen nehmen Sie wieder ein Viertelliterter-Glas mit einem Getränk ihrer Wahl. Nachmittags Tee oder Saftschorle und am Abend – je nach sportlicher Betätigung – den Restbedarf des Tages. Bedenken Sie bitte, dass der Genuss von Kaffee und Schwarztee und coffeinhaltiger Erfrischungsgetränke, je nach genossener Menge, ihrem Körper eher Flüssigkeit durch vermehrten Harnfluss entzieht. Auch zum abendlichen Rotwein sollte mindestens die gleiche Menge Wasser getrunken werden sollte.

Nach dem Aufstehen	1 Glas Mineralwasser	200 ml
Zum Frühstück	1 gr.Tasse Kaffee/Tee	300 ml
und	1 Glas Fruchtsaft	100 ml
Vormittags	2 Gläser Apfelschorle	400 ml
Zum Mittagessen	1 Glas Mineralwasser	200 ml
Nachmittags	1 Tasse Kräutertee	200 ml
Zum Abendessen	1 Glas Wein/Bier und 1 Glas Wasser	300 ml
Zur Nacht	1 Glas Milch	200 ml
Gesamtmenge pro Tag		1900 ml

Was machen Sie, wenn Sie bemerken, dass jemand über den Tag verteilt zu wenig trinkt? Ziehen Sie die Haut am Handrücken hoch, bleibt die Falte stehen, wurde zu wenig getrunken. Lassen Sie erst einmal aufschreiben, was tatsächlich getrunken wurde. Damit beschäftigt sich die betreffende Person schon einmal geistig mit der Flüssigkeitszufuhr. Wenn festgestellt wird, wie wenige Milliliter am Tag getrunken wurden, kann ein Trinkplan erstellt werden. Langsam sollte die tägliche Trinkmenge auf 2 bis 2,5 Liter, je nach körperlicher Belastung und klimatischen Bedingungen, gesteigert werden. Leider lässt unser Durstgefühl im Laufe des Lebens zunehmend nach. Das „Durstzentrum" im Gehirn bildet sich nach und nach zurück. Dadurch wird der Blutfluss, insbesondere in den kleinen Gefäßen, aber auch im Gehirn, vermindert. Das kann zu negativen Folgen für Herz-Kreislauf und auf die körperliche und geistige Leistungsfähigkeit führen. Im Extremfall kommt es zum Organversagen, zuerst oft der Niere. Hat sich der Körper jedoch wieder an eine geregelte Flüssigkeitszufuhr gewöhnt, so verspürt der Mensch auch wieder erste Durstgefühle, wenn ein Defizit entstehen sollte. Der Mensch kann im Gegensatz zum Tier aufhören zu trinken, ohne dass sein Flüssigkeitsverlust vollständig ausgeglichen ist.

Was passiert bei Wassermangel im Körper?

Auswirkung von Wassermangel auf den Körper
Angaben in Prozent des Körpergewichts

1-5 Prozent Wassermangel	6-10 Prozent Wassermangel	11-20 Prozent Wassermangel
Durst	Schwindelgefühl	Delirium
Unbehagen, Übelkeit	Kopfschmerzen	Krämpfe
Appetitlosigkeit	Atemnot	Geschwollene Zunge
Hautröte	Gehunfähigkeit	Schluckhemmung
Ungeduld	Kribbeln in den Armen und Beinen	Schwerhörigkeit
Schläfrigkeit	„Eindickung“ des Blutes	Verschleiertes Sehen
Herzschlag wird schneller	Speichelbildung fehlt	Runzlige, empfindungslose Haut
Erhöhung der Körpertemperatur	Sprechschwierigkeiten	Schmerzen beim Wasserlassen

Ihr eigener Körper braucht regelmäßig Flüssigkeit. Es nützt wenig, wenn Sie zu den Spätnachrichten merken, dass Sie den ganzen Tag über zu wenig getrunken haben und dann 1,5 Liter Leitungswasser am Stück trinken. Sie haben dadurch höchstens Ihren Nachtschlaf gestört, die Natur wird ihr Recht fordern. Eine sinnvolle Flüssigkeitszufuhr muss regelmäßig über den Tag verteilt erfolgen. Verspüren Sie einen trockenen Mund, haben Sie schon etwas falsch gemacht. Ein aufkommendes Durstgefühl spricht schon für einen Flüssigkeitsmangelzustand im Körper. Es fehlt Ihnen 0,5 Prozent ihres Körpergewichtes in Form von Wasser, ca. 300 bis 400 ml. Ab 1 Prozent Wasserverlust kommt es bereits zu Einbußen der mentalen Fähigkeiten (das Gehirn leidet) und ab 2 Prozent Wasserverlust leidet die Ausdauerleistung. Sie müssen mit deutlichen geistigen Einschränkungen rechnen. Das wirkt sich besonders fatal in der Schule, beim Studium, aber auch am Arbeitsplatz aus. Die Sturzgefahr nimmt zu, die Koordination wird schlechter, die Reaktionsfähigkeit leidet. Wollen Sie diese Nachteile in Kauf nehmen, nur weil Sie nicht gerne trinken? Achten Sie auf Abwechslung bei der Getränkeauswahl, dann werden die angebotenen Getränke besser angenommen.

1,5 Liter reine Flüssigkeitszufuhr sind Pflicht pro Tag. Der tägliche Wasserbedarf – ohne Schwitzen – liegt beim Erwachsenen bei 2,4 Litern. Trinken Sie rechtzeitig, regelmäßig, bevor der Durst kommt.

Sportgetränke? Sinnvoll? Wenn ja, was? Wann und wieviel?

Eine durchschnittliche Freizeitsportaktivität von circa einer Stunde erfordert hauptsächlich Wasser. Vorsicht vor hypertonen Elektrolytlösungen, die dem Körper eher noch Flüssigkeit entziehen können, damit wieder Isotonie hergestellt ist. Empfohlen wird zum Beispiel Apfelschorle (3 Teile Wasser, 1 Teil Apfelsaft). Es stimmt nicht, dass sich ein Wasserverlust günstig auf die sportliche Leistung auswirken könnte, da weniger Gewicht zu transportieren sei. Der Vorteil des geringeren Gewichtes wird durch ungünstige physiologische Reaktionen überlagert. Trinken beim Sport verbessert die Leistungsfähigkeit. Ist der Flüssigkeitsersatz etwas zu hoch, hat das keine Nachteile auf die sportliche Leistungsfähigkeit. Empfohlen sind 0,3 bis 0,5 Liter eine Viertelstunde vor dem Start in kleinen Schlucken, dann weitere Getränke auf der Zwischenetappe. Das Trinken während der sportlichen Belastung sollte im Training geübt werden.

Eine sportliche Betätigung bis zu einer halben Stunde benötigt keine Flüssigkeitszufuhr während des Sportes. Die Schweißverluste können nach Beendigung des Trainings ausgeglichen werden. Beim Ausdauersport, länger als

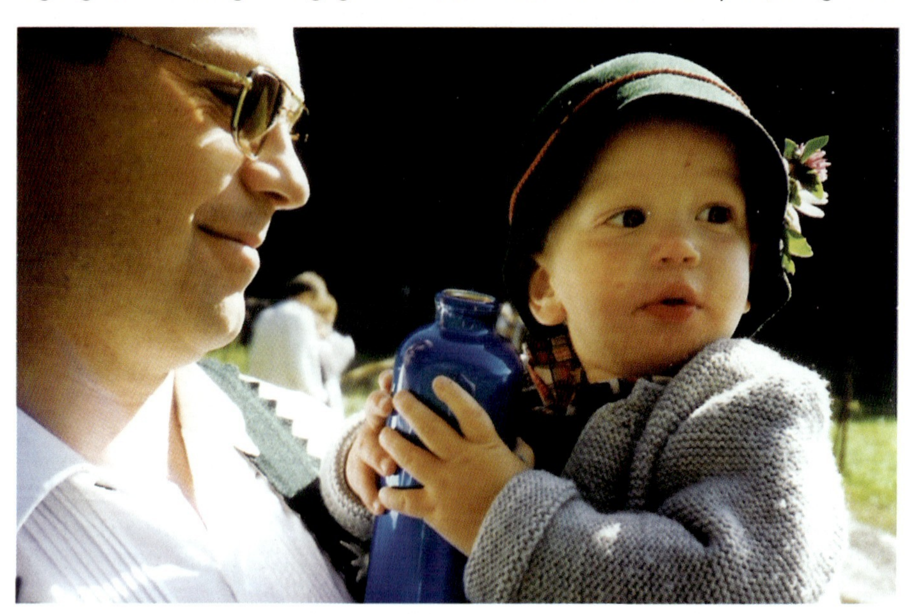

30 Minuten, liegt der Sinn des Trinkens im Erhalt der Leistungsfähigkeit. Der Trainierte sollte spätestens nach einer Stunde, besser nach 45 Minuten, alle 15 bis 20 Minuten 150 bis 250 ml in kleinen Schlucken zu sich nehmen. Es sollten pro Stunde 0,5 bis 1 Liter getrunken werden. Empfohlen sind Sportschorle im Mischungsverhältnis von 3:1 (Wasser zu Fruchtsaft). Beim Ausdauersport über mehr als vier Stunden muss an eine zusätzliche Zufuhr von Kohlenhydraten gedacht werden. Dies kann auch in fester Form bei Berg- und auf Radtouren geschehen. Beim Triathlon und bei Laufwettbewerben sollte der Anteil des-Fruchtsaftes erhöht werden. Um einem Abfall der Mineralstoffkonzentration entgegenzuwirken, sollte Natrium, Calcium, Magnesium und Chlorid zugeführt werden. Bei Sportarten, bei denen Konzentration und geistige Leistungsfähigkeit gefragt sind, ist Apfelschorle besonders empfehlenswert, weil Apfelsaft Bor enthält und Bor die mentale Leistungsfähigkeit positiv beeinflussen kann. In großer Höhe ist der Flüssigkeitsverlust wesentlich höher als im Tiefland. Bei 26 Grad Celsius beträgt der Schweißverlust bei einer Wanderung 0,4 l pro Stunde, gleich hoch ist er bei einem Sonnenbad bei 32 Grad Celsius. Bei starker beruflicher Belastung unter heißen Arbeitsbedingungen treten Schweißverluste von sechs und mehr Litern auf. Der ermittelte Gewichtsverlust im Vergleich vor und nach der körperlichen Beanspruchung entspricht in etwa dem Wasserverlust. Diese Schweißverluste sollten zu 150 Prozent wieder ausgeglichen werden.

„Wunderbar ist Apfelsaft, er ist gesund und gibt dir Kraft!
Apfelsaft ist großer Mist, wenn er ausgesoffen ist!"
... aus einem Kinderbuch – auch für Erwachsene

Ab 30 Minuten Ausdauersport sollten pro Stunde 0,5 bis 1 Liter Sportschorle getrunken werden. Ab vier Stunden Ausdauersport müssen Kohlenhydrate ergänzt werden.

4.2. Wasser

Wasser: Was ist drin, was ist dran, was ist empfohlen?

Wasser, das in den tieferen Untergrund sickert, wird auf seiner Wanderung durch die Erd- und Gesteinsschichten von Stoffen reingefiltert, die an der Oberfläche ins Wasser gelangt sind (Industriestäube, Nitrat, Reifenabrieb von Straßen, Verbrennungsrückstände aus der Luft etc.). Die Lösungsfähigkeit des Wassers sorgt dafür, dass beim Durchfließen des Gesteins Mineralstoffe und Spurenelemente aufgenommen werden. So kann dem Wasser auch durch vulkanische Vorgänge Kohlensäure zugeführt werden. Ein Liter abgekühltes

Magma setzt 80 Liter Kohlensäure frei. Die Kohlensäure erhöht das Lösungsvermögen des Wassers, es wird mineralstoffreicher.

- Quellwasser braucht keine ernährungsphysiologische Wirkungen zu haben, es stammt aus unterirdischen Wasservorkommen und wird am Quellort abgefüllt. Es benötigt keine amtliche Zulassung.

- Tafelwasser wird künstlich aus verschiedenen Wässern hergestellt. Es dürfen Zusatzstoffe zugesetzt werden, die angegeben sein müssen.

- Heilwasser ist ein Fertigarzneimittel. Es benötigt die amtliche Zulassung als Heilmittel mit Nachweis einer therapeutischen Wirksamkeit. Heilwässer werden häufig bei Magenbeschwerden, Verdauungsstörungen, Appetitmangel oder bei urologischen Störungen eingesetzt. Welches Heilwasser wann? Bei Blutverlust und nach Infekten zum Ausgleich von Eisenmangel eisenhaltige

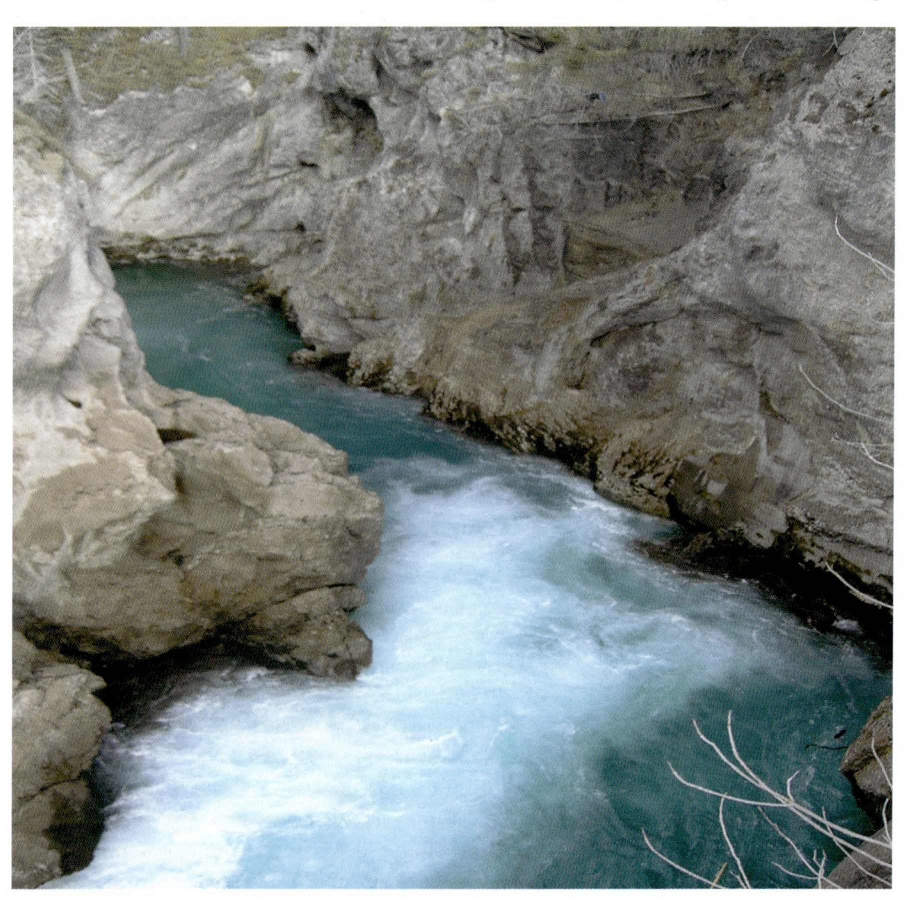

Wässer. Bei Harnwegsinfekt calcium-, magnesium- und hydrogencarbonathaltige Heilwässer, wegen ihrer entzündungshemmenden Wirkung, Dabei wird das Entzündungsmilieu durch das Hydrogencarbonat neutralisiert. Bei Diabetes mellitus, hohem Harnsäurespiegel und bei Produktion von zuviel Magensäure werden hydrogencarbonathaltige Heilwässer empfohlen. Sie verbessern die Insulinwirkung, die Harnsäure-Ausscheidung und Puffern die überschüssige Magensäure ab. Sulfathaltige Heilwässer dienen der Bekämpfung von Stuhlverstopfung und Normalisierung der Funktion von Leber, Galle und Bauchspeicheldrüse. Bei Knochenschwund und Allergien sind calciumhaltige Wässer sinnvoll. Zur Vorbeugung von Karies nimmt man fluoridhaltiges Wasser mit zahnschmelzhärtender Wirkung und Hemmung der Säurebildung von Mundbakterien.

- Leitungswasser (muss der Trinkwasserverordnung genügen) ist das beste und am häufigsten kontrollierte Lebensmittel, das es in Deutschland gibt. Unter hygienischen Gesichtspunkten übertrifft das Leitungswasser die Mineralwässer (Prof. Daschner). Hygieneprofessor Daschner stellte in Untersuchungen fest, dass die Wässer bis zu zehntausendmal mehr Keime enthielten, wenn sie durch Wasserfilter gelaufen waren. Auch die Stiftung Warentest, die elf verschiedene Wasserfilter getestet hat, bestätigt: Eine zusätzliche Filterung unseres Leitungswassers ist nicht erforderlich. Dies gilt nicht für Wässer aus Seen und Flüssen (Oberflächenwasser). Örtliche Nitrat-, Chlor- oder Bleibelastungen des Leitungswassers sollten abgeklärt sein, ansonsten spricht nichts gegen einen regelmäßigen Leitungswassergenuss. Die Trinkwasserverordnung sieht einen Grenzwert von 50 Milligramm Nitrat pro Liter Wasser vor. Trinkwasser, das länger zum Verbraucher unterwegs ist, muss gechlort werden. Stuttgart bezieht sein Trinkwasser zum Beispiel teilweise aus dem Bodensee. Vorsicht ist in Häusern geboten, die vor 1973 gebaut worden sind. Trinkwasser kann hier mit Blei (giftig) aus den Wasserleitungsrohren verunreinigt sein. Sind die Wasserleitungsrohre silbergrau und aus weichem Metall, das sich mit dem Messer leicht abschaben lässt, dann ist Vorsicht vor Blei geboten. Die Stiftung Warentest analysiert Leitungswasser für ca. 50 bis 90 Euro.

- Mineralwasser muss nach dem Gesetz „ursprünglich rein" sein. Es muss am Quellort abgefüllt werden. Menschliche Verunreinigungen dürfen darin nicht enthalten sein. Es darf nur Kohlensäure hinzugefügt oder entnommen werden, einzelne Mineralstoffe dürfen nicht entnommen oder hinzugefügt werden. Die aufgedruckte Analyse gibt Aufschluss über die charakteristischen Bestandteile. Ein amtliches Siegel ist erforderlich. Hydrogencarbonathaltig ist ein Wasser mit mehr als 600 mg/l Hydrogencarbonat, sulfathaltig mit einem Sulfatgehalt von mehr als 200 mg/l, chloridhaltig mit einem Chloridgehalt von mehr als 200 mg/l, calciumhaltig mit mehr als 50 mg/l Calcium,

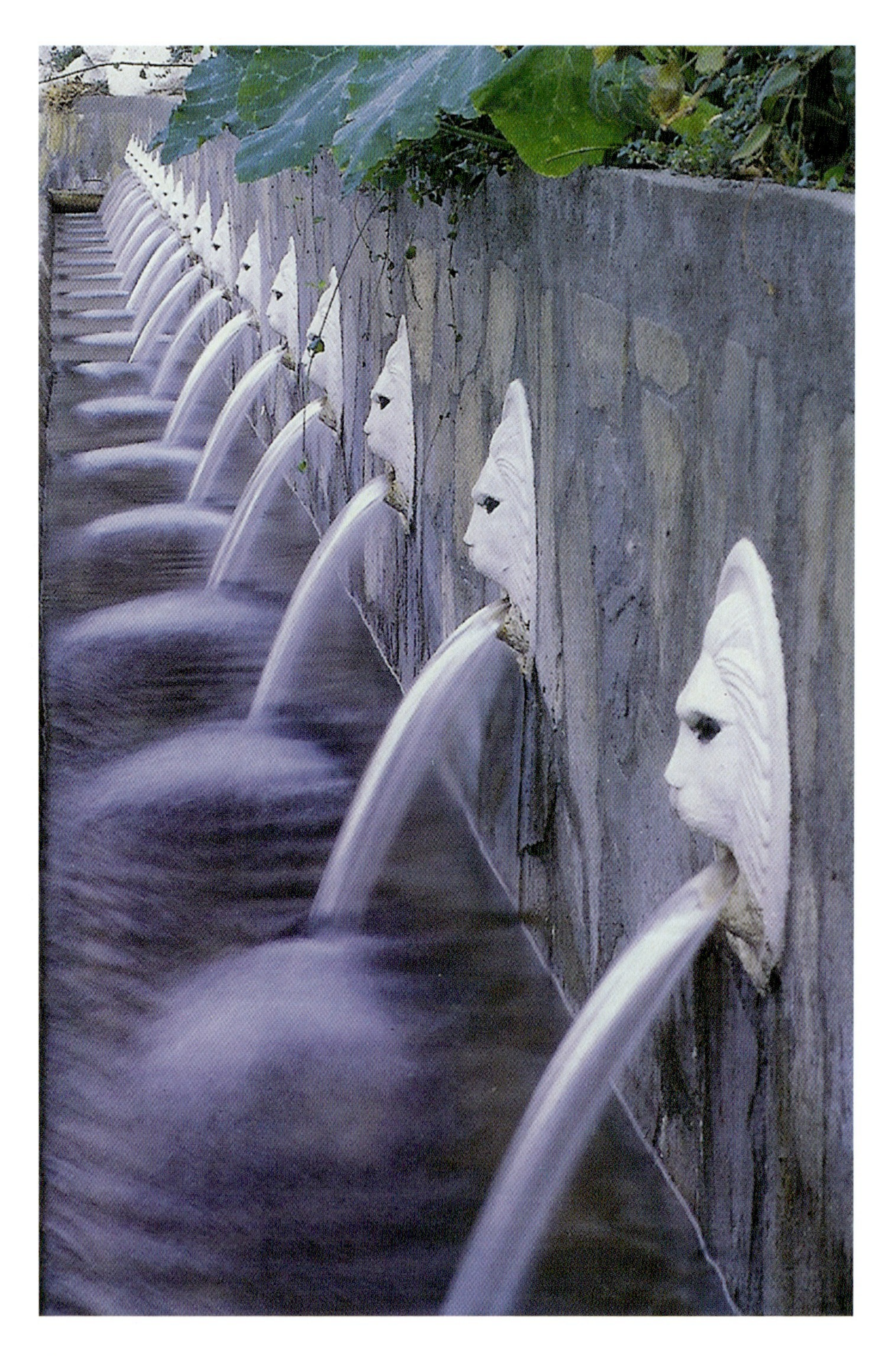

magnesiumhaltig mit mehr als 50 mg/l Magnesium, fluoridhaltig mit mehr als 1 mg/l Fluorid, eisenhaltig mit mehr als 1 mg/l Eisen und natriumhaltig mit einem Natriumgehalt von mehr als 200 mg/l. Wird Wert auf eine hohe Calciumaufnahme gelegt, sollte das Natrium-Calcium-Verhältnis beachtet werden. Ein sehr hoher Natriumgehalt verhindert die Bioverfügbarkeit des Calciums. Das Verhältnis Calcium zu Natrium sollte möglichst 10:1 betragen. Natrium schleust Kohlenhydrate durch die Darmwand, es sorgt für eine gute Wasserbindung im Körper, bei übermäßigem Natriumverlust verliert der Körper auch andere wesentliche Mineralstoffe. Einseitige Erhöhung der Magnesiumzufuhr kann die Aufnahme von Calcium behindern. Ideal sind Wässer mit einem Calcium-Magnesium-Verhältnis von 2:1. Zu empfehlen ist ein Mineralwasser mit mehr als 150 mg Calcium, mehr als 50 mg/l Magnesium und weniger als 200 mg/l Natrium.

Mineral- und Heilwässer und die enthaltenen Mineralstoffe (in mg/l)

Wasser	Natrium	Calcium	Magnesium	Kalium	Chlorid	Sulfat	Hydrogencarbonat	Eisen
Appolinaris®	505,0	94,3	115,3	29,4	168,2	128,0	1806,0	–
Contrex®	7,5	471,0	85,0	3,1	7,2	1202,0	373,3	–
Gerolsteiner®	128,2	363,7	112,5	11,9	38,9	33,7	1917,0	–
Hirschquelle®	220,0	216,5	36,5	15,5	32,2	80,5	1314,0	Ja
Römerquelle®	15,2	171,1	77,9	2,1	4,5	397,5	442,7	–
San Pellegrino®	41,5	207,0	59,3	2,7	70,9	547,0	227,0	Ja
Selters®	368,0	156,0	51,7	15,6	359,0	15,6	1098,0	–
St.Gero®	174,7	407,3	120,5	14,1	72,3	37,9	2161,0	Ja

Eine zufällige, unvollständige Auswahl.

Übrigens: PET-Flaschen sind anfälliger für Keimbildung. Das gilt vor allem für stille Wässer, Kohlensäure wirkt antibakteriell.

Welches Wasser passt zu welchem Zweck?

- Zu Kaffee oder Tee lieber weniger hartes Wasser, mit möglichst wenig Calcium und Magnesium. Bei hartem Leitungswasser kann man Heißgetränke mit stillem Wasser aufbrühen (zum Beispiel Evian®, Gerolsteiner® natur, Vittel®).

- Zu Wein empfiehlt sich ein mineralstoffarmes stilles Wasser, das neutral schmeckt und den Wein nicht verändert (zum Beispiel Evian®, Gerolsteiner® natur, Vittel®). Nach reichlich Weingenuss, vor dem Zubettgehen, ist der Säure-Basen-Ausgleich im Magen nützlich (zum Beispiel Heppinger®, Staatl. Fachingen®, St. Gero®).

- Sportler sollten nach dem Sport ihr Apfelschorle mit natrium- und kaliumhaltigen Wässern herstellen (zum Beispiel Heppinger®, Staatl. Fachingen®, Überkinger®).

- Säuglinge sollten Leitungswasser trinken oder mineralstoffarmes, kohlensäurefreies Mineralwasser mit dem Aufdruck: „Geeignet für die Herstellung von Säuglingsnahrung".

- Osteoporosegefährdete sollten ein calciumreiches Wasser bevorzugen (zum Beispiel Contrex®, Aqua Römer® classic, Gerolsteiner® Stille Quelle).

- Magenempfindliche sollten auf jeden Fall auf kohlensäurehaltige Wässer verzichten.

- Stressgeplagten wird ein magnesiumreiches Wasser empfohlen, mindestens 100 mg pro Liter (zum Beispiel Apollinaris® Classic, Gerolsteiner® Sprudel, Rhodius® Classic).

- Menschen mit Bluthochdruck sollten auf einen niedrigen Natrium- und Chloridgehalt ihres Wassers achten. Weniger als 200 mg/l gelten als niedrig (zum Beispiel Contrex®, Gerolsteiner® Excelsis, Hella® Classic).

- Nierenkranke sollten natriumarmes Wasser trinken (zum Beispiel Elisabethen Quelle®, Fürst Bismarck®, Perrier®).

Alle Genüsse sind schließlich Einbildung, und wer Phantasie hat, hat den größten Genuss. *(Theodor Fontane)*

Wählen Sie Ihr Wasser nach Ihren Bedürfnissen und Ihrem Geschmack, scheuen Sie sich nicht, einfaches Leitungswasser zu trinken. Wichtig ist, die Menge stimmt.

4.3. Wein

Täglich etwas Wein darf sein...

Vorab muss allerdings einschränkend gesagt werden, wenn Sie an einer Leber-, Bauchspeicheldrüsen- oder Suchterkrankung leiden oder Süchtige in der Verwandtschaft haben, sollten Sie auf einen Alkoholkonsum weitgehend oder ganz verzichten.

Schon in der Bibel wird immer wieder die positive Wirkung des Weines zur Sprache gebracht. Paulus an Timotheus: „Trinke nicht mehr Wasser, sondern brauche ein wenig Wein, um deines Magens willen und weil du oft krank bist!" Die alten Chinesen (600 v. Chr.) haben Haschisch in Wein gelöst und so ihre Narkosen durchgeführt. Aus Ägypten sind zahlreiche Rezepte auf der Grundlage des Weines bekannt. Pur wurde er von Heilkundigen zur Behandlung von seelischen Krisen empfohlen und bis zum heutigen Tage leider oft im Übermaß eingesetzt. Die alten Griechen mischten ihn mit Tollkirsche oder Mohn als Rausch- oder Heilmittel. In reiner Form begann Hippocrates 400 v. Chr. den Wein zu verwenden: Zur Beruhigung und als Schlafmittel, bei Kopfschmerzen und Verstimmungszuständen, zur Narkose und bei Ischiasschmerzen, bei Herz-Kreislauf-Erkrankungen und Appetitmangel, bei Darmerkrankungen und als harntreibendes Mittel. Übrigens: Auch zur oberflächlichen Wundbehandlung.

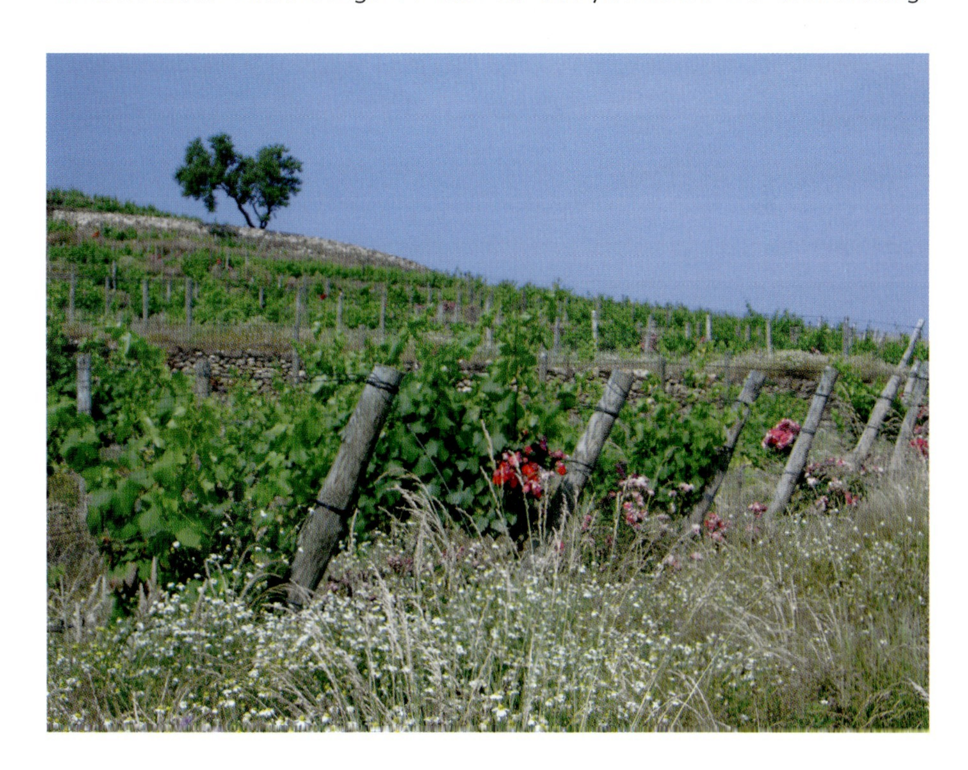

Auch Galen verwendete reinen Wein für Wundbehandlungen, Magen-Darm-Erkrankungen und zur Massage. Zur Desinfektion des Trinkwassers wurde Wein eingesetzt. Ein Geheimnis der Eroberungsfeldzüge der Römer? Der Ernährungswissenschaftler Worm meint, die Feldzüge seien sonst wahrscheinlich im wahrsten Sinne des Wortes in die Hose gegangen.

Der Durchbruch zur Erkenntnis, dass moderater, regelmäßiger Weingenuss von gesundheitlichem Vorteil sein kann, ist noch gar nicht so alt. 1996 veröffentlichten die USA in ihren offiziellen Ernährungsrichtlinien einen gesundheitlichen Nutzen moderaten Weinkonsums, obwohl über viele Jahre jeglicher Alkoholkonsum abgelehnt wurde. Und so kam es in vielen Studien zuletzt heraus: Abstinenzler haben eine schlechtere Lebenserwartung als ein moderater Weintrinker. Aber Vorsicht, starke Trinker haben ein deutlich höheres Sterberisiko und die Grenzen müssen ganz genau beachtet werden.

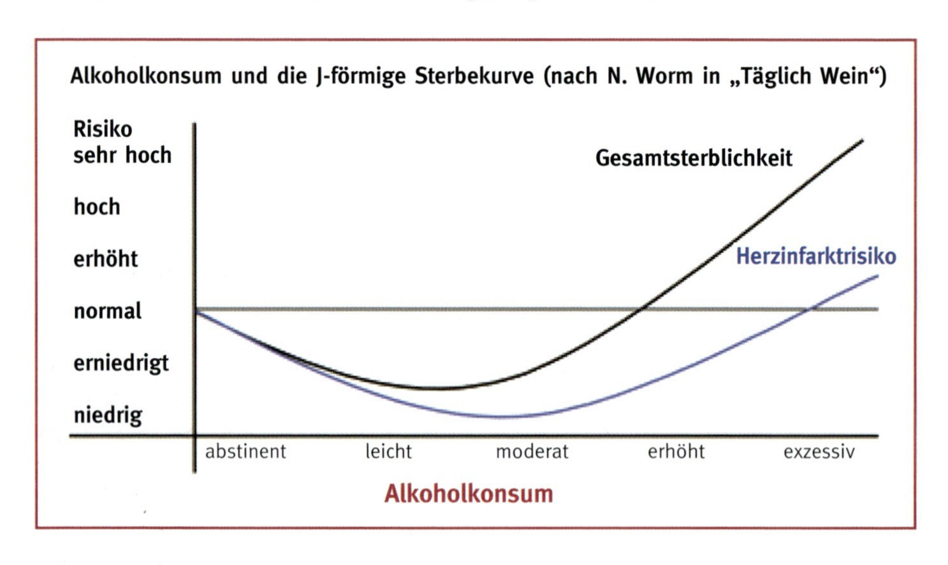

Welche positiven Wirkungen kann der normalgesunde Erwachsene vom regelmäßigen und moderaten Konsum von ein bis zwei Gläsern Rotwein pro Tag erwarten?

- Moderater Alkoholkonsum vermindert das Herzinfarktrisiko um 25 bis 45 Prozent (Harvard, 1992) und wirkt sich positiv auf die Verhinderung einer koronaren Herzerkrankung aus. Beim Genuss von täglich 0,4 bis 0,6 l Wein sank die Herzinfarktrate im Vergleich zum Abstinenzler sogar um 60 Prozent. Eine der Alkoholmenge entsprechende Menge Bier (0,75 bis 1,25 l) wirkten sich in der zitierten Copenhagen City Heart Study weder positiv noch negativ auf die Sterblichkeitsrate aus. Bei klaren Schnäpsen zum Beispiel stieg

die Sterblichkeitsrate auch bei identischer Alkoholmenge an. Aber Vorsicht, ab 60g Alkohol pro Tag wirkt jede Form des Alkohols toxisch auf den Herzmuskel, es kommt zur Kardiomyopathie und damit zu einer erheblich verringerten Lebenserwartung. Auch nimmt die Zahl der Hirnblutungen deutlich zu.
- Wein wirkt desinfizierend, beschrieben wird die vorbeugende Wirkung gegen Durchfallerkrankungen.

1892 wurde während einer Choleraepidemie in Paris das Wasser mit Wein vermischt, weil sich herausstellte, dass alle Cholerabakterien in reinem Wein innerhalb von 15 Minuten abgetötet waren. Dabei ist es keineswegs der Alkohol im Wein, der die Keime bekämpft hat. Untersuchungen zeigten, dass es die Polyphenole waren, die so zuverlässig die Keime abgetötet hatten. Rotwein, 1:4 mit Wasser verdünnt, hatte die gleich gute keimtötende Wirkung wie 5 Einheiten Penicillin pro Milliliter. Untersuchungen aus Kanada haben ergeben, dass Wein, vor allem Rotwein, Viren besser ausschaltet als Trauben oder Traubensaft. Die wirksamen Polyphenole werden während der Gärung aus den Traubenschalen besser freigesetzt.

- Wein kann Nierensteine verhindern.
- Wein wirkt sich positiv auf die Blutgerinnung aus.
- Wein senkt das „böse" LDL und macht relative Erhöhungen des „guten" HDL's. Ein Glas Wein pro Tag lässt das HDL um ca. 7 Prozent steigen.
- Wein fördert den Schlaf.
- Wein entspannt die Muskulatur.
- Wein stärkt das Immunsystem, vor allem im Rotwein sind viele Polyphenole. Die Phenole sind wirksame Antioxidantien, die im Körper verhindern, dass die freien Sauerstoffradikale im Körper überhand nehmen und Schäden bis zur DNA verursachen. So zum Beispiel Quercetin, es kommt auch in Knoblauch, Zwiebeln und Lauch vor, es wird aber in alkoholischer Lösung am besten resorbiert. Auch Hefereste im Most aktivieren das inaktive Quercetin. Quercetin ist ein wichtiger Radikalfänger zur Verhinderung von Darmkrebs. Nebenbei verhindert es die Verklumpung von Blutplättchen und ist somit maßgeblich an der Verhinderung von Herz- und Hirninfarkt beteiligt. Intensive Sonnenbestrahlung der Weinbeere und intensiver Kontakt mit Beerenhäuten, Stengeln und Kernen bei der Weinzubereitung sorgen für reichlich Quercetin im Wein. Auch das Polyphenol Catechin verhindert das Verklumpen der Blutplättchen. Epicatechin hat neben der antioxidativen Wirkung auch eine krebshemmende Eigenschaft. Resveratrol ist in geringeren Mengen im Wein enthalten, es schützt die Weinpflanze vor Pilzbefall. Vor allem in kühleren, feuchteren Weingegenden ist der Resveratrol-Gehalt in den Weinen höher, weil dort die Gefahr des Pilzbefalls höher ist. Deutsche und Schweizer Weine haben einen höheren Resveratrol-Gehalt als

südeuropäische, kalifornische oder südafrikanische Weine. Besonders im Spätburgunder oder Pinot Noir kühlerer Anbaugebiete findet sich diese am stärksten wirksame Phenolverbindung. Ihre besondere Wirkung beruht auf der Senkung des „bösen" LDL's zugunsten des „guten" HDL's. Die Verklumpungsneigung der Blutplättchen wird gehemmt und die entzündungsfördernden Substanzen an den Innenwänden der Gefäße werden reduziert. Arteriosklerose kann verhindert werden. Auch in Obst, Gemüsen und Säften sind die Polyphenole vorhanden. Da sie aber sehr instabil sind, halten sie sich je nach Lagerung unterschiedlich lang. Im Alkohol des Weines liegen sie konzentriert und intakt, wohl durch den Alkohol konserviert, vor.

- Wein enthält krebshemmende Gallin- und Tanninsäuren. Diese beiden Stoffe geben dem Wein sein Bukett. Gehaltvolle Weine mit vollem Bukett sind daher zu bevorzugen.
- Wein wirkt appetitanregend. Wein stimuliert die Magensäure und die Bildung von Gastrin wird gefördert. Gastrin benötigen wir zur Eiweißspaltung. Zusätzlich stimuliert Wein die Produktion von Sekretin, ein Hormon, das die Leber und die Bauchspeicheldrüse zur Aktivität anregt. Die Stoffwechselaktivität wird gesteigert, die überschüssigen Alkoholkalorien werden abgebaut. Das gilt für zwei bis drei Gläser Wein pro Tag, nicht mehr.
- Es gibt Studien, die eine Verhinderung von Cholesteringallensteinen dem Wein zuschreiben.
- Positive Wirkung gegen Karies. Erstens durch Förderung des Speichelflusses und zweitens durch Abtötung der Bakterien, die den Zahnschmelz angreifen.
- Wer regelmäßig moderat Alkohol zu sich nimmt, scheint intelligenter als Abstinenzler zu sein. Es handelt sich um eine Untersuchung an 10 000 britischen Beamten, die sich sprachlichen, mathematischen Tests und Gedächtnisübungen unterziehen mussten und nach ihren Trinkgewohnheiten befragt wurden. Am besten schnitten diejenigen ab, die täglich eine halbe Flasche Wein oder einen Liter Bier getrunken hatten. Die Wissenschaftler der London University kommen zu dem Schluss, dass Alkohol das Risiko von Herzerkrankungen reduzieren kann und den Blutfluss zum Gehirn verbessert.

Der englische Dr. W. McCrea vom Great Western Hospital in Swindow verordnet seinen Herzinfarkt-Patienten täglich zwei Gläser Rotwein. Der Wein auf Rezept wird von der hospitaleigenen Stiftung finanziert.

Welcher Wein ist zu bevorzugen, um möglichst viel der gesunden Inhaltsstoffe zu ergattern. Grundsätzlich haben diesbezüglich kräftige, gut ausgebaute, gehaltvolle Rotweine aus südlichen Anbaugebieten mit viel Sonneneinstrahlung und von mineralhaltigen Böden die Nase vorn. Aber Abwechslung, Genuss, am besten zum Essen und in Maßen sollte ihre Devise lauten. Ruhig täglich, um die „guten Stoffe" regelmäßig anzufluten. Vergessen Sie aber nicht,

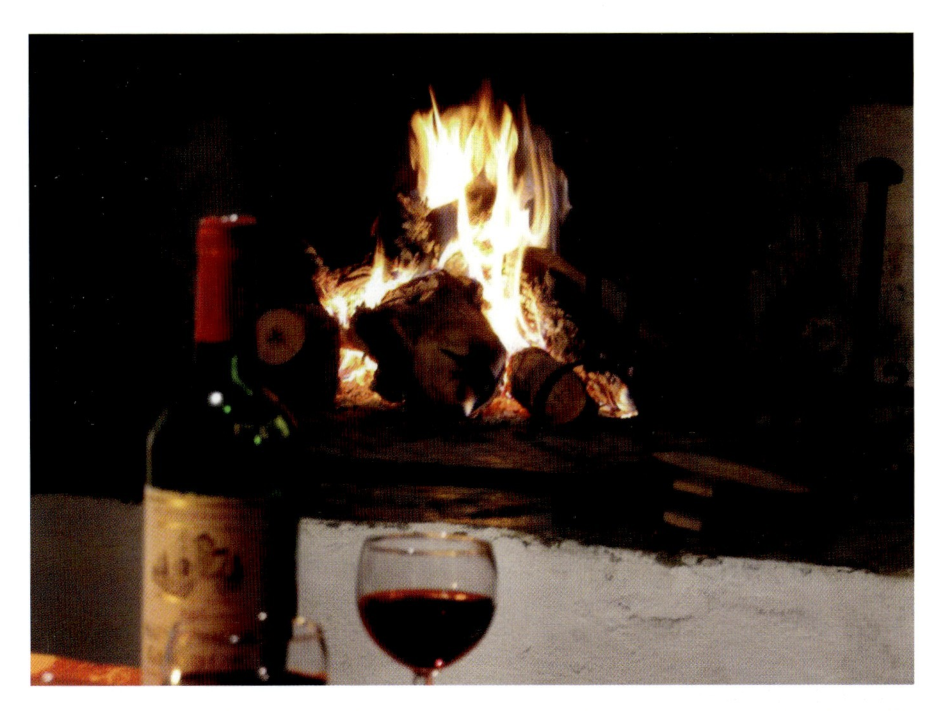

zum Wein etwa die gleiche Menge Wasser zu trinken. Insbesondere Rotwein wirkt eher austrocknend auf den Körper. Also pro Glas Rotwein ein Glas Wasser und Sie haben alles richtig gemacht.

Goethe: „Ein Mädchen und ein Gläschen Wein kurieren alle Not; und wer nicht trinkt, und wer nicht küsst, der ist so gut wie tot."

4.4. Bier

Klappt das alles, was der Wein schafft, auch mit Bier?

Bier wird aus Wasser, Malz, Hopfen und Hefe gebraut. Deutsche Brauereien brauen weiterhin nach dem traditionellen deutschen Reinheitsgebot von 1516. Auch mäßige Biertrinker (einen halben Liter Bier pro Tag) haben leicht verbesserte HDL-Werte. Bier hat aber einen hohen Puringehalt, die Harnsäure im Blut steigt an. Es wächst die Gefahr für eine Gichterkrankung. Bier lässt den Blutdruck leicht ansteigen. Auch steigen die Triglyceridwerte im Blut an, dies wirkt sich ungünstig auf den Blutfluss aus. Das Risiko für Dickdarm- und Mastdarmkrebs steigt bei Männern und Frauen an. Dies allerdings dosisabhängig.

Bedenken Sie stets, dass Hopfen östrogenhaltig ist und dadurch Wassereinlagerung im Körper fördert und zur Brustbildung auch bei Männern führen kann. Zuviel Bier macht außerdem müde Liebhaber, denn die Östrogenwirkung wirkt sich nicht förderlich auf die Libido des Mannes aus. Bei Frauen kann sich das Phytoöstrogen zusätzlich positiv auf den Knochen auswirken. Also Bier lieber für sie! Alkoholfreies Weizenbier wirkt isotonisch und ist nach dem Sport für sie und ihn eine kalorienarme Variante zur Fruchtsaftschorle.

4.5. Andere Alkoholika

Vorsicht vor Alkopops

Bei Alkopops handelt es sich um Mixgetränke aus zuckerhaltiger Limonade und hochprozentigem Alkohol. Es soll der Eindruck eines Erfrischungsgetränkes vermittelt werden. Der Spirituosengeschmack wird durch die Süße verdeckt. Insbesondere Jugendliche sind durch diese Getränke besonders gefährdet. Vor „Kampftrinken“ und „Komasaufen“ am Wochenende im Jugendalter kann nur gewarnt werden. Zu einzelnen Todesfällen ist es schon gekommen. Jeder zehnte Jugendliche, der regelmäßig Alkohol konsumiert, entwickelt später eine Abhängigkeit. Dabei sind die Zahlen schon jetzt erschreckend genug. 56 Prozent aller Deutschen trinken regelmäßig, 9,5 Millionen haben ein Alkoholproblem und 1,6 Millionen sind alkoholabhängig. Das ergibt 73 000 alkoholbedingte Todesfälle pro Jahr, 20 mal mehr als im Straßenverkehr. Dabei ist bekannt, dass Alkohol im Übermaß als Zellgift wirkt und es zu Gehirnschrumpfungen und totaler „Verblödung“ (Korsakoff-Syndrom) bei Alkoholabhängigen kommt. Allerdings, und das sollte jeden motivieren, ist diese Gehirnschrumpfung zum Teil rückgängig zu machen, wenn der Mensch rechtzeitig abstinent lebt. Kernspintomographische Untersuchungen haben dies gezeigt. Auch weiß man, dass wahrscheinlich 150 Gene bei der Ausbildung einer Alkoholabhängigkeit beteiligt sind. Haben Sie in Ihrer Familie einen oder eine Alkoholabhängige/n, dann sollten Sie mit dem regelmäßigen Alkoholkonsum äußerst zurückhaltend sein.

Aus dem Klinikalltag: Ein junger Patient stürzte kopfüber aus seinem im 3. Stock gelegenen Zimmer, bekleidet nur mit einem T-Shirt, dafür hatte er seine Bettdecke dabei. Er war stark alkoholisiert und wollte eigentlich aufs WC. Der junge Mann hat mit gebrochenem Hals wie durch ein Wunder überlebt. Trinken Sie immer nur so viel Alkohol, dass Sie die WC-Tür noch vom Fenster unterscheiden können!

Zurückhaltung bei Hochprozentigem

Cognac, Whisky und Wodka haben 43 Vol. Prozent, Magenbitter 49 Prozent, Obstler 50 Prozent und Rum bis 80 Prozent. Aber auch in Volksheilmitteln findet sich reichlich Alkohol: Im Melissengeist sind 70 Prozent, in Hoffmannstropfen zum Beispiel 55 Vol. Prozent. Das sind 2,0 g Alkohol pro Teelöffel.

„Sorgen ertrinken nicht im Alkohol, sie können schwimmen."
(Heinz Rühmann)

Alkohol steht bei bestimmten Sportarten auf der Dopingliste, weil das Selbstvertrauen gesteigert werden kann, das Muskelzittern und die Schmerzempfindlichkeit lassen nach. Der Sportler überschreitet leichter seine normale Leistungsgrenze. Jeder reagiert etwas anders auf Alkohol. Zu beachten ist aber, dass die Reaktionsfähigkeit bereits ab 0,3 l Bier herabgesetzt wird. Mehr Alkohol kann sich auf das Gleichgewicht auswirken. Vorsicht vor sportlichen Wettkämpfen: Am Vorabend nicht zuviel Alkohol, die Sehfähigkeit könnte leiden. Alkohol wirkt entwässernd, der Flüssigkeitsbedarf steigt. Beim Alkohol gilt ganz besonders: Die Dosis machts. Entscheidend sind die Begleitumstände. Kein Alkohol auf nüchternen Magen, womöglich noch warm, in Form von Grog oder Glühwein oder in Verbindung mit Zucker, als Bowle. In Verbindung mit Kohlensäure wird der Alkohol besonders schnell ins Blut aufgenommen. Nach einer kalorienreichen Mahlzeit wird der Alkohol dagegen langsamer ins Blut aufgenommen. Wichtig ist auch das Körpergewicht und die allgemeine Ernährungslage. Vitamin C und Fruchtzucker (Fructose) beschleunigen den Abbau von Alkohol im Körper. Nebenbei wird durchschnittlich pro 10 kg Körpergewicht und Stunde 1 g Alkohol abgebaut, das macht durchschnittlich 0,1 Promille pro Stunde. Männer sollten nicht mehr als 24 g Alkohol pro Tag zu sich nehmen (umgerechnet ein halber Liter Bier oder ein Viertel Liter Wein); für Frauen ist nur die Hälfte unbedenklich (DHS: Deutsche Hauptstelle für Suchtfragen, 2015).

Alkohol nur in Maßen, nicht bei Suchtvorgeschichte und nicht bei Leber- oder Bauchspeicheldrüsenerkrankungen. Vorsicht vor Hochprozentigem und Beimischungen.

4.6. Kaffee

Kaffee ja, aber nicht zuviel!

Maximal drei bis vier Tassen pro Tag sind in Ordnung. Kaffee wirkt harntreibend. Wenn mehr Kaffee getrunken wird, geht zuviel wertvolles Calcium durch den Urin verloren. Koffein macht abhängig. Das hängt mit der Adenosinproduktion in den Nervenzellen zusammen. Wird sie nicht mehr durch das Koffein blockiert, erhöht sich die Durchblutung im Gehirn. Die Folge: Kopfschmerzen, Müdigkeit und schlechte Laune. Zu einer Dosiserhöhung muss es aber nicht kommen. Sie können auch bei Koffeingewöhnung bei Ihrer gleichbleibenden Kaffeedosis bleiben, anders als bei anderen abhängig machenden Substanzen.

Was können Sie Positives erwarten?

Kaffee verbessert die geistige Leistungsfähigkeit, lindert Asthma (Bronchien erweiternd), lindert Heuschnupfen, steigert die körperliche Energie, beugt Karies vor und fördert die Verdauung. Kaffee enthält Stoffe, die Krebs verhindern (antioxidative Melanoidine) und hebt die Stimmung. Der entsprechende Wirkstoff ist das Koffein, das als leichtes Antidepressivum wirkt. Bereits fünf Minuten nach dem Kaffeekonsum setzt die Wirkung ein, die höchste Koffeinkonzentration im Blut findet man nach 20 bis 30 Minuten, nach drei bis sechs Stunden ist die Wirkung auf die Hälfte abgesunken. Die Zeitspanne wird verlängert, in der der Körper anstrengende Tätigkeiten verrichten kann. Koffein beugt der Ermüdung der Muskeln vor und steigert die Fähigkeit des Körpers, Fett zu Energie zu verbrennen, verschont dabei aber den Zucker, der dann im Gewebe gelagert, als Energiedepot weiterhin vorhanden ist. Für feinmotorische, koordinative Fingertätigkeiten, zum Beispiel Einfädeln einer Nadel, kann Koffeingenuss problematisch sein. Kaffee enthält Tannine, die antibakteriell wirken und Keime vom Zahn abhalten. Im Kaffee finden sich auch Polyphenole, die krebsverhindernd wirken. Drei bis vier Tassen Kaffee pro Tag haben bei der

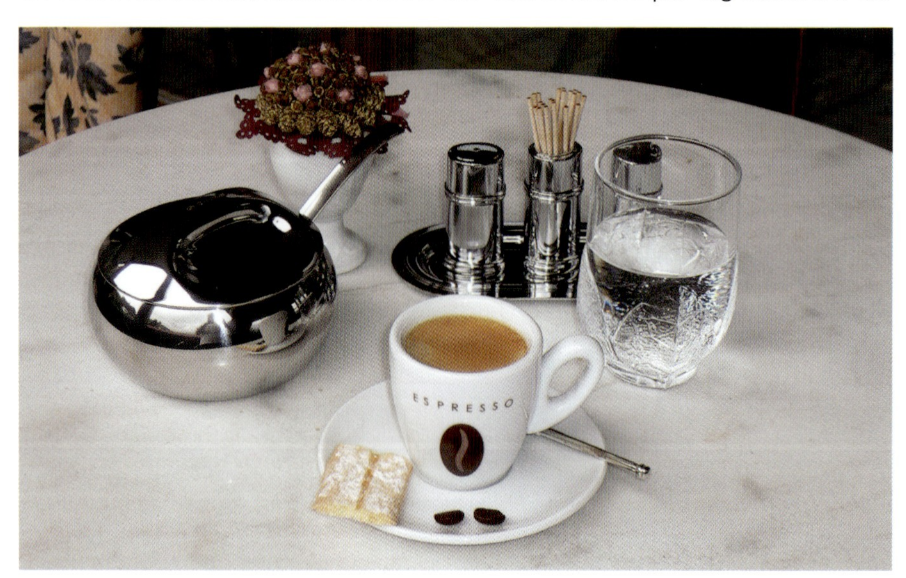

Nurses Health Studie in USA für 25 Prozent weniger Gallensteine gesorgt. Koffein regt die Gallenblase regelmäßig zur Kontraktion an, Verdauungsförderung und Verhinderung von Gallensteinen sind die Folge.

Vorsicht: Kaffee wirkt sich bei Rauchern schädlich auf den Blutdruck aus. Zuviel Kaffee kann Herzprobleme machen. Der Zusammenhang zwischen Koffein und Magengeschwüren konnte nicht bestätigt werden. Auch beim Genuss von koffeinfreiem Kaffee stiegen die Werte der Magensäure leicht an. Bei Magenempfindlichkeit sind Sie mit einem Espresso besser beraten. Bei der Zubereitung trifft der heiße Wasserdampf nur kurz mit dem Kaffeepulver zusammen. So können sich nur wenige Bitterstoffe entfalten.

Es gibt Menschen, die von Koffein Kopfschmerzen oder Angstzustände und Panik bekommen. Bei vier bis fünf Tassen Kaffee pro Tag kann es zu Zittern, Herzklopfen, Kopfschmerzen und Schlaflosigkeit kommen. Übrigens: Die Kaffeesorte Arabica enthält nur halb soviel Koffein wie die andere Kaffeesorte Robusta. Den Milchkaffee hat ein Arzt aus Grenoble erfunden (Monin, 1688). Ob Kaffee tatsächlich eine aphrodisierende Wirkung hat, wie Forscher an der Universität Michigan herausfanden, oder ob Kaffeetrinker einfach deshalb sexuell aktiver sind, weil sie insgesamt eine genussfreudigere Lebenseinstellung haben, ist noch unklar. Also, Kaffee in Maßen ja, aber zu jeder Tasse Kaffee ein Glas Wasser, um dem Flüssigkeitverlust entgegenzuwirken. In Österreich wird deshalb der Kaffee grundsätzlich mit einer kleinen Karaffe Wasser gereicht.

Gegen drei bis maximal vier Tassen Kaffee pro Tag ist nichts einzuwenden, wenn Sie kein Blutdruck- oder Magenproblem haben.
Sie können vom Kaffeegenuss förderliche Wirkung auf Energie, Geist und Verdauung erwarten.

4.7. Tee

Grüner Tee – Schwarzer Tee

2737 v. Chr. soll dem chinesischen Kaiser Chen Nung ein Blatt eines Teestrauches in eine Tasse heißen Wassers gefallen sein. Von der zarten Farbe angetan, trank er die Tasse leer und war von der Wirkung begeistert. Seither wird die in Südchina beheimatete Pflanze wegen ihrer Kraft, Müdigkeit zu vertreiben, die Seele zu erquicken und die Sehkraft zurückzugeben, geschätzt.

Zunächst wurde der Tee nur als Arzneimittel eingesetzt. Die Kaffeehäuser Londons wurden Anfang des 18. Jahrhunderts zu Teehäusern, wo geistvolle Menschen zusammenkamen und sich bei einer Tasse Tee die Zeit vertrieben.

Auch Goethe ließ seinen Gästen grünen Tee servieren. Cornelius Bontekoe, Leibarzt des Kurfürsten Friedrich Wilhelm, war von der Wirkung des Tees so überzeugt, dass er empfahl, täglich 100 Tassen davon zu trinken. Dieser Empfehlung kam wohl kaum einer nach. Erst Mitte des 19. Jahrhunderts verschwand der grüne Tee langsam und wurde durch den schwarzen Tee ersetzt. Schwarzer Tee war auf den langen Transportwegen auf See haltbarer. Mittlerweile ist der grüne Tee wieder auf dem Vormarsch.

Ob grüner oder schwarzer Tee, entscheidet sich erst bei der Verarbeitung: Die frisch gepflückten Blätter werden in Welktrögen mit Kalt- und Warmluft belüftet. Grüntee-Blätter werden dann im Wasserdampf (Japan) oder in Pfannen (China) erhitzt. Die Fermentation wird dadurch verhindert, die Blätter behalten ihre grüne Farbe. Beim Schwarztee werden die Blätter gerollt und dem Sauerstoff der Luft ausgesetzt. Durch den dadurch stattfindenden Oxidationsprozess (Fermentation) bilden sich die Aromastoffe.

Im Teeblatt finden sich viele wertvolle Substanzen: Vitamine, Mineralstoffe, Spurenelemente, sekundäre Pflanzenstoffe.

Das Koffein, im Tee auch Teein genannt, wird erst im Darm aufgespalten und ist damit besser verträglich. Das Koffein im Grüntee wirkt langsamer, hält dafür aber länger an. Es regt Kreislauf und Stoffwechsel an, verbessert die

Wieviel Koffein ist wo drin?

Getränk	ml	mg
Filterkaffee	125	60 –100
Löslicher Kaffee	125	60 –100
Espresso	50	50 – 60
Entcoffeinierter Kaffee	125	1 – 4
Schwarzer Tee	125	20 – 50
Kakao	125	2 – 6
Cola, Dose	330	40
Energy Drink	250	80

Durchblutung und vertieft die Atmung. Es vertreibt Müdigkeit und hilft Leistungstiefs zu überwinden. Siehe hierzu auch das Kapitel 4.6. Kaffee.

Zu den Polyphenolen im Tee gehören Gerbstoffe und Flavonoide. Diese bitter schmeckenden Gerbstoffe sorgen dafür, dass das Koffein an- und nicht aufregt. Sie hemmen Entzündungen, beschleunigen die Wundheilung, schützen vor viralen und bakteriellen Infektionen, beruhigen Magen und Darm und helfen bei Blasenentzündungen und Durchfall. Gerbstoffe aktivieren die Speichel- und Verdauungsdrüsen. Siehe hierzu auch das Kapitel 4.3 Wein. Vor allem ist hier der Gerbstoff mit dem Kürzel EGCG (EpiGalloCatechinGallat) zu nennen, ein Gerbstoff, der bisher nur in den Blättern des Teestrauches nachgewiesen werden konnte. Dieser Gerbstoff kann die Entstehung von Krebszellen vor allem in Lunge, Magen, Darm, Leber und Haut unterbinden, ihr Wachstum und vor allem die Bildung von Tochtergeschwülsten (Metastasen) hemmen. EGCG verhindert die Bildung von Blutgerinnseln und hilft so, Herzinfarkt, Thrombosen, Embolien und Schlaganfall vorzubeugen. Es wirkt gegen Viren, reguliert den Blutzuckerspiegel und schützt vor Zahnsteinbildung und Karies.

Die Saponine im grünen Tee binden Fett im Magen-Darm-Trakt, was sich positiv auf die Blutfette auswirkt.

Der Vitamin-C-Gehalt entspricht in etwa dem der Zitronen. Beim schwarzen Tee werden 90 Prozent des Vitamin C bei der Fermentation zerstört. Grüner Tee ist gut für die Knochen. Das enthaltene Mangan sorgt für den Einbau des bereits im Blut enthaltenen Calciums in den Knochen. Osteoporose-Patienten haben 30 Prozent weniger Mangan in ihren Knochen im Vergleich zu Gesunden. Wenn Sie jedoch Calcium einnehmen, sollten Sie nicht zur gleichen Zeit Grüntee trinken, da dadurch die Calciumaufnahme aus dem Darm beeinträchtigt wird. Grüntee aus Beuteln ist oft von geringer Qualität. Vorsicht bei der Zubereitung: Kochendes Wasser erst auf 70 Grad abkühlen lassen, dann die Teeblätter übergießen. Circa zwei Minuten ziehen lassen. Im Grüntee können Sie Betacarotin, Vitamin B1, Vitamin C, Vitamin E und Vitamin K erwarten. Als Mineralstoffe Aluminium, Eisen, Fluor, Kalium, Calcium, Magnesium, Mangan, Natrium, Phosphor und Zink.

Auf jeden Fall leben Lebenskünstler vielleicht nicht länger, aber mehr!
(frei nach Jean Anouilh)

Genießen Sie regelmäßig grünen oder schwarzen Tee. Nicht nur Dichter und Denker können von der positiven Wirkung profitieren.

5. Bewegung

Sich spielend bewegen, früh anfangen und ein Leben lang nie aufhören

Unser Bewegungsspielraum wird immer mehr eingeengt. Deutsche Erwachsene sitzen zuviel herum! 2015 saßen Erwachsene bis zu 7,5 Stunden durchschnittlich auf ihrem Hosenboden. Und die Kinder schauen sich das ab – immobile Kinder werden immobile Erwachsene. Aber „sitting is killing you". Die WHO schätzt, dass weltweit 3,2 Millionen Menschen vorzeitig sterben, weil sie sich zu wenig bewegen. Wer täglich mehr als vier Stunden sitzt leidet deutlich häufiger an chronischen Erkrankungen. Schon Hippokrates wusste: „Gehen ist die beste Medizin." Historisch waren wir immer in Bewegung: 1910 ist man in Deutschland noch durchschnittlich 20 Kilometer an einem Wochentag gelaufen. 1950 noch 10 Kilometer, 1995 1,3 Kilometer und 2010 gerade noch 400 Meter pro Tag.

Vorsicht vor Bewegungskillern, seien Sie keine „coach-potato", verzichten Sie auf viereckige Augen!

Nach Erhebungen haben 2015 die Menschen ab dem dritten Lebensjahr im Durchschnitt täglich 222 Minuten vor dem Fernseher verbracht. Dabei sind die 14-Jährigen Rekordhalter mit 239 Minuten. Weltweit verbringen die Amerikaner mit 277 Minuten die längste Zeit vor dem Fernseher. In Bayern und Hessen wird mit 199 Minuten täglich durchschnittlich kürzer ferngesehen. Man fragt sich aber doch, wieso die Leute auf Befragungen, warum sie keinen Sport betreiben, so oft mit „keine Zeit" antworten, wenn sie täglich mehr als drei Stunden vor dem Fernseher verbringen. Dabei weiß man, dass ab zwei Stunden TV pro Tag die Fitness abnimmt, das Übergewicht zunimmt, das Gesamtcholesterin steigt und die Wahrscheinlichkeit zu rauchen zunimmt. Kinder im Alter zwischen 3 und 15 Jahren sollten höchstens eine Stunde pro Tag vor dem Fernseher verbringen. Zur Zeit sind es aber in Deutschland durchschnittlich 100 Minuten! Vertane Zeit, die dringend sinnvoller genutzt werden könnte. Dabei ist der beste Weg zur Gesundheit der Fußweg! Freunden Sie sich mit der Treppe Ihrer Wahl an – nehmen Sie eine und zwei Stufen im Wechsel und bedenken Sie unterwegs, wie gesund regelmäßige Bewegung ist. Atmen Sie gleichmäßig. Sie werden sehen, Sie werden jeden Tag schneller. Wer schneller geht lebt länger und gesünder.

Wenn die Treppe kaputt ist, nehmen Sie eben den Fahrstuhl, aber wer geht überhaupt noch freiwillig über die Treppe?

Eine 101-Jährige aus dem Oberallgäu sagt, sie betreibe als einziges „Fitnesstraining" nichts, außer täglich mehrmals mehrere Stockwerke über die Treppen zu erklimmen und den vorhandenen Fahrstuhl nicht zu verwenden.

In Deutschland haben Reihenuntersuchungen bei der Einschulung ergeben, dass unter den sechsjährigen Kindern bereits ein Drittel Muskel- und Haltungsschwächen, Wahrnehmungs- und Koordinationsstörungen, Übergewicht oder emotional-soziale Störungen hat. Viele Kinder können nicht mehr rückwärts gehen, von Seilspringen ganz zu schweigen. Bewegungserziehung muss bereits in der Familie beginnen. Unbewegte Eltern haben noch unbeweglichere Kinder. Sie werden für ihre Kinder oft zur Bewegungsbremse. Die Kinder werden im Zuge der organisierten „events" von Erwachsenen verplant. Sie sitzen vormittags in der Schule und haben dort höchstens ein bis zwei Stunden Sport pro Woche. Vom Schulsport lässt man sich wegen unklarer Gelenkbeschwerden befreien, hauptsächlich aber, weil man sich vor Hänseleien oder Blamage wegen bereits bestehender Koordinations- und Bewegungsdefizite oder schon vorhandenem Übergewicht fürchtet. Nachmittags entspannt man sich nach den Hausaufgaben vor dem PC, der Play-Station, oder konservativ – einfach vor dem Fernseher. Abends muss endlich etwas passieren, man geht auf ein Fest und sitzt auf einer Bierbank oder in der Disco. Die Kleineren sind schon vom undynamischen Tagesprogramm so abgeschlafft, dass sie zum abendlichen Lesen zu müde sind. Auch finden sie immer weniger Spiel- und Bewegungsräume, in denen sie sich spontan und gefahrlos bewegen dürfen. Dabei haben gut bewegte Kinder das bessere Selbstbewusstsein, sind in der Schule leistungsfähiger und sind besser vor Übergewicht, Nikotin-, Alkohol- und Drogensucht geschützt. Aus dicken Kindern, die sich nicht bewegen können, werden dicke, kranke Erwachsene.

Und die Erwachsenen? Wieviele Meter legt heute ein durchschnittlicher Büroangestellter täglich zurück? Was schätzen Sie, wenn er morgens aufsteht, vom Bad in die Küche geht, dann den Fahrstuhl in die Tiefgarage benutzt und mit dem Auto in die Tiefgarage des Büros fährt, dort den Fahrstuhl nimmt und bis zur Mittagspause an seinem PC verharrt. In der Mittagspause sucht er per

Durchschnittliche tägliche Fernsehzeit von Erwachsenen und Kindern 2014

Altersgruppe	3 bis 13 Jahre	88 Minuten
Altersgruppe	14 bis 29 Jahre	124 Minuten
Altersgruppe	30 bis 49 Jahre	218 Minuten
Altersgruppe	50 Jahre und älter	291 Minuten

Fahrstuhl die Kantine auf um ebenfalls mit dem Fahrstuhl wieder zu seinem Schreibtisch zurückzukehren. Abends, auf dem gleichen Weg, Rückkehr nach Hause und den Rest des Abends verbringt unser Büroangestellter auf dem Sofa vor dem Fernseher, natürlich mit Fernsteuerung. Im Durchschnitt hat er an einem solchen Tag ca. 250 Meter zu Fuß zurückgelegt. Um so wichtiger wäre es, er würde abends für Ausgleich sorgen und einer sportlichen Betätigung nachgehen, die ihm Spaß macht. Zum Beispiel auch mit anderen, weil das noch mehr Spaß macht. Nicht nach Winston Churchhill: „no sports", sondern: „Ich mache es gern, weil es mir gut tut."

Stimmt es also: „Wer rastet, der rostet?"

2000 Schritte pro Tag (das entspricht 20 Minuten moderaten Gehens) senken das Risiko für Herz-Kreislauf-Erkrankungen um 10 Prozent (Lancet 2013). Schrittzähler oder Fitnesstracker können helfen.

Wir sind von unseren Genen „Bewegungsmenschen", jeder Schritt ist ein Schritt in die richtige Richtung. Früh mit Spaß anfangen und ein Leben lang nicht aufhören. Verzicht auf Bewegung bedeutet erhebliche Nachteile für Körper, Geist und Seele.

5.1. Positive Wirkung des Sports

Regelmäßige Bewegung hat einen guten Einfluss auf:

- Bodymaßindex
- Koordination (Unfallverhütung)
- Fitness (Herz-Kreislauf)
- Glückshormon (Serotonin)
- Ausgeglichenes Liebesleben (Sexualhormonproduktion)
- Kontrolle des Appetits (Hunger- und Sättigungssignale)
- Verdauung (Darmperistaltik)
- Stressabbau
- Schlaf
- Konzentration, schulische Leistung durch verbesserte Gehirndurchblutung
- Verhinderung eines vorzeitigen Knochenabbaus
- Verzögerte Entwicklung eines Diabetes mellitus Typ II (Alterszucker)
- Stabilisierung der Körperabwehr

Der positive Einfluss des Sportes auf das Körpergewicht und den Bodymaßindex

In der Entwicklung der Menschheit war die körperliche Aktivität immer von entscheidender Bedeutung. Zunächst als Jäger und Sammler, später als Ackerbauer bzw. Viehzüchter. Zu Zeiten der industriellen Revolution waren 10 bis 12 Stunden körperliche Arbeit oder ausgiebiges Gehen die Regel. Heute reduziert sich das Bewegungsausmass auf ein absolutes Minimum. Genau umgekehrt entwickelten sich unsere Ernährungsgewohnheiten. Meist wird zuviel gegessen und getrunken und außerdem womöglich noch das Falsche. Das Ergebnis ist eine unausgeglichene Kalorienbilanz. Wir werden immer dicker und entwickeln ein sogenanntes „metabolisches Syndrom". Es entwickeln sich Herz-Kreislauf- und Stoffwechselerkrankungen. Regelmäßige Bewegung sorgt aber neben einer Verbesserung der Fettstoffwechselsituation, einer Erhöhung der HDL-Fraktion des Cholesterins und somit einer Verbesserung des HDL-LDL-Quotienten, auch für einen Angriff auf die Körperfettdepots. Dabei gilt zu beachten, dass sich der Körper stets die Energie holt, die für die jeweilige Aufgabe am leichtesten greifbar ist. In Ruhe ist der Anteil von Fett- und Zuckerverbrennung in etwa ausgeglichen. Wir verbrennen auch in Ruhe Fett. Bei körperlicher Belastung hängt es vornehmlich von der Intensität ab, welche Energiequelle herangezogen wird. Ist die Belastung hoch, wird viel Energie pro Zeiteinheit benötigt, verbrennt der Körper vorwiegend Kohlenhydrate. Die Kohlenhydratspeicher sind begrenzt und schnell ausgeschöpft. Fettdepots stehen mit ca. 100 000 kcal als unser größter Energiespeicher zur Verfügung. Sie können jedoch nur bei langsamem Durchfluss angezapft werden, das heißt, wenn die Belastungen leicht bis mittelschwer sind. Für Untrainierte ist das stramme Gehen zum Beispiel ein ideales Fatburner-Programm. Dabei kann der Anteil der Fettverbrennung gut 60 bis 70 Prozent ausmachen. Kommt man beim Trimmen jedoch außer Atem, ist das Training zu intensiv. Dann werden hauptsächlich Kohlenhydrate verbraucht. Das Trainingsziel muss also sein, die Durchflussrate durch die Fettdepots zu steigern, dies gelingt durch ein moderates Ausdauertraining ohne zu schnaufen im aeroben Bereich. Studien an Freizeitsportlern belegen, dass viele im anaeroben Bereich trainieren und dabei Milchsäure (Laktat) produzieren. Also Vorsicht: Beim Joggen können Sie bis zu 15 Minuten plappernd laufen und trotzdem den falschen Puls haben. Sie merken dann plötzlich, dass Ihnen die Luft ausgeht. Weitere 15 Minuten brauchen Sie dann, um die Milchsäure wieder abzubauen. So waren Sie 30 Minuten, ohne Fett zu verbrennen, unterwegs. Um dies zu vermeiden, laufen Sie langsam und rhythmisch, drei Schritte atmen Sie ein, drei Schritte atmen Sie aus. Besser Trainierte atmen zwei Schritte ein und drei Schritte aus. Laktatbildung (Milchsäure) auf jeden Fall vermeiden. Schon leicht erhöhte Milchsäurespiegel machen die Fettverbrennung komplett unmöglich. Es werden nur noch Kohlenhydrate verbrannt. Ihr Laktatspiegel sollte unter 4 mmol/l im Blut liegen. Ein

Sportmediziner kann ohne großen Aufwand eine Laktatbestimmung aus dem Blut Ihres Ohrläppchens durchführen.

Wollen Sie es ganz genau wissen, dann bemühen Sie sich um ein individuelles Fatburner-Programm, eine individuelle Trainingssteuerung, in deren Mittelpunkt die Belastungssteuerung steht. Dazu gibt es ergometrische Belastungstests in sportmedizinischen Instituten. Als Faustregel kann aber auch die Pulsregel nach Lagerstroem verwendet werden:

Für Fahrrad und Rudergerät gilt: THF = RHF + [(220 – LA – RHF) x BF]
Für Laufband und Stepper gilt: THF = RHF + [(220 – 3/4 LA – RHF) x BF]

THF: Trainingsherzfrequenz (Puls)
RHF: Ruheherzfrequenz
BF: Belastungsfaktor: 0,60 für Einsteiger
0,65 für unregelmäßig Trainierende
0,70 für regelmäßig Trainierende
0,75 für Leistungssportler
LA: Lebensalter

Für eine optimale Fettverbrennung sollten vom jeweiligen Ergebnis nochmals ca. zehn Schläge abgezogen werden. Beispiel für einen 45jährigen Einsteiger: Ruhefrequenz 75, Rudergerät oder Fahrrad: THF = 75 + (220 – 45 – 75) × 0,6) = 135 für das Ausdauertraining, abzüglich 10 Schläge = 125 für das Fettstoffwechseltraining.

Für eine ausgeglichene Kalorienbilanz sollte ein Gleichgewicht zwischen Energieaufnahme und -verbrauch geschaffen werden. Es empfiehlt sich eine Kombination aus konsequenter moderater Bewegung und ausgeglichener Ernährung. Übergewichtige in der Phase der Gewichtsreduktion sollten zu der 7-kcal-pro-Kilogramm-Körpergewicht-Formel (siehe Kapitel 5.2. Sport – die Dosis machts) noch zusätzlich 7 kcal/kg Körpergewicht täglich bei der

Beispiele:		
	1 Croissant, 45 g	177 kcal,
	1 Roggen-Vollkorn-Brötchen, 45 g	85 kcal.
	Ersparnis:	**92 kcal.**
	1 Sahnejoghurt, 150 g	185 kcal,
	1 Magermilchjoghurt, 150 g	54 kcal.
	Ersparnis:	**131 kcal.**

Ernährung einsparen. Kalorienreichere Nahrungsmittel sollten durch kalorienärmere ersetzt werden. Bei konsequenter Beachtung der oben beschriebenen Vorschläge lässt sich ein monatlicher Abbau von 1,5 kg Fett erzielen.

Förderung der Koordination und der Gehirnfunktionen durch Sport

Krafttraining, Ausdauer- und Koordinationstraining bewirken eine Steigerung der Gehirnaktivität und somit eine Mehrdurchblutung der betroffenen Gehirnareale. Untersuchungen an Affen haben gezeigt, dass mit zunehmendem Muskelschwund auch die Verzweigungen der Nervenzellen im Gehirn zurückgehen. Diese erhöhte regionale Mehrdurchblutung der Gehirnregionen erfolgt nur bei dynamischen Muskelbewegungen. Bei isometrischen Muskelbewegungen (Anspannen, ohne zu bewegen) lässt sich keine Mehrdurchblutung des Gehirns nachweisen. Eine gute geistige und körperliche Verfassung hängt also unmittelbar mit ausreichender körperlicher Bewegung zusammen. Und damit lässt sich eben auch eine größtmögliche Selbständigkeit bis ins hohe Alter erhalten, um Alltagsaufgaben zu erledigen und aktiv am Leben teilzunehmen. Bedenken Sie, dass mehr als 30 Prozent der über Hundertjährigen noch völlig selbstständig sein können und nicht auf fremde Hilfe angewiesen sind. Das sollte Sie motivieren. Außerdem ist unsere Muskulatur bis ans Ende unseres Lebens trainierbar (Hollmann 1993). Gerade ältere Menschen brauchen zur Stabilisierung ihrer Gesundheit die regelmäßige Bewegung noch dringender als der jüngere Mensch. Trainiert sollten vor allem die Muskeln werden, die für den Erhalt der „Alltagstauglichkeit“ besonders wichtig sind: Die Beine als Transportmittel, die Rumpfmuskulatur als Tragesäule, die Armmuskulatur für die Körperpflege, für Abstützreaktionen, zur Sturzverhinderung und nicht zuletzt zur Zubereitung der Nahrung und Verzehr derselben.

Mittlerweile gibt es schon „Fitnesscenter“, die sich auf Senioren spezialisiert haben. In beschaulicher angenehmer Atmosphäre, ohne schrille Musik und ohne den Zwang, sich oder anderen etwas beweisen zu müssen, wird dort unter fachkundiger Anleitung trainiert.

Nicht nur, dass Sie von Ihren Mitmenschen bewundert werden, wenn Sie sich geschickt auf der Tanzfläche, beim Schwimmen oder einfach nur im Alltag durch körperliche Gewandtheit hervortun. Nein, es geht um den Erhalt der Alltagskompetenz und der sieben wichtigsten koordinativen Fähigkeiten (nach Weineck: „Bewegung ist nicht alles, aber alles ist nichts ohne Bewegung“):

- Reaktionsfähigkeit
- Gleichgewichtsfähigkeit
- Orientierungsfähigkeit

- Differenzierungsfähigkeit
- Rhythmisierungsfähigkeit
- Umstellungsfähigkeit
- Kopplungsfähigkeit

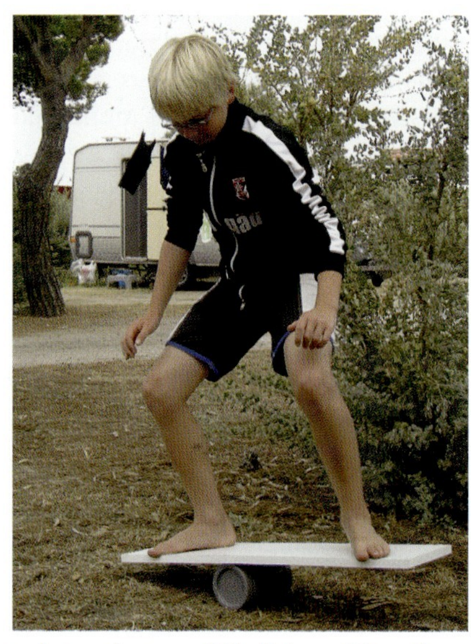

Dadurch ergibt sich eine Steigerung der psychophysischen Leistungsfähigkeit (Selbstvertrauen, Bewegung macht gute Laune, ich kann noch Skifahren, Eislaufen, Golfen etc.). Die Muskelarbeit kann sinnvoll eingesetzt werden: Wir ermüden bei geübten Tätigkeiten später als ein Anfänger. Verletzungen werden verhindert: Eine trainierte Muskulatur erleidet nicht so leicht einen Muskelfaserriss. Das bedeutet eine unmittelbare Unfall- und Sturzprophylaxe: Richtiges Einschätzen der Geschwindigkeit, Vorraussehen einer gefährlichen Situation, Reaktionsschnelligkeit. Neue Bewegungsabläufe werden leichter erlernt, da bereits vorhandene Gehirnbahnen benutzt werden können (Bewegungserfahrung). Ohne Bewegungserfahrung lernt man langsamer. Die Freizeitgestaltung muss gesundheitswirksam verbessert werden. Je mehr Freizeitsportarten beherrscht werden, je größer die Auswahl, desto größer der Lustgewinn zu allen Jahreszeiten, an allen Orten der Welt. Das Gehirn wird dadurch mittrainiert. Bereits der Gedanke an Bewegung in ihrem Ablauf fördert die Gehirndurchblutung. Bei der Ausführung der Bewegung wird die Gehirndurchblutung bis zu 50 Prozent gesteigert, das Gehirn trainiert sozusagen mit dem Muskel mit. Soziale und Alltagskompetenz bleiben erhalten: Beim Sport trifft man sich, tauscht sich aus, knüpft neue Kontakte. Dies gilt übrigens auch für andere Fähigkeiten, wie zum Beispiel Bridge, Schach, das Spielen eines Musikinstrumentes oder Malen. Jonglieren Sie, tanzen Sie, probieren Sie immer etwas Neues aus. Fangen Sie nie an aufzuhören, und hören Sie nie auf anzufangen.

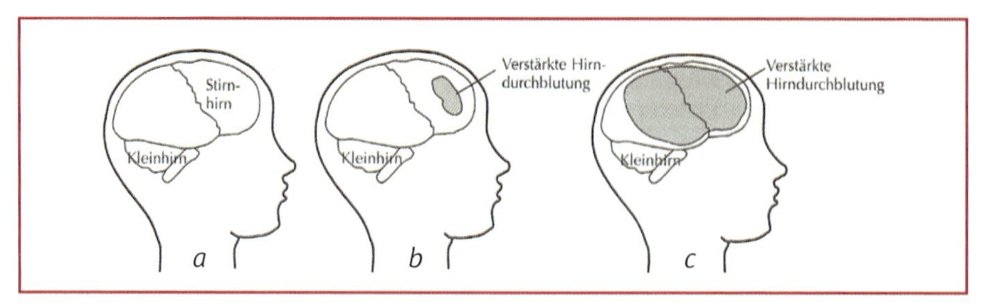

Hirndurchblutung in Ruhe (a), bei der Vorstellung einer Bewegung (b), und bei Ablauf einer Bewegung (c).

Sport zur Herz-Kreislauf-Regulation

Regelmäßiger Sport senkt das Risiko für Herzinfarkt und Schlaganfall um 40 bis 60 Prozent, für erhöhten Blutdruck um 50 Prozent. Wie lange hält eine Pumpe, die täglich 11 000 Liter Blut durch 240 000 Kilometer lange Pipelines schicken muss? Im Idealfall 120 Jahre, aber nur bei guter Pflege. Ein trainiertes Herz hat einen Ruhepuls von 60 Schlägen pro Minute, ein untrainiertes muss wesentlich öfter schlagen. Die Sauerstoffversorgung der einzelnen Körperzellen, insbesondere auch des Gehirns, wird beim Sport verbessert. Die Abwehr wird aktiviert, die Blutfette positiv beeinflusst, das wirkt sich günstig auf die Gefäßsituation aus. Krafttraining ist gut bei zu niedrigem Blutdruck und Antriebslosigkeit. Der Muskeltonus wird erhöht, der Gefäßwiderstand nimmt zu, der Blutdruck steigt. Der positive Effekt kann bis zu 48 Stunden anhalten, dann muss ein erneuter Übungsreiz gesetzt werden. Infrage kommen Gymnastik, auch in der Arbeitspause. Zur Leistungssteigerung: Krafttraining im Fitnessstudio, Turnen, Schwimmen, Sportspiele, Ski alpin und so weiter. Wichtig ist, dass Sie viele und große Muskelgruppen in Bewegung versetzen, je mehr Spannung, desto größer der blutdrucksteigernde Effekt.

Beispiel für „Büroübungen“ oder die „Fernfahrerpause“:

- Drücken Sie im Sitzen mit beiden Händen auf die Oberschenkel, Oberkörper aufrichten, durchatmen.
- Drücken Sie mit beiden Händen Ihre Knie nach außen (Gegendruck).
- Drücken Sie mit beiden Händen Ihre Knie nach innen.
- Drücken Sie im Sitzen in „Gebethaltung“ beide Hände gegeneinander
- Ziehen Sie Ihre Ellbogen mit verhakten Fingern nach außen.
- Nähern Sie Ihre Schulterblätter maximal an und halten Sie die Endposition.
- Führen Sie die Arme maximal senkrecht nach oben.
- Überkreuzen Sie die Beine, drücken Sie den hinteren Fuß gegen die Ferse des vorderen, wechseln Sie rechtes und linkes Bein, dann wie oben.

Sport macht glücklich, Depressionen treten seltener auf, die Verdauung passt

Sport setzt das Glückshormon Serotonin frei. Sportlich aktive Menschen sind psychisch oft ausgeglichener und im Alltag stärker belastbar. Ausreichende Serotonin-Ausschüttung verhindert Depressionen, sorgt für eine vernünftige Appetitregulation, Stressabbau und fördert dazu einen ausgeglichenen Nachtschlaf. Nebenbei haben männliche wie weibliche Sexualhormone (Testosteron und Östrogen) eine eiweißaufbauende Wirkung. Vor allem das Testosteron wirkt anabol. Dadurch wird Muskelaufbau und Leistungsfähigkeit beeinflusst. Neueste Untersuchungen haben gezeigt, dass ein ausreichend effektives Krafttraining nicht nur zu einem Zuwachs der Muskelmasse, sondern auch zu einem Anstieg der Sexualhormone führt. Die Libido verbessert sich, das Liebesleben stimmt. Umgekehrt sind die Muskeln bei einem ausreichend hohen Sexualhormonspiegel besser trainierbar. Bei sportlicher Betätigung kommt es auch zur Verstärkung der körpereigenen Morphinausschüttung (sogenannte Endorphine), sie haben ebenfalls einen stimmungsverbessernden Effekt. Regelmäßige Bewegung, Anspannung der Bauchmuskulatur, fördert die Darmperistaltik, die Bewegungen des Darmes, die Verdauung wird in Gang gehalten. Das Risiko für Darmkrebs sinkt um 17 Prozent. Jugendliches Aussehen bleibt erhalten, die Haut bleibt über den Muskeln straff, Sie sind mit sich zufrieden und glücklich.

Krafttraining zur Vorbeugung von Rückenleiden, zum Gelenkschutz und zum Erhalt der Knochenmasse

Rücken- und Gelenkleiden machen einen Großteil der „Langzeitkrankschreibungen" aus. Es gibt Untersuchungen, die zeigen, dass schon bis zu 65 Prozent der deutschen Schüler an Haltungsschwächen leiden. Die Wirbelsäule verändert ihre natürlichen Schwingungen, es kommt zu einer Beckenkippung nach vorne, da Bauch- und Gesäßmuskulatur zu schwach sind. Kompensatorisch kommt es dann zu einem Rundrücken, die Halswirbelsäule muss übermäßig überstreckt werden. Es kommt zu Nackenverspannungen, Kopfschmerzen, Schwindel und vorzeitiger Abnutzung der Wirbelsäule. Dadurch entstehen auch Fehlbelastungen der Beine und der Gelenke der unteren Extremitäten. Die volkswirtschaftlichen Auswirkungen sind erheblich. Die teuersten Erkrankungen der westlichen Industrienationen sind Rückenleiden. Dadurch entstehen jährlich 40 Millionen Fehltage in Deutschland. Dabei steht die muskuläre Schwäche ganz im Vordergrund der Beschwerdeursachen. Ein muskulär gesunder Rücken kommt seiner Haltefunktion nach und hat keinen Grund Abstützreaktionen, Instabilitäten oder verrutschende Bandscheiben zuzulassen. Insbesondere der Rückenstreckmuskulatur und der Bauchmuskulatur kommt dabei eine große Bedeutung zu. Informieren Sie sich in einem gut geführten Fitnessstudio, im Rahmen eines orthopädischen Rehabilitationsaufenthaltes, bei Sportvereinen mit Wirbelsäulengruppen, bei der Volkshochschule, bei Ihrer Krankenkasse etc. (siehe hierzu auch Kapitel 11.6.: Das Kreuz mit dem Kreuz und Internetadressen im Anhang).

Sechs Kurzübungen zwischendurch für einen leichteren Rückenalltag:

- Seitgriff: Arme zur Seite ausstrecken, aus der Taille heraus Oberkörper nach rechts und links verschieben.

- Streckheber: Stellen Sie sich hinter Ihren Stuhl, linkes Bein ausstrecken, rechten Arm ausstrecken, halten und Seitenwechsel.
- Rück-Zug: Aufrecht stehen, Beine hüftbreit auseinander, Bauchmuskulatur fest anspannen, Oberkörper leicht nach hinten lehnen, Beine beugen, mit dem rechten Arm hinter dem Rücken Richtung linker Ferse ziehen und umgekehrt.
- Bein-Druck: Sitzen Sie aufrecht im Bürostuhl, linkes Bein leicht anziehen, beide Hände oberhalb des Knies auflegen und dann auf den Oberschenkel drücken, mit dem Oberschenkel dagegen halten, dann die andere Seite.
- Knie-Stütz: Stellen Sie sich einen großen Schritt entfernt von Ihrem Schreib-/Arbeitstisch, Hände nebeneinander auf der Tischkante abstützen, rechtes Knie nach vorne hochziehen und auf die Hände legen, Rücken gerade halten, die linke Hüftseite sanft Richtung Schreibtisch schieben.
- Wandstand: Stellen Sie sich mit dem Rücken an eine Wand, rutschen Sie die Wand entlang herunter, bis ihre Kniegelenke fast einen 90-Grad-Winkel bilden, die Hände ruhen auf den Beinen. Drücken Sie Schultern und Lendenwirbelsäule gegen die Wand. Bis zehn zählen, dann Schultern nach vorne fallen lassen, Kopf hängenlassen, bis zehn zählen. Aufrichten, Beine ausschütteln, dreimal wiederholen.

Bedenken Sie, dass regelmäßige Bewegung nicht nur der Muskulatur, sondern auch den darunterliegenden Knochen gut tut. Sogenannte „Impacts“, das sind dosierte Stoßbelastungen, fördern den Erhalt der Knochenfeinstruktur. Bis zum 35.Lebensjahr wird der Knochen durch regelmäßige sportliche Belastung gekräftigt, Calcium wird eingebaut. Danach verhindert ausreichende sportliche Aktivität den vorzeitigen Knochenabbau und die Osteoporose mit Gefahr von Knochenbrüchen, Immobilität, vorzeitigem Tod (siehe auch Kapitel 11.5. Osteoporose). Erinnern Sie auch Kolleginnen und Kollegen an eine gute Haltung und Dehnung des Rückens. Egal ob im Büro oder in der Werkstatt.

Positiver Einfluss von Bewegung auf Typ-II-Diabetes (Alterszucker)

Offizielle Zahlen gehen von 6 Millionen Typ-II-Diabetikern in Deutschland aus. Wahrscheinlich liegt die Zahl weit höher aufgrund einer hohen Dunkelziffer. Was früher eine Erkrankung von über 50-Jährigen war, manifestiert sich jetzt schon bei Jugendlichen und jungen Erwachsenen. 30 Prozent aller Deutschen haben eine genetische Anlage zum Typ-II-Diabetes. Durch eine unangebrachte Lebensweise, wie Über- und Fehlernährung, sowie Bewegungsmangel kann es zu einem vorzeitigen Ausbruch der Erkrankung kommen. Wobei regelmäßiger sportlicher Betätigung eine ganz besondere Bedeutung zukommt. Auch nach

Auftreten der Erkrankung kann durch regelmäßige Bewegung die Stoffwechselsituation wesentlich gebessert und der Zeitpunkt der Einnahme von Medikamenten bzw Insulininjektionen verzögert werden. Nebenbei wirkt sich die Bewegung positiv auf den Fettstoffwechsel, den Blutdruck und die Gewichtsnormalisierung aus, alles wichtige Bestandteile einer guten Blutzuckereinstellung. Voraussetzung für eine sportliche Betätigung des Diabetikers sollte jedoch eine ärztliche Kontrolle zur Risikobestimmung sein: Herzbelastbarkeit, Augenschäden, diabetische Nierenerkrankung, diabetische Füße, Nervenschädigungen? Besonders positiv wirken sich Ausdauersportarten aus: Joggen, Walken, Inlineskaten, Radfahren oder Schwimmen. Nicht geeignete Sportarten sind solche, bei denen eine kleine Unaufmerksamkeit (zum Beispiel durch Unterzucker) zu schweren Unfällen führen könnten: Klettern, Tauchen, Motorsport oder Gleitschirmfliegen. Die sportliche Betätigung sollte drei- bis viermal in der Woche 30 bis 40 Minuten lang ausgeübt werden. Schwitzen ist erwünscht, außer Atem sollte man nicht kommen, man sollte sich also noch unterhalten können. Wichtig: Eine engmaschige Blutzuckerkontrolle, da die Blutzuckerwerte durch sportliche Betätigung abfallen, der Medikations- bzw Insulinbedarf sinkt. Oder es sollten zusätzliche „Sport-KH“ (Kohlenhydrat-Einheiten) zugeführt werden. Der Blutzuckerabfall kann noch einige Stunden nach der sportlichen Betätigung auftreten, wenn die Muskel- und Leberglykogenspeicher aus dem Blut wieder aufgefüllt werden. Wichtig ist eine ausreichende Flüssigkeitszufuhr während und nach dem Sport. Bitte keinen Alkohol, da dadurch die Ausschüttung von Glykogen aus der Leber gehemmt wird und die Gefahr für Unterzucker steigt.

Lesen Sie bitte dazu auch das Kapitel 11. Vorbeugen ist besser als heilen.

Vorteile körperlicher Aktivität beim Typ-II-Diabetiker:

- Erhöhung der Insulinempfindlichkeit
- Verbesserung der diabetischen Stoffwechsellage
- Senkung des Blutdrucks
- Senkung des Blutfettspiegels vor allem des LDL, Steigerung des guten HDL
- Förderung einer Gewichtsreduktion
- Steigerung der individuellen Leistungsfähigkeit.

Ein guter Therapeut bekämpft Krankheiten, ehe sie entstehen.
Nur der schlechte Therapeut muss sich damit begnügen,
bestehenden Krankheiten nachzulaufen.
(Chinesisches Sprichwort)

Oder wollen Sie ihrem Arzt auch von einer Schwarzwalddurchquerung mit dem Fahrrad an einem Sonntag berichten und stolz darauf verweisen, dass Sie dabei nur einen halben Liter Cola getrunken hätten. Leider sei aber jetzt komischerweise ihr linker Arm lahm und gefühllos. Kein Wunder: Austrocknung, Gefäßverschluss.

> *Wer will, der kann, wer nicht will, muss.*
> *(Lucius Annaeus Seneca)*

Regelmäßig, am besten mindestens dreimal in der Woche, mindestens 20 bis 30 Minuten Ausdauersport. Dadurch wird das HDL angehoben, die Verdauung in Gang gehalten, Herz-Kreislauf-Erkrankungen werden verhindert, Durchblutungsstörungen der Beine hinausgezögert und der Krampfaderbildung entgegengewirkt. Der Mensch wird fröhlicher. Bewegen Sie sich, wenn möglich, an der frischen Luft, passend zu Ihrem Alter und Gelenkstatus. Und achten Sie auf genügend Flüssigkeitszufuhr, um Thrombosen zu verhindern.

Es ist nie zu spät

Studien belegen, dass auch betagte „Nichtsportler" noch trainierbar sind und zum Beispiel durch zwei flotte Spaziergänge pro Woche die geistige Beweglichkeit deutlich gesteigert werden kann. Die aktivierten Hirnbezirke der Merkfähigkeit vergrößerten sich sogar! Die dynamische Muskelanspannung scheint die einzige effiziente Methode zu sein, die Neubildung von Nervenzellen über das normale Maß hinaus anzuregen. Dies gilt zum Beispiel auch für Tanzen oder Schwimmen. Statische Bewegungsformen – wie zum Beispiel Gewichtheben – scheinen jedoch keinen positiven Einfluss auf die geistige Fitness zu haben (Prof. Hollmann).

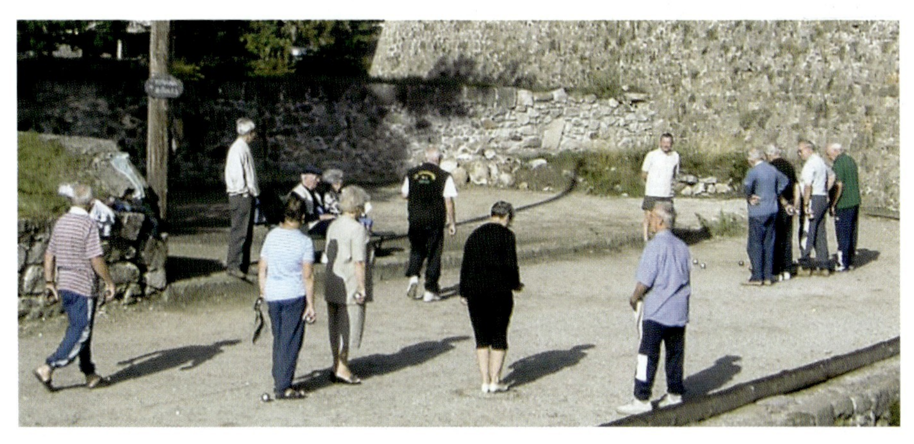

Wer täglich übt, wird immer besser.

Eigentlich sind wir Bewegungsmenschen

Entwicklungsgeschichtlich sind wir „Bewegungsmenschen", wir mussten uns bewegen, um nicht zu verhungern. Heute bewegen wir uns um zwei Drittel weniger als vor hundert Jahren. Dabei braucht jeder Muskel 300 Reize pro Tag, um sich aufzubauen und mindestens 200, damit er fit bleibt. An unserer Muskulatur hängt sozusagen der ganze Körper. Liegen Sie neun Tage im Bett, so sinkt die Leistungsfähigkeit der Organe um 21 Prozent, das Herz schrumpft um 10 Prozent (Studie am Kölner Institut für Kreislaufforschung und Sportmedizin). Sitzen lässt Muskeln erschlaffen und verkürzen, fördert Hämorrhoiden, schadet der Wirbelsäule, verursacht Muskelverspannungen. Setzen Sie an Ihrem Arbeitsplatz Stehpulte, Gymnastikbälle, Knie- und Stehsitze ein und stehen Sie während der Arbeit zwischendurch auf. Regelmäßiger Sport senkt das Risiko für Darmkrebs um 17 Prozent, das für Brustkrebs um 37 bis 70 Prozent, das für Herzinfarkt und Schlaganfall um 40 bis 60 Prozent und für erhöhten Blutdruck um 50 Prozent. Muskeln sind bis ins hohe Alter trainierbar (Untersuchung von Prof. Dirk Pette). Muskeln machen etwa 45 Prozent des Körpergewichtes aus. Ohne Training reduziert sich ihr Anteil auf 25 Prozent. Ab dem 30. Lebensjahr verliert man pro Lebensjahrzehnt etwa 3 Kilo Muskelmasse.

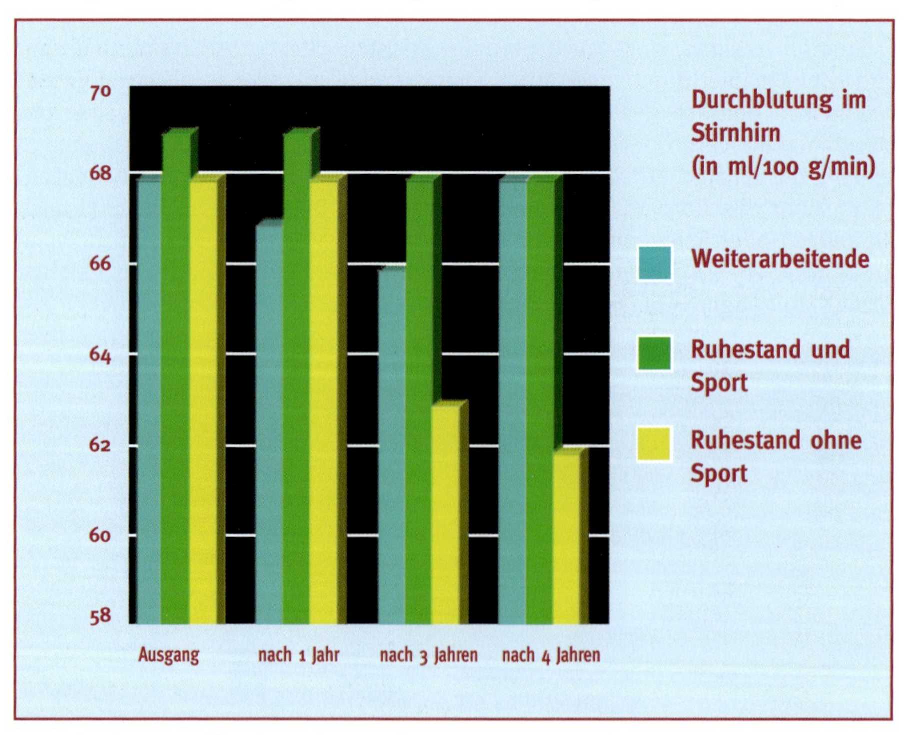

Tun Sie Ihrem Gehirn im Ruhestand etwas Gutes: Treiben Sie regelmäßig Sport oder hören Sie nicht völlig auf zu arbeiten.

5.2. Sport – die Dosis machts

Nicht zu wenig und auch nicht zu viel führt zum Ziel

15 Minuten Joggen pro Woche reichen nicht aus und Marathonläufer, die 120 km pro Woche laufen, richten ihr Immunsystem zugrunde und kriegen Gedächtnisschwäche. 30 Prozent der Marathonläuferinnen haben keine Monatsblutung mehr. Zwischen 1500 und maximal 3000 kcal Energie sollten Sie pro Woche mit Sport und Bewegung verbrauchen. Ab 3500 kcal pro Woche verringert sich die Lebenserwartung wieder.

1500-kcal-Training – das entspricht pro Woche einer Stunde Langlaufen, einer Stunde Fußball, zwei Stunden Joggen oder Schwimmen, drei Stunden Badminton oder Tennis, vier Stunden Tischtennis oder Tanzen, viereinhalb Stunden schnelles Gehen, fünfeinhalb Stunden Golf oder neun Stunden langsames Radfahren.

Bei sitzender Tätigkeit sollten Sie nach Lagerstroem (1994) ein Bewegungs-Mindest-Soll von täglich 4 kcal pro Kilogramm Körpergewicht verbrennen. Das Bewegungs-Optimal-Soll wäre 7 kcal pro Kilogramm Körpergewicht.

Eine 100 kg schwere Person sollte täglich also 400 bis 700 kcal durch Bewegung umsetzen. Als Minimalsoll entspricht das 40 Min. gemütliches Fahrradfahren oder strammes Wandern im hügeligen Gelände oder 30 Min. Schwimmen.

Immunsystem und Belastbarkeit:

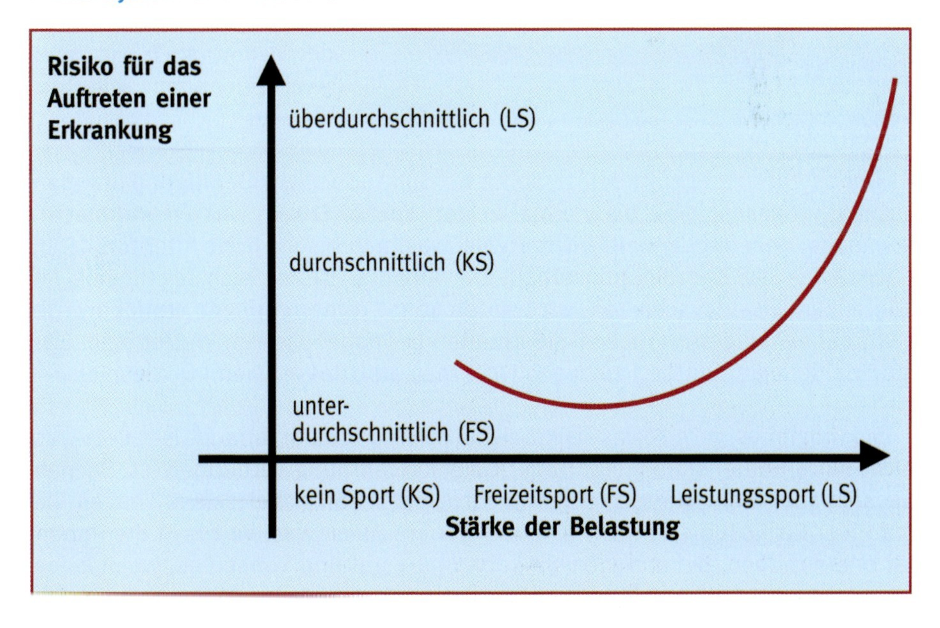

5.3. Welche Sportart für wen?

Wählen Sie eine Sportart, die Ihrer Mentalität und Ihrem Temperament entspricht. Fangen Sie, wenn Sie lange „nichts mehr getan“ haben, langsam an. Gehen Sie nicht sofort zum Jogging, fangen Sie mit einem flotten Spaziergang von einer halben Stunde an. Genießen Sie die Luft, lassen Sie die Natur auf sich wirken, sehen Sie die Blume am Wegesrand oder machen Sie den Spaziergang mit jemandem gemeinsam. Steigern Sie sich, wenn Sie es etwas flotter mögen, fahren Sie mit dem Fahrrad oder gehen Sie zum Walking über. Schwimmen oder Aquajogging schont Ihre Gelenke und kräftigt die Muskulatur. Aquajogging ist eine Bewegungsform im Wasser, bei der Sie mit einer Art „Schwimmhilfe“ (Aquajogger) im Wasser in der Schwebe gehalten werden. Sie machen gehende Bewegungen gegen den Widerstand des Wassers und dehnen und kräftigen so Ihre Muskulatur, ohne Ihre Gelenke zu überlasten. Entwickelt wurde diese Sportart zur Rehabilitation nach Verletzungen von Leistungssportlern. Handschuhe (Paddles) vergrößern den Wasserwiderstand und sorgen dafür, dass Sie gleichzeitig die Arme und die obere Rumpfmuskulatur mitkräftigen können. Wer es ein bißchen fröhlicher mag, der nimmt noch ein oder zwei Funnudeln mit ins Wasser.

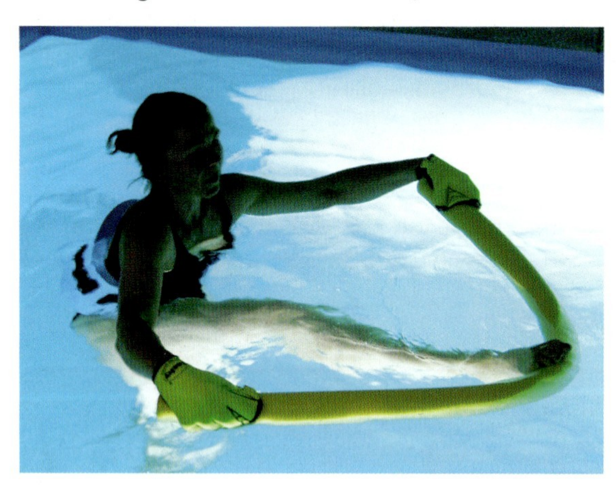

Wer osteoporosegefährdet ist, sollte sich eine sportliche Betätigung draußen suchen, möglichst drei- bis viermal in der Woche. Etwas, was Freude macht, etwas, bei dem man andere trifft, etwas, was man bis ins hohe Alter tun kann, etwas, was die Koordination erhält. Die Allgäuer treffen sich regelmäßig im Winter zum Eisstockschießen. Oft werden ganze Altherrenriegen stundenweise nicht daheim angetroffen, weil sie draußen bei nahezu jedem Wetter beim Eisstockschießen sind. Die Franzosen trifft man stattdessen beim Boulespiel.

Sie mögen es gern etwas risikoreicher? Kein Problem, erlaubt ist alles, was nicht mit erhöhter Unfallgefahr oder Gelenkgefährdung verbunden ist. Suchen Sie sich aber eine Sportart, deren Technik Sie schon beherrschen. Fangen Sie mit einer Risikosportart nicht erst im Alter an. Alles, was wir bis in die Pubertät erlernt haben, beherrschen wir koordinativ gut und können es, wenn keine körperlichen Handikaps dazugekommen sind, auch bis ins Alter ausüben. Ein

Sechzigjähriger, der nie eis- oder rollschuhgelaufen ist, sollte nicht unbedingt mit Rollerblades als erstes sein Glück versuchen. Ist er aber schon immer skigefahren, kann er dies ohne weiteres tun. Dabei sollte er beachten: Nicht bei jedem Wetter, nicht in jedem Gelände, nicht bei jedem Schnee, nicht um jeden Preis und nicht bis zur körperlichen Erschöpfung.

Tasten Sie sich, auch wenn Sie jünger sind, an neue Belastungsformen langsam heran. Radeln Sie erst zwanzig Minuten auf dem Standfahrrad bei geringerer Wattzahl, steigern Sie sich täglich. Dies gilt insbesondere auch für Bergtouren in größere Höhen. Vergessen Sie nicht, sich zu Urlaubsbeginn zu akklimatisieren, beginnen Sie mit kleineren Wanderungen, achten Sie auf Atembeschwerden und halten Sie Ruhepausen ein. Dieter Baumann stellte fest: „Seit ich langsamer trainiere, renne ich schneller!“ Wer zu schnell läuft, schnauft und erzeugt eine Sauerstoffnot im Körper, es kommt zu Milchsäureausschüttung. Steigt die Milchsäureausschüttung über vier mmol pro Liter, werden nur noch Kohlenhydrate verbrannt, aber keine Fettreserven angegriffen.

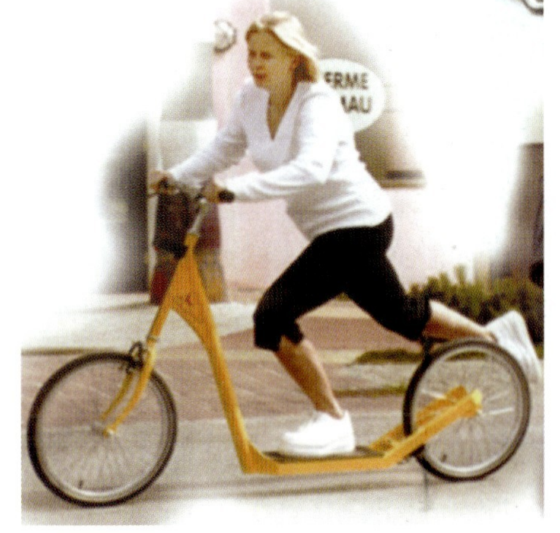

Sorgen Sie ruhig mal für Abwechslung bei ihren Freizeitsportgeräten. Waren Sie schon mal mit einem Stride-Glider® unterwegs? Ein Stride Glider® ist ein Roller für Erwachsene mit Bereifung, Bremsen und Lenkung wie beim Fahrrad. Manche Hotels und Bergbahnen verleihen sie bereits an ihre Gäste. Der Stride-Glider® ist eine Komponente der schonenden Trainingsform des Softathlon (Water, Wheels and Walking).

Und sagen Sie nicht, Sie hätten keine Zeit. Sie können Ihren Stepper (siehe Bild Seite 257) auch ohne weiteres vor den Fernseher stellen. Sie sind mit Ihrer „Zeitnot“ nicht allein: In Virginia hat der Sportphysiologe Prof. Glenn Gaesser die hohe Wirksamkeit regelmäßiger Trainingskurzeinheiten nachgewiesen, wenn sich Kraft- und Kardiotraining abwechseln. Statt drei längerer Trainingseinheiten pro Woche können Sie auch 15 kurze – 10 Minuten lange Trainingseinheiten voller Power und Konzentration – durchführen. Sechs komplexe Übungen trainieren bis zu acht Muskelgruppen gleichzeitig. Sie verwenden dazu zwei Übungshanteln mit je zwei Kilogramm. Selbst Trainingseinheiten von täglich sechs Minuten (!) verschaffen Ihnen eine deutlich verbesserte Fitness und damit Alltagskompetenz. Probieren Sie es ruhig auch mit etwas

Selbstüberlistung: Warum kleinere Einkäufe nicht mal zu Fuß oder mit dem Rad erledigen? Parken Sie etwas abseits vom Ziel, entdecken Sie einen netten Umweg, meiden Sie Fahrstühle und Reisen, die Ihnen zu wenig Bewegung ermöglichen. Oder pachten Sie einen Garten, hacken Sie Ihr Holz selbst. Zu regelmäßiger Ausdauerbewegung verhilft auch ein Hund, der Sie „mehrmals täglich Gassi führt". Die statistische Lebensverlängerung beträgt mit Hund plus 8 Jahre. Walken, wandern oder schwimmen Sie in einer Gruppe oder im Verein, das zieht mit.

Der erste Wanderer war Petrarca, er erstieg den Mont Ventoux bereits 1336 aus reiner Neugier.

Beachten Sie die guten und schlechten Signale beim Sport:

Ein **roter Kopf** ist lästig, aber sinnvoll, er dokumentiert eine Mehrdurchblutung des Kopfes. Durch Muskelarbeit und Verbrennung von Kohlenhydraten wurde der Körper aufgeheizt und gibt Wärme nach außen ab. Das kann bis 30 Minuten nach dem Sport anhalten. Leichtes Muskelbrennen beim Trainieren sagt Ihnen, dass Sie im optimalen Bereich trainieren. Nicht darüber hinaus üben, der Muskel kann den Trainingsreiz dann nicht mehr umsetzen. Nach 20 Minuten Training im Ausdauerbereich entwickelt sich ein **Flow-Gefühl,** die Gedanken fließen frei, das ist Stressbewältigung pur. Nach der sportlichen Betätigung setzt nach kürzeren Einheiten **frische Wachheit** ein, nach längeren Einheiten eine **zufriedene Mattigkeit. Leichtes Muskelziehen** unterstreicht, dass Sie alles richtig gemacht haben.

Haben Sie **Seitenstechen,** war vielleicht die Pause zwischen Essen und Sport zu kurz oder Sie haben unregelmäßig geatmet. Hand auf die schmerzhafte Stelle und bewusst ausatmen, mit leicht nach vorngebeugtem Oberkörper weiterlaufen. **Atemnot** sollten Sie mit Ihrem Arzt besprechen: Lunge, Nasenscheidewand, Polypen oder gar Herzprobleme? Vorsicht bei **Gelenkbeschwerden.** Ist es nur eine Überbelastung, können Einlagen oder entsprechend gute Sportschuhe Linderung verschaffen. Bei Gelenkschwellungen oder Blockaden, Wegknicken von Gelenken (sogenanntes giving way-Phänomen) auf jeden Fall den Arzt aufsuchen. Joggen Sie nie auf einem gerissenen Meniskus durch die Gegend, die Folgeschäden am Gelenkknorpel sind unabsehbar. Vorsicht auch bei **Kopfschmerzen und Schwindel.** Befragen Sie Ihren Arzt, haben Sie vielleicht einen Bluthochdruck?

Muskelkrämpfe entstehen, wenn der Körper zuviel Wasser und Mineralien verliert. Belastung abbrechen, verspannte Muskeln dehnen. Genügend trinken, vor allem mit ausreichend Elektrolyten. **Muskelkater** bekommen Sie, wenn Sie sich beim Training überfordert haben und zu wenig Regeneration hatten. Betroffene Stellen kühlen und nach zwei Tagen mit Wärmebehandlung beginnen. Machen Sie eine Trainingspause, sonst geht Ihre Leistungsfähigkeit zurück.

Rückenschmerzen können ein Zeichen für muskuläre Verkürzungen, Fehlhaltung oder Kalksalzminderung sein. Arzt befragen, nicht in den Schmerz trainieren.

Ess- und Hungerattacken nach dem Sport: Stimmt der Blutzuckerspiegel? Im Zweifel auch hier den Arzt befragen. Bevor Sie später gierig nach der Schokolade greifen, nehmen Sie lieber rechtzeitig nach dem Sport Trockenobst und sinnvolle Getränke zu sich.

Positive Aspekte des Sportes bei Arthrose (Gelenkverschleiß)

Die rhythmische Bewegung eines Gelenkes durch sportliche Betätigung erhöht die Gelenkdurchblutung, verbessert den Nährstofftransport zum Knorpel und sichert damit die Ernährung der Knorpelzelle. Nur ein gut ernährter Knorpel kann seine mechanische Funktion ausüben und Sie bis ins hohe Alter tragen.

Durch die sportliche Betätigung wird die gelenkumgebende Muskulatur gekräftigt bzw. der Schwund dieser Muskulatur verhindert. Die Gelenkführung wird verbessert und große Bewegungsenergien muskulär gedämpft, so dass der Knorpel geschützt wird. Die bessere aktive muskuläre Stabilisierung eines Gelenkes schützt die passiven Strukturen wie Bänder und Kapsel vor Überdehnung und Zerreissung und verhindert Gelenkinstabilitäten oder vermindert zumindest bestehende Instabilitäten. Dadurch werden zusätzliche Mikrotraumatisierungen des Gelenkes vermieden oder das Voranschreiten des Aufbrauchschadens verlangsamt.

Durch den positiven Kontakt zu den Mitmenschen wird die Lebensfreude erhöht und eine positivere Lebenseinstellung erzielt. Dadurch wird das Krankheitsgefühl reduziert und die allgemeine Leistungsfähigkeit angehoben.

Welche Sportart bei Arthrose?

Empfohlen sind Sportarten ohne große Impulsbelastung (zum Beispiel starke Sprungbelastungen). Vermeiden sollten Sie Sportarten mit Extrembewegungen der Gelenke, insbesondere Drehbewegungen. Sportarten mit gleichmäßig rhythmischen Bewegungen und geringen Bewegungsenergien sind sinnvoll.

- **Dauerlauf** nur nach vorheriger ärztlicher Kontrolle und nicht bei Fehlstellungen der Beingelenke (zum Beispiel O-Bein), sonst droht vermehrte Fehlbelastung.
- **Wandern** in der Ebene, keine steile Bergauf- oder Bergabbelastung.
- Vorsicht bei „Kampfsportarten" wie **Hand-** und **Fußball,** hier kann es durch Gegnerkontakt zu Verletzungen, insbesondere auch zu Gelenkschäden, kommen.
- **Faustball** mit geänderten Regeln, zum Beispiel mit mehrmaligem Auftippen des Balles, kann als Gruppensportart mit geselligem Wert, ohne große Gelenkbelastung, empfohlen werden.
- Beim **Tennis** sollte das weniger laufintensive Doppel vorgezogen werden. Bei korrekter Technik werden abrupte und gelenkbelastende Bewegungen weitgehend vermieden. Große Beachtung sollten jedoch Bodenbeschaffenheit und Schuhwerk finden. Ascheböden und moderne Kunststoffböden mit guten Rutscheigenschaften sind vorzuziehen.
- **Tischtennis** als Freizeitsport kann gelenkschonend betrieben werden.
- **Squash,** mit seinen schnellen ruckartigen Bewegungen und schnellen Richtungswechseln ist wegen den häufigen Drehbelastungen keine geeignete gelenkschonende sportliche Betätigung.
- Ähnliches gilt für **Badminton,** während die gemächlichere Form, das **Federballspiel,** wegen der langsameren Bewegungsabläufe zu bevorzugen ist.
- **Golf** ist für Patienten mit Arthrosen an den unteren Extremitäten zu empfehlen.
- **Langlaufen** kann bei Patienten ohne große Bewegungseinschränkungen empfohlen werden. Manche bevorzugen sogar den Schlittschuhschritt (Skating), wenn sie eine gewisse Außenrotationsfehlstellung in den Hüftgelenken aufweisen und deshalb beim Skating weniger Probleme haben.
- **Ski alpin** kann nur Leuten empfohlen werden, die eine gute Technik beherrschen und als Vorraussetzung sollten ideale Pistenverhältnisse vorhanden sein.
- **Eisstockschießen** mit Modifikation der Technik, Abschießen aus dem Stand oder mit geringem Anlauf, ermöglicht auch Arthrosepatienten diese Sportart. Gleiches gilt für das **Kegeln** (wurde bereits 3500 v. Chr. in Ägypten betrieben).
- **Eislaufen** wird wegen großen Anforderungen an Koordination und Gleichgewicht nicht empfohlen.
- **Schwimmen** gilt als ideale Arthrosesportart, wobei Kraulsport zu bevorzugen ist, weil der Beinscherenschlag gerade bei Knie- und Hüftarthrosen Probleme bereiten kann. Bei Schultergelenksarthrosen ist Schwimmsport nicht empfehlenswert.
- **Rudern** ist eine Sportdisziplin, die häufig bis ins hohe Alter hinein betrieben wird. Problematisch wird es allerdings bei Arthrosen hinter der Kniescheibe.

- **Segeln** auf „Großschiffen“ kann ohne weiteres betrieben werden. Kleine Jollen erfordern zuviel „Gelenkeinsatz“.
- **Krafttraining,** nicht mit freien Hanteln, sondern arbeiten an „Maschinen und Geräten“, welche die Bewegungsrichtung vorgeben und damit ein plötzliches Abweichen in eine nicht gewünschte Bewegungsrichtung ausschließen, ist empfehlenswert. Besonders günstig ist für Arthrosepatienten das Training an isokinetischen Geräten. Bei diesen Geräten wird eine gewählte Bewegungsgeschwindigkeit (Isokinetik) apparativ konstant gehalten, so dass eine gleichförmige Winkelgeschwindigkeit resultiert. Beschleunigungen, die leicht zu unkontrolliertem Bewegungsverhalten führen, werden dadurch vermieden. Der Trainierende kann seine Belastung individuell bestimmen. Bei Schmerzen vermindert die Rücknahme des Belastungsimpulses die Belastung des Gelenkes praktisch auf Null. Es ergeben sich zwei Vorteile des isokinetischen Trainings: Die Gelenkbewegung wird geführt und eine Überlastung des Gelenkes ist sicher ausgeschlossen.
- **Aerobic** hat an Popularität durch seine Rahmenbedingungen die klassische Gymnastik oft abgelöst. Der Vorteil liegt in der Möglichkeit, individuelle Gymnastik- oder Aerobic-Programme für Arthrosepatienten mit gleichartigen Behinderungen zusammenzustellen. Es kann die Muskulatur gedehnt und gezielt gekräftigt werden.
- **Radfahren** belastet die Gelenke der unteren Extremitäten rhythmisch und gleichmäßig. Radfahren in der Ebene ist empfohlen, zu steile Bergstrecken schaden den Kniegelenken.
- **Reiten** wird durch die eingeschränkte Abspreizung der arthrotischen Hüftgelenke und durch Schmerzen bei Knieglenksarthrosen eingeschränkt.

Sportarten, die zu Frühathrosen führen können:

- Zehengrundgelenke: Zu fast 100 Prozent schwere Arthrosen bei über 50-Jährigen ehemaligen Fußballspielern.
- Fußgelenke: Zu 100 Prozent schwere Arthrosen an beiden Fußgelenken bei Fußballspielern, zu 85 Prozent bei Ballettänzern, 48 Prozent bei Hochspringern.
- Kniegelenksarthrose vor allem hinter der Kniescheibe: 100 Prozent bei Fußballern, 90 Prozent bei Gewichthebern.
- Lendenwirbelsäule, Arthrose der Wirbelgelenke: 100 Prozent bei Speerwerfern, 90 Prozent bei Kunst- und Turmspringern, 90 Prozent bei Turnern und bei Trampolinspringern.
- Schultereckgelenksarthrose: Bei Ringern, Judosportlern, Gewichthebern, Werfern, Handballern, Volleyballspielern.
- Schultergelenksarthrose: Bei Schwerathleten, Werfern.

- Ellbogengelenksarthrose: 90 Prozent bei Gewichthebern, Speerwerfern, Boxern.
- Hand-Finger-Gelenksarthrose: Bei Boxern.

Eine vermehrte funktionelle Belastung muss nicht zwangsläufig zu einer Arthrose führen. Im Gegenteil, manche Ausdauersportarten weisen statistische Vorteile bezüglich des Risikos einer Arthroseentwicklung auf. Eine extreme Belastung eines Gelenkes kann jedoch den Knorpel durch vermehrte Flüssigkeitsabgabe und damit Festigkeitsverlust und Elastizitätsverlust extrem verletzbar machen. Knorpelgewebe, das durch Dauerdruck massiv Flüssigkeit abgegeben hat und damit extrem empfindlich gegen hohe Belastung ist, kann so bei normalem Bewegungsverhalten Schäden erleiden (zum Beispiel bei Gewichthebern). Bei maximalem Abbremsen aus voller Geschwindigkeit, zum Beispiel bei einem Zusammenprall oder Sturz, kann es am Gelenkknorpel zu Zerreißungen kommen (Makrotrauma). Solche Verletzungen des Gelenkknorpels können normalerweise nicht wieder folgenlos ausheilen. Mikrotraumen sind Kleinstverletzungen am Gelenkknorpel, sie werden normalerweise nicht bewusst, können sich aber summieren und auch zu degenerativen Veränderungen (Arthrosen) führen. Da diese Mikroverletzungen keine Schmerzen verursachen, werden sie nicht wahrgenommen und somit wird das verletzte Gelenk oft unbewusst weiter belastet und überlastet.

Was belastet wie Ihre Hüfte und das Knie?

Bis zum wievielfachen ihres Körpergewichtes entstehen Belastungen auf die Hüfte- und die Kniegelenke?

5		fach	Jogging
8	–9	fach	Stolpern
3	–4	fach	Gehen im Alltag
4,3	–5	fach	Treppaufsteigen
3,8	–6	fach	Treppabsteigen
0,5		fach	Geradeaus Radeln
1,4		fach	Bergauf Radeln
4		fach	Klassischer Langlauf
4,5		fach	Skating
5,5	–8	fach	Ski alpin
25		fach	Gewichtheben

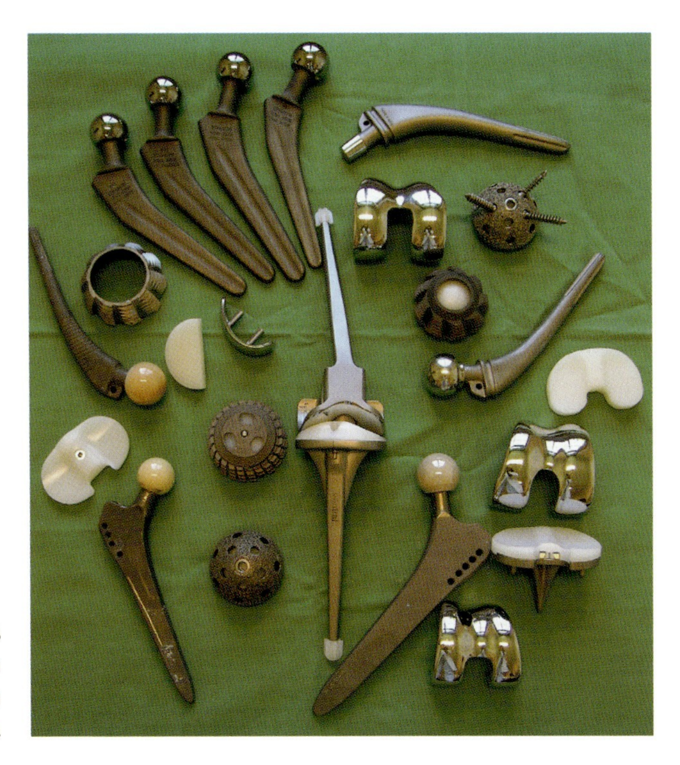

Ein buntes Sortiment von Kunstgelenken (Endoprothesen).

Allgemein empfohlene Sportarten auch für Endoprothesenträger:

Wandern, Walken, Aquajogging, Standfahrrad, Schwimmen, Boule, Golf, angepasste Gymnastik, Gesellschaftstanz, Bogenschießen, Billard. Mit Einschränkungen auch Skilanglauf, Ski alpin, Bowling, Curling, Wasserball.

Auf keinen Fall sportlich betätigen sollten Sie sich mit gelockerten oder gebrochenen Endoprothesen, Infektverdacht, fehlimplantierter Prothese oder mit erheblichen Bewegungseinschränkungen an dem betroffenen Gelenk. Vorsicht auch bei starkem Übergewicht, Osteoporose, Beinlängendifferenz über 1,5 cm (ohne Schuhausgleich) und wenn Sie Dialysepatient sind. Sprechen Sie mit Ihrem Arzt, was Sie sich zumuten dürfen.

Wandern: Achten Sie auf gutes Schuhwerk, gehen Sie gerade, für längere Bergabstrecken benützen Sie zur Entlastung der Gelenke Teleskopstöcke. Große „Wanderer“ wie Reinhold Messner benützen sie ja auch, also keine falsche Scheu. Insbesondere Ihre Kniegelenke werden es Ihnen danken.

Walking: Forciertes zügiges Gehen mit betontem Armeinsatz. Starten Sie mit gleichmäßigem Tempo und achten Sie auf eine tiefe, gleichmäßige Atmung, halten Sie sich aufrecht, bleiben Sie locker und entspannt. Der Blick sollte 4 bis 5 Meter nach vorne gerichtet sein. Die Gehgeschwindigkeit sollte nicht mehr als ca. 6,5 km pro Stunde sein, das entspricht etwa 130 bis 140 Schritten pro Minute. Die Arme schwingen im 90-Grad-Winkel seitlich am Körper vor und zurück, und zwar gegengleich zu den Beinen. Eine Steigerung der Belastung ist möglich durch Mitführung von Hanteln (Wogging), durch intensives Bergaufgehen (Hill-Walking) oder durch maximierte Gehgeschwindigkeit (Power-Walking) und ganz aktuell durch das Nordic-Walking.

Nordic-Walking: Eine Variante des Skilanglaufs, ganzjährig durchzuführen. Jeder Schritt wird mit dem Einsatz spezieller Stöcke begleitet. Dadurch werden die Gelenke wesentlich besser geschont als beim Jogging oder beim normalen Walking. Der konsequente Stockeinsatz macht den Zweibeiner fast zum Vierfüßler. Die obere Körperregion wird gestärkt. Die Durchblutung wird verbessert. Knie, Hüften und Füße werden entlastet, in der Ebene bei jedem Schritt um ca.5 kg, bergauf und bergab um ca. 8 kg. Dabei werden noch über 80 Prozent der Muskelkraft trainiert. Der Kalorienverbrauch wird um 20 Prozent erhöht. Wissenschaftler in den USA sprechen sogar von bis zu 50 Prozent höherem Energieverbrauch beim Nordic-Walking. Diese Art der Fortbewegung entspricht auch unseren Genen. Entwicklungsgeschichtlich ist der Mensch ein „Geher“, kein „Sitzer“ und auch kein „Jogger“. Nicht zu unterschätzen ist das Suchtpotential beim Walking. Das Körpergefühl wird neu entdeckt, Glückshormone en masse produziert und 85 Prozent der Muskelgruppen des Körpers in Bewegung versetzt.

Gesundheitliche Vorteile bei Nordic-Walking:

- 85 Prozent der gesamten Muskulatur wird beansprucht: Beinmuskulatur, Rücken, Arme, Schultern und Nacken.
- Der Stockeinsatz entlastet den gesamten Bewegungsapparat um bis zu 30 Prozent gegenüber anderen Laufarten.
- Die gesamte körperliche Kondition wird neben der Herz-Kreislauf-Leistung verbessert.
- Die Sauerstoffversorgung des Körpers und die Durchblutung wird gefördert.
- Knochen, Bänder und Sehnen werden gestärkt.
- Der Kalorienverbrauch wird erheblich gesteigert.
- Der Stockeinsatz führt zum sicheren Gehgefühl.

- Die positive Hormonausschüttung fördert Schlaf, baut Stress ab und macht „süchtig“, der „Spaßfaktor“ steigt, man walkt regelmäßig, weil man Lust darauf hat.
- Es handelt sich um eine gesellige Sportart, man sollte sich dabei unterhalten können.
- Das erforderliche „Sportgerät“ ist finanziell erschwinglich, braucht keine aufwändige Wartung und ist gut überall hin zu transportieren.
- Die Freizeitsportart ist überall durchführbar.
- Eine Unfallgefahr besteht nicht, im Gegenteil.
- Alle Familienangehörigen haben Spaß dabei, alle Altersgruppen können mitmachen.

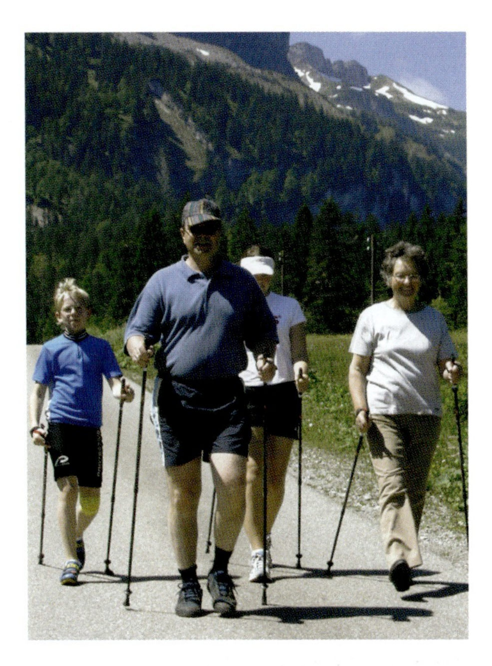

Die Stöcke sollten aus haltbarem Material sein, Carbon oder Glasfaser, um Schwingungen von zum Beispiel Metallkernen auf Hand-, Ellbogen und Schultergelenke zu vermeiden. Im Schnee wird eine normale Spitze wie beim Skistock verwendet, auf Asphalt gibt es gedämpfte „Gummischuhe“. Sie dämpfen die Stöße, machen keinen Lärm und geben durch ihre Rillen auf der Unterseite zusätzlichen Halt. Leicht gebogen unterstützen sie die Abrollbewegung des Stockes nach hinten. Handschlaufen und Griffe sollten aus hautfreundlichem, rutschfesten Material sein. Trotz festen Sitzes sollte die Blutzirkulation der Hände gewährleistet sein. Die Länge der Stöcke richtet sich nach der Körpergröße und liegt bei ca. 70 Prozent der Gesamtgröße. Eine 1,70 m große Person verwendet also Stöcke von ca. 1,20 m. Dabei sollte der senkrecht stehende Stock mit dem hängenden Arm einen rechten Winkel bilden. Längere Stöcke steigern Bewegungsdynamik und Schrittlänge, kürzere Stöcke sind für gemütlichere, kürzere Schrittfolgen geeignet.

Der Bewegungsablauf ist ein natürlicher; am schnellsten lernt man es, wenn man gar nicht darüber nachdenkt. Der Bewegungsablauf entspricht in etwa dem des klassischen Skilanglaufs, nur ohne Ski. Der rechte Stock ist am Boden, wenn die linke Ferse aufsetzt, und umgekehrt. Die Stöcke werden relativ eng am Körper nach hinten geschwungen, die Hand geht hinten auf. Der Arm wird hinter der Hüfte fast völlig gestreckt. Somit wird der Stockgriff nur in der Phase des Aufsetzens fest angefaßt. Es kommt zu einem richtigen Muskelpumpeffekt, die Durchblutung im gesamten Oberkörper wird gefördert.

Gute Laufschuhe und bequeme Kleidung fördern den Spaßfaktor zusätzlich. Eine anfängliche Trainingsdosis von dreimal 30 Minuten pro Woche ist ideal. Sind Sie untrainiert, lassen Sie sich von Ihrem Arzt den idealen Trainingspuls bestimmen.

Oder **Bavarian Walk:** Forciertes Gehen mit Stockeinsatz, wobei die Stöcke mindestens bis unter die Achseln gehen sollten. Die Stöcke dienen nicht nur als Balancehilfe im unebenen Gelände, sondern verbessern durch den rhythmischen gezielten Einsatz der Arme ganz entscheidend das Vorwärtskommen. Die gesteigerte Durchblutung und damit die verbesserte Sauerstoffaufnahme entspannt die Muskulatur im Nacken- und Schulterbereich. Die Ganzkörperbewegung fördert den Stoffwechsel unter Miteinbeziehung der Wirbelsäule. Der beidseitige Stockeinsatz sorgt für harmonische Muskelarbeit an Armen und Beinen und besonders am Rücken. Die Füße und Kniegelenke werden bei jedem Schritt um je 5 kg entlastet, das bedeutet bei einer Stunde Gehzeit eine Entlastung von 20 Tonnen Stoßbelastung! Somit ergibt sich ein deutlich verringertes Verschleißrisiko für Sehnen, Bänder und Gelenke. Nicht zuletzt ist Bavarian Walking eine gute vorbeugende Betätigung gegen das Auftreten von Osteoporose. Besonders geeignet ist das Walking für die postmenopausale Frau, insbesondere bei Begleitsymptomen, orthopädischen Problemen und Übergewicht. Walking ist eine stoßbelastungsreduzierte Bewegungsform mit minimierter Verletzungs- und Überbelastungsgefahr, insbesondere aufgrund der guten Dosierbarkeit der Intensität. Die Atmung sollte als Steuerung zur Sicherung der aeroben Stoffwechsellage eingesetzt werden. Dazu sollte das „Kommunikationstempo" eingehalten werden: Sätze mit 15 Wörtern sollten ohne Zwischenatmung problemfrei ausgesprochen werden können. Übrigens: 30 Minuten Walking beansprucht mehr Muskeln als Schwimmen und Training im Fitnessstudio. Dreimal 30 Minuten pro Woche senkt das Schlaganfall-Risiko effektiv.

Sie können noch eins draufsetzen, wenn Sie das Barfußlaufen auf weichem Untergrund wieder mehr ins Spiel bringen. Unsere Gene sind von alters her auf Gehen in der Wiese, im Wald und auf Sand eingerichtet. So hat sich auch unser Fuß entwickelt. Da es uns aber meistens an der passenden Gelegenheit und am passenden Untergrund mangelt, wurde der sogenannte MBT®-Schuh entwickelt. MBT®: Massai-Barfuß-Technologie. Durch ausgeklügelte Kombination weicher Sohlenmaterialen wird dem Fuß der Eindruck vermittelt, er bewege sich auf weichem, unebenen Untergrund. Dadurch verbessert sich die gesamte Körperhaltung, der Gang wird aufrechter, Wirbelsäule und Gelenke werden zusätzlich entlastet, die Durchblutung der Beine wird durch erhöhte Muskelaktivität angeregt. Man ermüdet beim längeren Stehen nicht so schnell, weil unwillkürlich immer die Wadenmuskultur angespannt werden muss.

Aquajogging (siehe auch Seite 178): Achten Sie auf eine aufrechte Haltung im tiefen Wasser, die Auftriebhilfe verhindert einen Kontakt mit dem Schwimmbadboden. Machen Sie bewusste, langsame Gehbewegungen, nützen Sie den Wasserwiderstand auch an den Armen und dehnen Sie die häufig verkürzte Oberschenkelmuskulatur. Normalerweise sitzen wir viel zu viel, deshalb verkürzt sich insbesondere unsere Oberschenkelmuskulatur und wir bekommen Probleme im Rücken und hinter den Kniescheiben.

Positive Wirkung können Sie bei Lip-Lymphödem erwarten. Die Abschwellung wird durch die positive Wirkung des Wassers unterstützt.

Bedenken Sie immer, dass alle Gehformen unserer angestammten Fortbewegungsweise am nächsten kommen. Stammesgeschichtlich sind wir weder geflogen, noch Ski- oder Auto gefahren. Unser Körperbau ist für alle „Gehformen" bestens geeignet.

Standfahrrad: Achten Sie auf eine gute Einstellung des Sattels, sitzen Sie locker und bequem, stützen Sie sich nicht krampfhaft nach vorne ab. Radeln Sie zwischendurch ganz ohne die Arme, legen Sie die Arme ruhig zwischendurch auf den Rücken und richten sich dabei gerade auf. Haben Sie eine Einstellmöglichkeit für Widerstand bzw Wattzahl, so steigern Sie die ersten Minuten langsam, trainieren ca. 20 Minuten bei höherem Widerstand, um dann nach einigen Minuten mit geringerem Widerstand zu enden. Viele Standfahrräder haben solche „Fitnessprogramme". Gestalten Sie sich ihre Trainingseinheiten so angenehm wie möglich. Mit guter Musik oder sogar vor dem Fernseher wird geradelt. Steht das Trainingsgerät verbannt im Keller, wird es bald einstauben.

Radfahren: Wenn die Finger beim Radfahren verkrampfen, das Handgelenk schmerzt, sich die Nackenmuskeln verspannen und es zu ziehenden Kopfschmerzen kommt, dann liegt das nicht am kühlen Fahrtwind, sondern eher an einer falschen Griffhaltung oder der verkehrten Sitzposition. Ist das Handgelenk zu stark abgeknickt, kommt es zum Kribbeln in den Fingern. Die Hände sollten locker, gerade nach vorne gerichtet, im Gelenk leicht geneigt, den Lenker umfassen. Greifen Sie beim Fahrradfahren öfter mal um, damit Handgelenke und Finger entlastet werden. Achten Sie darauf, dass das Gewicht des Oberkörpers auf dem Gesäß ruht und nicht von den Händen getragen werden muss.

Schwimmen: Bevorzugen Sie Rücken- oder Kraulschwimmen. Sie schonen damit ihre Kniegelenke und kräftigen die Bein- und Rückenmuskulatur. Bei Gelenkbeschwerden achten Sie darauf, dass das Wasser nicht zu kalt ist, bei Krampfaderleiden darf das Wasser nicht zu warm sein.

Sportarten für Herzkreislaufstabile ohne erhebliche Gelenkbeschwerden:

Der Ultralight-Lauf: Am besten gleich morgens, Sie haben die beste Fettverbrennung vor dem Frühstück. Die Luft ist noch nicht voller Schadstoffe. Machen Sie jedoch unbedingt vorher ein paar Stretchingübungen für Muskeln und Gelenke. Achten Sie auf geeignetes Schuhwerk, harte Schläge auf Asphalt schaden unserem Körper. Lassen Sie sich beim Laufschuhkauf vom Fachgeschäft beraten, unbedingt sollte dabei ihre Fußstellung Beachtung finden. Auf jeden Fall muss ein guter Laufschuh dämpfen, da bei jedem Schritt das doppelte des Körpergewichtes über den Fuß bis zur Wirbelsäule weitergeleitet wird. Da kommen mehrere Tonnen an Belastung zusammen, die der Körper bei einem Lauf aushalten muss. Der Schuh muss gut vor seitlichem Abknicken schützen, sonst werden die Gelenke überlastet, es besteht Verletzungsgefahr für Achillessehne und Außenbänder. Eine stabile Fersenkappe sollte den Fuß führen und das Umknicken auf unebenen Böden verhindern. Gegebenenfalls ist eine Versorgung mit fußbettenden Einlagen erforderlich. Trinken Sie genügend und achten Sie auf Sonnenschutz und Kälteschutz im Winter. Über Kopf und Nacken gehen 40 Prozent der Körperwärme verloren. Achten Sie auf nicht reibende, angenehme Kleidung. Denken Sie, wenn Sie im Dunkeln laufen, an helle Kleidung, gegebenenfalls mit Reflektoren. Laufen Sie langsam. In Sauerstoffnot verbrennt der Körper kein Fett. Prof. Rost hat im Kölner Stadtpark 50 Jogger abgefangen und eine Laktatmessung vorgenommen, fast alle waren zu schnell unterwegs gewesen. Sie waren in Sauerstoffnot gelaufen und hatten kein Gramm Fett verbrannt. Der Muskel verbrennt Fett nur im Sauerstoffüberschuss. Laufanfänger sollten die Atmung als „Drehzahlbegrenzer" verwenden: Drei Schritte atmen Sie ein, drei Schritte atmen Sie aus. Fortgeschrittene atmen 2 Schritte ein und 3 Schritte aus. Laufen Sie ungefähr 30 Minuten. Wenn Sie sich nach dem Lauf frisch fühlen, war alles richtig. Brauchen Sie eine Stunde, um sich wieder fit zu fühlen, waren Sie zu schnell und haben Reserven aufgebraucht. Laufen Sie auf keinen Fall mit Fieber oder starken Gelenkschmerzen. Setzen Sie nicht die Ferse zuerst auf. Der punktförmige Kontakt belastet den gesamten Bewegungsapparat zu stark. Besser zuerst den Vorfuß aufsetzen, dann erst zur Ferse abrollen. Die letzten 50 Meter Gehen zur Normalisierung des Kreislaufs. Seitenstechen ist ein Warnsignal, der Hauptatemmuskel, das Zwerchfell, hat zu wenig Sauerstoff bekommen oder Sie sind mit vollem Bauch gelaufen. Also langsamer laufen, tief einatmen, Faust auf die schmerzende Stelle drücken.

Sport bei Schwangerschaft und Stillzeit:

Bis vor wenigen Jahren war das Thema „Schwangerschaft und Sport" aus gynäkologischer Sicht kein Thema. Es wurde wegen möglicher Gefahren abgelehnt, wenn überhaupt, wurden nur Gymnastik, Schwimmen und Spazierengehen erlaubt. Heute weiß man aber, dass Schwangerschaft und Stillzeit durch regelmäßige sportliche Betätigung eher erleichtert werden. Allerdings sind einige schwangerschaftsbedingte Veränderungen zu beachten: Die ständig wachsende Gebärmutter bewirkt eine Schwerpunktverlagerung mit Krümmung der Wirbelsäule und Kippung des Beckens nach vorn. Außerdem kommt es zu einer Zunahme der Flexibilität der Bänder, einer Knorpelaufweichung und einer Zunahme der Gelenkflüssigkeit. Die Herzwanddicke, Blutvolumen, Blutdruck und Herzfrequenz nehmen wie bei Leistungssportlerinnnen zu. Außerdem kommt es zu einer Zunahme von Grundumsatz, Wärmeentwicklung und Glukosebedarf. Die Regenerationsphasen in der Schwangerschaft sind länger. Damit verbunden sind mögliche Gefährdungen bei Überlastung. So zum Beispiel die Sauerstoffunterversorgung des Ungeborenen, seine Überwärmung, Unterzuckerung mit negativem Einfluss auf das Wachstum, vorzeitige Geburtseinleitung und verzögerter Geburtsvorgang. Sport dient zur Prophylaxe schwangerschaftsbedingter Beschwerden, Rückenschmerzen, Atmungs- und Kreislaufproblemen, venösen Stauungen, Verringerung möglicher Beschwerden des Wochenbettes. Unter Beachtung des individuellen Risikos kann bei mäßig betriebenem Sport mit folgenden Vorteilen gerechnet werden:

- Gesteigertes Wohlbefinden.
- Verbesserte Körperbeherrschung.
- Fitnesszunahme.
- Reduzierung von morgendlichem Unwohlsein.
- Stärkung von Bauch-, Rücken- und Beckenbodenmuskulatur.
- Vermeidung von Krampfadern (Varizen), Thrombose und Hämorrhoiden.
- Bessere Geburtsvorbereitung.
- Schnellere Erholung nach der Geburt.

Körpergewichtsentlastende Sportarten sind vorzuziehen, mit der entsprechenden Sportart sollte nicht erst in der Schwangerschaft begonnen werden, Rückenlagen und anaerobe Sportarten (unter Sauerstoffnot) sind zu vermeiden. Saunabesuche nur mit Vorsicht. Ein Leistungsabfall tritt im vierten Schwangerschaftsmonat auf. Sprünge und Kampfsportarten sind zu vermeiden.

Babyturnen: Ab dem vierten Lebensmonat spätestens können Babys kurze Zeit – 10 bis 15 – Minuten spielerisch turnen. Nehmen Sie Ihr Kind auch ruhig rechtzeitig mit ins Schwimmbad, die meisten Kinder mögen das. Allenfalls der Lärm in öffentlichen Bädern irritiert sie manchmal etwas. Mit den Eltern zu plantschen stärkt das Gleichgewichtsgefühl der Kleinen und gewöhnt sie an das Milieu, was sie ja aus dem Mutterleib bereits kennen. Babys mögen ohne Kleidung und Windeln auf dem Boden herumrobben. Legen Sie eine Krabbeldecke auf und ein Handtuch darüber. Das Baby freut sich, wenn Sie ihm dabei gelegentlich Gesellschaft leisten. Fühlen Sie sich selbst unsicher, gehen Sie ins Babyturnen oder Schwimmen. Mit fachkundiger Anleitung lernt Ihr Kind Spaß an der Bewegung. Auf jeden Fall früh anfangen und nie mehr aufhören.

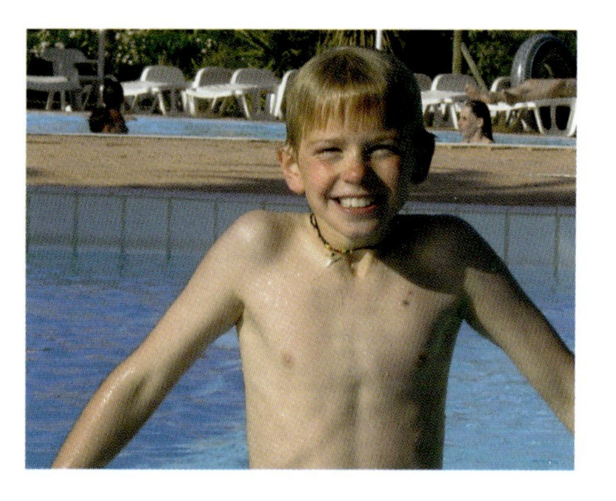

Sport für Kinder: 87000 Sportvereine bieten in Deutschland Kurse für den Nachwuchs an. Entsprechend dem Temperament Ihres Kindes lässt sich leicht etwas Geeignetes finden. Übergewichtige „Neusportler“ sollten erst zum Schwimmen oder Radfahren gehen, um ohne Frust und unter Abnahme des Körpergewichtes langsam zu Erfolgserlebnissen zu kommen. Lassen Sie ihre Kinder mindestens dreimal in die Sportart reinschnuppern, bevor Sie sich festlegen und Sie in eine Ausrüstung investieren.

Was kann ich mir von den einzelnen Sportarten für das Kind erhoffen?

- **Schwimmen** trainiert Herz und Kreislauf, entspannt, entlastet die Wirbelsäule und schont die Gelenke. Kurz vor der Einschulung sollten die Kinder das Schwimmen erlernt haben.
- **Basketball** kann im eigenen Hof geübt werden, werfen und fangen kann spielerisch ab vier gelernt werden. Sprungwürfe, Korbleger und Blocks erfordern den gesamten Körpereinsatz. Kondition, Schnelligkeit, Geschicklichkeit und Aufmerksamkeit werden geschult. Teamgeist ist gefordert. Kleine Rempler und Schubser sind normal. Sehr sensible Kinder werden sich für diese Sportart jedoch weniger begeistern.
- **Fußball** schult Ausdauer, Schnelligkeit und Teamgeist. Ab sechs Jahren beginnen die Kinder, die taktischen Abläufe und Regeln des Spiels zu verstehen.
- **Turnen** fördert die Konzentrationsfähigkeit, an den verschiedenen Geräten bietet es viele Variationsmöglichkeiten. Gegebenenfalls kommt auch Ballett oder Rudern infrage. Die Kinder bekommen ein gutes Körpergefühl.
- **Leichtathletik** kann mit fünf Jahren begonnen werden, vielseitige Bewegungsabläufe werden eingeübt.

- **Inlineskating** kann ab sechs Jahren betrieben werden. Vorraussetzung sind Schoner an Händen, Ellbogen und Kniegelenken und das Tragen eines Helms. Vorsicht vor Ermüdung, dann steigt die Unfallgefahr erheblich. Wenn Schuhe und Beine nicht mehr gerade gehalten werden, wird die Koordination schlecht. Aufhören! Rollern stärkt die Kondition und das Gleichgewicht.
- **Ballett** erfordert extrem viel Disziplin und Selbstbeherrschung. Richtig trainiert prägt Ballett die Körperhaltung und die Bewegungsanmut.

- **Wandern und Klettern:** Bergwandern ist für alle ein Erlebnis und fördert den Gemeinschaftssinn. Die Kinder geben dabei das Tempo an. Öfter mal eine Pause einlegen, genügend trinken lassen und bei exponierten Stellen Vorkehrungen treffen. Seil mit Brustgurt beruhigt Mutter und Kind und erlaubt den Kleinen, auch erste Kraxelerfahrungen selbst ohne hinderliche Erwachsenenhände zu sammeln. Bedenken Sie, dass Kinder nie konsequent den Weg im Auge behalten. Sie lassen sich gerne von vielen Dingen in der Natur ablenken. So sagte die Dreijährige, im Seil hängend, auf die Frage der Mutter, wo sie denn hingeschaut habe: „Auf ein Blümchen, Mama". Klettern im alpinen Gelände sollte erst mit vierzehn begonnen werden. An der Kletterwand gesichert können die Kleinen viel früher beginnen.

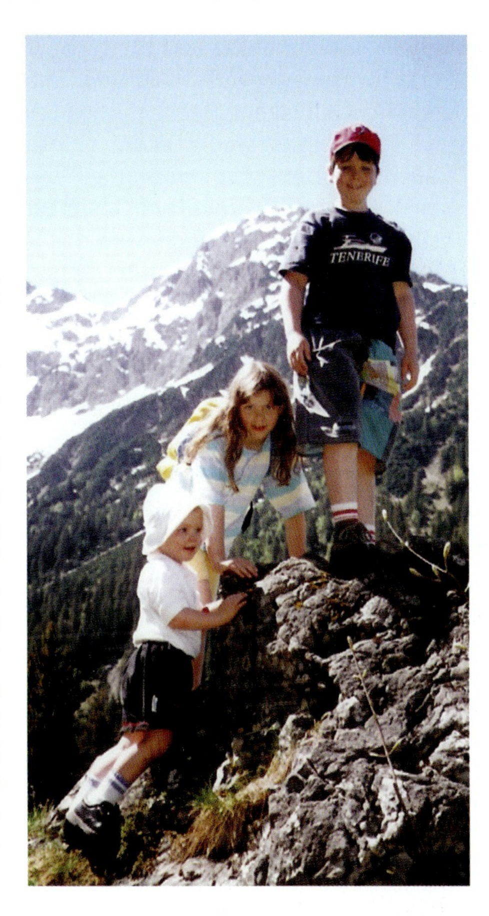

- **Rudern** ist erst ab zehn bis zwölf Jahren möglich. 80 Prozent der Muskelgruppen werden beansprucht, Kreislauf und Stoffwechsel kommen in Schwung.
- **Tennis** fördert die Koordination, Gelenkigkeit und die Ausdauer. Es kann helfen, angestaute Aggressionen abzubauen. Vorsicht vor Fehlbelastung bei dieser Stop-and-go-Sportart.
- **Hockey** führt eher ein Schattendasein in der Öffentlichkeit. Kraft und strategisches Denken ist gefordert. Zwischen sieben und acht Jahren können die

Kinder beginnen. Schienbeinschützer und Mundschutz sind Pflicht, um die erhebliche Verletzungsgefahr zu minimieren.

- **Golf** verschafft viel Bewegung an der frischen Luft, die Motorik und Konzentrationsfähigkeit wird geschult. Ab dem Grundschulalter können die Kinder beginnen. Die Golftaschen sollten nicht getragen, lieber auf einem Wagen gezogen werden, um den Rücken nicht zu überlasten. Es gibt mittlerweile auch günstige Golfkurse und Spielmöglichkeiten für Kinder in den einzelnen Vereinen.
- **Reiten**: Voltigieren ab fünf bis sechs Jahren, Reiten ab zehn bis zwölf Jahren. Verantwortungsbewusstsein und Disziplin wird geschult. Sehr effektiv werden Rückenmuskeln, Beckenboden und Oberschenkel trainiert. Koordination und Feinmotorik sind ständig gefordert. Das Kind gewinnt an Selbstvertrauen. Die Tiere strahlen Stärke, Wärme und Ruhe aus. Das tut gestressten Kinderseelen gut. Helm und feste Stiefel sowie eine fundierte Ausbildung beim Reitlehrer sind Pflicht, um das Verletzungsrisiko zu minimieren.
- **Alpinski**: Kann mit drei Jahren begonnen werden. Gefördert werden Koordination und Feinmotorik. Viel Bewegung an der frischen Luft mit großem „Fun-Faktor“ mit der ganzen Familie. Haben Sie nur unregelmäßig die Gelegenheit zum Skifahren, nutzen Sie für die heranwachsenden Kinder Leihausrüstungen, um Kosten zu sparen. Wenn Sie selbst kein Ski-Profi sind,

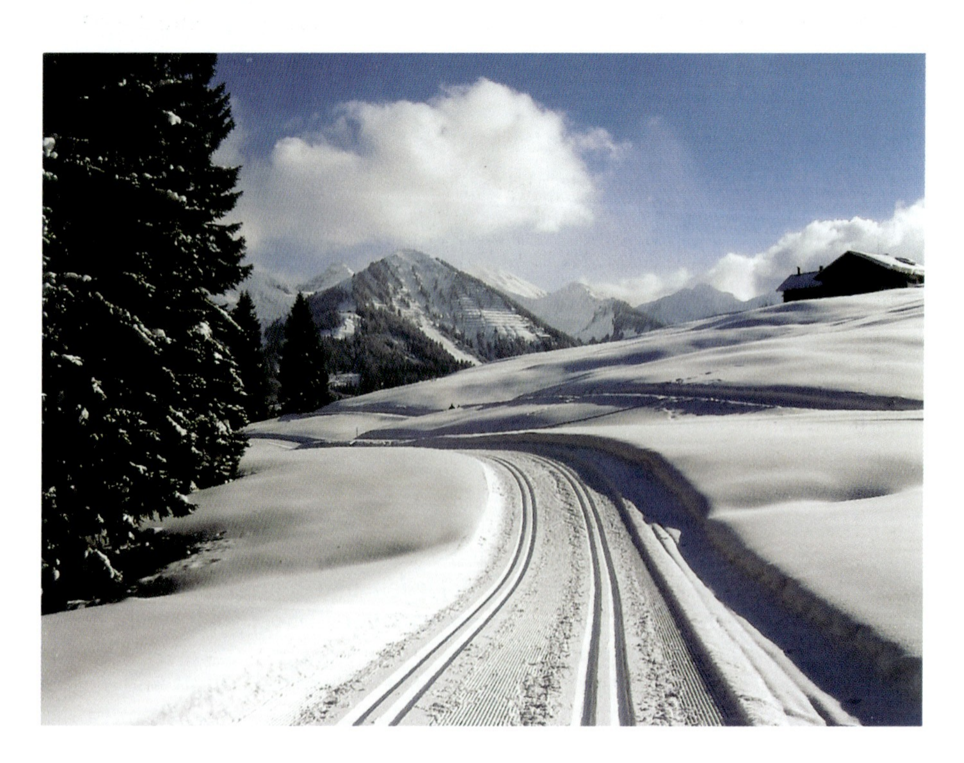

übergeben Sie die Kleinen in erfahrene Hände, Sie werden erstaunt sein, wie schnell der Nachwuchs in diese Wintersportart hineinwächst und Ihnen alsbald davonfährt.

- **Langlauf:** Mit fünf Jahren lohnt es sich, die Loipen in Angriff zu nehmen. Bequeme Kleidung und zwischendurch ein kleines Päuschen erleichtern dem Nachwuchs diese Ausdauersportart. Achten Sie besonders auch auf Kälteschutz, Handschuhe und Mütze, dass er nicht im Kalten sitze. Abgestorbene Kleinfinger und kalte Ohren sorgen nicht für begeisterte Jungsportler.
- **Eiskunstlauf:** Wird von den Jüngsten, die Karriere machen wollen, mit vier Jahren begonnen. Achten Sie auf funktionelle Kleidung zu Beginn, ein gut gepolsterter Po steckt anfängliche Stürze leichter weg. Die Motivation zum Weiterüben steigt. Koordination, Gleichgewicht und Körperbeherrschung werden gefördert.
- **Eishockey:** Eine den Gemeinschaftssinn und die Geschicklichkeit und Ausdauer fördernde Sportart. Die Ausrüstung ist kostspielig, falls sie nicht vom Verein übernommen wird.

Allgemein gilt für alle Sportarten: Lassen Sie Ihr Kind bis zur Pubertät soviel wie möglich an Bewegungsabläufen und unterschiedlichen Sportarten lernen. Ihre Kinder lernen bis zur Pubertät leichter. Gerade die Kinder profitieren besonders von regelmäßiger sportlicher Betätigung:

- Der Knochen wird gekräftigt.
- Die Muskulatur wird aufgebaut.
- Das Gehirn wird besser durchblutet, das macht schlau.
- Das Immunsystem wird bei regelmäßiger sportlicher Betätigung, ohne zu übertreiben, gestärkt.
- Flow-Erlebnisse tragen durch den Alltag, mindern „Pubertätshormonschwankungen“
- Das Selbstbewusstsein wird gestärkt.
- Alkohol, Drogen und Zigaretten rücken eher aus dem Interesse.
- Die Gefahr, an Übergewicht zu leiden, wird geringer, der Appetit wird durch Sport reguliert.
- Sport in der Familie verbindet.
- Aggressionsabbau
- Kinder sollen das Bedürfnis entwickeln, sich zu bewegen. Sie sollen spüren, dass man sich nach körperlicher Bewegung besser fühlt.

Leistungssport soll Spass machen, Vorsicht vor zu viel Druck!

Unsere Leistungssportler müssen je nach Sportart ganz anderen Dingen Folge leisten. Es gelten andere Regeln als beim Freizeitsportler. Abenteuerliche Dinge werden stellenweise praktiziert. An dieser Stelle werden alle Eltern von Leistungssportlern und die Sportler und Sportlerinnen selbst zur Eigenverantwortlichkeit aufgerufen. Skispringer und Eisläufer(innen) dürfen nicht ausgehungert werden. Gewichtskontrolle ist gut, aushungern ist dagegen Körperverletzung. Wenn junge Kombinierer angeblich eine individuelle Diät von unter 1000 kcal/Tag zu sich nehmen sollen in der Trainingsphase – dann ist das Frevel am Menschen, von den körperlichen und seelischen Folgen ganz zu schweigen. Der Kalorienverbrauch allein bei 3 Stunden Langlauf zum Beispiel beträgt 2100 kcal.

Kalorienverbrauch einer ca. 70 kg schweren Person pro Stunde

Tätigkeit	Kalorien	Tätigkeit	Kalorien
Jogging, 1 km in 7,0 Min.	570	Eishockey	570
Jogging, 1 km in 5,0 Min.	870	Snowboard	610
Jogging, 1 km in 3,5 Min.	1210	Nordic Walking	510
Radfahren	420	Golf	360
Bergsteigen	700	Spazierengehen	250
Schwimmen, langsam	540	Treppensteigen	480
Skifahren, alpin	400	Tanzen	260
Langlauf, klassisch	700	Holzhacken	650
Langlauf, Skating	540	Gartenarbeit	350

Es muss auf eine ausgeglichene Energie- und Flüssigkeitsbilanz geachtet werden, um die jungen Sportler nicht vorzeitig in ein Burn-out-Syndrom zu treiben. Auf einen jungen Leistungssportler stürmen neben den sportlichen Anforderungen Druck und Träume der Eltern, auch der Druck von den Medien, ein. Drei bis vier Stunden/Tag Training drückt das Immunsystem ins Tief, körperlicher und seelischer Stress mit hohen Cortisolausschüttungen schwächt ebenfalls das Immunsystem. Kein Wunder, dass die Leistungssportler ausgerechnet zum Wettkampf oder kurz davor ins Abwehrloch fallen und keimanfällig werden. Wir sprechen vom sog. open window. 3 bis 6 Stunden nach sportlicher Belastung ist die Infektgefahr besonders groß. Also in dieser Zeit Vorsicht, „keine Keime" reinlassen. Schützen Sie sich vor Zugluft, wechseln Sie die durchgeschwitzte Kleidung. Halten Sie sich von erkrankten „bacillösen

Mutterschiffen" fern. Es gelten alle unter „Ernährung" beschriebenen Empfehlungen in besonderer Weise zum Erhalt der Leistungsfähigkeit und zum Schutz vor Infekten. Mittlerweile gibt es immunsystemfördernde Mittel, um den außergewöhnlichen Belastungen standhalten zu können Vorsicht vor unklaren Mischungen, nehmen Sie nur von der NADA freigegebene Präparate. Kaffee ist als einziges „Dopingmittel" freigegeben. Er wirkt sich positiv auf Aufmerksamkeit und Konzentration aus, steigert die Sauerstoffaufnahme und verstärkt dadurch die muskuläre Leistungsfähigkeit. Die Ausdauer wird gefördert, es kommt zu weniger Muskelschmerzen. Die maximale Wirkung tritt ein, wenn nach 7-tägiger Koffeinkarenz 3-6 mg/kg Körpergewicht (z. B. als Koffein-Kaugummi) eingenommen werden.

Living is easy with eyes closed, still it's better to keep them open.
(Tamikiuru, Skispringer)

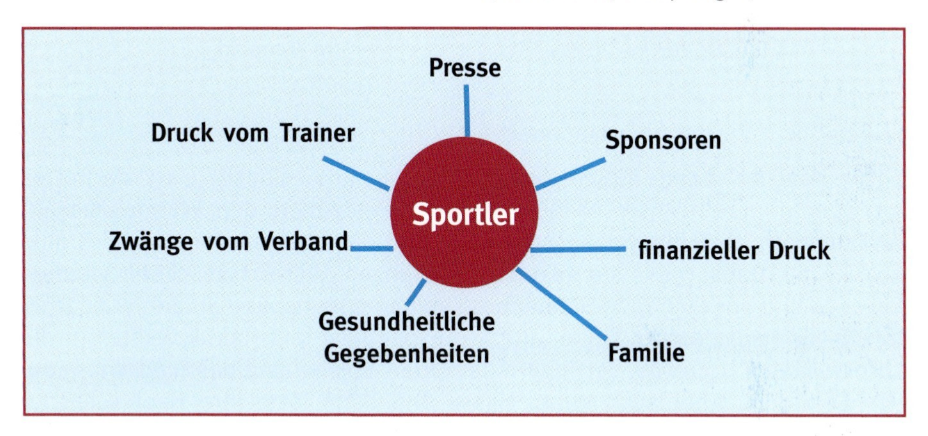

Leistungssportler und Liebesleben

Dürfen Leistungssportler vor dem Wettkampf oder sollen sie lieber nicht – auch hier ist die Sportart entscheidend! Wenn es auf Schnellkraft ankommt – Fußball, Sprint, Fechten, Kampfsport – überall, wo für diese Sportarten Kraft schnell verfügbar sein muß – sollten die Testosteronwerte reichlich vorhanden sein. Enthaltsamkeit wird vor entscheidenden Wettkämpfen empfohlen (Fußballer-Frauen werden aus dem Trainingslager ausgesperrt).

Bei Ausdauersportarten ist das ganz anders: Liebesleben vor dem Wettkampf ist hier empfohlen. Durch die Glückshormonausschüttung wird der Leistungssportler beim Liebesleben ruhiger, gelassener, schläft besser ein und handelt beim Wettkampf weniger verbissen und aggressiv.

Man kann sich seine Sportart nicht vorsichtig genug aussuchen!

6. Anti-Aging

im wahrsten Sinne des Wortes. Was lässt uns vorzeitig altern?
Was schützt uns?

6.1. Was lässt uns alt aussehen?

Shirley Mac Laine sagte: „Ich habe nichts dagegen, alt zu werden, ich habe nur etwas dagegen, alt auszusehen."

Im Papyrus Smith, geschrieben vor mehr als 4000 Jahren, wurde gegen Altersflecke, Haarausfall und unschöne Alterszeichen der Haut eine ölhaltige Salbe aus Bockshornklee empfohlen.

Wenn man auf seinen Körper achtet, geht es auch dem Kopf besser.
(Jil Sander)

Sonne(n) mit Verstand verhindert gefährlichen Sonnenbrand

Die Haut ist unsere äußere Schutzhülle, je nach Leibesfülle ist sie mit ca 1,7 Quadratmetern unser größtes Organ. Sie reguliert den Wärmehaushalt, ist Tastorgan, hilft bei der Ausscheidung und dient als Barriere gegen Krankheitskeime. Dabei muss sie gegen Erkrankungen aller Art geschützt werden. Rauchen und ungeschützte Sonnenbestrahlung oder häufige Solariumbesuche, lassen die Haut deutlich früher altern. Anspannung und Hektik verändern die körpereigenen Hormone, verringern den DHEA-Spiegel und das Glückshormon, das Serotonin. Aber auch Wind, Nässe und Kälte lässt Ihre Haut schneller altern. Sie kriegen Altersflecke an Ober- und Unterarmen, die Haut wird trocken und spröde. Es treten Krähenfüße an den Augenwinkeln und Cellulite an den Oberschenkeln auf.

Durch unsere **Lebensweise** können wir unser Aussehen positiv beeinflussen. Vieles ist Erbmasse, aber zu viel UV-Strahlen, zu wenig Vitalstoffe, zu wenig Schlaf, zu wenig Flüssigkeit und unfunktionelle Kleidung können sich negativ auf das Aussehen unserer Haut auswirken. Ab 22 Uhr bis ca. 4 Uhr morgens teilen sich unsere Hautzellen achtmal schneller im Schlaf als tagsüber. Schäden vom Tag können ausgeglichen werden. Die Hirnanhangsdrüse schüttet im Schlaf Wachstumshormon aus, das die kollagene und elastische Faserbildung im Gewebe anregt. Deshalb ist der „Schönheitsschlaf" so wichtig.

Auf jeden Fall sollten Sie **exzessive Sonnenbäder und Sonnenbrand** vermeiden. Besonders zwischen 11 und 15 Uhr ist die Sonneneinstrahlung am stärksten.

Jeder Sonnenbrand, vor allem durch UVB-Strahlen, auch aus der Kindheit, stellt eine erhebliche Belastung der Haut dar. Die UVA-Strahlen der Sonne fördern die vorzeitige Alterung und Allergien, wenn im Übermaß genossen. Beide, UVA- und UVB-Strahlen, lassen das Hautkrebsrisiko rapide zunehmen. Die aggressivste Variante ist das maligne Melanom, auch schwarzer Hautkrebs genannt. Es handelt sich dabei um entartete Pigmentzellen. Diese Erkrankung nimmt im Moment stark zu. Man rechnet in Deutschland mit einer Zunahme von jährlich 7 Prozent. Dies gilt auch schon für unter 30-Jährige. Der schwarze Hautkrebs ist eine bläulich, bräunlich-schwarze Hautveränderung, die bei den Männern vor allem am Rumpf und bei den Frauen mehr an den Extremitäten vorkommt. Diese Krebserkrankung kann aber auch an ganz anderen Körperstellen auftreten. Beobachten Sie Ihre Haut und die Ihrer Familienmitglieder besonders nach der ABCD-Regel :

- A wie Asymmetrie: Vorsicht vor Hautflecken, die nicht gleichmäßig rund oder oval sind.
- B wie Begrenzung: Unscharfe Begrenzung oder verwaschene Übergangszonen zur Resthaut.
- C wie Colour steht für Farbe: Wechselt ein Hautfleck seine Farbe oder ist er besonders dunkel oder uneinheitlich gefärbt, gilt er als verdächtig.
- D wie Durchmesser: Wächst ein Pigmentmal plötzlich auf über Bleistiftkopfgröße, gilt es als verdächtig.

Ihr Hautarzt untersucht die entsprechenden Stellen mit einem Auflichtmikroskop, eine Art Lupe und berät Sie weiter.

Was ist zu beachten, wenn Sie Ihr Gesicht der Sonne zuwenden, damit die Schatten hinter Sie fallen?

- Verwenden Sie einen ausreichend hohen Lichtschutzfaktor als Sonnenschutzmittel und halten Sie die empfohlene Sonnen-Aufenthaltsdauer gemäß ihrem Hauttyp ein (siehe Tabelle auf Seite 201).
- Vorsicht: Nebel, Dunst, Wasser und Schnee verstärken die Reflexion der UV-Strahlung.
- Setzen Sie Ihre Haut bei bereits eingetretenen Hautrötungen erst nach Abklingen der Rötung der Sonne wieder aus (meist nach 48 Stunden). Planen Sie im Urlaub nach einem Strandnachmittag zum Beispiel einen kulturellen Besichtigungsausflug. Ihre Haut wird es Ihnen danken.
- Verwenden Sie Sonnenschirme oder Strandmuscheln und achten Sie darauf, dass Ihre Kinder mit Sonnenhut und T-Shirt geschützt im Sand spielen. Selbst wenn das Geschrei oft groß ist, auch Nase, Ohren und Füße müssen gründlich eingecremt werden.

- Verwenden Sie funktionelle Gletscher- oder Sonnenbrillen. Im Gebirge ist die Sonnenbestrahlung generell höher.
- Gewöhnen Sie Ihre Haut langsam an die Sonne und beachten Sie dabei Ihren Hauttyp.
- Übrigens: Vorbräunen im Solarium nützt nichts, es bildet sich kein Hautschutz.

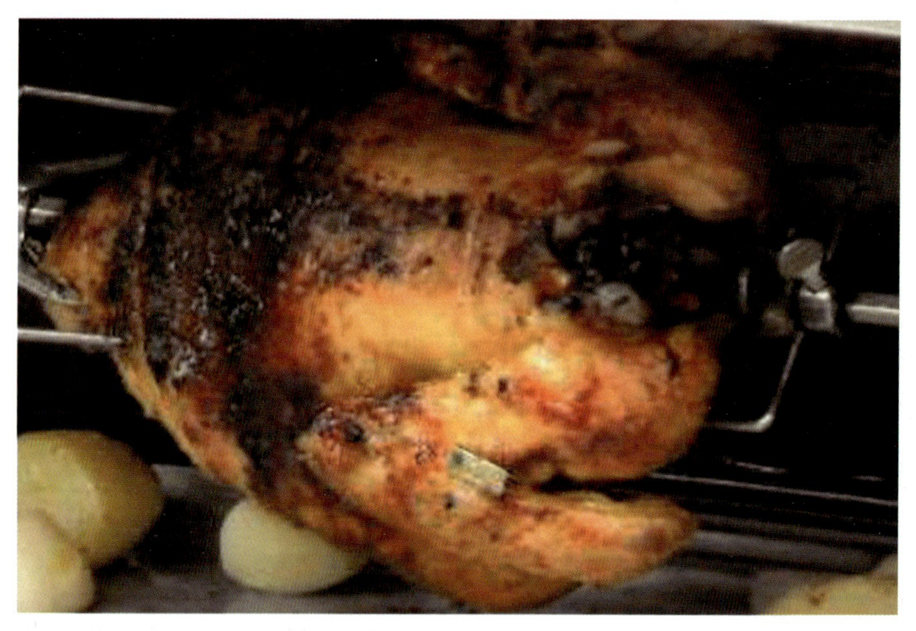

So sollten Sie nicht enden.

Wie lange Sie in der Sonne bleiben dürfen, ergibt sich aus Ihrer Eigenschutzzeit multipliziert mit dem Lichtschutzfaktor der Sonnencreme, die Sie verwendet haben. Beispiel: Typ III mit Eigenschutzzeit 20 verwendet einen Lichtschutzfaktor 5 und kann 5 x 20 Minuten, also 100 Minuten, an der Sonne bleiben. Vorausgesetzt, die Haut ist schon an die Sonne gewöhnt, sonst muss ein Drittel der Zeit abgezogen werden. Vergessen Sie auch nicht, was Ihre Erbmasse zu dem Thema zu bieten hat. Gibt es Eltern oder Großeltern, die ein Hautkrebsproblem hatten, dann lieber etwas mehr Zurückhaltung und etwas öfter eincremen.

Vorsicht vor Klimaanlagen und trockener Heizungsluft, hier ist eine besondere Hautpflege notwenig. Tägliches ausgiebiges Duschen oder auslaugende Wannenbäder müssen durch entsprechende Pflege ausgeglichen werden. Die

Hauttypen

Typ I	Sehr blasse Haut, Sommersprossen, rötliches oder blondes Haar: Große Sonnenbrandgefahr, wird nicht braun, eher rot. Eigenschutzzeit: 5 – 10 Minuten.
Typ II	Helle Haut, neigt zu Sommersprossen, helle Haare: Große Sonnenbrandgefahr, bräunt wenig. Eigenschutzzeit: 10 – 20 Minuten.
Typ III	Leicht getönte Haut, helle oder brünette Haare, die meisten Europäer gehören diesem Hauttyp an: Sonnenbrandgefahr mäßig, bräunt gut und anhaltend. Eigenschutzzeit: 20 – 30 Minuten.
Typ IV	Vorgebräunte bis dunkle Haut, dunkle Haare, diesem Hauttyp gehören die meisten Südeuropäer an: Sonnenbrandgefahr gering, bräunt schnell und intensiv. Eigenschutzzeit: 30 – 40 Minuten.

Durchblutung sollte angeregt werden, die Haut sollte mit genügend Fett und Feuchtigkeit versorgt werden. Genügend Feuchtigkeit lässt die Haut glatt aussehen, das Fett soll die Feuchtigkeit in der Haut speichern. Liposome und Mikrosome dringen tief in die Haut ein und sollen die Zellen wieder in Schwung bringen. Mittlerweile gibt es auf dem Kosmetika-Markt eine Vielzahl von „Faltenglättern“: Feuchtigkeitsspender polstern das Gewebe auf, Collagen und Elastin unterstützen den körpereigenen Faseraufbau, durch Vitamin A und E soll die Zellerneuerung beschleunigt werden, Vitamin C wirkt als Radikalfänger, hilft bei der Collagenneubildung und beim „Recycling“ von Vitamin E. Wobei die äußerliche Anwendung dieser Zusätze besser untersucht ist als die Einnahme der Vitamine und ihre Wirkung auf die Alterung der Haut. Der Stoffwechsel wird durch Gewebeextrakte angeregt, die Sauerstoffzufuhr verbessert. Coenzym Q10 fängt freie Radikale und unterstützt die Neubildung von Hautzellen. Übrigens: Überprüfen Sie öfter mal Ihren Gesichtsausdruck, entspannen Sie Ihre Gesichtszüge. Zuviel Anspannung gibt Falten. Folsäurehaltige Nährstoffe in Gemüse, Hülsenfrüchten, Fisch, fettarmen Milchprodukten sind wichtige Bausteine für eine gesunde Haut. Soja strafft ihre Haut mit dem enthaltenen Eiweiß, Fett, Kohlenhydraten, Mineralien und Vitaminen. Zusätzlich wird der Haut Feuchtigkeit, Radikalfänger und Isoflavone zugeführt. Aber Vorsicht, Soja gilt als Verstärker von Erdnussallergien. Weizen und Hafer bilden mit ihren Fettsäuren eine Schutzschicht auf der Haut, die Feuchtigkeit wird nicht so leicht abgegeben, die Haare werden vor

Spliss geschützt. Kakao wirkt durch seine Proteine und Polyphenole straffend auf die Haut. Grüner Tee verlangsamt durch die enthaltenen Phytohormone die Hautalterung. Ein Liter Grüntee pro Tag verschafft der Haut 17 Prozent mehr Hautfeuchtigkeit.

Altersflecke

Altersflecke entstehen, wenn Melanozyten aus dem Gleichgewicht geraten, insbesondere an sonnenbestrahlten Stellen unserer Haut. Vor allem im Gesicht, Dekoltee, Unterarmen und Händen. Am besten sind sie durch einen konsequenten Sonnenschutz zu vermeiden. Ist es schon einmal soweit gekommen, gibt es verschiedene Möglichkeiten:

Eine Laserbehandlung durch einen erfahrenen Hautarzt muss privat bezahlt werden. Danach ist Sonne tabu, ein hoher Lichtschutzfaktor muss verwendet werden. Bis die Krusten von der Haut abfallen, dauert es zwei bis drei Wochen, sechs bis acht Wochen nach der Behandlung kann man erste Erfolge sehen. Die Altersflecke können aber danach wieder auftreten; war der Laser zu stark, bleibt eine Pigmentstörung zurück, es bilden sich statt der braunen jetzt weiße Flecke. Die Laserbehandlung sollte unbedingt von einem erfahrenen Arzt durchgeführt werden. Informieren Sie sich bedarfsweise bei der DDL: Deutsche Dermatologische Lasergesellschaft, Karlsplatz 4, München, Tel. 01805-313246. Von Mai bis September ist normalerweise wegen zu großer Außenstrahlung Laserpause.

Wirkstoffe aus der Natur:

- Indiofrauen haben sich mit Papaya-Extrakt vor Altersflecken geschützt. Es ist in verschiedenen Gesichtscremes enthalten.
- Arbutin, aus Gebirgspreiselbeeren oder Birnen, wirkt lokal.
- Kakyoku, eine Rosenart, wird in verschiedenen Kosmetikas benutzt.
- Süßholzwurzel und Vitamin C als Roll-on-stick.
- Eine Kombination aus Vitamin C, Fruchtsäure und Arbutin findet Anwendung.
- Make-up, Sofort-Effekt-Foundations: Farbunterschiede werden nicht einfach abgedeckt, sondern mit lichtreflektierenden Pigmenten ausgeglichen.
- Auch Selbstbräuner gleichen einen unruhigen Teint natürlich aus.

Lifestyle-Medikamente: Jugendlichkeit, Schönheit, Haarwachstum, Potenz…

Der verstärkte Wunsch nach Jugendlichkeit und Schönheit, insbesondere im westlichen Gesellschaftssystem, führte sogar zur Entstehung eines neuen Fachbereiches in der Hautheilkunde, die sogenannte „dermatologische Kosmetik". Die kosmetische und pharmazeutische Industrie haben ebenfalls mit einer breiten Produktpalette reagiert. So werden zunehmend modeabhängige „Lebensgenussmedikamente" für Haarwuchs, Potenz und Gewichtsreduktion zugelassen.

In der Bevölkerung fallen immer wieder psychische Krankheitsbilder auf, sogenannte körperdysmorphe Störungen, bei denen der Einzelne mit seinem Äußeren so unzufrieden ist, dass es zu diesem psychischen Krankheitsbild kommt. Es folgt eine übermäßige Beschäftigung mit einem vermeintlichen äußeren Mangel. Die „Körperliche Anomalie" wird so erheblich erlebt, dass sich der Betroffene aus der Öffentlichkeit zunehmend zurückzieht. Es kommt zu ständiger Kontrolle vor dem Spiegel, Betasten und aufwendigen Pflegemaßnahmen. Besonders häufig tritt dieses Problem bei Frauen zwischen dem 35. und 50. Lebensjahr auf, bei Männern oft schon vor dem 35. Lebensjahr. Es wird über Schönheitsfehler im Gesicht, der Kopfbehaarung sowie auf der Brust und im Genitalbereich geklagt: Haarausfall, übermäßige Gesichtsbehaarung, Akne, Falten, Pigmentstörungen, Narben, Gefäßzeichnungen, Blässe oder Rötung der Haut, Schwellungen, Gesichtsasymetrien, Formvarianten von Nase, Augen, Augenlidern, Mund, Lippen etc. Selten wird über das Aussehen der Füße, der Hände, der Brust und des Rückens geklagt. Eigentlich seltsam, wo doch einer Statistik zufolge die Frauen den Männern zuerst auf die Hände und dann erst ins Gesicht schauen. Das Dorian-Gray-Syndrom ist ein Krankheitsbild, das mit dem starken Wunsch nach Erhaltung der Jugendlichkeit einhergeht. Dabei ist der Traum nach Jugendlichkeit und Schönheit schon sehr alt. Bereits Lucas Cranach der Ältere hat ihn in seinem Gemälde „Jungbrunnnen" dargestellt.

6.2. Was lässt uns altern und schadet der Gesundheit?

Nichts gegen genüsslichen, sinnvollen Mediengebrauch, aber übermäßiger Medienkonsum, Mediensucht, Medienabhängigkeit und Medienmissbrauch sorgen für zunehmende gesundheitliche Probleme in der Bevölkerung.

Allgegenwärtig sind Fernsehgeräte, Computer, Spielkonsolen und Handys. 2005 hatten bereits 25 Prozent aller Kinder und Jugendlichen in Deutschland ein eigenes Fernsehgerät, 2015 waren es bereits 97 Prozent. Ein eigenes Fernsehgerät steigert aber die tägliche Fernsehdauer um durchschnittlich 1 Stunde.

Es besteht ein unmittelbarer Zusammenhang (Studie und Statistik) zwischen den Stunden, die vor dem Fernseher verbracht werden, und Übergewicht, Depressionen, aber auch dem psychischen Stress aller Nutzer. Ein Fernseher ist kein Kindermädchen. Nebenbei die niedristen Fernsehzeiten wurden in Süddeutschland registriert.

Exessive Internetnutzung, oft ungezielt, finden wir vor allem bei Jugendlichen um das 18. Lebensjahr. 100 Minuten Tag für Tag, das hat Folgen für das Sozialverhalten. Solche Jugendlichen werden einsam, kriegen Depressionen und neigen zu Realitätsflucht in unwirkliche Welten. Durch die Bewegungsarmut leidet der gesamte Mensch vom Gehirn bis zu den Füßen. Dies ist bereits statistisch bewiesen.

Die Nutzung des PC hat durchschnittlich auf 45 Minuten/Tag zugenommen – Ausarbeitungen, zum Teil Hausaufgaben, aber auch PC-Spiele sorgen für anhaltendes Starren auf den Bildschirm. Jugendliche haben bis zu 98 % einen eigenen PC oder Laptop.

In Familien mit niedrigem Bildungsniveau spielen die Spielkonsolen eine große Rolle. Vor allem Buben verbringen viele Stunden ihrer „Freizeit" mit zum Teil stupiden oder gewalttätigen Spielen, gerade noch den Joystick bedienend – womöglich noch mit „Knabbertüte" ausgestattet. Diese Kinder entwickeln kein gutes Selbstwertgefühl – sie sind sozusagen sich selber im Weg – die sozialen Kontakte gehen verloren. 75 Prozent aller Jugendlichen besitzen eine eigene Spielkonsole.

Ein Viertel aller 8-Jährigen Bundesbürger haben heute ein Handy, 99 Prozent aller 12-Jährigen und 90 Prozent der 14-Jährigen können Tag und Nacht überall erreichbar sein. Das kostet Kraft, Zeit, Nerven und nicht zuletzt auch Geld. Die Folgen des Medienkonsums sind erschreckend: SMS-Daumen, Maus-Arm, Handy-Nacken, Tablet-Schulter sind die neuen Krankheitsbilder und die Psyche leidet mit:

1. Folgen für die Psyche:

- Aggressives Sozialverhalten.
- Abnahme des körperlichen und seelischen Wohlbefindens.
- Das Selbstwertgefühl leidet.
- Die Aufmerksamkeit lässt nach.
- Die sprachliche und schulische Entwicklung wird verzögert. Man stellt bis zu 45 Prozent Sprachentwicklungsstörungen fest, wenn der Fernseher im Kinderzimmer steht.
- Der Schlaf leidet. Insbesondere, wenn die Jugendlichen Gewaltsendungen auf sich wirken lassen. Dadurch kommt es zu einem schlechten Gedächtnis und zu emotionalem Stress (Horror und Gewalt in den Medien schadet massiv)
- Ältere Menschen werden vom Fernseher von sozialen Kontakten abgehalten. Soaps täglich zwingen sie, immer zur gleichen Zeit vor den Heimunterhalter. „Ich muss heim, es kommt gleich …"
- Fernseher und andere Medien halten vom entspannenden Lesen ab.

2. Folgen für den Körper:

Es kommt automatisch zu einem das Übergewicht fördernden Verhalten:

- Bewegungsmangel.
- Die Fitness geht verloren.
- Der Fast-Food- und Süßigkeitenkonsum steigt.
- Obst und Gemüse werden weniger gegessen.
- Zuckerhaltige Getränke mit und ohne Alkohol werden nebenzu konsumiert.
- Riegel und fettige Snacks werden ganz nebenbei weggeknabbert.
- Ein Kind, das mit 3 Jahren schon eine Stunde vor dem Fernseher verbringt, hat mit 7 Jahren schon Übergewicht.
- Diabetiker haben schlechtere Zuckerspiegelwerte, wenn der Fernsehkonsum zunimmt.
- Es kommt zu Augenbeschwerden, Kopfschmerzen, Verspannungen von Schulterrand und Nacken oder einfach nur zu Rückenschmerzen.
- Schlafstörungen, Schlafmangel und verlängerte Einschlafzeiten sorgen für schlechte Erholung nachts und somit leidet der ganze Mensch (siehe auch die Wunderwaffe für Körper und Seele: ein gesunder Schlaf).

Schlechte Laune ist der Schnupfen des Gemütes, lästig und ansteckend.

Zu viel Medienkonsum macht schlechte Laune und schadet auch ihrem Körper.

6.3. Vorsicht vor vermeintlichen Wundermitteln

Lassen Sie sich nichts einreden. Ergänzen Sie, was zu ergänzen ist. Lassen Sie sich nicht Dinge aufdrängen mit fraglicher Wirkung. Schrotschuss, Nahrungsergänzungsmittel, Vitamine – bunt gemixt – einfach so oder irgendwelche exotische Therapien von nicht medizinisch Ausgebildeten. Oft wird viel Geld ausgegeben für fragwürdige und zum Teil schädliche Dinge. Hinterfragen Sie die Inhaltsstoffe und ihre Wirkung.

6.4. Vorsicht auch vor „Verschönerung"

Vorsicht auch vor „Verschönerung" durch Botox – es dehnt die Haut, das stimmt– nach drei Monaten lässt die Wirkung aber nach und schon ist die Faltenbildung schlimmer als zuvor. Es muss erneut unterspritzt werden. Das hilft vor allem der Kasse des Therapeuten. Besser, Sie stehen zu ihren Lachfalten.

6.5. Vorsicht vor Tätowierungen

Bedenken Sie, bevor Sie sich tätowieren oder Piercings anlegen lassen, dass Sie ein Leben lang davon haben. Insbesondere bei der Anlage von Piercings sollten hygienische Bedingungen herrschen und Sie sollten bedenken, dass die Ohrakupunkturpunkte unbehelligt bleiben. Tätowierungen nehmen zu insbesondere bei den 16- bis 25-Jährigen. Verwendet werden Azofarbstoffe – eigentlich zum Lackieren von Konsumgütern (z.B. Autos) gedacht. Schwarze Tätowierungen sind Suspensionen aus Ruß, also Kohlenstoffpartikel. Sie können Benzyprene und Weichmacher (krebserregende Stoffe) enthalten.

6.6. Natürliche Mittel zur Förderung des Wohlbefindens – und für jugendliches Aussehen

Ich bin übrigens immer wunderschön, mein Körper kann das nur manchmal nicht zeigen.

a) **Sonne** ist unverzichtbar für Lebensfreude und Energie. Sie ist wichtig für die Knochenbildung (Vitamin-D-Bildung) und für die Stärkung der eigenen Körperabwehr. In sinnvoller Dosierung ist sie gut für eine gesunde Haut, für die Hautfärbung und für eine keimabtötende oberflächliche Hautreinigung. Sie besitzt eine stimmungsaufhellende, ja fast euphorisierende Wirkung durch Steigerung der Glückshormonbildung.

   Die Sonne sendet ein Strahlenspektrum aus, von dem 40 Prozent keine Wirkung hat. 50 Prozent sind Infrarotstrahlen, die ein Wärmegefühl bewirken und 10 Prozent sind UV-Strahlen, die zu hochdosiert Zell-DNS schädigen und Hautalterung und Krebsentstehung bewirken können. Die UVB-Strahlen dringen nur oberflächlich ein und bewirken als Hautschutz die Braunfärbung durch die Anregung der Melatoninproduktion. Damit werden die tieferliegenden Zellschichten vor den UVA-Strahlen geschützt. UVA-Strahlen können tiefer in den Körper eindringen und sorgen für Elastizitätsverlust und damit Faltenbildung. Achten Sie auf eine langsame Steigerung der Sonnenbestrahlung (zum Beispiel zweimal 15 Minuten) und legen Sie dazwischen einen Tag Pause ein, steigern Sie je nach Hauttyp um 3 bis 5 Minuten. Die Rotalge (Polysiphonia lanosa) an den französischen Küsten verfügt über einen UVA- und UVB-Breitbandfilter und wechselt trotzdem regelmäßig ihre Nähe zur Sonne, indem sie mal auf und mal unter der Wasseroberfläche zu finden ist. Als Sonnenschutzcreme soll die Alge vor vorzeitiger Hautalterung durch zuviel Sonnenstrahlen schützen.

Positive Wirkung durch die Sonne dürfen Sie erwarten bei Depressionen, allgemeiner Infektneigung, Hauterkrankungen wie Akne, Neurodermitis, Psoriasis, Knochenfrakturen oder Rachitis. Vorsicht vor Sonnenbestrahlung bei Sonnenallergie, akuten Hautentzündungen, frischen Verletzungen und Operationswunden, Herz-Kreislauf-Schwäche, akuten entzündlichen Erkrankungen, Schilddrüsenüberfunktion, Tuberkulose und bei Einnahme von Johanniskraut.

b) **Ätherische Öle und ihre Wirkung**

Verschiedene ätherische Öle und ihre Wirkung auf Körper und Seele

	Wirkung auf die Psyche:	Wirkung auf den Körper:
Angelikaöl	Beruhigend und aufbauend	schleimlösend, durchblutungs- und verdauungsfördernd, abwehrsteigernd
Bergamotteöl	angstlösend, anregend, stimmungsaufhellend	fiebersenkend, entkrampfend
Jasminöl	anregend, erotisierend, harmonisierend	krampflösend, entspannend
Kamillenöl	beruhigend, entkrampfend	entzündungshemmend auf der Haut
Lavendelöl	schlaffördernd, beruhigend, ausgleichend, erfrischend	Förderung der Wundheilung und der Durchblutung, insektenabweisend, keimabweisend, schmerzlindernd
Melissenöl	ausgleichend und beruhigend	schmerzlindernd, appetitanregend, entblähend, entkrampfend
Rosmarinöl	konzentrationsfördernd und	kreislauf-und stoffwechselanregend, durchblutungsfördernd
Thymianöl	erotisierend und gedächtnissteigernd	abwehrsteigernd, schleimlösend, appetitanregend, verdauungsfördernd, blutdrucksteigernd
Zitronenöl	konzentrationsfördend, stimmungsaufhellend, aktivierend	fiebersenkend, keimtötend, entzündungshemmend

c) **Massage** auf der automatischen Massageliege, manuelle Massage zur Entspannung:
   1. Förderung der Durchblutung,
   2. gezieltes Lösen von Muskelverspannungen,
   3. Entspannung,
   4. Hautstraffung,
   5. Zuwendung,
   6. Wohlbefinden.

d) **Bäder und ihre Wirkung,** eine Auswahl:
   - Lactoderm (Milchbad) zur Hautpflege,
   - Baldrian bei Nervosität, Schlaflosigkeit,
   - Kohlensäure zur Abschwellung und Blutdrucksenkung,
   - Fichtennadel bei Durchblutungsstörung und Depression,
   - Rosmarin bei Muskelschmerzen und niedrigem Blutdruck,
   - Roßkastanie bei Krampfadern und gegen Unterschenkel-Schwellungen,
   - Heublume gegen Schmerzzustände und zur Muskelentspannung.

Lernet das Wasser und seine Anwendungen und Wirkungen recht kennen, und es wird Euch Hilfe bringen, wo Hilfe noch möglich ist. Der Natur an die Hand gehen, damit sie ihre Dienste wieder von selber versehen kann.
(Sebastian Kneipp)

e) **Kneippsche Anwendungen** gehen auf den bekannten Pfarrer Sebastian Kneipp zurück. Er empfahl die regelmäßige Anwendung von Kalt- und Warmwasserreizen. Kalte Güsse, Wassertreten, Umschläge und Wechselbäder wendete er zur Förderung von Herz- und Kreislauf an.

   Neben der Anregung von Stoffwechsel, Kreislauf und Durchblutung, Stärkung des Immunsystems, kommt es zu einer deutlichen Schmerzlinderung und zu einer psychischen Anregung und Stabilisierung. Infrage kommen Luftbäder, Trockenbürsten, Waschungen, Güsse und Bäder.

   Die fünf Säulen der Kneippschen Lehre:

1. Wassertherapie (Hydrotherapie), Wassertreten, Waschungen, Wickel, Güsse, Heusackauflagen sorgen für eine Durchblutungsverbesserung nicht nur der Haut, sondern auch der Organe.
2. Phytotherapie, Heilpflanzen und Kräuter in Tee, Säften und Bädern kommen zum Einsatz (siehe auch „Ausflug in den Klostergarten“ 3.6).
3. Kinesiotherapie in Form von leichten Sportarten und Entspannungstherapie.
4. Ernährung.

5. Ordnungstherapie, Kneipp empfiehlt eine bewusste Lebensweise mit geregeltem Ablauf des Lebens für körperliches und seelisches Wohlbefinden – dazu gehören auch kulturelle und künstlerische Aktivitäten.

Man soll alle Tage wenigstens ein kleines Lied hören, ein gutes Gedicht lesen, ein treffliches Gemälde sehen und, wenn es möglich zu machen wäre, einige vernünftige Worte sprechen. (Johann Wolfgang von Goethe)

Wenn Sie selbst die Wassertherapie durchführen wollen, beachten Sie bitte folgendes:
- herzfern mit den Güssen beginnen,
- mit kleinen Temperaturunterschieden beginnen,
- kalte Reize nur kurz,
- niemals kalte Reize auf kalte Haut,
- Darm und Blase vorher entleeren.

Kalte Güsse heben den Blutdruck, Kniegüsse haben positive Wirkung auf die Verdauung. Wärme wirkt entspannend.

f) **Körperpflege:** Zähne, Nägel, Füße freuen sich über Ihre Aufmerksamkeit. Wer regelmäßig Zahnpflege betreibt, lebt durchschnittlich vier Jahre länger und gesünder.

g) **Keine Angst vor notwendigen Hilfsmitteln:** Tragen Sie, wenn nötig, Ihre Kompressionsstrümpfe, fußbettende Einlagen und gegebenenfalls aufrichtende Mieder. Lassen Sie sich von Ihrem Arzt beraten.

Vorsicht vor vermeintlichen Wundermitteln, bedenken Sie eventuelle Nebenwirkungen, greifen Sie lieber genussvoll auf natürliche Mittel zur Steigerung des Wohlbefindens zurück: Sonne in Maßen, ein Badezusatz, eine Einreibung mit dem passenden Öl. Erinnern Sie sich auch an die gesunde Wirkung des Wassers.

7. Stress

7.1. Stressfolgen

Stress wird unmittelbar durch körperliche Reaktionen deutlich:

- der Mund wird trocken,
- die Augen lichtempfindlicher,
- die Handflächen feucht,
- der Puls geht schneller,
- Bauchschmerzen, Magenschmerzen,
- Heißhunger und Appetitlosigkeit können sich abwechseln,
- Blutdruck und Blutzucker steigen,
- die Gehirndurchblutung nimmt zu,
- die Durchblutung von Magen und Darm nimmt ab,
- die Muskelkraft steigt, die Muskulatur verspannt sich,
- das Blut gerinnt schneller,
- die Herzkranzgefäße ziehen sich zusammen.

Aber auch in jeder einzelnen Zelle finden Stressreaktionen statt: Stressproteine werden aktiv, um Formfehler in den Eiweißkörpern zu korrigieren. Die fehlerhaften Exemplare werden regelrecht zurecht gebogen. Diese Stressproteine werden deshalb auch Chaperon (frz.: Anstandsdame) genannt.

Das Gleichgewicht des Körpers wird in Stresssituationen auf Kosten „untergeordneter“ Organe in Ordnung gebracht. Zum Beispiel weicht im Schreck das Blut aus der Haut, das Blut geht zum Gehirn, zum Herz und in die Muskulatur, sozusagen als „Kraftreserve“. Ähnlich geht es den Verdauungsorganen und der Sexualfunktion, auch sie kommen zu kurz. Also Vorsicht vor Überlastung der Ehefrau in Beruf und Haushalt, zum Schluss hat sie nachts um 23 Uhr im Bett keine Lust mehr. Oder lassen Sie ihn eben auf dem Sofa schlafen, wenn er vom Tagesstress „abgeschlafft“ nach Hause gekommen ist. Sie wissen ja, es liegt nicht an Ihnen oder an einer Freundin, sondern an der heruntergefahrenen Sexualfunktion nach Stress bei der Arbeit.

Daneben kann sich die Muskulatur so verspannen, dass Spannungskopfschmerzen und auch chronische Rückenschmerzen durch ungesunden Dauerstress entstehen können.

Positive äußere Reize können durchaus auch die oben aufgeführten Reaktionen auslösen: Freudige Erregung, ein erster Kuss, ein erfreuliches Rendevous, „Reisefieber“ usw.

Die „Stressreaktion" hat uns das Überleben gesichert

Für unsere Vorfahren war Stress anstrengend, aber jeweils nur zeitweilig, in der Regel bei der Begegnung mit Raubtieren, Gebietsstreitigkeiten oder auf der Suche nach Nahrungsquellen. Dafür sind wir als Menschen hervorragend ausgestattet mit unserem vegetativen Nervensystem mit seinen zwei Gegenspielern: Das **sympathische Nervensystem** organisiert das Kampf- und Fluchtverhalten, während anschließend das **parasympathische System** für Entspannung sorgt.

Der Steinzeitmensch wurde durch den Sympathikus angetrieben. Adrenalin und Noradrenaline wurden ausgeschüttet. Herz, Hirn und Muskulatur wurden gut durchblutet, der Blutdruck stieg, die Sinne waren angespannt – der Körper des Jägers war auf Jagd, Flucht und Kampf eingestellt. Er hatte jetzt natürlich keine Zeit für die Verdauung oder Liebesleben.

War das Beutetier erlegt, konnte der Gegenspieler des Sympathikus seine entspannende Wirkung entfalten. Der Steinzeitjäger ließ sich gemütlich nieder und verzehrte die wertvollen Teile der Beute, zum Beispiel das Gehirn. Blutdruck und Puls sanken, die Muskulatur konnte sich entspannen, jetzt war Zeit für Ernährung und Verdauung und Erhaltung der Art, die inneren Organe waren ausreichend mit Sauerstoff versorgt.

Diese Steinzeitgene sind uns geblieben. Wichtig ist dabei die Ausgewogenheit zwischen Flucht, Jagd und Angriff, also der „Sympathikus Realisation" mit Adrenalin- und Cortisolausschüttung und der Entspannung mit der wohltuenden Wirkung des Parasympathikus.

Frauen reden gegen Stress. Viele Frauen reden sich den Stress einfach von der Seele. Ein Treffen mit Freunden oder längere Telefonate helfen. Männer ziehen sich eher etwas zurück. Durch ihre Kommunikationsgewohnheiten haben Frauen eine gute Möglichkeit, sich kurzfristig Erleichterung zu verschaffen. Bei dauerhaftem Stress reicht Reden aber nicht aus. Eine glückliche Ehe ist für Frauen die beste Möglichkeit, Stress abzubauen. Bei zufriedenen Ehefrauen lagen die Cortisolspiegel niedriger als in unglücklichen Partnerschaften.

Männer gehen durch Stress auf Konfrontationskurs oder werden zum einsamen Wolf. Männer waren die Jäger und Kämpfer in der Steinzeit. Sie waren klassischerweise stark, hart und unerschütterlich in der feindlichen Welt für die Nahrungsbeschaffung (Jagd) zuständig. Stehen Sie unter Stress können sie zunächst nicht gut damit umgehen, sie ziehen sich häufig zurück und fressen die Probleme in sich hinein. Wird die Belastung zu groß, lässt „Mann" Dampf ab und sucht Konfrontation im Umfeld, wodurch der Stress naturgemäß nicht weniger wird. Den Frust am Gaspedal oder an den Mitmenschen auszulassen bringt häufig neuen Ärger. Schlaflosigkeit, Magenbeschwerden und ein erhöhtes Herzinfarktrisiko sind typische Folgen, unter denen der gestresste Mann leidet.

Vorsicht: Stress im Mutterleib erhöht das Krankheitsrisiko im Erwachsenenalter fünffach (vergleiche auch „Herz-Kreislauf- und Diabetes-Erkrankung). Werdende Mütter sollten nie gestresst werden.

Das Cortisol stimuliert und ordnet die positiven, auf das Überleben des Körpers ausgerichteten Kräfte. Es versetzt uns in die Lage, Gefahren aus dem Weg zu gehen, es ist deshalb lebensnotwendig. In übermäßigen Mengen und über einen längeren Zeitraum beeinträchtigt es die Ausgewogenheit der Aktivität der inneren Organe. Normale Cortisolspiegel wirken entzündungshemmend, schwächen die Neigung zu Allergien ab und begünstigen Wundheilung und Gewebeerneuerung. Überhöhte Konzentrationen bewirken genau das Gegenteil. Geschwüre, Bluthochdruck und Herzerkrankungen, Muskelschwund und vorzeitige Hautalterung, erhöhte Knochenbrüchigkeit und Schlaflosigkeit werden verursacht. Das Immunsystem wird geschwächt, wir werden anfällig für Virusinfektionen. Es kann zu Fehlleistungen des Gehirns kommen. Auch bei Alzheimer-Patienten und bei Patienten mit Altersdemenz findet man erhöhte Cortisolspiegel. Zu viel negativer Stress wirkt sich schädlich auf Blutdruck, Hirnfunktion, Hormonlage, Immunsystem und somit auf die gesamte Gesundheit aus. Besonders durch Über- oder Unterforderung bei der Arbeit, Mobbing, Beziehungskrisen und übertriebenen Freizeitstress kann es zu Blutdruckanstieg, Herzrasen, Hirnfehlfunktionen, Zyklusstörungen und Infektanfälligkeit durch erhöhte Cortisolausschüttung kommen. Auch können sogenannte Autoimmunerkrankungen (z. B. M. Crohn) auftreten. Ein anhaltend erhöhter Cortisol-Spiegel mobilisiert Zucker aus den Eiweißvorräten des Körpers. Kalium wird aus den Zellen freigesetzt, um die zu erwartende vermehrte Aktivität der Muskulatur (zur Flucht ehemals) zu gewährleisten. Der Blutdruck steigt. Gerade unter Dauerstress kann es zu Eiweißverarmung und Mineralstoffmangel kommen. Herz und Gefäße sind betroffen. Es kommt zu Gefäßwandschädigungen und arteriosklerotischen Veränderungen. Schlaganfall und Herzinfarkt, aber auch Krebserkrankungen können die Folge sein.

Bei körperlichem Stress, Verletzung, Kälte, Hunger, Infektionen, Schmerzen, aber auch einem Übermaß an sportlicher Aktivität, kommt es zur Cortisol-Ausschüttung. Auch bei seelisch-geistigem Stress wird das Hormon vermehrt gebildet.

Sind Sie durch Stress gefährdet? Selbsttest zur Stressgefährdung

Tod eines Partners	100	Geschäftl. Neubeginn	38
Scheidung	73	Ehestreit	36
Tod in der Familie	63	Kind zieht aus	29
Verletzung/Krankheit	53	Streit mit Verwandten	29
Hochzeit	50	Großer Erfolg	28
Fristlose Kündigung	47	Schulabschluß, -start	26
Versöhnung nach Streit	45	Wohnortwechsel	20
Beginn Rente/Pension	45	Großer Kredit	17
Familienmitglied krank	44	Urlaub	15
Schwangerschaft	40	Weihnachtszeit	12
Mobbing	39	Ärger mit dem Gesetz	11
Sexuelle Probleme	39		

Addieren Sie Ihre Punktzahl bezogen auf die letzten 12 Monate. Kam ein Ergebnis zwei- oder dreimal oder öfter vor, so multiplizieren Sie die Zahl mit 2 bzw. 3 oder so oft es vorkam.

Auswertung:

- Kommen Sie auf über 300 Punkte für ein Jahr, sind Sie gefährdet, durch den Stress krank zu werden. Lernen Sie sich zu entspannen.
- Haben Sie 200 bis 299 Punkte erreicht, liegt Ihr Risiko, an Stresskrankheiten zu erkranken, immerhin noch bei 50 Prozent. Auch sollten Sie mit Entspannungsübungen beginnen.
- Mit 150 bis 199 Punkten besteht noch bei jedem Dritten die Gefahr, eine Stress-Folge-Erkrankung zu erleiden.
- Bis 150 Punkte haben Sie eine normale Stressbelastung.

Don‘t burn-out better flow – Nicht ausbrennen, lieber positiv schweben

Stress entsteht da, wo einem die Kontrolle über das eigene Leben entgleitet. *(Lutz Hertel)*

Der Begriff „Burn-out" „ausgebrannt" zu sein, wurde von mehr als 30 Jahren vom amerikanischen Psychoanalytiker Freudenberger geprägt. Er fand ausgerechnet bei Ärzten einen Zustand körperlicher, emotionaler und geistiger Erschöpfung durch andauernde und wiederholte Belastungen. Gefahr droht bei hoher Arbeitsbelastung, schlechten Arbeitsbedingungen, Zeitdruck oder zu großes Pensum in einem zu eng gesteckten Zeitrahmen. Schlechtes Betriebsklima, Nacht- und Schichtarbeit, schlechte Ausstattung des Arbeitsplatzes, zu wenig Kommunikation zwischen Mitarbeitern untereinander und mit dem Vorgesetzten, Hierarchieprobleme, Verwaltungszwänge, Angst vor Arbeitsplatzverlust.

Begeisterung ist ein Feuer, das die Innenwelt im Fluß hält. Aber Vernunft muß ihr die Gußform richten, in die sich das geschmolzene Metall ergießt.
(Otto von Leixner, 1847–1907)

Wie stark Sie gefährdet sind „auszubrennen", hängt von Ihrer Persönlichkeit ab: Gefährdet sind aktive und (über)engagierte Menschen mit hohen Anforderungen an sich selbst oder einem stark ausgeprägten Idealismus oder Helfersyndrom. Vor allem dann, wenn sie sich nicht mit Vernunft Genusszonen einrichten.

Die häufigsten Beschwerden:

a) **körperlich:** Ermüdung, Energiemangel, Immunschwäche, Kopfschmerzen, Schwindel, Tinnitus (Ohrgeräusche), Muskelverspannungen, Appetitlosigkeit.
b) **psychisch:** Konzentrationsstörungen, Angstzustände, Stimmungsschwankungen, Kontaktverlust zu Mitmenschen, innere Leere, vermindertes Selbstwertgefühl.

Sofortmaßnahmen, wenn Sie merken, es stimmt etwas bei Ihnen oder Ihren Mitmenschen nicht:

1. Ausreichend Schlaf.
2. Gesunde, ausreichende Ernährung.
3. Wohltuende Körperpflege.
4. Regelmäßige Bewegung ohne Leistungsanspruch nur zum Spaß, mit Genuss, am besten in der Sonne.
5. Entspannungstechniken, Wärme.
6. Urlaub / Pausen einplanen, ohne Freizeitstress, frei nach „ich bin dann mal weg".
7. „Nein" ohne Schuldgefühle sagen. Aufgaben delegieren, auch wenn die anderen das nur halb so gut machen wie man selbst.
8. Perfektionismus muss nicht immer sein, einfach „erledigt" ist auch schön.

9. Klopfen Sie sich mal selbst auf die Schulter – Lob und Anerkennung ist von anderen (auch in Zeitnot) selten geworden. Oft geht es nach dem Prinzip: „Nichts gesagt ist genug gelobt!"

Schaffen Sie es mit dieser „Erst-Hilfe-Packung" nicht, benötigen Sie professionelle Hilfe. Zögern Sie nicht, sich Ihrem Arzt anzuvertrauen.

Wir könnten manches von den Eseln lernen, sie hetzen sich nie, sie trödeln gerne.

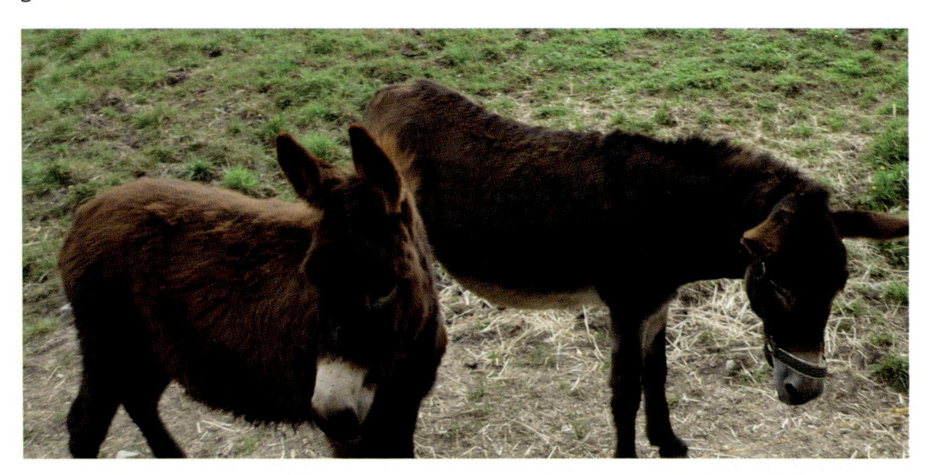

7.2. Stressvermeidung – Stressabbau

Es gibt unterschiedliche Möglichkeiten der Reaktion auf Stress. Manche Menschen bauen die Katecholamine (Adrenalin und Noradrenalin) besonders schnell ab, andere wiederum brauchen erheblich viel länger, um sich von Stressreaktionen zu erholen. Wieder andere haben von vorneherein einen höheren Cortisol-Spiegel im Serum, sie sind durch Dauerstress in besonderer Weise gefährdet. Peter, Adamo und Whitney sehen hier Zusammenhänge zur Blutgruppenzugehörigkeit, so werden die höchsten Cortisolspiegel und Anstiege bei den Trägern der Blutgruppe A, die niedrigsten bei der Blutgruppe 0 gefunden. B und AB lagen dazwischen.

Eine wichtige Rolle beim Abbau der Stresshormone spielt die **Monoaminooxidase.** Dieses Enzym zum Abbau der Stresshormone wird zum Beispiel bei sportlicher Betätigung verstärkt ausgeschüttet. Entsprechend sind auch die Methoden, die beim Einzelnen zum Stressabbau wirksam herangezogen werden müssen, unterschiedlich. Sport ja, aber nicht mit Leistungszwang, sondern dosiert und gezielt. Mentale Entspannungsmethoden, wenn ein Draht dazu besteht, nicht weil „man muss".

Eine große Rolle bei der Stressbekämpfung spielt das **Dopamin,** eine Nervenüberträgersubstanz im Gehirn. Dopamin trägt zum Glückseligkeitsgefühl bei und reguliert die Schmerzempfindung im Körper. Normale bis leicht erhöhte Dopaminspiegel in der Hirnrinde verbessern die Konzentrationsfähigkeit, begünstigen Entspannung und Stresskontrolle und führen zu logischeren Reaktionen auf Probleme. Unterdurchschnittliche Dopaminspiegel dagegen bewirken ein schnelleres Nachlassen der Aufmerksamkeit, verstärken die Neigung zu Hyperaktivität und Wutanfällen und führen dazu, dass sich der Betroffene schnell ärgert und auf Probleme eher emotional reagiert. Dopaminmangel kann die Merkfähigkeit beeinträchtigen. L-Tyrosin aus dem Weizen und rotem Fleisch ist ein wichtiger Dopamin-Baustein und sollte deshalb bei Menschen, die unter oben beschriebenen Problemen leiden, regelmäßig angeflutet werden.

Wenn man nicht Ruhe in sich findet, braucht man sie sonst nirgends zu suchen. *(Francois de la Rochefaucauld, 1613-1680)*

„Dem Alltagsstress kann man entgehen, vermeidet man es, aufzustehen..."

Am besten, es kommt gar nicht zu solchen übertriebenen Stressreaktionen:

Unser ständiges Streben nach besser, höher, weiter, schneller, mehr versetzt uns so nach und nach in die Situation eines Hamsters im Laufrad. Das geht nur solange gut, wie der Hamster fit und jung ist und von seinen Kräften zehren kann, danach wird der Hamster einfach aus dem Rad geworfen. Warten Sie nicht auf den statistischen gesundheitlichen Einbruch Mitte-Ende 50, sondern machen Sie sich vorher gründliche Gedanken über Ihren Lebensstil: Was mache ich persönlich für meine Gesundheit, wie geht es mir, lebe ich gesund, oder bin ich so ein Hamster in einem Laufrad, der nur darauf wartet, herauszufliegen und dann womöglich – nach einem Hirnschlag – im Rollstuhl meiner Familie als Pflegefall zur Last zu fallen.

Lassen Sie sich bei Stress und Ärger nicht vom eigenen „Fluchthormon" auffressen. Atmen Sie tief ein und langsam aus. Langsames Ausatmen setzt Calcium frei. Auch Calcium sorgt für guten Abbau der Stresshormone. Magnesium dagegen sorgt für eine geringere Ausschüttung der Stresshormone.

Also, was ist zu tun?

Im **Beruf** lassen sich Stresssituationen nicht immer konsequent vermeiden. Der Umgang damit wird aber von Ihnen bestimmt. Dramatisieren Sie nicht, sehen Sie den positiven Ausgang der Situationen, machen Sie eins nach dem anderen, teilen Sie sich, soweit möglich, die Arbeit sinnvoll und rationell ein. Nehmen Sie die Arbeitswoche und Ihren Beruf so positiv und normal es geht. Es bringt nichts, schon am Montag die Stunden bis zum Wochenende zu zählen. Bringen Sie sich am Arbeitsplatz lieber positiv ein, achten Sie auf ein gutes Arbeitsklima. Mobbing sollte durch Gespräche im Keim erstickt werden. Loben Sie Ihre Mitarbeiter, auch ein kleines Kompliment, ein Scherz oder ein Pfund Kirschen aus dem eigenen Garten machen das Miteinander, den Alltag, oft leichter.

Merken Sie, dass die Emotionen hochkochen, Ihnen alles zuviel wird, so machen Sie das Fenster auf, atmen tief durch, denken an etwas Positives, betrachten bewusst einen Baum, den Himmel... und unterbrechen Sie bewusst die belastende Gedankenspirale. Vermeiden Sie unter allen Umständen negative Phantasiespiele: Kündigung, Arbeitslosigkeit, Verarmung, Schlafplatz unter der Brücke...

Legen Sie sich gegen unvermeidbaren Stress (cholerischer Chef, pupertierende Kinder, unliebsame Anverwandte) ein persönliches Antistress-Entspannungsprogramm zurecht. Dabei ist alles erlaubt, was Ihnen gut tut: Räumliche Trennung, Musik, Sport, Meditation. Durch Meditation steigt der körpereigene DHEA-Spiegel und Cortisol und Cholesterin sinken. Oder bevorzugen Sie Yoga, autogenes Training, progressive Muskelrelaxation nach Jakobson, Qi-Gong und Tai-Chi, ein Entspannungsbad mit Kerzenlicht, Sauna, ein Glas Rotwein, einen Abendspaziergang, die Katze auf dem Schoß, ein Kuschelabend zu zweit?

Alltagsstress ist leichter zu ertragen, wenn man sich morgens schon überlegt hat, auf was man sich an diesem Tag freut.

Das beste Mittel, jeden Tag gut zu beginnen, ist, beim Erwachen daran zu denken, ob man nicht wenigstens einem Menschen an diesem Tag eine Freude machen könne. *(Friedrich Nietzsche, 1844–1900)*

Ein Kinoausflug, Treffen mit Freunden, eine Handarbeit, ein gutes Buch. Achten Sie auf ein gutes soziales Umfeld, pflegen Sie Freundschaften, sie tragen Sie durch den Alltag und bereichern Ihre Freizeit (siehe 7.2.6.).

Teilen Sie die Alltagsarbeit so ein, dass die ganze Familie aktiv am positiven Alltagsablauf beteiligt ist. An der Hausarbeit beteiligte Kinder lernen nur dazu, vermeiden unnötigen Unrat, wenn sie ihn selber wegputzen müssen und wachsen so automatisch in die Haushaltsführung mit hinein. Kindermitverantwortung für eigene Aufgaben tut an der Psyche gut und erleichtert Ihnen den Alltag. Ein Lob ist Balsam für die Seele und spornt zu weiteren Glanztaten an.

„Lob ist eine gewaltige Antriebskraft, dessen Zauber seine Wirkung nie verfehlt!“ *(Andor Foldes)*

Ein „Familienerledigungskalender“ erleichtert die fröhliche Aufforderung aktiv mitzuarbeiten – schreiben Sie für alle Familienmitglieder Aufgaben auf – beginnen Sie mit „Bitte“ und enden Sie mit „Danke“. Legen Sie den Kalender gut sichtbar an einen zentralen Punkt in Ihrer Wohnung. Niemand soll sagen, er hätte Ihre Bitte, den Mülleimer zu leeren, nicht gesehen.

Setzen Sie Schwerpunkte: Was mache ich wann, was ist vordringlich, was kann warten?

Ein Weiser, der von seinen Schülern befragt wurde, warum er so trefflich alles erledige und so umsichtig antworte und handle, antwortete: „Wenn ich sitze, dann sitze ich, wenn ich stehe, dann stehe ich, und wenn ich gehe, dann gehe ich, wenn ich esse, so esse ich!“ Soll heißen, machen Sie das, was Sie machen, konzentriert und stressfrei. Nicht wie die gehetzte Hausfrau, die beim Autofahren Vokabeln abfragt, nebenher den Einkaufszettel vervollständigt, über die Freisprechanlage die Ferienwohnung vermietet und womöglich noch Kaugummi kaut bei laufendem Radio. Das Navigationssystem hat sie dabei zu ihrer nervlichen Entlastung immerhin ausgeschaltet.

Vermeiden Sie **Freizeitstress,** lassen Sie sich nicht zusätzlich zuviel aufdrücken: „Könntest du nicht am Samstag beim Umzug helfen, die Küche streichen, den Auspuff reparieren etc.? Den Mitmenschen hilfreich zur Seite stehen, ist schön und gut, jeder wird Sie schätzen, aber lassen Sie sich nicht auffressen. Frei nach dem Motto „Wen der liebe Gott mal bei der Arbeit erwischt hat, dem schickt er immer neue“, wird es auch Ihnen ergehen. Führen Sie einen konsequenten Terminkalender, so können Sie von vorneherein schon nein sagen, wenn es zu eng wird. Freizeitstress kann schlimmer werden als beruflicher Stress. Bedenken Sie, er setzt sich auch im „Ruhestand“ fort.

Rat eines Professors an seine Studenten: „Sie müssen in Ihren Terminkalender nicht nur Zeiten für Ihr TUN eintragen, sondern auch Zeiten für Ihr SEIN!“

Die Managerkrankheit ist eine Epidemie, die durch den Uhrzeiger hervorgerufen und durch den Terminkalender übertragen wird. *(John Steinbeck)*

Eine ausgeglichene finanzielle Situation im Alter erlaubt ausreichende gesundheitliche Vorsorge und konsequente Körperpflege, vermeidet Verarmungsstress und sorgt somit für eine ausgeglichene psychische Situation. Bedenken Sie aber, dass Sie nichts mitnehmen können, ersparen Sie sich unnötige Aufregungen über materielle Dinge, die Ihnen entgangen, verlorengegangen oder anderen zugeflossen sind. Ist etwas nicht zu ändern, lohnt es sich nicht, deswegen einen Bluthochdruck zu entwickeln.

Bedenken Sie, dass auch extreme körperliche Belastungen, chronische Erkrankungen, ausgedehnte Verbrennungen (auch Sonnenbrand extremer Art) und über Jahre betriebener Spitzensport ohne ausreichende Erholungsphasen, aber auch eiweiß- und vitaminarme Ernährung, mangelnde Hygiene oder störender Verkehrslärm für den Körper ein Dauerstressfaktor sein können. Bei Stress und großen Aufregungen steigt Ihr Cholesterinspiegel, in solchen Fällen sollten Sie keinen Fettsenker nehmen, denn es handelt sich um eine Abwehrreaktion Ihres Körpers an die höheren Anforderungen. Die Werte normalisieren sich bei Nachlassen des Stresses bald wieder. Auch die Blutzuckerwerte können bei Stress und extremer Angst ansteigen.

Wissen Sie im Voraus, dass eine anstrengende stressreiche Zeit – beruflich oder privat – auf Sie zukommt, dann nehmen Sie rechtzeitig Magnesium zur Verhinderung und Verhütung übermäßiger Stressreaktionen. 200 bis 300 mg, auch vor körperlicher und geistiger Anstrengung, stabilisieren Muskel- und Nervenreizbarkeit, den Kreislauf und den Herzrhythmus und verhindern Muskelkrämpfe. Insbesondere abends eingenommen wird der Schlaf initiiert.

Bedenken Sie, dass die wertvollen Antioxidantien unter Stress schneller verbraucht werden. Also genügend Vitamin C (1000 mg), Zink (20 mg), Selen, Betacarotin und Vitamin E aufnehmen. Auch B-Vitamine und Lecithin werden unter Stress schneller verbraucht. Und nicht vergessen, Stress wird beim Lachen schneller abgebaut.

Curt Goetz: „Man kann das Leben schwerlich zu leicht nehmen, aber leicht zu schwer.“

Eine gute Aufgabenteilung und Kalenderführung vermeidet Freizeitstress.

7.2.1. Vorsicht vor Zeiträubern

Setzen Sie sich Limits:

Das Leben wird immer schneller. Allein die Berufspendler verbringen Stunden ihres Lebens auf der Straße, im Zug, in der U-Bahn. Versuchen Sie diese Situation so günstig wie möglich zu gestalten, bilden Sie Fahrgemeinschaften, nehmen Sie Lesestoff mit. Planen Sie Kurzreisen bewusst und zur Erholung. Setzen Sie sich nicht durch ein Last-Minute-Sonderangebot unter Druck und fliegen wer weiß wie weit für eine Woche Urlaub um die Welt. Nur um hinterher drei Tage im Jet-Lag zu verbringen und von den Klimaanlagen einen Luftwegsinfekt zusätzlich mitgebracht zu haben. Bedenken Sie, weil alles schneller geht, packen wir uns planungstechnisch immer mehr auf unseren Tagesplan. Die vermeintlich kostbar gewonnene Zeit soll ja „sinnvoll" genutzt werden. Genießen Sie die „gewonnene" Zeit lieber bewusst. Sie gehört Ihnen. Fundsache auf einem Campingplatz-WC: *„Wer schneller lebt, ist eher fertig!"*

Selbst der Einkauf für die Familie kostet immer mehr Zeit. Die Läden werden größer, die Auswahl fast nicht mehr überschaubar. Bis die Preise verglichen und eine Qualitätsauswahl getroffen ist, kann ein einfacher Lebensmitteleinkauf für eine Woche zum Nachmittagsfüller werden. Gehen Sie mit Zettel und Vorausplan (welcher Laden wann, was erledige ich hintereinander, wege- und kraftsparend) und lassen Sie sich nicht ablenken. Jedes Familienmitglied erhält Besorgungsaufträge. Sie halten den Wagen fest und überprüfen, was alles gebracht wird. Sonst ist der Hinterherstress schon vorprogrammiert.

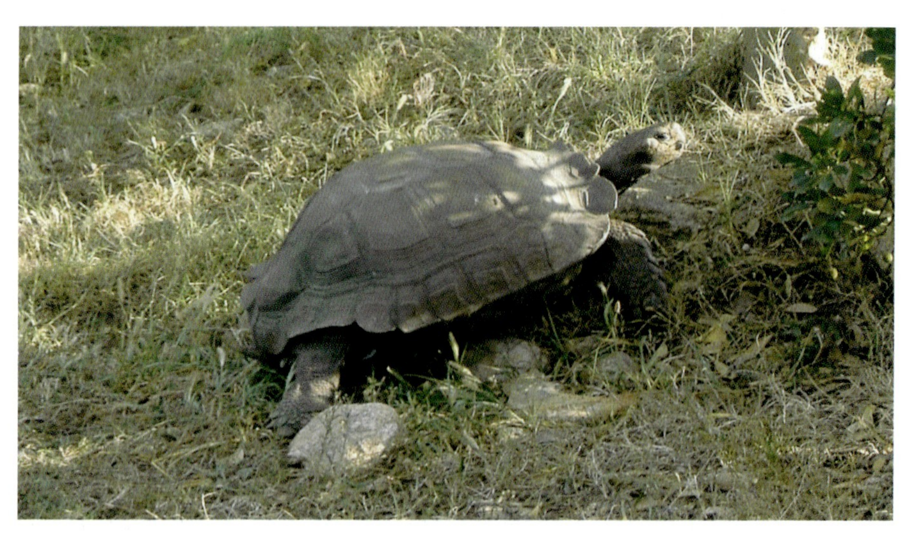

Elefantenschildkröten können bis zu 150 Jahre alt werden. Sie scheinen immer Zeit zu haben.

Vorsicht auch vor Ehrenämtern, Tennisstunden, Musikschulterminen, Fortbildungshäufungen und immer wieder viele Einladungen. Alles prima, aber planen Sie genau und setzen Sie Grenzen, sagen Sie ab, limitieren Sie auch Ihre Kinder. Zeit für ein gutes Buch in der Hängematte muss bleiben.

Unsere allergrößten Zeiträuber sind unsere technischen Geräte. Überprüfen Sie, wieviel Zeit Sie vor dem Fernseher, dem Computer oder dem DVD-Player schon verbracht haben. Wer hat sich nicht schon über eine umständlich geschriebene Gebrauchsanweisung für ein einfaches FAX-Gerät geärgert? Wie oft sind wir heute praktischerweise immer per Handy erreichbar, damit aber auch immer verfügbar. Selbst die digital gefertigten Bilder bearbeiten wir selbst, stundenlang. Erlaubt ist alles, was Spaß macht und nicht schadet. Trotzdem verschieben Sie einige Zeiträuber ganz bewusst oder lassen Sie sie nicht zu. Vor allem lassen Sie sich nicht von einem dauernd laufenden Fernseher oder einer Stereoanlage zudröhnen. Das ist ein zusätzlicher Stressfaktor, das Gehirn wird mit stereotypen Werbeslogans überfrachtet, wichtige andere Informationen gehen verloren. Die Beobachtung der Umwelt wird eingeschränkt, die Aufmerksamkeit leidet.

Der amerikanische Präsident Eisenhower hatte eine Einteilung von Aufgaben nach Prioritäten:

- A-Aufgaben: Dringend und wichtig
- B-Aufgaben: Wichtig, aber nicht dringend
- C-Aufgaben: Dringend, aber nicht wichtig
- D-Aufgaben: Nicht wichtig und nicht dringend, unnütze Tätigkeiten, die uns von wesentlichen A-Aufgaben abhalten und dann zu Zeitnot und Stress führen, weil für die oben aufgeführten Aufgaben zu wenig Zeit bleibt.

Ein weiterer Trick in der Tagesplanung besteht im Einplanen von sogenannten Pufferzonen.

Nicht den ganzen Tag verplanen, Luft lassen, oft wird sie gebraucht.

7.2.2. Selbstgemachter Stress

Schlechte Gefühle (Distress) wie Trauer, Zorn, Angst, Neid, Ärger produzieren Adrenalin, das Stresshormon spannt die Muskeln an, in Überdosis verkrampft sich Ihr Körper. Sie werden fahrig, nervös, Ihre Leistungsfähigkeit lässt nach, das Immunsystem leidet. Sie werden infektanfällig. Es wird weniger Glückshormon

(Serotonin) im Gehirn ausgeschüttet, der Schlaf wird schlecht. Sie altern schneller.

Positive Gefühle (Eustress) dagegen, Freude, Glück, Zufriedenheit, tragen Sie positiv durch den Alltag, unterstützen das Immunsystem, lassen Serotonin strömen. Sie schlafen gut, fühlen sich leistungsfähig und bleiben jung.

Wer sich ständig selbst jagt, trifft Fehlentscheidungen und macht Fehler. Lieber mal nachdenken, eine Nacht darüber schlafen, eine Tasse Tee trinken, etwas Kohlenhydrate (einen Keks, ein Stück Schokolade o. ä.) dazu und schon erarbeitet Ihr Gehirn eine Problemlösung. Und wenn nicht jetzt, dann vielleicht morgen. Machen Sie sich keine Sorgen. Wenn etwas passiert, passiert es sowieso. Es ist nicht erforderlich, sich vorher schon ein Magengeschwür durch Ausmalen des „worst-case" zu machen. Übrigens: Gerade die Zweifler unter den Patienten neigen eher zu Komplikationen nach Operationen, als diejenigen, die mit positivem Optimismus an den Eingriff herangehen. Vermeiden Sie Neid, Hass, Eifersucht, Erfolgssucht und familiäre Reibereien. Auch die können Ihren Blutdruck steigen lassen, die Magennerven provozieren und das Immunsystem schädigen. Vermeiden Sie solche Gedanken, sie bringen Sie nicht weiter. Ein guter Kollege von mir hatte zum Leitspruch „Ich gönne jedem jedes". Achten Sie auf Ihre eigene engere Familie, da muss eine gesunde Atmosphäre herrschen. Der Zusammenhalt muss vorhanden sein, man muss sich aufeinander verlassen können. Dabei kommt es weniger auf oberflächliche Kleinigkeiten an. In der Tiefe muss es stimmen: Die Garnierung darf schon mal verrutschen, wichtig ist, der Kuchen stimmt.

Wer sich selbst auf den Arm nimmt, erspart anderen die Arbeit.
(Heinz Erhardt)

Nörgeln ist der Tod der Liebe. (Marlene Dietrich)

Kriegen Sie nicht so leicht die Krise. „Krise" kommt aus dem Griechischen und heißt eigentlich „entscheidende Wende". Dabei kann ohne weiteres auch etwas Positives dabei herauskommen. Also lieber „cool down" und auf das positive outcome konzentrieren. Lassen Sie sich nicht durch äußere vermeintliche Zwänge verbiegen. Wer dauernd gegen seine innere Überzeugung handelt, wird auf die Dauer krank. Man kann es auch nicht jedem recht machen. Verwenden Sie zur Not das beste „orale Verhütungsmittel", sagen Sie „Nein". Erwarten Sie aber auch von den Mitmenschen nichts, was diese nicht leisten können oder wollen. Sie erwarten doch auch von einer Kuh nicht, dass sie wiehert.

Wer seine Mitmenschen achtet, wird selbst geachtet. *(Talmud)*

Vermeiden Sie die häusliche Streitfalle:

Die Auffassung von Ordnung und Sauberkeit in der häuslichen Hütte ist oft zwischen den Partnern unterschiedlich. Setzen Sie Ihren Idealhaushalt nicht als Maß aller Dinge. Besprechen Sie, was Ihnen wichtig ist und worüber Sie eher hinwegsehen können. Teilen Sie die häuslichen Pflichten nach dem „Lustprinzip“: Jeder macht, was ihm Spaß macht und die leidigen Aufgaben, wie Katzenklo leeren, werden im Wechsel erledigt. So hat keiner einen moralischen Nachteil. Jeder ist mal auch mit einer unangenehmen Aufgabe dran. Im „eigenen“ Arbeitszimmer, Kinderzimmer etc., darf jeder nach Geschmack Ordnung halten oder nicht.

Vermeiden Sie Kritik an „seiner“ oder „ihrer“ Familie. „Deine Mutter“, man bezieht diese Kritik unterschwellig auf sich und schon kriselt es. Vermeiden Sie auf jeden Fall: „Du bist genau wie...“ oder: „Das hast du von...“ Belasten die Verwandtenbesuche die Beziehung ernsthaft, muss darüber gesprochen werden. Die eigene kleine Familie geht vor. Grenzen sind zu ziehen.

Viel Arbeit im Job ist ein „Liebeskiller“. Planen Sie trotzdem außergewöhnliche „Events“, damit Ihr Partner oder Ihre Partnerin das Gefühl hat, trotz vieler Arbeit wichtig zu sein. Fragen Sie bei anstehenden Veränderungen, wie Jobwechsel, Beförderung etc., nach der Meinung ihres Partners. Wird sie oder er mit einbezogen, ist die Entscheidung eine gemeinsame, das verbindet.

Vermeiden Sie Diskussionen über etwaige „Lusteinkäufe“. Gönnen Sie ihm „sein Auto“, dann wird er auch über ihren Schuheinkauf hinwegsehen. Freuen Sie sich mit, wenn er/sie sich freut. Besprechen Sie größere Anschaffungen gemeinsam.

Ohne Achtung hat die Liebe keinen Wert, und ohne Vertrauen keine Freude. *(Heinrich von Kleist)*

Keine Verbesserungsvorschläge zum Sex im Schlafzimmer. Das bringt nichts, wird als Kritik aufgefaßt und hinterlässt den Eindruck, sie/er liebt mich nicht mehr. Besprechungen dieser Art müssen auf neutralem Boden in entspannter Atmosphäre stattfinden.

Verboten sind Generalabrechnungen: „Bei allem, was ich für dich getan habe...” „Das kannst du mir nicht antun“. Drohungen: „Ich reiche die Scheidung ein...” „Wenn nicht, dann...“ Vorsicht auch vor Ironie: „Ach, heute geht es um die Zahnpasta...“ Besser ist Selbstironie, das entschärft die Situation erheblich. Genervtes Geschrei bringt gar nichts. Lieber räumliche Trennung und Neuanfang mit einem Vorschlag zur Einigung.

Wer was gelten will, muss andere gelten lassen. *(Goethe)*

Positiver Stress ist erlaubt, vermeiden Sie negativen Stress!

7.2.3. Positive Selbstbeeinflussung

Positiv im Tagesverlauf

Sie haben sicher selbst schon bemerkt, wie schwierig ein Tag werden kann, wenn morgens schon einiges schief gegangen ist. Ein inneres Kribbelgefühl lässt den Blutdruck steigen, man ist mit sich und der Welt oder der unmittelbaren Umwelt unzufrieden und schon passiert das nächste Missgeschick. Ist die Ketchup-Flasche erst am Boden zerschellt, uns die Arbeit förmlich in der Hand explodiert, das Timing für die nächsten Stunden so ruiniert, nützt es nichts, jetzt nervös zu werden. Der Schnitt in den Finger mit einer am Boden liegenden Scherbe ist uns dann schon fast sicher. Jetzt ist Ruhe angesagt, trinken Sie ein Glas Wasser, überlegen Sie, wie Sie den Schweinkram rationell und ohne weitere große Flurschäden aus Ihrer Küche beseitigen. Je gelassener Sie bleiben, desto geringer der Schaden, nicht nur an Ihrem Blutdruck. Zur Not sagen Sie einen Termin ab. Ein kluger Metzgermeister sagte einmal auf die Frage, was er mache, wenn zuviel Salz in die Leberwurstmasse geraten sei. „Alles wegwerfen, der erste Schaden ist immer der kleinste." Stimmt. Versuchen Sie auch nie, mit dem Auto, Motorroller oder Fahrrad Zeit einzuholen, die vorher schon verloren gegangen ist. Zeitnot ist ein schlechter Reisebegleiter. Verlorene Zeit wird nicht wiedergefunden.

Selig sind die, die einen Berg von einem Maulwurfshaufen unterscheiden können; sie werden sich viel Ärger ersparen. *(Petites Soeurs de Paris)*

Gott gebe mir die Gelassenheit,
Dinge anzunehmen,
die ich nicht ändern kann,
den Mut, Dinge zu ändern,
die ich ändern kann,
und die Weisheit, das eine von
dem anderen zu unterscheiden. *(Friedrich Chr. Oetinger)*

Gibt es Tage, an denen man am liebsten gar nicht aufstehen möchte? Das sollte nicht sein, nehmen Sie sich jeden Tag etwas vor, worauf Sie sich freuen können. Der Möglichkeiten gibt es viele: Ein Treffen mit Freunden, ein gutes

Abendessen, ein Ausflug ins Konzert, ein Spaziergang. Auch wenn ein schwieriger Tag vor einem liegt, steht man leichter auf, wenn auch dieser Tag ein „Bonbon für die Psyche“ verspricht. Wählen Sie an sogenannten „schwierigen Tagen“ Ihre Kleidung bewusst aus, tragen Sie nach Möglichkeit etwas, was Sie mögen. Ruhig auch farblich zu Ihnen passend, Sie „tragend“. Sparen Sie nicht an der Körperpflege und lassen Sie sich ruhig von einer Musik Ihres Geschmacks in den Tag begleiten. Die 5. Symphonie von Tschaikowski und das Klavierkonzert Nr. 1 von Brahms sind als „Antistresstherapie“ offiziell anerkannt. Auch ein gutes Parfüm oder ein Rasierwasser bewirken psychischen Auftrieb. Kritische Zungen, spitze Bemerkungen aus Ihrem unmittelbaren Umfeld, können Sie nicht anfeinden, wenn Sie wohlgestylt, gut riechend und mit sich im Einklang Ihren Tag beginnen. Zögern Sie nicht, die eine oder andere Melodie mitzusingen. Singen befreit von inneren Ängsten und lockert die verspannte Muskulatur. Durch Dehnübungen und Strecken bekommt Ihr Gehirn Signale zur Entspannung vermittelt. Lassen Sie ihm dies ruhig zukommen. Frühstücken Sie mit Genuss und so rechtzeitig, dass Sie das Haus nicht im Laufschritt verlassen müssen. Kurz: Positiv sollen Sie Ihren Tag beginnen!

Positiv mit allen Sinnen

Jeder, der sich die Fähigkeit erhält, Schönes zu erkennen,
wird nie alt werden. (Franz Kafka)

Wann haben Sie die Natur um sich herum das letzte Mal bewusst betrachtet? Ein Blatt bei seiner Entfaltung im Frühjahr oder im Sommer in vollem Saft, mit seinen Blattadern, die es harmonisch durchziehen. Oder im Herbst, wenn es in allen Farben schillert? Versuchen Sie, die Natur um sich herum bewusst wahrzunehmen, sie auf sich wirken zu lassen. Lassen Sie die Seele baumeln, beobachten Sie ruhig ein paar Minuten die Wolken. Und denken Sie einfach gar nichts. Machen Sie einfach ein paar Minuten gar nichts und lassen Sie sich einfach ein paar Minuten von gar nichts stören. Lassen Sie sich von Positivem am Wegrand, positiven Erlebnissen, Mitmenschen, Nachrichten hochziehen: Ein Stiefmütterchen, das aus dem trockenen Schotterweg des Friedhofs ganz alleine wächst, wirkt lebensfroher als jedes Antidepressivum. Nehmen Sie bewusst Gerüche wahr. Der Geruch einer sonnenbeschienenen Pinie wirkt ungeheuer entspannend, wenn man ihn mit Genuss einatmet. Ein Erdbeerfeld, aber auch der Wachholder im Garten oder eine Rose in der Vase kann, wenn sie bewusst gerochen wird, sehr positiv auf Sie wirken.

Schön ist eigentlich alles, was man mit Liebe betrachtet.
(Christian Morgenstern)

Genießen Sie Ihre Sinneswahrnehmungen bewusst. Dabei dürfen Augen, Ohren, Nase, Tast- und Geschmacksinn gleichermaßen beteiligt werden. Ein warmes Ölbad bei Kerzenschein nach einem anstrengenden Tag, dazu ein wohlschmeckendes Getränk. Eine schlaue Mutter hat das ein „Verwöhnbad" genannt, um ihre Töchter zu schulischen Leistungen zu motivieren. Es ist richtig, vergessen Sie nicht, sich regelmäßig zu verwöhnen. Wir sprechen allerdings nicht von „Vergiften" durch übermäßiges Essen, möglicherweise auch noch durch falsche Lebensmittel. Wir sprechen auch nicht von Kaufrausch oder extremem Müßiggang. Die Couch-potato verwöhnt sich nicht, sie „entwöhnt" sich höchstens der Bewegung und schaufelt durch die Bewegungsarmut fleißig an ihrem eigenen Grab.

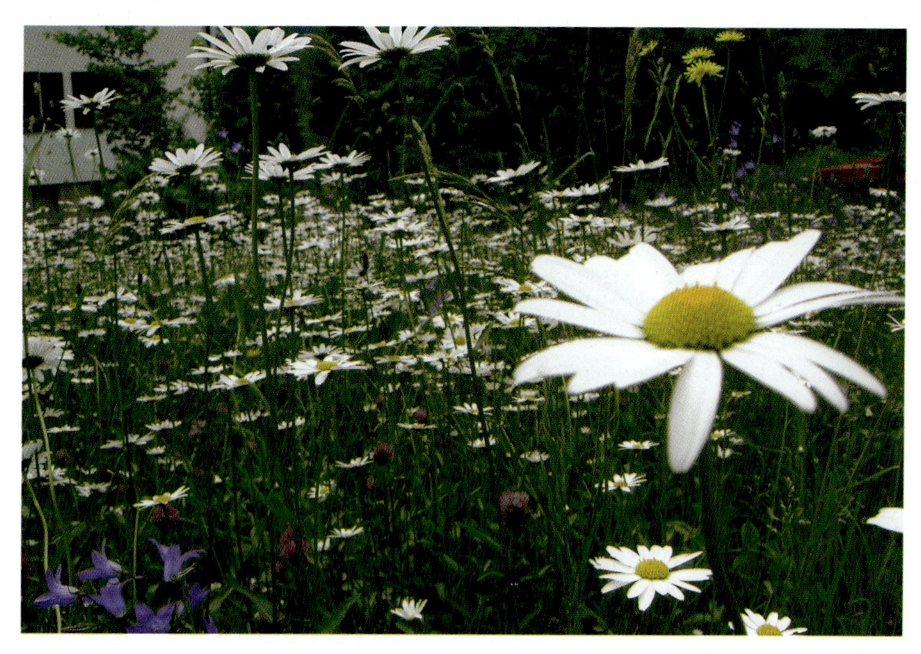

Vergessen Sie nicht, dass zu den Sinneswahrnehmungen auch Ihre Haut, Ihr Tastsinn und Ihre Gelenke gehören. Pflegen Sie Ihre Haut und Sie fühlen sich in ihr wohler. Auf Ihrem „Schicksalsleder" zeichnet sich nicht nur Ihr ganzes Leben mit allen Narben ab, sondern sie gibt auch Hinweise auf die Durchblutung, Abwehrlage und viele Erkrankungen. Insbesondere mit zunehmendem Alter wird die Haut immer trockener. Vergessen Sie nicht, mit Body-Lotions die Haut ausreichend elastisch zu halten. Es bilden sich sonst juckende trockene Stellen. Sie kratzen sich, dadurch kommt es zu offenen Stellen, in die sich mit Vorliebe Keime setzen, und schon haben Sie den Anfang zu einem Wundheilungsproblem mit allen traurigen Folgen. Achten Sie auf nicht gut heilende Wunden, zeigen Sie sie spätestens nach drei Wochen einem Arzt. Haben Sie oft kalte Füße? Oder bekommen Sie schon Wadenschmerzen, wenn Sie einmal schneller gehen und müssen dann stehenbleiben, damit der Schmerz nachlässt? Dann neigen Sie zu Durchblutungsstörungen der Beine. In diesem Fall können Sie sich mit speziellen Aktivölen (zum Beispiel Viol aktiv®) Linderung verschaffen. Verhindern Sie in diesem Falle, wenn irgend möglich, Verletzungen an Ihren Beinen. Insbesondere wenn Sie an einer Zuckererkrankung leiden. Scheuen Sie sich nicht, rechtzeitig Ihre Gefäße untersuchen zu lassen. Besondere Vorsicht ist erforderlich, wenn Sie bereits Gefühlsstörungen in den Füßen haben. Verletzungen werden dadurch nicht rechtzeitig bemerkt, sie lassen sich dann auch schlechter behandeln. Achten Sie auf sich, beobachten und pflegen Sie besonders auch Ihre Füße. Bedenken Sie, dass gerade an den Füßen viele Akupunktur- und Akupressur-Punkte liegen. Warme, gut durchblutete Füße wirken sich positiv auf Ihr gesamtes Körpergefühl aus.

Zwingen Sie sich nicht aus optischen Gründen Schuhe auf, in denen Ihnen spätestens nach zwei Stunden die Füße schmerzen. Zwängen Sie sich nie in zu engen Hosen, tragen Sie nie zu enge Gürtel und schon gar keine engen Miederhosen. Sie schnüren sich im wahrsten Sinne des Wortes sonst die Durchblutung ab, insbesondere den venösen Rückfluss. Der Erfolg sind dicke Beine, Krampfadern, Thrombosegefahr und oder mindestens ein deutliches Mißempfinden. Sie fühlen sich nicht wohl in Ihrer Haut, sind gefrustet. Wenn Sie sich jetzt abgeschlafft vor den Fernseher fallen lassen und Chips mit einem kühlen Bier zu sich nehmen, dann haben Sie alles falsch gemacht. Ihre Beingefäße werden sich weiter weiten, Ihr Bauch auch. Ziehen Sie sich aber Ihre bequemen Sportschuhe an und gehen flott zum Schwimmbad, um dort ein paar Runden zu drehen und anschließend die Beine hochzulegen und etwas Wasser, Tee oder Fruchtsaft zu trinken, dann haben Sie alles richtig gemacht. Sie haben sich und Ihren Körper verwöhnt und Sie fühlen sich wohl.

Positiv im Umgang mit den Mitmenschen

Wenn Sie sich wohlfühlen, werden Sie merken, wie Sie mit sich im Einklang leben. Wer mit sich im Einklang lebt, wirkt positiver auch auf seine Umwelt. Wie sagte der Zweijährige zu seiner Mutter? „Mama, ich freu mich, wenn du lustig bist auf mich." Gut beobachtet, wie es in den Wald hineinschallt, so schallt es heraus. Probieren Sie es aus, je freundlicher Sie auf Ihre Mitmenschen zugehen, desto leichter wird Ihnen der Alltag fallen. Ein erfahrener Geschäftsmann hat einmal gesagt: „Je schwieriger Dein Gegenüber ist, desto betont freundlicher musst Du ihn behandeln." Sie werden sehen, es wird manches leichter im Umgang mit schwierigen Mitmenschen, wenn Sie ihnen durch Ihre gelassene Freundlichkeit förmlich „den Wind aus den Segeln" nehmen. Es ist in unserer hektischen Zeit und bei großen Menschenansammlungen, zum Beispiel im Kaufhaus, auf Märkten, Großveranstaltungen und in öffentlichen Verkehrsmitteln nicht immer leicht die „Contenance“ zu bewahren. In schwierigen Situationen atmen Sie erst einmal tief durch, bevor Sie im Affekt antworten, die schlechten Emotionen hochkochen und Ihr Blutdruck unnötig steigt.

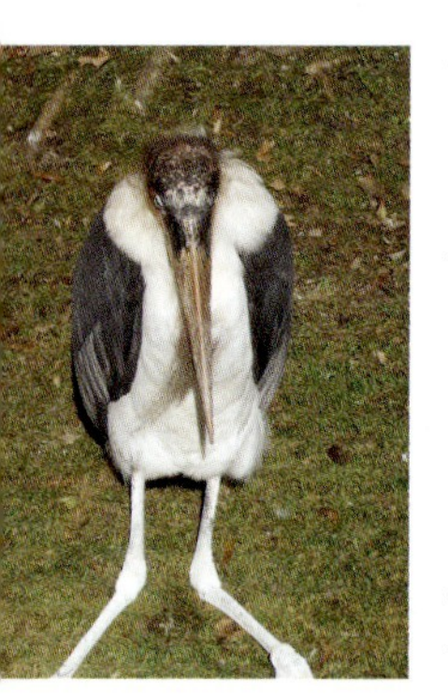

Treten Sie selbstbewusst auf, achten Sie auf Ihre Haltung. Wer gerade steht, atmet freier, kann seinem Gegenüber gezielt ins Auge schauen und ist damit in der besseren Gesprächsposition. *„Ausstrahlung ist es, wenn ich lache und mich dabei die Augen meines Gegenüber anstrahlen“ (Damaris Wieser).* Kopf nicht schief halten oder einziehen, das gibt höchstens muskuläre Verspannungen und sorgt für vorzeitige Abnützung der Halswirbelsäule. „Wenn einem das Wasser bis zum Hals steht, sollte man nicht auch noch den Kopf hängen lassen.“ Dem Selbstbewusstsein förderlich sind Körperhaltung und Beweglichkeit verbessernde Sportarten wie Schwimmen, Yoga, Pilates, Walking, Jogging und Selbstverteidigung.

Lernen Sie, auch mal „Nein“ zu sagen. Verpacken Sie die Absage freundlich: „Schön, dass du dich gemeldet hast, aber heute habe ich schon lange etwas geplant. Wie wär es am Mittwoch?“ Man kann es nicht immer allen recht machen. Planen Sie zunächst für sich und Ihre Familie, setzen Sie Präferenzen. Was mir wichtig ist zählt und wird eingeplant. Planen Sie bewusst mit Kalender, auch Freizeitstress kann Sie fertig machen. Eine gute Kalenderführung lässt Sie stressfrei alle Geburtstage, Einladungen, fixe Erledigungen, Musikschultermine, Konzerte etc im Auge behalten. Das nervende Gefühl, irgendetwas habe ich heute vergessen, fällt weg. Sie können rechtzeitig sehen, wo es im Kalender zu eng wird und so „Freizeitstress“ vermeiden. In Nesselwang im Allgäu werden bereits „Entschleunigungskurse“ für ganze Familien angeboten. Insbesondere auch im Urlaub gilt es, „Entschleunigung“ zu üben. Es ist gar nicht so einfach aus dem totalen Alltagsstress mehrere Stunden mit dem Auto oder Flugzeug in die plötzliche totale Ruhe zu reisen und ohne „sinnvolle Beschäftigung“ zu sein. Auch das kann zum Stress werden. Leiten Sie die Entschleunigung langsam ein. Planen Sie kleine Ausflüge, halten Sie Lektüre bereit. Machen Sie alles mit Genuss. Auch die berühmte Tasse Tee entstresst nach Studienlage besser als Wasser.

Halten Sie sich bei der „Entschleunigung“ immer die gemächliche Elefantenschildkröte vor Augen. Elefantenschildkröten leben entschleunigt und werden uralt dabei.

Lassen Sie sich nicht alles gefallen. Dumme Bemerkungen Ihrer Mitmenschen nehmen Sie am besten nicht persönlich. Wer gereizt ist, hat vermutlich seinen persönlichen Grund dafür. Dies sollte Sie jedoch in Ihrer positiven Stimmung nicht beeinträchtigen. Angriffe auf Ihre Person bei der Arbeit zum Beispiel: „Sie Faulpelz" hinterfragen Sie oder stellen sie Sie auf eine höhere Ebene: „Sie sind der Meinung, ich arbeite nicht genügend?"

Ist Ihnen tatsächlich ein Fehler unterlaufen, stehen Sie überzeugend zu dem Vorwurf, dann sind Sie weniger angreifbar. Mit einem spontanen „Stimmt genau" ist der Wind schon aus den Segeln genommen. Bei unberechtigten Vorwürfen behelfen Sie sich selbstbewusst mit Sätzen wie: „Sie täuschen sich, das ist Ihre Meinung, das sehen Sie so."

Auf „Warum"-Fragen geben Sie eine kurze präzise Antwort ohne „weil". Zum Beispiel: „Warum sind die Briefmarken noch nicht da?" Antwort: „Die Post hatte noch geschlossen."

Absichtliche Mißverständnisse nehmen der Diskussion die Schärfe: Die pubertierende Tochter will auswärts übernachten. Sie fragen: „Was, du kommst schon um acht?"

Lassen Sie Angeber und Unsympathen ins Leere laufen. Ein älterer Herr hält sie mit Erzählungen von alten Professoren auf und fragt immer wieder, ob Sie diesen oder jenen kennen. Sie fragen freundlich, ob er die Großmutter vom Prof. Müller nicht auch noch kennt. Der nervende Angeber hat nur noch die Hälfte vom Spaß, wenn Sie sich bewusst zurücksetzen. Auf: „Ich trage nur Markenschuhe" sagen Sie:„Ich kaufe nur im Schlussverkauf." Oder Ihr Gegenüber kann sich zwischen zwei Luxusklassewagen nicht entscheiden. Sie antworten: „Ich werde meinen gerade noch einmal durch den TÜV bringen."

Bestehen Sie nicht zwanghaft darauf, immer Recht zu behalten, das stört die Zweierbeziehung. Was nützt es Ihnen, wenn Sie zum Schluss recht haben, er/sie aber weg ist, weil sauer. Der Abend ist verdorben, der Blutdruck zweier Menschen ist unnötig strapaziert worden. Dann, wenn es nicht um Leben oder Tod geht, kann man ohne weiteres auch mal nach dem Motto agieren: „Du hast recht – und ich meine Ruh." Mit einem freundlichen „Danke" und Abwenden des Kopfes lässt sich mancher Wortwechsel freundlich und bestimmt beenden.

Auch die Tarnung hinter Fremdaussagen erleichtert Ihnen den Umgang mit Ihren Mitmenschen. So können Sie Dinge loswerden, die nicht unmittelbar auf

Sie zurückfallen: „Meine Oma würde sagen, bös muss bös vertreiben“ zum Beispiel beim Desinfizieren einer Wunde. Oder: „Mein Chef hätte Sie jetzt für verrückt erklärt, aber ich bin nicht mein Chef.“

Jeder Mensch hat seine guten Seiten, man muß nur die schlechten umblättern. *(Ernst Jäger)*

Alternativfragen verhindern, dass Sie ein harsches „Nein“ ernten, statt einer positiven Antwort: „Soll ich lieber Kino- oder Konzertkarten besorgen?“

Der Umgang mit Ihren Mitmenschen wird leichter, wenn Sie mit Lob motivieren. Man lässt sich von Ihnen lieber etwas sagen, wenn Sie zu Ihren Gegenüber freundlich motivierend sind. „Der schnellste Zivi von allen“ wird ohne zu murren eine Erledigungsliste von mehreren Punkten abarbeiten. Auch Frau Müller freut sich, wenn sie den Papierhaufen mit einem freundlichen „Frau Müller, Sie haben doch die Ablage so gut im Griff“ verpacken. Ein paar persönliche Worte im Fahrstuhl, ein freundliches „Guten Morgen“ im Vorbeigehen hebt Ihre und die Laune Ihrer Umgebung.

Ein freundliches Wort kostet nichts –und ist doch das schönste aller Geschenke. *(Daphne du Maurier)*

Sollten Sie selbst Opfer eines plötzlichen verbalen Angriffs werden, reagieren Sie bedacht: Auf „Sie sind so emotional“ gleich rückfragen: „Was ist bei Ihnen emotional?“ Oder: „Warum fragen Sie? Können Sie das präzisieren? Meinen Sie das wirklich? Worauf wollen Sie hinaus? Leiden Sie darunter?“ Oder einfach: „Wie bitte?“ Oder: „Damit liegen Sie leider nicht richtig.“ Und vergessen Sie nicht, am Satzende den Namen des Angreifers anzufügen und Ihrem Gegenüber den Blick nicht zu entziehen.

Ihr Alltag wird leichter, wenn Sie nicht alles persönlich nehmen. Ein Morgenmuffel wird, wenn es ihm beim Frühstück zu wortreich wird, jeden Tag die Scheidung einreichen wollen. Persönliche Stimmungsschwankungen anderer sollten Sie nicht in Ihrer positiven Gesamteinstellung beeinflussen. Was geht Sie die schlechte Laune von Herrn X an, nur weil der mit seiner Schwiegermutter nicht kann? Lassen Sie sich durch negative Gefühle anderer nicht anstecken oder angreifen.

Versinke nicht in den Tränen Fremder. Lehre ihnen das Schwimmen.
(Mutter Theresa)

Reif sein, heißt mit Dingen, die wir nicht ändern können, in Frieden leben.
(Ann Landers)

Ist Ihnen etwas daneben gegangen, entschuldigen Sie sich nicht wortreich. Ein kurzes „tut mir leid“ genügt. Wundenlecken bringt nicht weiter.

Halten Sie sich gerade, täuschen Sie keine Hilflosigkeit vor, und Sie werden in sich stärker: „Ich schaffe das“ ist viel besser als „das pack' ich sowieso nicht“.

Man nimmt Sie ernster, wenn Sie sich kurz fassen und Füllwörter wie „hm, ah, äh etc.“, vermeiden. Ihr Gegenüber gewinnt sonst leicht den Eindruck, Ihr Gehirn sei noch nicht erwacht, oder Sie wüssten nicht genau, was Sie eigentlich wollten.

Sie sollten für Ihr eigenes Selbstwertgefühl Ihre Leistungen nicht herunterspielen. Sprechen Sie nicht zu schnell, sonst hört keiner mehr zu und Sie hetzen sich und Ihr Gehirn nur unnötig selbst.

Wer kennt nicht die Situation eines dauernd nervenden Telefons?

Das können Sie tun, um den Stress zu senken:

- Wenn Sie überhaupt nicht gestört werden sollen, umstellen oder Hörer danebenlegen.
- Wenn Sie dran gehen und sie haben eigentlich keine Zeit, bieten Sie an zurückzurufen.
- Bevor Sie abheben, erst durchatmen, dann Firma oder Geschäft nennen und dann gut verständlich den Namen: „Fleischerei Müller, Amann am Apparat.“ Wenn Sie vor sich hinlächeln wird Ihre Stimme entspannter und freundlicher, setzen Sie sich beim Telefonieren aufrecht oder stehen Sie. Wenn Sie schon beim Abheben denken „wer stört?“, wird Ihre Stimme leicht gereizt klingen, das wirkt sich auf Ihre eigene und die Stimmung Ihres Anrufers negativ aus.

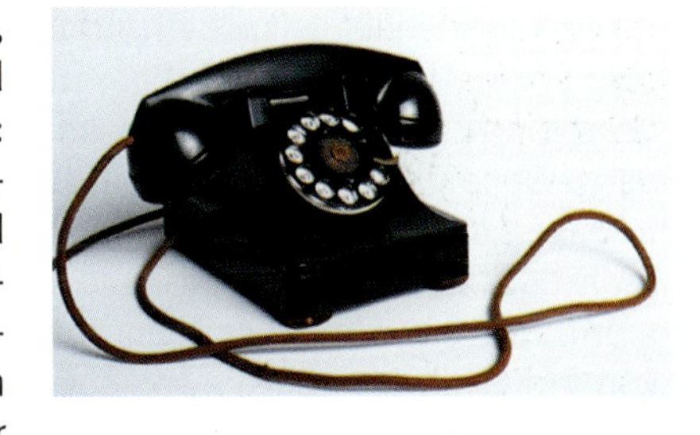

- Wiederholung wichtiger Gespächspassagen verhindert Missverständnisse und eine Gesprächsnotiz schützt sie vor zusätzlichem Stress durch Vergessen.
- Wiederholen Sie den Namen des Anrufers, er fühlt sich dadurch verstanden.
- Nehmen Sie bei Klagen die Schärfe aus dem Gespräch, hören Sie zu, signalisieren Sie Interesse und Verständnis: „Ich höre, Sie sind damit nicht einverstanden.“

Flow-Erlebnisse tragen

Mal ganz im Ernst, leiden wir alle unter Motivationsproblemen? Nach einer aktuellen Studie des Gallup-Institutes in Potsdam (2015) engagieren sich nur 15 % der deutschen Arbeitnehmer in ihrem Job, 70 % machen Dienst nach Vorschrift und 18 % haben bereits innerlich gekündigt. Wie kann man sich die berufliche Motivation dauerhaft erhalten oder ihr wieder neuen Schwung geben? Auf gute Bezahlung und extravaganten Lebensstil können wir nicht spekulieren. Sinnvoller ist es, auf innere Reize zu setzen. Der amerikanische Psychologieprofessor Mihaly Csikszentmihalyi hat jahrelang Menschen beobachtet, die Spaß und Freude bei ihrer Tätigkeit empfinden und hochmotiviert sind. Er stellte fest, dass sie ihr Bestes geben, völlig in der Tätigkeit aufgehen und die Welt um sich herum vergessen. Dabei wachsen sie über sich selbst hinaus und sind anschließend glücklich und zufrieden. Glücksgefühle und Erfolgserlebnisse können sich bei jeder Tätigkeit einstellen. Übrigens auch beim Sport oder bei künstlerischen Betätigungen. Der beglückende Zustand wurde von Csikszentmihalyi „Flow" genannt. Folgende Voraussetzungen sind nötig, um „Flow" zu erleben: Suchen Sie sich gezielt realistische Herausforderungen. Sie sind überzeugt, dass Sie die nötigen Fähigkeiten haben. Sie wissen, was Sie tun müssen, um Ihr Ziel zu erreichen und Sie konzentrieren sich völlig auf Ihr Tun. Keine Ablenkung, kein Hinterfragen. Sorgen und Alltag werden nicht ins Bewusstsein vorgelassen. Man hat das Gefühl völliger Kontrolle über das eigene Tun. So können Sie sich in Freizeit und Beruf gezielt Flow-Erfahrungen verschaffen und damit die innere Motivation immer wieder ankurbeln und erhalten. Die Gehirnforschung hat gezeigt, dass „Flow" auch biologische Grundlagen hat. Erfolgserlebnisse schütten im Tierversuch vermehrt Dopamin im Gehirn aus (Neurobiologe Scheich, Magdeburg). Dopamin versetzt aber in Hochstimmung, das Individuum belohnt sich für gute Leistung sozusagen selbst und ist motiviert, weiterzumachen. Flow-Erfahrungen können daher auch nicht durch äußere Anreize, Gewalt, Druck oder Strafe erzwungen werden. Managementtrainer Huhn rät, Herausforderungen und Erfolgserlebnisse nicht nur im Berufsleben, sondern auch in anderen Lebensbereichen zu haben.

Bei Lampenfieber, Stress vor Auftritten und Großereignissen, halten Sie sich immer vor Augen: Auch die „großen Stars" müssen da durch und es geht ihnen kein Haar anders. Fangen Sie Ihre Rede mit doppelter Lautstärke an, das signalisiert Ihnen selber, ich bin gut drauf. Legen Sie sich einen gängigen Satz zum Anfang zurecht. Das Selbstbewusstsein wird so hochgefahren. Ruhig auch etwas Selbstironie bei Versprechern oder falls sie das Satzende nicht mehr hinkriegen: „Das war ein gelungener Satz, wo habe ich angefangen, und vor allem, wo wollte ich aufhören?" Reden Sie locker, in Ihrem normalen Deutsch, nicht nach der Schrift. Verwenden Sie kurze klare Sätze und bringen Sie genügend anschauliche Beispiele. Zwischenrufe sollten Sie kurz beantworten oder auf spätere Fragemöglichkeit verweisen. So werden Sie sehen, dass Sie selbst Spaß an Ihrem Vortrag haben und der Stress wird höchstens zum Eustress.

Bedenken Sie: Je selbstsicherer, schlagfertiger und witziger Sie durchs Leben gehen, desto weniger werden Sie attackiert werden. Desto mehr Spaß haben Sie selbst im Alltag und desto gesünder leben Sie.

Warum können Engel fliegen? Weil sie sich leicht nehmen.
(Papst Johannes XXIII.)

Leben Sie mit sich im Einklang, vermeiden Sie Stress mit sich selbst

Man muss sich auch selber mögen. Legen Sie Ihre innere Messlatte nicht zu hoch, wer dauernd zuviel von sich verlangt wird krank. Der Körper beginnt sich dann förmlich selbst „aufzufressen". Das fördert zum Beispiel Darmerkrankungen. Überprüfen Sie deshalb Ihre persönlichen Erwartungen an sich selbst, an andere und an die Freizeitplanung. Wenn ich mir einbilde, morgen eine Alpenüberquerung mit dem Hubschrauber zu machen oder auf den Mond zu fliegen, weiß ich heute schon, dass ich morgen sehr enttäuscht sein werde. Warum nehme ich mir nicht lieber einen durchführbaren Abendspaziergang vor. Streichen Sie also unerreichbares und hören Sie auf, sich selbst zu kritisieren. Das ist nur Gift für Ihr Selbstwertgefühl. Ausgenommen natürlich, Sie kritisieren sich mit voller Absicht und mit listigem Hintergedanken. Vielleicht so, wie Wilhelm Busch in seinem Gedicht die Selbstkritik:

Die Selbstkritik hat viel für sich,
gesetzt den Fall, ich tadle mich,
so hab' ich erstens den Gewinn,
dass ich so hübsch bescheiden bin.
Auch schnapp' ich zweitens diesen Bissen
vorweg den and'ren Kritiküssen.
So kommt es dann zuletzt heraus,
dass ich ein ganz famoses Haus.

Erwarten Sie nur das Beste: Reden Sie sich nicht ein, Sie seien sowieso ein Pechvogel. Geben Sie den Ärgernissen und Beschwerden des Lebens so wenig wie möglich Chancen. Sagen Sie sich lieber, Sie sind ein „Glückspilz". Ganz im Ernst, es bringt nichts, wenn Sie sich immer einreden, das kann ich sowieso nicht, das klappt nicht etc. Negatives Herbeidenken bringt nicht weiter. Im Englischen nennt man das „self fulfilling prophecies". Auch wirkt sich unsere innere negative Haltung auf unsere äußere Erscheinung aus. Die Körpersprache wirkt negativ, depressiv, ohne positive Ausstrahlung. Jeder kann sehen, ich traue mir nichts zu.

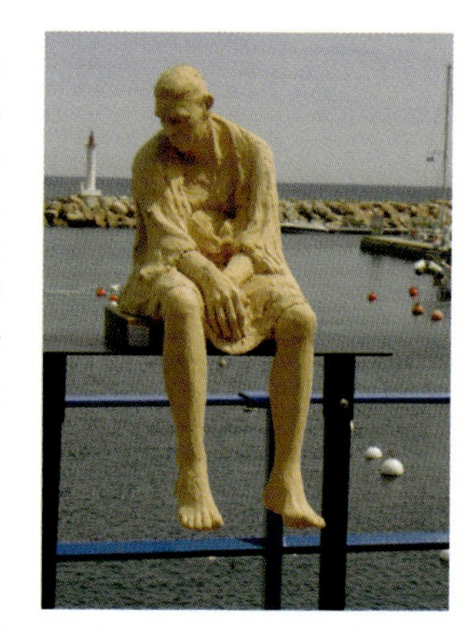

Zwischen Glück haben und glücklich sein ist ein Unterschied. Man muss nicht unbedingt Glück haben, um glücklich zu sein. Die englische Sprache unterscheidet zwischen „luck“ und happiness“. Es gibt ein Lied: „Don’t worry, be happy.“ Das ist es. Alles was wir positiv getragen anfassen, wird leichter, schneller und effizienter fertig und wir haben auch noch Spaß, selbst an unangenehmeren Aufgaben.

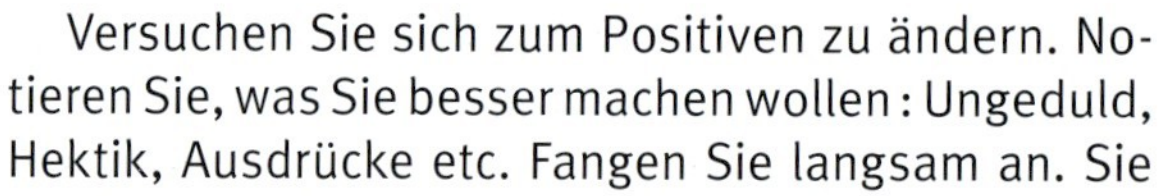

Versuchen Sie sich zum Positiven zu ändern. Notieren Sie, was Sie besser machen wollen: Ungeduld, Hektik, Ausdrücke etc. Fangen Sie langsam an. Sie werden Freude an ersten Erfolgen haben. Versuchen Sie, gute Gewohnheiten zu pflegen, dummerweise kann man sich an schlechte Gewohnheiten oft schneller gewöhnen als an die guten. Der Fernseher geht immer schneller an als wieder aus. Die tägliche Gymnastik wird schneller gestrichen als der Schnaps am Abend. Fangen Sie an, die guten Gewohnheiten zu mögen. Walking zum Beispiel kann süchtig machen. Die guten Gewohnheiten für Ihren Körper und die Seele sollten nicht zur lästigen Abarbeitspflicht werden. Sie sollten Spaß bei der Sache haben.

Erfüllen Sie sich Wünsche, ein neues Kleidungsstück, ein Möbelstück oder gar ein neues Auto. Einen Theaterausflug, einen Urlaub oder aber etwas für Sie persönlich: Einen Bootsführerschein, einen Englischkurs, einen Klöppelkurs oder auch mit über 90 noch Klavierstunden. Erlaubt ist, was gefällt. Und reden Sie sich ja nicht ein, dazu seien Sie zu alt. Das stimmt nicht. Ich habe 75-Jährige beim Tandemsprung aus 2000 m Höhe gesehen und 95-jährige Damen beim Klavierunterricht. Oder 70-jährige Omas von elf Enkeln, die sich im Sitzgurt über ein Tal abseilen ließen. Sie können mit 70 auch ohne weiteres noch eine Doktorarbeit schreiben, alles schon vorgekommen. Sie müssen nur wollen. Lernen Sie die Sprache Ihres Lieblingsurlaubslandes. Sie werden erstaunt sein, wie viel intensiver Sie alles wahrnehmen und wie schön es ist, sich mit den Menschen des Gastlandes zu unterhalten.

Wünschen Sie sich Dinge, die im Bereich des Möglichen liegen. Es ist unrealistisch, sich unversehrte Gesundheit bis zum 105. Lebensjahr zu wünschen. Jeder wird mal eine Magenverstimmung, einen verstauchten Knöchel oder etwas Schlimmeres haben. Wichtig ist, wie Sie damit umgehen. Auch eine Unterschenkelamputation oder ein Krebsleiden sollte Sie nicht so verzweifeln lassen, daß Sie sich demoralisiert aufgeben und – durch Selbstmitleid und negative Gedanken aufgefressen – alsbald sterben. Liegt der Misthaufen vor der Türe, wird er entweder weggeschaufelt oder ein Geranium draufgesetzt. Machen Sie immer das Beste aus Ihrer Situation. Überlegen Sie, was kann ich trotz des Leidens noch alles machen. Sinnieren Sie nicht über Dinge, die jetzt vielleicht nicht mehr möglich sind.

Haben Sie Vertrauen in die Zukunft und trauen Sie sich und Ihren Mitmenschen etwas zu. Insbesondere Ihre Kinder wachsen an dem Vertrauen, das Sie ihnen entgegenbringen.

Sammeln Sie lieber gute als schlechte Eindrücke. Viele sagen, insbesondere wir Deutsche seien ein Volk von Nörglern geworden. Wie oft wird eben auch in der Presse und im Fernsehen über negative Dinge, Verbrechen, Unfälle, Katastrophen berichtet – und jeder schaut hin. Gerne wird noch ein bisschen akzentuiert berichtet, die Überschrift aufreißerisch aufgemacht. Jeder liest es und obwohl manches angezweifelt wird, lassen sich täglich Millionen Menschen von schlechten Nachrichten moralisch mit hinunterziehen. Oder baut es Sie auf und erfreut Sie es, wenn in Afrika wieder Tausende verhungert sind, in der Türkei ein Erdrutsch war. Wieder zwei kleine Mädchen entführt worden sind und – nachdem sie vergewaltigt wurden – umgebracht worden sind? Wir sollten uns weder von negativen Nachrichten überfluten lassen, noch von negativen Verhaltensweisen der Mitmenschen oder deren schlechter Laune. Besser ist, wir richten unser Augenmerk auf das gute, humorvolle, mitmenschliche Verhalten im Alltag. Helfen Sie Ihren Mitmenschen, lassen Sie die alte Dame an der Kasse mit ihren zwei Artikeln schnell mal vor. Bringen Sie den alten Herrn, der sich verlaufen hat, einfach unbürokratisch nach Hause.

„Es gibt nichts Gutes, außer man tut es“. (Erich Kästner)

Hadern Sie nicht mit verlorengegangenen Chancen, Schicksalschlägen oder vermeintlichen Fehlschlägen. Wer weiß, zu was etwas gut war, oft merkt man es Jahre später.

Leben Sie bewusst und mit Genuss. Gewinnen Sie auch einer eher langweiligen Situation noch etwas Positives ab. Zum Beispiel ein gutes Buch im Wartezimmer, um die Zeit sinnvoll zu überbrücken. Freuen Sie sich, wenn Sie etwas vielleicht auch banales geschafft haben. Das kann auch das frisch geputzte Badezimmer sein.

Freuen Sie sich bewusst über eine gute Musik, tanzen Sie mit, wenn es sie begeistert. Warum nicht den Partner spontan einmal durchs Wohnzimmer wirbeln. Freude beeinflusst unseren Körper positiv, die Haut wird besser durchblutet, die Atmung wird tiefer, positive Hormone werden ausgeschüttet. Das wiederum wirkt sich positiv auf Herz-Kreislauf und natürlich auf das Liebesleben aus. Machen Sie andern eine Freude und freuen Sie sich gleich mit.

Der Vater schlägt auf den Tisch und sagt zu seinen Kindern: „Nun freut Euch doch endlich, zum Donnerwetter!" Darauf die Kinder: „Freu'..., freu'...!"

Pflegen Sie bewusst die Vorfreude, zum Beispiel vor einem Urlaub durch positives Memorieren. Pflegen Sie aber auch die Nachfreude durch die Betrachtung der Urlaubsbilder, verfassen Sie ein Reisealbum, lesen Sie Bücher über den Urlaubsort. Sie werden erkennen, die Erholung hält länger!

Leben Sie mit sich im Einklang. Wer sich selber nicht leiden kann, kommt auch mit seinen Mitmenschen nicht aus. Verzeihen Sie sich und bauen Sie sich lieber selber auf: „Ich schaffe das, bin ich gut, das ist mir aber gelungen." Finden Sie sich positiv mit Ihrem Äußerem ab. Wie sagte der Zwölfjährige mit dem Grundton innerster Überzeuung: „Ich bin von Natur aus schön". So ist es, wir sind alle einzigartig und von Natur aus schön.

Weisheit aus dem Talmud:

Achte auf deine Gedanken,
denn sie werden deine Worte;
achte auf deine Worte,
denn sie werden deine Taten;
denn sie werden deine Gewohnheiten;
achte auf deine Gewohnheiten,
denn sie werden dein Charakter;
achte auf deinen Charakter,
denn er wird dein Schicksal!

„Liebe Deinen Nächsten wie Dich selbst". Für ein gutes Miteinander gibt es eine wichtige Vorraussetzung: Wir müssen uns selber mögen. *„Die, welche dir die Nächsten und Liebsten sind, erträgst du manchmal schwer. Sei gewiss, es geht ihnen mit dir ebenso," (Ernst von Feuchtersleben).* Wenn wir das tun, was wir selber wollen, fühlen wir uns glücklicher. Diese Stimmung geht aber auch auf die Umgebung über. Also besteht geradezu die Verpflichtung, zu tun was wir wollen, um eine positive Grundstimmung auf die Umgebung zu erzeugen und damit ein gutes Miteinander zu erzielen.

Lassen Sie sich durch Hindernisse nicht aus der Bahn werfen. Legen Sie sich einen Plan zurecht, bauen Sie sich mental auf und greifen Sie an. Bloß kein mangelndes Vertrauen in die eigenen Fähigkeiten, Faulheit oder Resignation. Bleiben Sie beharrlich und flexibel. Sind Sie so frei, sich frei zu entscheiden und Präferenzen zu setzen. Machen Sie nur Dinge, von denen Sie überzeugt sind. Halten Sie sich frei und offen für neue Möglichkeiten, neue Ideen etc. Sammeln Sie Erfahrungen, das hält geistig beweglich, bereichert den Alltag und bringt Sie selbst weiter. Das schützt auch vor „bore out“ (Unterforderung, Langeweile im Alltag).

Positiv sollten Sie Ihren Tag gestalten, mit allen Sinnen, daheim, am Arbeitsplatz und Ihren Mitmenschen gegenüber und Sie werden merken, vieles wird leichter und besser.

7.2.4. Entspannung

Qi Gong

Wer das Qi zu führen weiß, nährt im Innern seinen Körper und wehrt nach außen hin schädigende Einflüsse ab (Chinesische Weisheit).

Die in China über viele Jahrtausende geheimgehaltene Kunst zur Steuerung der Vitalenergie Qi erlebte in den letzten Jahren dank ihrer gesundheitsfördernden Wirkungen einen starken Aufschwung. Qi Gong bedeutet übersetzt: Übung des Atems. Wissenschaftlich wurden folgende Heilwirkungen nachgewiesen: Stärkung des Immunsystems, des Kreislaufes und des Nervensystems, Verlangsamung von Atem- und Herzfrequenz, Blutdruckregulierung, Stressabbau und Beruhigung. Qi Gong ist eine Form der Selbstheilung, die auf Konzentration und Selbstdisziplin beruht, unterstützt von gezielten Bewegungen, Atemübungen und Visualisierungstechniken. Es kann relativ schnell in jedem Alter erlernt werden.

Ein Übungsbeispiel: Den Geist beruhigen, Grundübung:
Handflächen in Nabelhöhe nach oben zu einer Schale öffnen. Beim Einatmen auf Brusthöhe anheben. Hände jetzt drehen, bis die Innenflächen nach unten zeigen und mit dem Ausatmen vor dem Körper nach unten führen, als würden Sie einen Ball ins Wasser drücken. Vor dem Nabel drehen Sie die Handflächen wieder nach oben. Vier mal wiederholen.

Wirkung: Durch die weichen, langsamen und fließenden Bewegungen kehrt allmählich eine innere Ruhe ein.

Tai-Chi

Tai-Chi kommt aus der traditionellen chinesischen Medizin. Das Schattenboxen ist eine Meditation in Bewegung, die den Übenden in Ruhe und Harmonie versetzen soll. Tai-Chi können sie an Volkshochschulen und in Gesundheitszentren erlernen.

Yoga

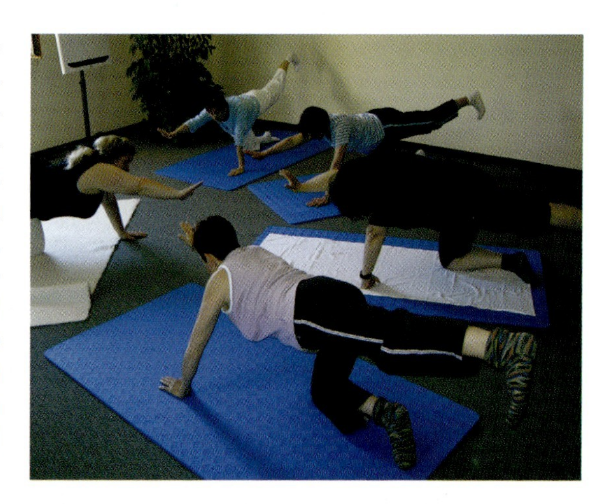

Yoga ist ein jahrtausendealtes Übungssystem zur Verbesserung körperlicher, emotionaler, mentaler und spiritueller Funktionen. Das Ziel ist, auf diesem Wege zu einem gesunden, erfüllten, beglückenden und friedvollen Leben zu finden. Bei den Yogaübungen bildet die Wirbelsäule die Achse, um die geübt wird. Verwenden Sie die Bauchatmung und atmen Sie durch die Nase.

Autogenes Training

Hilft Ihnen durch Eigensuggestion („mein rechter Arm ist ganz schwer"), Ihren Körper nach und nach zu entspannen. In angebotenen Kursen ist dies leicht erlernbar. Sieben Formelsätze aus der Grundstufe des Autogenen Trainings nach I.H.Schultz:

1. Ich bin ganz ruhig.
2. Schwere:
   Der rechte Arm ist schwer.
   Der linke Arm ist schwer.
   Beide Arme sind schwer.
   Die Beine sind schwer.
   Alle Glieder sind schwer.
3. Wärme:
   Der rechte Arm ist warm.
   Der linke Arm ist warm.
   Beide Arme sind warm.
   Die Beine sind warm.
   Alle Glieder sind warm.
4. Die Atmung ist ruhig, jeder Atemzug vertieft die Ruhe.
5. Das Herz schlägt rhythmisch und regelmäßig.
6. Der Leib ist strömend warm.
7. Die Stirn ist angenehm kühl, mein Kopf ist leicht und frei.

Beim Zurücknehmen Fäuste ballen, tief atmen, Augen auf. Das geht überall, im Flugzeug, im Wartezimmer, im Stau …

Progressive Muskelentspannung nach Jacobson

Kaum jemand, der unter Druck steht, kann sich auf Befehl entspannen oder einschlafen. Anspannen kann sich dagegen jeder. So kommt es durch willentliche Anspannung automatisch zur Entspannung:

Jeder Muskelbereich wird vier Sekunden lang angespannt, aber nicht verkrampft. Dann folgt Entspannung und eine einminütige Ruhepause. Legen Sie sich flach auf den Rücken, atmen Sie tief aus und ein. Begonnen wird mit den Füßen (Zehenfaust), dann die Beine (Fersen vom Boden abheben, Fersen in den Boden drücken, Knie durchdrücken, Beine anspannen und von der Unterlage abheben), über das Becken (Gesäßmuskeln, Schließmuskeln), den Bauch (einmal maximal herausstrecken, einmal soweit wie möglich einziehen), die Schultern (nach vorn, nach hinten, zu den Ohren ziehen), die Arme (Hände zu Fäusten ballen, gegen die Oberarme ziehen), das Gesicht (Augenbrauen, Augen, Lippen) und zum Schluss alle Muskeln gleichzeitig 4 Sekunden lang anspannen, loslassen und kräftig ausatmen. Fertig.

Entspannende Wirkung pulsierender elektromagnetischer Felder

Pulsierende elektromagnetische Felder können alle Körperpartien vollständig durchdringen und somit eine gute Tiefenwirkung erzielen. Dies führt letztlich zu einer Verbesserung der Sauerstoffverarbeitung in den Zellen. Neben entspannenden, schlaffördernden, beruhigenden Behandlungsformen können Sie die Magnetfeldmatte auch zur Durchblutungsverbesserung, zur Knochenkräftigung und bei Kopf- und Gelenkschmerzen einsetzen. Fragen Sie Ihren Arzt oder informieren Sie sich über die Info-Adressen im Anhang.

Entspannung durch positive Bilder

Machen Sie die Augen zu und denken an ein positives Bild – aus Ihrem Urlaub – nehmen Sie eine schöne, friedliche Situation – sonnendurchflutet ... Ihre Muskulatur entspannt sich, Puls und Blutdruck sinken (Vorsicht, negative Vorstellungen machen das Gegenteil!).

7.2.5. Lachen ist gesund

Aller Anfang sei heiter. (J. W. von Goethe)

Lachen ist nicht selten das einzige Mittel gegen den Wahnsinn der Normalität. (Manfred Poisel)

Lachen trainiert nicht nur die Gesichtsmuskeln und strafft dadurch die Haut. Es spannt auch die Bauchmuskulatur an und sorgt dadurch für eine bessere Peristaltik der Darmmuskulatur. Die Verdauung wird besser, das Immunsystem gestärkt, die Sauerstoffversorgung im Gehirn wird verbessert, Stress wird abgebaut, Endorphine werden ausgeschüttet. Die Skelettmuskulatur entspannt sich. Der ganze Körper freut sich mit. Einmal herzhaft gelacht ersetzt 45 Minuten Entspannungstherapie. Menschen, die regelmäßig lachen, sind nach einer Studie aus den USA weniger herzinfarktgefährdet.

Immanuel Kant sagte: „Drei Dinge helfen, die Mühseligkeiten des Lebens zu tragen: Die Hoffnung, der Schlaf und das Lachen." Auch in den Sprüchen Salamos heißt es: „Ein fröhlich Herz macht das Leben lustig, aber ein betrübter Mut vertrocknet das Gebein." Aus China: „Jede Minute, in der man lacht, verlängert das Leben um eine Stunde."

Psychosomatiker bestätigen schon lange: Wer weniger lacht, ist anfälliger für seelische und körperliche Erkrankungen. Beim herzhaften Lachen werden 19 Gesichtsmuskeln betätigt. Wer sich beim Lachen so richtig ausschüttelt, betätigt bis zu 300 Muskeln und pumpt große Mengen Sauerstoff durch den Körper.

- Lachen stärkt das Herz. Die Herzfrequenz steigt wie bei sportlicher Ertüchtigung, die Sauerstoffversorgung wird durch Erweiterung der Bronchien verbessert.
- Lachen senkt den Blutdruck (Gefäßdurchmesser vergrößert sich um 30 bis 50 Prozent.
- Lachen stärkt das Immunsystem. Cortisol und Adrenalin werden im Gehirn gebremst. Das wirkt sich positiv auf den Blutdruck, die Verdauung und den Schlaf aus. Japaner haben den Einfluss des Lachens auf die Killerzellenaktivität untersucht. Dazu schauten die Versuchspersonen regelmäßig Comicfilme an, die Vergleichsgruppe schaute Dokumentarfilme an. Die Killerzellenaktivität wurde anhand von Blutproben erhoben. Es zeigte sich, je besser die Stimmung, desto höher die Killerzellenaktivität. Somit werden körperfremde und Krebszellen sofort entfernt und das Abwehrsystem gestärkt.
- Lachen lässt den Blutzucker sinken.

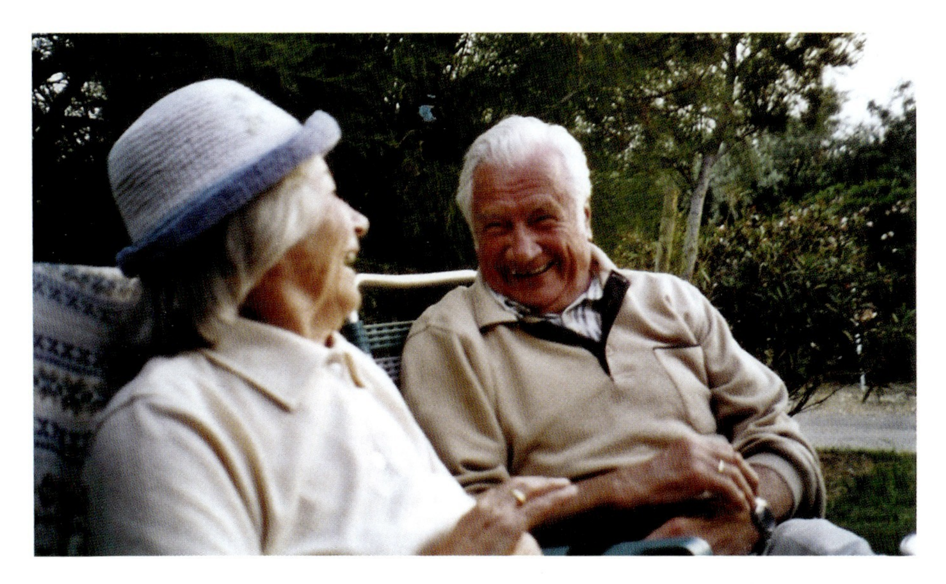

- Lachen macht glücklich, es verbessert die Sauerstoffzufuhr ins Gehirn und setzt Endorphine (Glückshormone) frei. Das fördert das Liebesleben.
- Lachen ist gut für die Haut, wer viel lacht, bekommt weniger Falten. Die Lachmuskeln bilden eine einzige Muskelgruppe. Zum Faltenziehen benötigen wir 43 unabhängige Muskeln.
- Lachen hält fit.
- Lachen macht schlank, wir bewegen 80 verschiedene Muskeln und setzen jede Menge Glückshormone frei, das erspart „Frustschokoriegel", kräftigt die Bauchmuskulatur und fördert die Darmbewegungen, die Verdauung kommt in Gang. Und nach Hirschhausen: Beim Lachen kann man nicht essen.

Wenn Leute lachen, sind sie fähig zu denken (Dalai Lama).
„Riseo saltat", lächeln tanzt und verzaubert (Augustinus).

- Lachen macht erfolgreich, besonders, wenn man souverän auch über sich selbst lachen kann.
- Lächeln ist für die Dauerhaftigkeit von Beziehungen wichtig. Es entwickelt sich ein Gefühl der Zusammengehörigkeit.
- Es gibt eine Verbindung zwischen Mimik und Hirnaktivität, Lächeln vermeidet Stress.

Kinder lächeln übrigens 400 mal am Tag, Erwachsene oft nur 15 mal, Tendenz weiter sinkend, das ist schlecht. Wir dürfen kein Volk von Grantlern und Zauderen, Miesepetern und Meckerliesen werden. Übrigens: Frauen lachen immerhin noch doppelt so oft wie Männer. Insbesondere wird nicht grundlos gelacht. In

Deutschland haben sich deshalb Lachclubs etabliert, es gibt Tages-Lach-Yoga-Workshops und es entstand eine eigene Wissenschaft, die „Gelotologie". Gelotologen arbeiten als Humorberater in Kliniken und Firmen zur Verbesserung des Betriebsklimas. Der Dachverband „Clowns für Kinder im Krankenhaus" kümmert sich deutschlandweit um Kinder und alte Menschen, um ihnen den Krankenhaus- oder Altersheimalltag zu erleichtern.

Konrad Lorenz: „Ich glaube, dass wir den Humor immer noch nicht ernst genug nehmen."

Deutsche lachen durchschnittlich nur sechs Minuten am Tag. Ihnen wird nachgesagt, dass sie am liebsten über andere oder auf Kosten von anderen lachen. Besser allerdings wäre für unser Zusammenleben, wir könnten auch immer wieder über uns selber lachen. Spontaner Wortwitz, ulkige Situationen im Alltag zum Beispiel, auch bei der Beobachtung unserer Haustiere, es gibt genügend Möglichkeiten unbeschwert „abzulachen". Sammeln Sie Witze, ulkige Sprüche oder witzige Filme, Videos etc. Gesunder Humor verbessert das „Betriebsklima" daheim und bei der Arbeit, er verbindet und nimmt die Schärfe aus Diskussionen. *Humor ist schließlich der Regenschirm der Weisen.*

Lachen Sie so oft wie möglich. Lachen ist gesund, wer lacht lebt länger.

7.2.6. Freundes- und Bekanntenkreis

„Alle Menschen brauchen Freunde", erkannte schon Aristoteles vor mehr als 2300 Jahren. Dabei belegen Umfragen, dass jeder fünfte Deutsche keinen einzigen Freund hat. Sechs Prozent aller Deutschen fühlen sich häufig einsam. Als Gründe für die Ursache mangelnder Freundschaften werden die merkwürdigsten Dinge genannt: Ortswechsel, Arbeitsüberlastung, chronischer Zeitmangel, Angst vor Nähe und Verpflichtung und natürlich das Fernsehprogramm oder der PC. Dabei stärken Freunde und gute Kontakte zur Familie unser Selbstwertgefühl. Ohne dieses aber „traut" man sich nicht unter Leute und ohne Kontakte kann es auch nicht zu Freundschaften kommen. Lernt man neue Menschen kennen, kommt es auf das Fingerspitzengefühl zwischen Nähe und Distanz an, ob sich aus einer Bekanntschaft eine Freundschaft entwickeln kann. Dabei kann Einsamkeit krank machen. Einsamkeit macht empfindlicher für körperliche und seelische Erkrankungen. Freundschaften können gefährlichen Stress mildern. „Von allen Dingen, die das Glück ausmachen, schenkt die Freundschaft uns den größten Reichtum" (Epikur von Samos). Der Philosoph Lemke vertritt die Ansicht, dass man in einer Freundschaft nicht nur guten Willen und Gefühl investieren soll, sondern vor allem auch tätig sein muss.

Also, was muss ich beachten? Meist entstehen Freundschaften ja intuitiv:

- Sich bekannt machen, Kontakt selbst aufnehmen oder zulassen. Interesse für den anderen zeigen. Dazu gehört auch ein guter Kontakt zu den Nachbarn. Man hilft sich gegenseitig.
- Ein spontaner Umtrunk oder eine kleine Überraschung zeigen den Mitmenschen in Ihrer Umgebung, dass man sich gegenseitig schätzt. Nichts ist schlimmer als Unfriede vor der eigenen Haustür oder im Vorgarten.
- Den anderen einladen, Gegeneinladungen annehmen. Sich öffnen, verlässlich sein, aber auch schweigen können. Sich Zeit nehmen, Wertschätzung ausdrücken.
- Emotionale Unterstützung leisten, sich unaufgefordert kümmern. Die Freunde des anderen tolerieren, ihm Freiraum lassen, ihn um Rat fragen.
- Freundschaft wird tiefer, wenn man eigene Ängste preisgeben, über alles reden, sich kritisieren und gelungen streiten kann.

Bedenken Sie, wenn Sie sich für Ihre Umgebung interessieren, interessiert sich auch Ihre Umgebung für Sie. Das schützt vor Einsamkeit und vorzeitigem Altern.

„Im Grunde sind es doch die Verbindungen mit den Menschen, welche dem Leben seinen Wert geben“ (Wilhelm von Humboldt). Frei nach dem Motto: „Freue Dich mit mir, es ist so traurig, sich allein zu freuen“. (G. E. Lessing)

Wer selbst keinen inneren Frieden kennt, wird ihn auch in der Begegnung mit anderen Menschen nicht finden. (Dalai Lama)

Bisweilen braucht jeder Mensch eine Klagemauer – einen Menschen, der ihm zuhört und seiner Not standhält. (Pfarrer Heinz Baier)

7.2.7. Liebesleben

Die Summe unseres Lebens sind die Stunden, in denen wir liebten.
(Wilhelm Busch)

Fast jeder zweite Deutsche ist mit seinem Liebesleben unzufrieden, dabei leben glücklich verheiratete Paare durchschnittlich länger als unverheiratete. Sicherheit und Stabilität in einer guten Beziehung wirken sich stressmildernd und somit lebensverlängernd aus. Außerdem achten Singles normalerweise weniger gut auf eine ausgewogene Ernährung und auf die eigene Gesundheit. Glücklich Verheiratete leben nach neuesten Studien länger.

Beim Küssen sinkt die Herzfrequenz, der Blutdruck normalisiert sich, Serotonin wird ausgeschüttet. Streicheleinheiten sorgen für die Ausschüttung des beruhigenden Neurotransmitters Noradrenalin, die Atemzüge werden tiefer, die Sauerstoffversorgung des ganzen Körpers wird verbessert (am 6. Juli ist übrigens der internationale Tag des Kusses).

Ein erfülltes Liebesleben stabilisiert die Immunabwehr und sorgt für eine ausgeglichene Psyche. Es fördert die Durchblutung und stimuliert die Hormonbildung bis ins hohe Alter. Übrigens: Alterserscheinungen sollten Sie nicht in Ihrem Selbstbewusstsein beeinflussen, nobody is perfect, stehen Sie zu Ihren Fältchen. Nur wer sich selbst annimmt, kann auch positiv auf seinen Partner eingehen. Wer in Übung bleibt, liebt länger und lieber bis ins hohe Alter. Auch hier gilt: Wer täglich übt, wird immer besser. Beckenbodengymnastik kann helfen.

Das vorbehaltlose gegenseitige Vertrauen sollte Sie mit Ihren Partner oder der Partnerin ins hohe Alter begleiten. Planen Sie Kuschelabende mit Kerzenschein, Partnermassage, Schmusemusik etc ein. Ein Wechsel des Liebesnestes, statt Bett mal Sofa oder Fußboden oder Hotelzimmer etc. wirkt oft inspirierend. Man ist nie zu alt, um etwas Neues auszuprobieren.

Bei Potenzstörungen können psychische oder hormonelle Ursachen eine Rolle spielen. Alltagsstress ist übrigens ein ausgesprochener Liebeslebenkiller! Bevor Ihre Beziehung dadurch leidet, sollten Sie sich unbedingt ein paar Tage ausklinken und siehe da, schon klappt es wieder. Sollten anhaltende Probleme auftreten, zögern Sie nicht, Ihren Gynäkologen oder Urologen aufzusuchen. Denken Sie nur nicht, Sie allein hätten ein solches Problem.

Das Potenzmittel Viagra® (Sildenafil), mittlerweile sind mehrere ähnliche Wirkstoffe auf dem Markt, blockiert die Wirkung eines Enzyms in den Gefäßwandzellen des Penis, dadurch kommt es zu einer Gefäßerweiterung, die zu mehr Stehvermögen verhilft. Vorsicht bei Herz-Kreislauf-Erkrankungen, befragen Sie vor der Einnahme Ihren Arzt. Es kann zu Herzinfarkt, Herzrhythmusstörungen oder Blutdruckabfall kommen. Der Hersteller, die Firma Pfizer, hat jetzt auch Untersuchungen an 3000 Frauen durchgeführt. Das Ergebnis der Studie aus New York war für das Unternehmen enttäuschend: Das Medikament verursacht auch bei Frauen eine verstärkte Blutzufuhr in den Sexualorganen, das bedeutet jedoch noch lange nicht, dass die Frauen dadurch mehr Lust auf Sex bekommen. Der Projektforscher Mitra Boolel stellt fest, dass das Gehirn der Frauen bei der sexuellen Lustentwicklung eine entscheidende Rolle spielt. Er will sich in Zukunft mehr auf das Gehirn als Forschungsort beziehen: „Das Gehirn ist das entscheidende Geschlechtsorgan einer Frau“ (dpa 1/04). Zuviel Stress und Müdigkeit und familiärer Ärger machen sich unmittelbar als

„Liebeskiller" bemerkbar. Ähnliches gilt auch für Lärm- und Geruchsmißempfindungen.

Frauen leiden oft unter Scheidentrockenheit und Lustlosigkeit, die auf einen Östrogenabfall zurückzuführen sind. Vor der Einnahme von Östrogenen befragen Sie bitte Ihren Gynäkologen. Oder behelfen Sie sich mit Phytoöstrogenen, (siehe bitte auch Kapitel 9. „Die Kraft der Hormone"). Salben, die den Feuchtigkeitshaushalt der Schleimhäute regulieren, können hilfreich sein, zum Beispiel mit Weizenkeimöl oder Majorangel. Alprostadil, ein Prostaglandin in Gelform, das um die Klitoris einmassiert wird und so die Durchblutung von Vagina und Klitoris fördert, sorgt für eine gesteigerte Sekretbildung in der Scheide. Auch von einem Hormonpflaster „Intrinsa®", auf den Bauch geklebt, berichtet man aus den USA über eine förderliche Wirkung auf das Liebesleben der Frau.

Eine alte Weisheit sagt: „Liebe geht durch den Magen". Und das stimmt. Ein schön und stimmungsvoll gestaltetes Abendessen kann ein noch genüsslicheres Vorspiel einleiten. Hierzu gibt es übrigens auch einschlägige Kochbücher (zum Beispiel „Mit einer Prise Leidenschaft" von Elfie Casty).

Unsere Vorfahren haben Mandeln und Haselnüssen eine positive Wirkung auf die Zeugungskraft zugesprochen. Sicher ist jedenfalls, dass sie die Endorphinausschüttung fördern, somit Glücksgefühle auslösen. Das gleiche gilt übrigens auch für Schokolade. So soll bei Frauen, die eine Wochenendehe führen müssen, spätestens ab dienstags der Schokoladenkonsum sprunghaft ansteigen. Sellerie und Muskat waren schon in der Antike für ihre aphrodisierende Wirkung bekannt. Die enthaltenen ätherischen Öle regen Kreislauf und Stoffwechsel an und sorgen so für die Bildung des Sexualhormons. Aus Lammfleisch wird Testosteron gebildet, auch frischer Spargel ist zu empfehlen. Austern enthalten viel Zink und regen so die Testosteronausschüttung und die Spermienproduktion an. Basilikum enthält ätherisches Öl, das die Harnröhre stimuliert und sogar zu einer leichten Erektion führen kann.

Bei Kinderwunsch Vorsicht vor zuviel Soja und sojahaltigen Lebensmitteln (Pizzen, Fertiggerichten, Lakritze oder Kichererbsen). Nach einer Studie aus Belfast wirkt sich das negativ auf die Spermienqualität aus.

Schon im alten Rom war der Granatapfel ein Zeichen der Fruchtbarkeit. In der Hand der Göttin Juno war er das Symbol der Ehe, sein Baum galt als Sinnbild der Liebe. Ab dem Mittelalter wurde er als Reichsapfel zum Symbol der Herrscher. Nur ein fruchtbarer König konnte seinem Land Segen bringen. Der Granatapfel kommt bis heute in unzähligen Liebestränken vor.

Verzichten Sie auf zweifelhafte „Lustmacher“ wie zum Beispiel getrocknete zerriebene Spanische Fliegen. Sie enthalten Cantharidin, das ist potenz- und libidosteigernd, macht aber Hautreizungen und kann zu Nierenversagen führen. Nebenbei sind Tigerpenisse oder Rhinozeroshörner genauso wirkungslos wie das berühmte Potenzholz aus dem Amazonasregenwald.

Erst seit ich liebe, ist das Leben schön, erst seit ich liebe,
weiß ich, dass ich lebe. *(Th. Körner)*

Wie lässt sich die Liebe lange jung halten?

Glücklich allein ist die Seele, die liebt. *(J. W. von Goethe)*

Man ist glücklich verheiratet, wenn man lieber heimkommt als fortgeht.
(Heinz Rühmann)

Wer sich in seinem eigenen Körper wohlfühlt, hat mehr Spaß an der Liebe. Hier lohnt sich regelmäßig Sport. Laut einer Studie haben Männer, die viermal die Woche mehr als eine halbe Stunde trainieren, um ein Drittel häufiger Sex als Nicht-Sportler. Sport ist also gut für die Liebe. Aber ist die Liebe auch gut für den Sport? Für Ausdauersportler ja. Für Schnellkraftsportler gilt Sexpause vor dem Wettkampf, um den die Kampfbereitschaft fördernden Testosteronspiegel nicht zu senken.

Sind Sie oder Ihr Partner schlecht drauf, eine Streitsituation schwebt drohend im Raum, so sorgen Sie schnell für Glückshormonausschüttung. Gehen Sie zu zweit oder zur Not auch allein spazieren, walken, laufen oder radeln. Sie werden sehen, die positive Wirkung der Bewegung verhindert häusliche Explosionen und im Gegenteil, aus Glückshormonen können Geschlechtshormone gebildet werden. Sex senkt das Risiko für Herzinfarkt und Hirnschlag. Das Immunsystem wird gestärkt, sie sehen jünger aus.

Das Stresshormon Adrenalin wühlt die Gefühle auf. Hirnforscher sagen, wir verlieben uns, weil wir Herzklopfen haben. Die Gehirne von Verliebten werden mit Dopamin überflutet, sie fühlen sich gut. Das Begehren wird gesteigert, Verliebte sind zu unglaublichen Aktionen in der Lage: Riesige Entfernungen werden überwunden, die Verliebten wirken, als hätten sie Kokain geschnupft. Liebe funktioniert wie eine Droge. Durch das Dopamin werden zwei Menschen aneinander gebunden. Der französische Schriftsteller Marcel Aymé bemerkte: „Liebe ist der angenehmste Zustand teilweiser Unzurechnungsfähigkeit.” Es gibt noch andere Stoffe, die uns aneinander binden: Oxytocin und Vasopressin. Beide Stoffe werden beim Sex freigesetzt. Insbesondere beim Orgasmus. Aber auch schon bei körperlicher Berührung, einer zärtlichen Massage, wird

Oxytocin ausgeschüttet. Der US-Psychologe Arthur Aron hat herausgefunden, dass uns gemeinsame Herausforderungen in der Partnerschaft immer fester zusammenschweißen. Die gemeinsame Suche nach der Adrenalinausschüttung hält die Liebe lebendig. Kinder und gemeinsamer Immobilienbesitz halten Ehen besser zusammen. Erst nach 20 Ehejahren gleicht sich die Scheidungsrate von Eltern und Kinderlosen an. Eheleute mit Kindern leben generell vorsichtiger und haben somit eine drei Jahre längere Lebenserwartung als kinderlose (Geschiedene haben eine bis zu 9 Jahre kürzere Lebenserwartung).

Ganz nebenbei, für die Kalorienbewussten unter uns, ein intensiver Kuss verbraucht bis zu 12 kcal. Das sollte uns doch anspornen. Küssen wirkt als Glücksdroge 200 mal stärker als Morphin. Die Nebenwirkungen des Küssens sind meist harmlos und Sie sparen sich die umständliche Drogenbeschaffung. Beim Küssen werden 38 Gesichtsmuskeln aktiviert, das sollte Sie motivieren. Wer regelmäßig küsst lebt durchschnittlich 5 Jahre länger (Studie aus NY).

Mit Humor kann man Frauen am leichtesten verführen, denn die meisten Frauen lachen gerne, bevor sie anfangen zu küssen. (Jerry Lewis)

Sex fördert den Stressabbau, sorgt für besseren Nachtschlaf und strafft nebenbei die Figur (150 kcal in 30 Minuten). Sie können stattdessen auch eine Stunde Aerobic machen, da haben Sie aber die Beckenbodenmuskulatur nicht so gut trainiert. Gerade bei nachlassender Hormonproduktion mit zunehmendem Alter sollten Sie auf ein paar natürlich hervorgelockte Geschlechtshormone nicht verzichten.

Arthur Schopenhauer meint, mancher findet sein Herz nicht eher, als bis er seinen Kopf verliert.

Bedenken Sie, was wäre ein Leben ohne die Liebe?
Pflicht ohne Liebe macht verdrießlich.
Verantwortung ohne Liebe macht rücksichtslos.
Gerechtigkeit ohne Liebe macht hart.
Klugheit ohne Liebe macht gerissen.
Freundlichkeit ohne Liebe macht heuchlerisch.
Ordnung ohne Liebe macht hochmütig.
Besitz ohne Liebe macht geizig.
Glaube ohne Liebe macht fanatisch.
Ein Leben ohne Liebe ist sinnlos.
(Verfasser unbekannt, zu verdanken Pfarrer Anton Wild)

Achten Sie auf ein ausgeglichenes Liebesleben, es hält Sie jung und sorgt für genussvolle Stunden in Ihrem Alltag.

7.2.8. Geborgenheit im Glauben

Nach einer Studie aus Colorado leben regelmäßige Kirchgänger im Durchschnitt acht Jahre länger als sogenannte „normale Menschen“. Was ist der mögliche Grund für dieses Phänomen? Ist es nur die Ruhe, wöchentlich eine Stunde, der die Seele befreiende Gesang, oder ist es noch mehr? Ist es vielleicht die Kraft, die der Gläubige aus dem Glauben schöpft? Eine Geborgenheit, die ihm im Alltag den Rücken stärkt und ihn gegen mitmenschliche und schicksalhafte Anfeindungen unempfindlicher macht: „Ich werde von Gott geliebt, mit allen Fehlern, Schwächen und Gebrechen, und bin als Mensch einzigartig und wertvoll, und somit hat mein Leben einen Sinn.“ Der Gläubige kann sein Schicksal, seine (Zukunfts-)Sorgen und Ängste ein Stück weit in Gottes Hände legen. Mit „Dein Wille geschehe“ kann der Mensch loslassen, er weiß sich ein Stück weit getragen, er ist nie wirklich allein. „Ich bin bei euch, alle Tage, bis an der Welt Ende“ (Matthäus Evangelium 28,20). Im Gegensatz zum Nichtgläubigen hat der Glaubende im Gebet immer und überall einen „Gesprächspartner“. Im übertragenen Sinne spürt er die Hand, die über ihn gehalten wird, mal mehr und mal weniger. „Die auf den Herrn harren, kriegen neue Kraft“ (Jes.

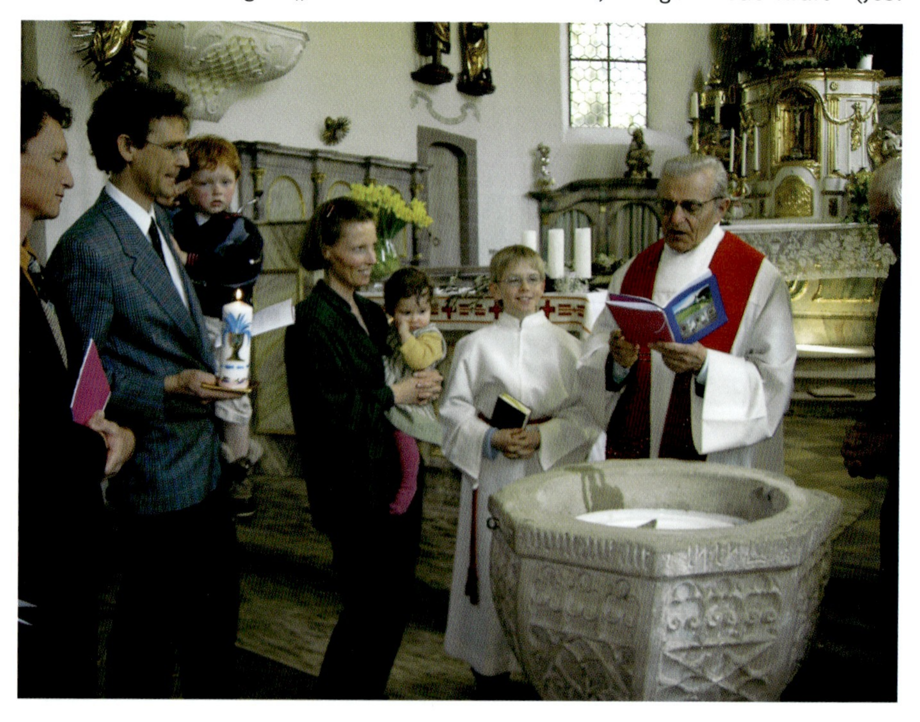

40,31). Selbst Krankheit und Tod verlieren ihre Schrecken durch die Hoffnung auf die Auferstehung. Das unterstützt eine positive Lebenseinstellung.

Die Abläufe und Feste in einer Glaubensgemeinschaft bieten zusätzlich Halt und Höhepunkte im Jahresablauf und im Laufe eines menschlichen Lebens. Sehr viele (Familien-)Feste und Feiertage sind kirchlich bedingt. Sie führen die Gläubigen positiv durch ihr Leben. Weihnachten, Palmsonntag, Osterlämmer, Namenstage, Prozessionen, Feldgottesdienste, dies können alles Wegbegleiter, Stressglätter und Lichter am Wegrand des Alltagsmarsches sein. Der Glaube ist für den Menschen da, nicht der Mensch für den Glauben. Wir sollen nicht wie die Hamster im Laufrad rennen: „Am siebten Tage sollst du ruhn."

Hermi Amberger schreibt im Vorwort ihres Buches „Wer glaubt, lebt länger": „Wer glaubt, hat weniger Risikofaktoren, wer glaubt, ist optimistischer, wer glaubt, ist messbar entspannter, wer glaubt, hat mehr Freunde, wer glaubt, lebt gesünder." Dies bestätigt auch Prof. Dr. Dana King, USA, sie sieht bei regelmäßigen Kirchgängern weniger Herz-Kreislauf-Erkrankungen. Insgesamt wird bei regelmäßigem Kirchenbesuch eine durchschnittlich acht Jahre längere Lebenserwartung bestätigt.

Wer glaubt, lebt länger und gesünder.

8. Die positive Wirkung des Schlafes

ist jetzt wissenschaftlich bewiesen: Ein gesunder Schlaf ist förmlich eine Wunderwaffe für Körper und Seele. Vom Gehirn bis zur Haut profitiert der Gesamtmensch von seinem Schlaf. Wer ausreichend schläft lebt durchschnittlich 3 Jahre länger.

Ausreichend Schlaf fördert:
- die Kreativität und geistige Beweglichkeit. Mit Schlafdefizit rechnen Sie langsamer und machen mehr Fehler. Ganze Forschungsserien haben das bewiesen.
- die Vertiefung von Neuerlerntem, sowohl Bewegungsabläufe, zum Beispiel beim Sport, als auch theoretischer Lernstoff werden im Schlaf verfestigt.
- die seelische Ausgeglichenheit. Hindert man Versuchspersonen, die gegen Geld auf Schlaf länger verzichten am Träumen, treten schwere seelische Störungen auf. Beim chronischen Schlafmangel kann das bis zur Depression führen.
- die Kontrolle Ihres Körpergewichtes. Das im Schlaf produzierte Leptin verhindert, dass wir nachts hungrig zum Kühlschrank wandern müssen. Wir halten es – was wir wach nie könnten, spielend 7 bis 8 Stunden ohne Nahrungsaufnahme aus. Schlafen wir nicht oder zu kurz, erinnert uns das Hormon Ghrelin daran, dass wir ja Hunger haben könnten. Kurzschläfer produzieren mehr Ghrelin, haben also auch mehr Hunger. Nebenbei verbraucht unsere Muskulatur im Schlaf pro Kilogramm Muskulatur 30 kcal. Also je mehr Muskulatur, desto mehr Kalorienverbrauch auch im Schlaf. Studien aus den USA berichten über vermehrte Gewichtszunahme bei Nachtarbeitern. Die Kalorienverwertung unterscheidet sich tags und nachts.
- die Stoffwechselregulation. Schlechter Schlaf begünstigt das Auftreten von Diabetes mellitus Typ II (Studie von 2015).
- die Regulation der Hormone. Viele wichtige Hormone werden im Schlaf gebildet, unter anderem auch das Wachstumshormon. Es sorgt für Regeneration und Wachstum, für Knochenkräftigung und Muskelaufbau, ganz nebenbei senkt es den Blutdruck. Leider wird mit zunehmendem Alter weniger Wachstumshormon produziert. Die Reparatur- und Regenerationsprozesse werden langsamer.
- die Regeneration der Haut. Unsere Haut regeneriert sich im Schlaf achtmal schneller. Der Schönheitsschlaf ist also durchaus zu empfehlen.
- die Stabilisierung des Immunsystems. Wer ausreichend schläft ist weniger krank.

Die Schlafforschung weiß vieles noch nicht. Bekannt ist aber, dass es mehrere **verschiedene Schlafphasen** im Laufe einer Nacht gibt:

Täglich, meistens in etwa um die gleiche Zeit, werden wir ausgelöst durch das Schlafhormon Melatonin, müde. Wird es dunkel, produzieren wir das Schlafhormon. Wir frösteln vielleicht ein bisschen und gähnen. Diese Phase gehört bereits zu einem gesunden Schlaf. Jetzt nicht zwanghaft noch schnell die Küche aufräumen oder den Krimi zu Ende sehen. Es ist Bettzeit.

Stimmt das Drumherum, fallen Sie nach einer kurzen **Leichtschlafphase** in den erholsamen **Tiefschlaf.** Erlerntes wird jetzt vertieft. Also lassen Sie Ihre Schulkinder in Ruhe tiefschlafen. Störungen des Tiefschlafes sind schlecht für den Schulerfolg. Nach mindestens einer Stunde Schlaf kommt es zu schnellen Bewegungen der Augäpfel (**R**apid **E**ye **M**ovement), messbar mit dem Elektrookulogramm (EOG). In der **REM-Schlafphase** wird normalerweise heftig geträumt. Es kommt zu motorischer Unruhe, gesteigerter und unregelmäßiger Atmung und Herzaktion. Die Phase dauert ca. 10 Minuten an und wird auch als paradoxer Schlaf bezeichnet. In der Traumschlafphase werden motorische Fähigkeiten vertieft (Fahrradfahren zum Beispiel, sportliche Bewegungsabläufe ganz allgemein, aber auch Autofahren etc.). Die Seele erholt sich. Haben Sie keinen ausreichenden REM-Schlaf leiden die Nerven. Wir setzen uns im Traum mit Erlebnissen, Gefühlen, Ängsten und Konflikten auseinander. Liebe, Hass und Aggressionen können sozusagen im Schlaf abreagiert werden, ohne sie in der Wirklichkeit auszuleben. Oft erinnert man sich an diese Träume nicht einmal. Bei einer Versuchsserie an Freiwilligen, die gegen Geld länger am Träumen gehindert wurden stellte man bald fest, wie wichtig die kurzen Traumphasen jede Nacht sind. Ohne Tiefschlaf werden solch exotische Versuche länger durchgehalten als ohne Traumphasen. Die Versuche wurden von den Teilnehmern schon nach kurzer Zeit entnervt abgebrochen. Depressive Verstimmungen, aggressives Verhalten, Distanzlosigkeit, Misstrauen, Halluzinationen sind die Folge. Das sind Symptome, die wir auch vom totalen Schlafentzug kennen. Schlafentzugsexperimente werden normalerweise nach 90 bis 110 Stunden von den Versuchspersonen aufgegeben. Nebenbei ein Grund, warum Menschen mit Schlafstörungen zu Burnout und Depressionen neigen. Rekordversuche mit „Dauer-Schlafentzug" wurden mittlerweile wegen ihrer Gesundheitsgefährdung verboten. Nach Schlafentzug im kontrollierten Experiment führt schon ein kurzer Schlaf von 11 bis 13 Stunden zur Erholung von seelischen und körperlichen Symptomen. Erst wird der Tiefschlaf nachgeholt, später der REM-Schlaf.

Nach dem REM-Schlaf kann ein kurzes Aufwachen erfolgen. Nehmen Sie diese **kurzen Aufwachphasen,** auch **„Arousal"** genannt, bewusster wahr, so haben Sie morgens das Gefühl, kaum geschlafen zu haben. Gerade Menschen, die dann auch noch auf die Uhr schauen, unterliegen leichter dieser Selbsttäuschung. Alle 90 Minuten ca. wiederholt sich so ein Zyklus mit den oben beschriebenen Phasen. Pro Nacht durchlaufen Sie drei bis sechs solcher Zyklen weitgehend unabhängig von äußeren Reizen, falls Sie nicht unter einer Schlafstörung leiden.

Wie viel Schlaf brauchen wir wirklich?

Ein erholsamer, gesunder Schlaf ist nicht auf eine Stundenzahl festgelegt. Nicht jeder Mensch braucht acht Stunden Schlaf. Mit zunehmendem Alter nimmt das Schlafbedürfnis eher etwas ab. Eigentlich tragisch, wo man doch im Ruhestand endlich mal ausschlafen könnte.

Ein Säugling schläft durchschnittlich 16 Stunden, davon sind 50 Prozent REM-Schlaf. Beim Erwachsenen mit acht Stunden Schlaf sind es 20 Prozent REM-Schlaf – der alte Mensch schläft fünf bis sechs Stunden und der REM-Anteil beträgt noch 13 bis 15 Prozent.

Natürlich gibt es individuelle Unterschiede: Napoleon und Churchill waren Kurzschläfer, sie kamen mit vier bis sechs Stunden Schlaf aus. A. Einstein fühlte sich erst nach einem Nachtschlaf von 8 bis 10 Stunden so richtig wohl.

Nach der Nurses Health Studie erhöht zu viel Schlaf das Risiko für Herzerkrankungen genauso wie zu wenig Schlaf. 72 000 Krankenschwestern wurden untersucht. Bei weniger als fünf Stunden Schlaf täglich lag die Wahrscheinlichkeit für Herzerkrankungen um 39 Prozent höher, als bei Frauen, die täglich acht Stunden schliefen. Bei sechs Stunden Schlaf war das Risiko noch 18 Prozent erhöht. Frauen, die neun Stunden und länger schliefen, hatten ein um 37 Prozent gesteigertes Risiko für Herzleiden.

Schlaf muss mit zunehmenden Lebensalter neu betrachtet werden:

Oft klagen alte Menschen über „Schlafstörungen". Ob das wirklich so ist, muss genau hinterfragt werden. Die Quantität des Schlafes nimmt im Alter normalerweise ab. Auch die Qualität ändert sich, es wird weniger geträumt. Die Tiefschlafphasen werden kürzer. Es kann öfter in der Nacht zum kurzfristigen Erwachen kommen. Das ist normal für einen alten Menschen. Wenn er dann auch noch um 21 Uhr schon aus Langeweile abends ins Bett geht, darf er sich nicht wundern, wenn er um 3 oder 4 Uhr ausgeschlafen hat. Der ältere Mensch ist besser beraten, wenn er später

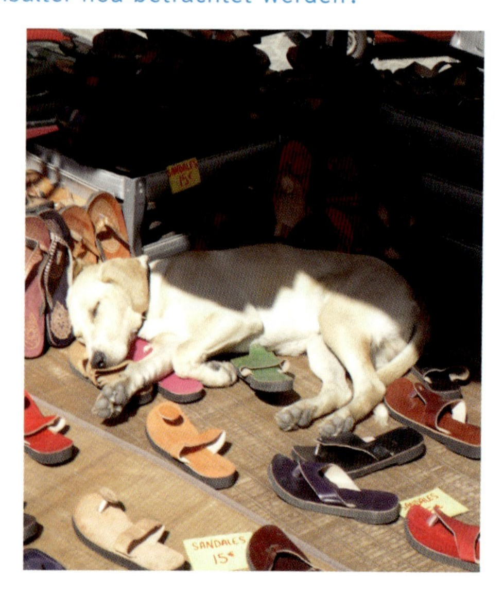

ins Bett geht und sich bis mindestens Mitternacht mit Lesen, Fernsehen oder seinen Hobbys wachhält. Auch sollte vermeintlich versäumter Schlaf nicht durch Mittagschläfchen nachgeholt werden. Es besteht die Gefahr, dass der Schlaf-Wach-Rhythmus dabei umgekehrt wird. Die alten Menschen dösen dann tagsüber im Sessel vor sich hin und werden nachts aktiv, was sich sehr belastend auf die Pflege durch Angehörige auswirkt.

Weniger als 5 Stunden und mehr als 9 Stunden Schlaf pro Tag können sich ungünstig auf Ihr Herz auswirken.

Schlafmangel ist lebensgefährlich

45 Prozent der Weltbevölkerung leidet an Schlafstörung. In Deutschland leiden 41 Prozent der Frauen und 34 Prozent der Männer häufig unter Schlaflosigkeit. 60 Prozent dieser „Schlafgestörten" sind älter als 55 Jahre. Besonders betroffen sind die Frauen. Entsprechend hoch ist in dieser Gruppe die Einnahme von Schlaf- und Beruhigungsmitteln. Oft wirken diese Medikamente noch bis in den Morgen hinein nach. Müdigkeit spielt bei mehr als der Hälfte aller Arbeitsunfälle eine Rolle. Die Ausgaben für übermüdungsbedingte Unfälle betragen in Deutschland rund 10 Milliarden Euro im Kalenderjahr. 2015 waren es weltweit 77 Milliarden Euro.

Schichtarbeiter sind im Nachteil

Die Schichtarbeit, insbesondere in Wechselschicht, Früh-, Spät, Nachtschicht, im oft im wöchentlichen Wechsel, sorgt für Unruhe im Schlafwachrhythmus. Es muss zu Zeiten geschlafen werden, zu denen unser Körper normalerweise wach wäre und umgekehrt muss zu Zeiten gearbeitet werden, in denen wir uns im absoluten Leistungstief (3 Uhr nachts) befinden. Der Wechsel der Schichten nach vorne wird vom Menschen oft besser toleriert. Sollten Sie aber an einer Krankheit leiden, für die ein geregelter Tagesablauf notwendig ist (Diabetes, Epilepsie) kommt Schichtarbeit eigentlich für Sie nicht infrage.

Sind Sie Schichtarbeiter, achten Sie auf einen ungestörten, verdunkelbaren, kühlen Schlafplatz, damit Sie auch am Tage genügend erholsamen Schlaf finden können. Sollten Ihnen während Ihrer Nachtschicht öfter die Augen zufallen oder Sie am Tage nicht gut schlafen können, lassen Sie sich ärztlich beraten. Warten Sie nicht bis ein Unfall passiert und nehmen Sie auf keinen Fall irgendwelche Aufputsch- oder Schlafmittel. Bedenken Sie die Suchtgefahr.

Der Meister zum Mitarbeiter: „Sie arbeiten langsam, Sie gehen langsam, Sie verstehen langsam. Gibt es etwas, was schnell geht bei Ihnen?“ „Ich werde schnell müde!“

Schlafstörungen

Experten kennen mittlerweile über 100 verschiedene Ursachen für Schlafstörungen. Betroffen sind vor allem Polizisten, Kraftfahrer und Schichtarbeiter. Zu Schlafstörungen kann es durch Erkrankungen, Epilepsien, Durchblutungsstörungen, Hirntumore oder Stoffwechselstörungen kommen. Aber auch chronische Schmerzsyndrome, Wirbelsäulen-Verschleißleiden, M. Bechterew, Engesyndrome an der Schulter etc. führen zu Durchschlafstörungen. Alltagsbelastungen können ebenfalls zu Schlafstörungen führen. Man unterscheidet **Einschlafstörungen, Durchschlafstörungen und vorzeitiges Erwachen.**

Zu **Einschlafstörungen** kommt es bei Herzinsuffienz, Erkrankungen der Atemwege, nach Gehirnerschütterungen und bei Schmerzen, aber auch bei persönlichen Stresssituationen. Auch sogenannte unruhige Beine (restless legs) können Sie um Ihre wohlverdiente abendliche Ruhe bringen. Kaum liegen Sie, werden die Beine rebellisch. Sie müssen wieder aufstehen, herumlaufen und können nicht einschlafen. Zu **Durchschlafstörungen** kann es ebenfalls durch Schmerzen, nächtlichem Harndrang, psychiatrischen Krankheitsbildern, aber auch durch Nervenengen, die Schmerzen hauptsächlich in der zweiten Nachthälfte machen, kommen. Auch wenn Sie an einer sogenannten Apnoe leiden (siehe folgende Seiten), kann Sie Ihre nächtliche Sauerstoffnot am Durchschlafen hindern. Zu **vorzeitigem Erwachen** kommt es bei Frauen im Klimakterium und bei depressiven Krankheitsbildern,

Tryptophangehalt von Nahrungsmitteln (in Milligramm)

Menge	Nahrungsmittel	mg
1 Scheibe	Allgäuer Emmentaler	130
125 g	Putenfleisch	400
100 g	Leber (Schwein oder Rind)	300
150 g	Rinderfilet	390
1	Hühnerei	140
1 Glas	Milch	140
100 g	Erdnüsse	300

Produzieren Sie Schlafhormon

Tryptophan ist eine entscheidende Aminosäure für die **Schlafregulation,** da aus ihr im Gehirn Serotonin gebildet wird und daraus Melatonin, das Schlafhormon, entstehen kann. Tryptophan befindet sich in nennenswerten Mengen in der Milch. In Verbindung mit Kohlenhydraten wird Tryptophan besser aufgenommen. Die Aufnahme von Kohlenhydraten führt zur Erhöhung des Insulinspiegels. Die mit Tryptophan an der Blut-Hirn-Schranke konkurrierenden anderen Aminosäuren werden in die Skelettmuskulatur aufgenommen. Tryptophan hat somit Vortritt ins Gehirn, Serotonin und aus ihm Melatonin, das Schlafhormon, kann gebildet werden. Ist die heiße Milch mit Honig doch kein Ammenmärchen? Tryptophan ist nicht nur in Milch und Milchprodukten enthalten, sondern auch in Bananen, Datteln, Zwiebeln, Lachs und Forelle, in Erd- und Haselnüssen und in Weizenkeimen und Haferflocken.

Unser **Schlaf-Wach-Rhythmus** wird von der „Außenbeleuchtung" mit beeinflusst und hängt mit der **Melatonin**-Ausschüttung unseres Gehirns zusammen. Der Schlafbedarf schwankt also auch mit den Jahreszeiten. Im Winter tendieren wir tatsächlich eher zu „Winterschlaf", während wir, wenn die Tage länger sind, wieder aktiver werden. Taktgeber unserer inneren Uhr ist das Licht, das über die Netzhaut der Augen Signale ins Gehirn sendet. Dazu ist richtig helles Licht erforderlich, also 2500 Lux! Nicht wie unsere trüben Innenbeleuchtungen, die gerademal 200 bis 300 Lux zustande bringen. Trübe Beleuchtungskörper helfen unserer inneren Uhr wenig. Draußen herrschen bei Bewölkung 10 000 und bei Sonne bis zu 100 000 Lux. Schützen Sie Ihre innere Uhr, gehen Sie öfter mal hinaus. Vorsicht ist geboten, wenn Sie antriebslos und traurig werden und Sie ununterbrochen essen könnten und ein außergewöhnlich hohes Schlafbedürfnis haben. Dann gehören Sie vielleicht zu den etwa 10 Prozent der Bevölkerung, die an einer sogenannten saisonal bedingten Winterdepression leiden (SAD). Hauptursache der Winterdepression ist zu wenig Sonnenlicht. Helles Licht bewirkt, dass der Körper Serotonin, das Glückshormon, ausschüttet. Scheint die Sonne draußen nicht, achten Sie wenigstens auf eine großzügige Beleuchtung in der Wohnung und am Arbeitsplatz. Unterstützend können Schokolade und Johanniskraut wirken.

Was machen Sie, wenn Sie unter keiner der oben aufgeführten Erkrankungen leiden und trotzdem nicht einschlafen können?

Gehen Sie auf Ursachenforschung: Was nehmen Sie alles an unerledigten Alltagssorgen, ungelösten Problemen, Geldnot, Ehestreit etc. mit ins Bett? Alles, was bis zur Schlafenszeit nicht gelöst wurde, muss vor der Schlafzimmertüre bleiben. Frei nach dem Spruch: „Ein ruhiges Gewissen, ist ein gutes Ruhekissen".

Das Schlafzimmer ist ein Ort der Ruhe und Gelassenheit, er sollte gut gelüftet, möglichst ruhig gelegen sein und eine angenehme Atmosphäre verbreiten. Wenn es kühler ist, wird mehr Melatonin ausgeschüttet, Sie schlafen besser. Wer nachts im Bett anfängt zu grübeln, ob ihn sein Chef mag oder nicht, oder wie er die pubertierenden Kinder zur Vernunft bringt, der wird nie einschlafen, sondern höchstens einen Bluthochdruck entwickeln. Auch sollten Sie keine Erledigungsliste für den nächsten Tag im Geiste anfertigen. Die Angst, etwas zu vergessen, raubt dem Gesündesten den Schlaf. Legen Sie sich, wenn Sie zu nächtlichen guten Einfällen neigen, einen Notizblock und einen Bleistift auf den Nachtkasten. Überfällt Sie nachts ein plötzlicher Einfall, zum Beispiel „Broteinkauf", so kritzeln Sie das Stichwort auf den Block und können, der Sorge entledigt, beruhigt weiterschlafen. Ein gut geführter Terminkalender lässt das Gefühl „was hab' ich heute wieder alles vergessen" zuverlässig verschwinden und verbessert den Nachtschlaf ebenfalls.

Versuchen Sie nicht, den Schlaf zu erzwingen. Sind Sie nach einem ereignisreichen Tag sehr aufgekratzt, gönnen Sie sich ein Glas **Rotwein,** wenn gesundheitlich sonst nichts dagegen spricht. Das senkt den Blutdruck, stabilisiert den Herzrhythmus und verbessert die Durchblutung und sorgt für mehr Serotonin im Gehirn, indem es den Serotonin-Abbau hemmt. Beruhigende Wirkung dürfen Sie auch von Tee aus **Baldrian, Melisse, Hopfen, Passionsblumen-Kraut oder Johanniskraut** erwarten.

Warten Sie auf keinen Fall krampfhaft auf den einsetzenden Schlaf. Statt Schäfchenzählen wird die **„paradoxe Intension"** empfohlen : Im Bett liegen, versuchen, wach zu bleiben und sich gegen die aufkommende Müdigkeit zu sträuben. Sobald man nicht zwanghaft versucht einzuschlafen, geht es wie von selbst. **Naturgeräusche** (Regen, Wind, Vogelstimmen etc.) bauen Stresshormone ab und unser Unterbewusstsein reagiert mit Entspannung. Haben Sie nicht die Möglichkeit „Life-Klänge" von draußen zu genießen, gibt es Kompositionen aus Naturlauten auch im Handel. Lesen Sie noch ein Paar Zeilen in einem entspannenden Buch, machen Sie **Entspannungsübungen,** progressive Muskelentspannung nach Jacobson, Yoga, autogenes Training etc., aber schauen Sie im Bett nicht fern, auch Radiohören wirkt eher anregend als entspannend. Berufliche Unterlagen, Vertragswerke, Zahlungsaufforderungen etc. haben im Bett nichts verloren. Kalte Füße oder Hände wirken sich ungünstig auf die muskuläre Entspannung aus. Haben Sie also keine „lebende Bettflasche mit zwei Ohren" zur Hand, behelfen Sie sich mit einer Bettflasche, einem warmen Kirschkernkissen o. ä. oder gar einem **entspannenden Wannenbad,** zum Beispiel mit Melisse. Auch ein warmes Fußbad vor dem Schlafengehen oder eine **Fußreflexzonenmassage** – mit zum Beispiel einem Massageroller – kann Erleichterung verschaffen. Nützen Sie die Akupressurpunkte zwischen den Augenbrauen und am Handgelenk. Entspannende **Aromaöle** wie **Geranium,**

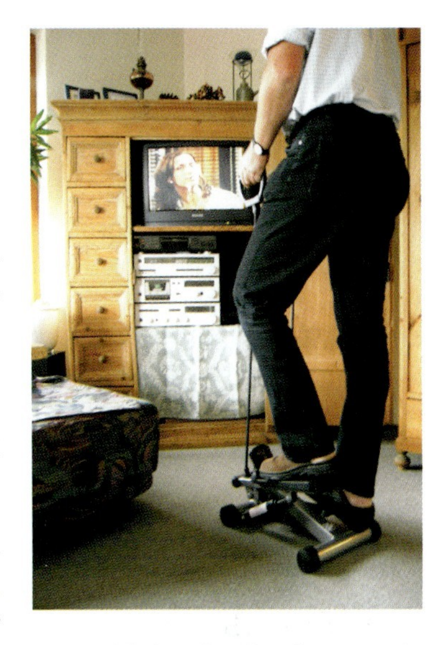

Kampfer, Neroli, Sandelholz und Lavendel können auch zur Massage verwendet werden. Anisduft sagt man eine positive Wirkung gegen Alpträume nach. Melissentee am Abend verschafft ebenfalls Linderung.

Wer abends einen **Abendspaziergang** macht, auf dem Standfahrrad trainiert oder einen Stepper vor dem Fernseher benützt hat, geht auch nicht mit kalten Füßen ins Bett. Hier muss zusätzlich an die positive Serotoninausschüttung durch Sport erinnert werden, der sehr schlaffördernd und stressmindernd wirkt, aber am besten nicht zu spät ausgeführt werden sollte. Ideal wäre gegen 16 Uhr im circadianen Rhythmus des Menschen. Das gleiche gilt übrigens auch für ein ausgeglichenes **Liebesleben.** Den wirksamsten Schlafcocktail schütten Sie in Form ihrer Hormone nach dem Liebesspiel selbst aus. Die positive Wirkung einer lebenden, immer richtig temperierten „Bettflasche" sollte nicht unterschätzt werden. In London hat diese Idee eine Hotelkette aufgegriffen, sie bietet ihren Gästen lebende „Wärmflaschen im Ganzkörperoverall" zur Aufwärmung des Gästebettes. Wer es mag?

Schlafen Sie, wenn Sie müde sind. Schauen Sie nicht zwanghaft den Krimi oder die Talkshow bis zum Ende an. Das bringt Sie persönlich nicht weiter, ein guter Schlaf aber schon. Denken Sie, wenn Sie morgens früh aufstehen müssen, an das **Delayed-Melatonin-Syndrom.** Wer spät ins Bett geht, schüttet spät Melatonin aus und kommt morgens schlecht aus den Federn. Der ganze Tagesablauf kommt durcheinander, Sie sind weniger leistungsfähig und schlechter nervlich belastbar. Halten Sie, wenn möglich, Ihren Schaf-Wach-Rhythmus konstant, gehen Sie zu gleicher Zeit ins Bett und stehen zur gleichen Zeit auf.

Bedenken Sie, dass regelmäßige **Schlafmitteleinnahme** abhängig machen kann. Nehmen Sie ärztlich verordnete Schlafmittel nur in Ausnahmesituationen und nur kurzfristig ein. Danach tritt eine Gewöhnung und eine Abhängigkeit ein, meist muss die Dosis nach und nach gesteigert werden und Sie haben dann eine tabletteninduzierte Schlafstörung, die Sie unter Umständen ein Leben lang verfolgt. Auch im Umgang mit **Coffein** und **Teein** am Nachmittag und am Abend sollten Sie, wenn Sie empfindlich reagieren, zurückhaltend sein. Haben Sie auf der Autobahn einen Liter Cola oder Red Bull® o. ä. getrunken, um wach zu bleiben, müssen Sie gewahr sein, dass die Wirkung nicht mit Erreichen der eigenen Garage aufhört. Scharfe Gewürze zu später Stunde,

Abmagerungskuren, aber auch zu großes Übergewicht, können ebenfalls zu Einschlafstörungen führen.

Auch das Drumherum muss stimmen:

Im Schlafzimmer verbringen die Menschen ein Drittel ihres Lebens. Werden Sie 75, haben Sie 25 Jahre ihres Lebens verschlafen. Der Ruheraum der Wohnung sollte eine Oase sein. Wählen Sie ein möglichst ruhiges Zimmer, gut belüftbar, nicht unbedingt im Sommer extremer Hitze ausgesetzt. Wer schläft schon gern in einer Sauna? Auf Ruhe ist besonders zu achten: 50 Dezibel Lärm am Ohr vermindern den Tiefschlaf, 65 Dezibel lassen das Herz schneller schlagen und beschleunigen das Atmen – alles Anzeichen für das Aufwachen und einen flacheren Schlaf. Schallschutzfenster können den Verkehrslärm abhalten. Auch ein Schnarcher im Schlafzimmer kann zur Lärmbelästigung führen. Er kann bis zu 90 Dezibel erzeugen, das entspricht einem vorbeidonnernden Lkw. Sollten Sie einen Schlafgenossen/-genossin haben, der/die schnarcht und vorübergehende Atempausen hat (sogenannte Schlafapnoe), so schicken Sie ihn/sie in ein Schlaflabor. Sie können unmöglich jede Nacht schlaflos auf das Wiedereinsetzen des Schnarchens im Nachbarbett warten. Besser ein Überwachungsgerät übernimmt Ihren Part der Nachtwache und beide schlafen gut. Das alte Hausmittel: Tennisball-Einnähen in den Rücken des Schlafanzugs des Schnarchers, erscheint doch etwas befremdlich. Mittlerweile gibt es schon bequeme T-Shirts mit einsteckbarer Rolle oder Oberhemden mit eingenähter Halbrolle. Eine noch aufwändigere Lösung ist der „Schlafrucksack". Alle die Rückenlage verhindernden Möglichkeiten können helfen, stören aber beim Umdrehen und sind natürlich gewöhnungsbedürftig.

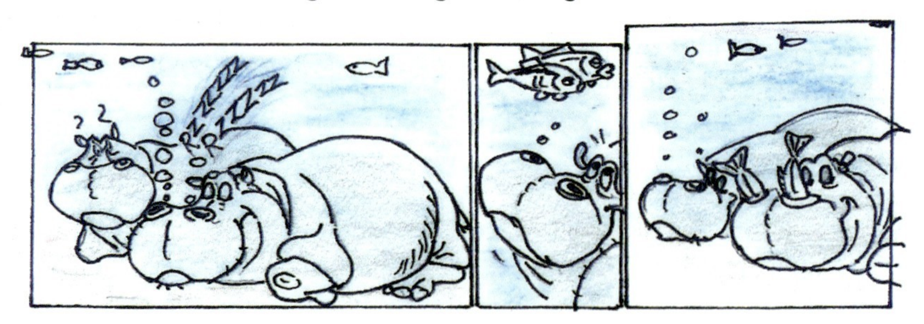

Die ideale Schlaftemperatur wird mit 14 bis 17 Grad angegeben. Es soll schon Kinder gegeben haben, die mutmaßten, dass ihre Eltern nur deshalb so kühl schlafen, damit sie länger frisch bleiben.

Alles muß passen, damit einem erholsamen Schlaf nichts im Wege steht: Die **Möbel** im Schlafzimmer sollten am besten aus Massivholz sein, mit geölten Oberflächen. Lack und Kunststoffe entziehen der Luft fürs Wohlbefinden wichtige negative Ionen. Am Meer, im Gebirge und im Wald tanken wir reichlich negative Ionen. In Räumen mit Fernseher, Bildschirmen etc. überwiegen die positiven Ionen. Ein Überschuss an positiver Ladung ermüdet, schwächt die Leistungskraft und macht depressiv. Empfindliche Schläfer sollten ihr Bett nicht steckdosennah stellen, wegen des Elektrosmogs. Radiowecker sollten zwei Meter vom Bett entfernt stehen. Denken Sie insbesondere auch im Kinderzimmer an einen **Netzfreischalter.**

Eine „gute" **Matratze** trägt wesentlich zu einem guten Nachtschlaf und einer maximalen Erholung des Körpers bei. Die Bandscheiben sollen dabei entlastet werden und sich wieder mit Flüssigkeit füllen können. Im Idealfall können wir dann über Nacht bis zu drei Zentimeter wachsen. Dazu gleicht eine gute Matratze die anatomische S-Form aus. Schultern und Hüfte sinken ein, die Taille wird gestützt und die Wirbelsäule liegt gerade. Natürliche Bewegungen im Schlaf werden von der Matratze unterstützt. Auf einer zu harten Matratze bilden sich Druckstellen am Beckenknochen und den Schultern, die Wirbelsäule wird unphysiologisch abgeknickt. So kommen die Bandscheibenräume unter Druck. Die Muskulatur verspannt sich unwillkürlich, dadurch werden die Zwischenwirbelräume noch mehr eingeengt, die Bandscheiben kommen noch mehr unter Druck. Dies gilt auch für zu weiche Matratzen. Der Schläfer liegt auf ihr geknickt in einer Kuhle. Große, schwere Menschen brauchen eine härtere Unterlage. Der Härtegrad hängt auch entscheidend von der bevorzugten Schlafweise ab (Bauch, Rücken oder Seite). Scheuen Sie sich nicht, vor dem Matratzenkauf beim Händler längere Zeit Probezuliegen. Manche Firmen geben die Matratze auch zum Probeschlafen mit nach Hause. Auf keinen Fall sollten Sie eine Matratze „blind" aus dem Diskountregal kaufen. Jeder sollte seine individuelle Matratze haben: Der 100 kg schwere Ehemann eine härtere, die Ehefrau, je nach Gewichtsklasse, eine weichere. Zwei getrennte Matratzen im Doppelbett haben sich bewährt, wendet sich der eine, wird der andere nicht gleich mit bewegt und so im Schlaf nicht gestört. Auch sind nebenbei zwei getrennte Matratzen zur Reinigung und beim Überziehen rückenfreundlicher zu handhaben. Eine gute Matratze leitet die entstandene Feuchtigkeit durch Schwitzen ab. Dazu sollte sie in ausreichender Höhe über dem Boden liegen, mindestens 20 bis 30 cm, damit sich weder Feuchte noch Wärme unter dem Bett staut. Schließlich sollen sich die Hausstaubmilben nicht zu wohl fühlen. Alle 8 bis 10 Jahre sollte man sowieso neue Matratzen kaufen. Das Material der Matratze, ob Federkern, Taschenfederkern, Latex synthetisch oder natur, Memoryschaum oder Naturmatratzen aus Rosshaar, Kokos, Schafwolle und Dinkel, sollte jeder nach eigenem Geschmack, allergischer Vorraussetzung und Weltanschauung wählen. Erlaubt ist, was gefällt und zum entspannten Schlaf führt. Machen Sie aber auf jeden Fall den Test, lassen Sie sich nichts einreden! Das Wasserbett verhindert Druckstellen bei Bettlägrigen und lässt sich auf 28 bis 37 Grad Celsius anheizen. Es ist aber auch eine Frage des persönlichen Geschmacks, thermostatbeheizt auf Wasser zu schlafen. Unsere Vorfahren haben „feuchte“ Schlafstellen gemieden. Meiden Sie alles nicht Atmungsaktive im Bett. Wer schmort schon gerne im eigenen Saft?

Der **Lattenrost** als Auflage sollte auf die Matratze abgestimmt sein. Je weicher die Matratze, desto härter der Rost und umgekehrt. Der Rost sollte ebenfalls auf das Körpergewicht des Schläfers abgestimmt sein. Der Abstand zwischen den Latten sollte maximal 5 Zentimeter betragen, die Bettfeuchte sollte gut nach unten abziehen können. Für Federkern und Taschenfederkernmatratzen reichen einfache Latten. Schaumstoff und Latex liegen besser auf einer federnden Unterlage. Naturmatratzen sind weniger flexibel, hier ist ein mechanisch verstellbarer Rost empfehlenswert.

Das **Kopfkissen** sollte, wenn Sie auf der Seite schlafen, den Abstand Schulter-Ohr gut ausfüllen. Ein Abknicken des Halses sollte verhindert werden. Liegen Sie auf dem Rücken, sollte der Kopf leicht nach hinten geneigt sein. Das Kissen sollte sich gut anpassen und luftdurchlässig sein. Mittlerweile können Sie Ihr Kopfkissen auch individuell befüllen oder befüllen lassen.

Die **Bettdecke** sollte nicht mit dem Partner geteilt werden, einer ist immer stärker und der andere liegt im Kühlen. Ein entspanntes Schlafen ist so nicht möglich.

Die **Nachtkleidung** sollte körperfreundlich und ebenfalls luftdurchlässig und nicht hitzestauend sein. Vermeiden Sie schnürende Gummizüge und kneifende Spitzenbesätze. Schön und reizend ist erlaubt, die Bequemlichkeit hat aber oberste Priorität. Bedenken Sie, dass 7 Millionen Poren atmen und den Körper entgiften wollen. Ca. 200 ml Wasser schwitzen wir nachts aus. In Syntethik gehüllt, gart man im eigenen Saft. Naturmaterialien nehmen den Schweiß auf und geben ihn an den Raum ab.

Sollten Sie alles richtig gemacht haben und trotzdem nicht schlafen können, müssen Sie ihren Arzt aufsuchen, er wird eine Depression behandeln oder Sie gegebenenfalls an ein Schlaflabor überweisen.

Leiden Sie vielleicht an einer Schlafapnoe?

Sie wären damit nicht allein. Viele Menschen leiden mittlerweile an dieser nächtlichen Atemstörung.

Apnoe kommt aus dem Griechischen „apnoia“ und heißt übersetzt Windstille, gemeint ist aber Atemlosigkeit. Die Atmung setzt insbesondere bei dem auf dem Rücken liegenden Schläfer für wenige Sekunden, aber auch bis zu zwei Minuten aus. Versuchen Sie, zwei Minuten die Luft anzuhalten, sie werden es nicht schaffen. Ihr Gehirn zwingt Sie Luft zu holen. Die Luft kann aber durch den erschlafften Rachen bei der Schlafapnoe nicht ausreichend zirkulieren. Gibt das Gehirn Alarm, strafft sich beim Erwachen die Rachenmuskulatur – der Schläfer schreckt hoch – schnappt nach Luft oder atmet nur geräuschvoll ein. Solche Atemstillstände und Alarmreaktionen können pro Nacht sehr häufig auftreten. Das ist für den Körper der pure Stress. Es kommt zu Bluthochdruck, Herzrhythmusstörungen und Diabetes mellitus und Steigerung des meist schon vorhandenen Übergewichtes. Die Betroffenen wachen morgens gerädert auf. Ihr Schlaf war nicht erholsam. Männer zwischen 50 und 60 Jahren sind besonders gefährdet. Abklärung lohnt sich wenn:

- Sie Übergewicht haben.
- Ihr Halsumfang größer oder gleich 43 cm beträgt.
- Sie tagsüber öfter spontan einnicken oder Ihnen die Augen zufallen.
- Sie beim Autofahren zu Sekundenschlaf neigen.
- Sie nachts hochschrecken und nach Luft ringen.
- Ihr/e Partner/in Atempausen in Ihrem nächtlichen Schnarchkonzert festgestellt hat.
- Sie morgens mit trockenem Mund aufwachen.

Sollten Sie den Verdacht auf eine Apnoe haben, sprechen Sie mit Ihrem Hausarzt. Er kann einen ESS-Test (Epworth Sleepiness Scale) durchführen und Sie, wenn nötig, an ein Schlaflabor überweisen. Sie werden dort mit einem kleinen Kästchen versorgt, einem Screening-Gerät. Damit lässt sich leicht bei Ihnen daheim feststellen ob ein nächtlicher Sauerstoffmangel besteht und ob weitere Maßnahmen erforderlich werden. Oft genügt es schon, wenn Sie konsequent auf der Seite liegen. Spezielle Wäsche (siehe auch „Möglichkeiten gegen das Schnarchen“ sorgt dafür, dass Sie die Seitenlage konsequent einhalten. Reicht das nicht aus, benötigen Sie eine Sauerstoffmaske mit CPAP-Gerät, das Sie regelmäßig bei Bedarf versorgt. Fachgerecht behandelt werden Sie sich bald besser fühlen, Begleiterkrankungen wie Herzrhythmusstörungen und Sekundenschlaf können verschwinden. Bedenken Sie, das CPAP-Gerät immer mit dabei zu haben, wenn Sie auswärts übernachten, auch im Krankenhaus und im Urlaub. Vorsicht vor der Einnahme von Schlaf-, Schmerz- und Beruhigungsmitteln und vor unkontrolliertem Alkoholkonsum. Alles wirkt sich schädlich auf Ihr Atemzentrum aus.

Achten Sie auf regelmäßigen Schlaf, nicht nur zu Ihrer Erholung, auch zur positiven Beeinflussung der Hormone, Hautgeneration, Stimmungsverbesserung und Stabilisierung der Abwehr.

Bedenken Sie, dass das Drumherum stimmen muß.

9. Die Kraft der Hormone

Hormone sind Botenstoffe. Sie sorgen dafür, dass die Organe des Körpers sinnvoll zusammenarbeiten können. Es gibt kompliziert aufgebaute Hormone wie die Geschlechtshormone (Östrogene und Androgene), das Cortisol und das den Mineralstoffwechsel regulierende Aldosteron. Die meisten Hormone werden in der Leber abgebaut. Damit Hormone wirken, müssen viele Faktoren zusammenpassen: Die Ausschüttung durch die produzierende Drüse, die Steuerung dieser Drüse durch das Gehirn, die Bindung des Hormons im Blut zum Transport, die Bindung am Zielort, die Rezeptoren zur Aufnahme etc. Die Verordnung von Hormonen gehört also grundsätzlich in die Hand von Spezialisten. Die Dosierung muss fein abgestimmt sein und Risikofaktoren sind zu berücksichtigen.

Unseren hormonellen Höhepunkt erreichen wir Anfang bis Mitte 20. In diesem Alter geht es um die Arterhaltung, wir sollen uns fortpflanzen. Die Hormone regulieren den Stoffwechsel, alles sollte perfekt funktionieren.

Östrogen, das **weibliche Geschlechtshormon,** sorgt zunächst für einen geregelten weiblichen Zyklus. Außerdem hält es den Knochen stabil, sorgt dafür, dass die Arterien nicht verkalken und wir psychisch ausgeglichen sind. Es mindert die Blutfette und das Risiko von Herzinfarkt und Schlaganfall. Im männlichen Körper wird Östrogen aus Testosteron durch das Enzym Aromatase gebildet. Hopfen ist östrogenhaltig. Die Hopfenpflückerinnen waren früher nach getaner Arbeit immer in bester Flirtlaune, während ihre männlichen Kollegen durch den Überschuss an Östrogen in „Schlaftabletten“ verwandelt wurden. Fehlt Östrogen, so kann es zu Hitzewallungen, Schweißausbrüchen, Schlafstörungen, Depressionen und trockener, zur Faltenbildung neigenden Haut und Haarausfall kommen. Phytoöstrogene finden sich in Sojaprodukten (Tofu-Pille, Femarelle®), Salbei, Rotklee (Menoflavon®), Hopfen, Gelée royale. Zur Aufnahme der Phytohormone ist eine gute Verdauung von großer Bedeutung. Sorgen Sie für eine gesunde Darmflora, insbesondere wenn Sie zu Darmerkrankungen neigen oder eine Antibiotkaeinnahme hinter sich haben.

Testosteron, das **männliche Geschlechtshormon,** sorgt für Libido und Muskulatur, schützt das Immunsystem und die Knochen. Ein Zuwenig an Testosteron verursacht Stimmungsschwankungen, Schlafstörungen, Schlappheit. Hafer und Ginseng heben den Testosteronspiegel, liefern Energie, fördern die Wachsamkeit und Stressresistenz. Eine Extraportion Zink, zu finden in Austern, Hummer, Garnelen, Shiitakepilze, Sojabohnen, Weizenkleie und Kürbiskernen, tut dem Testosteronspiegel ebenfalls gut. Das Sexualhormon des Mannes, verringert sich im Blut eines Mannes zwischen dem 40. und 70. Lebensjahr um jährlich 1,2 Prozent. Ein hoher Testosteronspiegel wird allgemein mit Stärke, Potenz und Vitalität in Zusammenhang gebracht. Tatsächlich kann die Muskelmasse und Muskelkraft unter Testosterongaben zunehmen. Gleichzeitig vermindert sich die Fettmasse und die Knochendichte steigt an. Eine Potenzsteigerung wird jedoch nicht beobachtet. Nach Prof. Reinicke (Uni Freiburg) besteht kein Zusammenhang zwischen der Höhe des gemessenen Testosteronspiegels und der Potenz oder Libido. Vorsicht, bei regelmäßiger Einnahme des Testosterons kann es zu gut- oder bösartigen Vergrößerungen der Prostata kommen.

Progesteron, das **Gelbkörperhormon,** wird bei Männern und Frauen in der Nebennierenrinde gebildet. Es hat großen Einfluss auf das weibliche Wohlbefinden, denn es stimuliert körpereigene schmerzstillende und ausgleichende Substanzen im Gehirn. Es bereitet die Gebärmutter auf eine mögliche Schwangerschaft vor und kurbelt die Produktion von Muttermilch an. Es sorgt für festes Bindegewebe, schützt vor Besenreisern, Krampfadern und Falten und beugt Hämorrhoidalleiden vor. Es hat eine beruhigende und stabilisierende Wirkung auf das Gehirn und fördert den Schlaf. Der beste Progesteronspender ist die aus Mexiko stammende Yamswurzel. Sie regt auch die Produktion von DHEA (siehe unten) in den Nebennieren an.

Melatonin wird in der Zirbeldrüse (Hypophyse) im Gehirn produziert. Es ist unser **Schlafhormon** und außerdem das Zauberhormon für Jugendlichkeit. Wird es dunkel, steigt die Melantonin-Produktion an und sorgt dafür, dass wir müde werden und gut schlafen. Bei Helligkeit geht die Produktion wieder zurück und wir werden munter. Ausgiebiger Schlaf hält jung (siehe Kapitel 8. Schlaf). Melatonin reguliert außerdem die Bildung der Geschlechtshormone. Ein hoher Melatoninspiegel lässt die Östrogene abfallen. In hohen Dosen wäre es zur Schwangerschaftsverhütung einsetzbar, aber wer braucht schon eine Schwangerschaftsverhütung, wenn er zu müde zu allem ist. Melatonin verlangsamt die Zellteilung. Ob das in der Tumorbekämpfung eingesetzt werden kann, wird noch erforscht. Zusätzlich stabilisiert es das Immunsystem. Melatonin beeinflusst den Insulinspiegel und reguliert insbesondere nachts den Blutdruck. Der Melatoninspiegel lässt sich durch Lapacho- oder Johanniskrauttee heben. Auch Sojabohnen, Erdnüsse und Mandeln, Thunfisch, Rinderfilet, Emmentaler und Hüttenkäse wirken sich positiv auf den Melatoninspiegel aus. Die Melatoninreserven sollten natürlich abends gefüllt werden. Nicht mehr als 0,5 bis 1,5 Milligramm pro Tag. Ein Zuviel kann zu Schlafstörungen und Unterkühlung führen. Wer zu spät ins Bett geht, verschiebt seinen Hormonspiegel ungünstig: „Delayed-Melatonin-Syndrom“. Der Abfall des Melatonin-Spiegels wird dann auch in den Vormittag hinein verschoben. Testosteron- und Cortisolwerte bleiben niedrig, der Mensch wird kaum wach, ist unkonzentriert und neigt zu Depressionen. Auch der weibliche Zyklus wird vom Melatonin geregelt, regelmäßiger Schlaf kann sich positiv auf Zyklusschwankungen und bei Ausbleiben der Periode auswirken.

Dehydroepiandrosteron (DHEA), eine Hormonvorstufe von mindestens 18 weiteren Hormonen. Es wirkt dem Cortisol entgegen und gilt als Antistresshormon. Die höchste Konzentration hat der Mensch mit 25 Jahren. Ein hoher DHEA-Spiegel wirkt sich positiv aus auf die Osteoporose, die Arterienverkalkung und stärkt das Immunsystem. Es wirkt auch positiv gegen depressive Verstimmungen. Höhere DHEA-Werte lassen die Herz-Kreislauf-Sterblichkeit zurückgehen und die Zuckerverwertung verbessert sich. Es verhindert die Synthese von Fett in den Fettzellen und verhindert so eine Gewichtszunahme. DHEA ist vor allem in Auberginen, Thunfisch, Lachs und Avocados enthalten. Kürbiskern-, Oliven- und Rapsöl beeinflussen den DHEA-Spiegel positiv. Menschen, die regelmäßig meditieren, haben einen höheren DHEA-Spiegel.

Somatotropin, das **Wachstumshormon,** wirkt direkt auf Knochen, Muskeln und Gewebe. Bei Kindern fördert es Knochen- und Körperwachstum. Es stimuliert den Muskelauf- und Fettabbau und reguliert das Verhältnis zwischen HDL und LDL („gutem" und „bösem" Cholesterin). Das Wachstumshormon hält die Psyche im Gleichgewicht. Menschen mit Wachstumshormonmangel sind doppelt so häufig von Scheidungen betroffen wie Leute mit normalen Wachstumhormonspiegeln. Das Wachstumshormon wird nachts gebildet, am besten vor Mitternacht. Das Wachstumshormon sorgt für die Spannkraft der Haut und die Stabilität der Zähne. Es sorgt für die Regeneration von Muskeln und Knochen. Altes Zellmaterial wird abtransportiert und neues Gewebe kann mit Hilfe des Wachstumshormons gebildet werden. Der Wachstumshormonspiegel sinkt alle 10 Jahre um 14 Prozent. Nicht zu unterschätzen ist der Einfluss auf das Liebesleben. Wer abends spät isst, erhöht nicht nur seinen Insulinspiegel, er hemmt auch die Bildung des Wachstumshormons. Bei Bewegung beginnt das Gehirn sofort mit der Produktion von Wachstumshormon. Wichtig ist, dazu genügend Eiweiß und Vitamin C anzufluten.

Serotonin, das **Glückshormon,** sorgt für innere Ausgeglichenheit und guten Schlaf. Es ist Gegenspieler vom Stresshormon Cortisol. Es entsteht im Gehirn aus der Aminosäure Tryptophan. Es hat wichtige Einflüsse auch auf unsere Konzentrationsfähigkeit. Tryptophan ist in Milch, Weizenkeimen, Haferflocken, Erd- und Haselnüsssen, sowie in Erbsen, Datteln, Bananen und Sojabohnen enthalten. Es ist in verschiedenen Käsesorten: Emmentaler, Parmesan, Edamer und in Thunfisch, Makrele, Lachs und Forelle enthalten. Zusammen mit Kohlenhydraten aufgenommen wird die Resorption von L-Tryptophan deutlich verbessert. Die Aminosäure Tryptophan ist auch ein Baustoff des Melatonins. Bei Schlafstörungen abends heiße Milch mit Honig hat also durchaus eine gute Berechtigung. Der Honig verbessert die Aufnahme des Tryptophans und somit wird mehr schlafverbesserndes Melatonin aufgebaut.

Pregnenolon, ist die **Muttersubstanz der Sexualhormone, Stresshormone** und von **DHEA.** Die körpereigene Produktion des Stoffes nimmt im Laufe des Alters ab. Bei körperlichen und psychischen Belastungen wird Pregnenolon in DHEA oder Progesteron umgewandelt. Es verbessert die Gedächtnisleistung und schützt vor Stresszuständen und Erschöpfung und mindert Wechseljahr- und Menstruationsbeschwerden. Pregnenolon entsteht im Fettstoffwechsel, insbesondere bei der Aufnahme von Cholesterinen. Hühnerei liefert viel Pregnenolon.

Cortisol, das Stresshormon, steigt im Alter an, insbesondere auch, weil DHEA, sein Gegenspieler, ab dem 50. Lebensjahr schon um 70 Prozent des Ausgangswertes gesunken ist. Cortisol greift Gedächtnis, Schlafzentrum und Immunsystem an, es zerstört den Knochen und hemmt die Blutbildung. Auch Depressionen können von einem zu hohen Cortisolspiegel verursacht werden.

Im Tagesrhythmus haben DHEA, Testosteron, Östrogen und Cortisol morgens ein Hoch, fallen dann gegen 11 Uhr vormittags ab, wir brauchen eine Tasse Kaffee und eine kleine Zwischenmahlzeit (am besten Obst oder Joghurt). Um 14 Uhr steigen die Hormonspiegel dann wieder an, es sei denn, das Mittagesssen fiel zu üppig aus. Gegen Abend treten noch einmal Spitzenwerte von Testosteron, Cortisol und DHEA auf. Wenn es dunkel wird, steigt der Melatoninspiegel, nachts ist die Zeit des Wachstumshormons, Zeit für Regeneration und Erholung.

Hormone sind wichtige Botenstoffe, die die Abläufe im Körper regulieren. Ein ausgeglichener Hormonstatus ist wichtig für Ihr Wohlbefinden und hält Sie länger jung.

Welcher Hormontyp sind Sie?

Viele Menschen sind Mischtypen, zu welchem Hormontyp tendieren Sie mit Ihren Eigenschaften am ehesten?

- **Androgyner Hormontyp:** Männer mit Östrogenüberschuss, neigen zu Gewichtszunahme. Ihre Körperformen sind eher weiblich, sie neigen zu Krampfadern. Aufgrund der weichen Gesichtszüge wirken sie sanft und mütterlich. Sie sind meist liebevoll und einfühlsam. Vorsicht, oft steckt unter der gepolsterten Hülle eine cholerische Tretmine, die unerwartet explodiert. Der androgyne Mann ist jedoch hauptsächlich ein Genussmensch, der gutes Essen zu schätzen weiß. Er sollte Bier und östrogenhaltige Nahrungsmittel meiden. Ideal wäre auch fleischarm, denn das im Fleisch enthaltende Testosteron wird in seinem Körper auch in Östrogen umgebaut. Ihm wäre eine vegetarische Ernährung zu empfehlen. „Vegetarisch" stammt aus der Antike und kommt vom lat. „vegetus": „rüstig, lebenskräftig". Empfohlen sind carotinreiche Lebensmittel, rotes und gelbes Gemüse, rote und gelbe Paprika, Tomaten, Kürbis, Spinat, Tomatensaft, Tomatenmark, Ketchup und Senf, Orangen, Aprikosen, Papaya, Nektarinen, Mango und Melone, Seefisch, Zwiebeln, Raps- und Olivenöl. Aber auch zinkreiche Lebensmittel wie zum Beispiel Austern, Garnelen, Weizenkleie, Sesam, Kürbiskerne, Haferflocken, Pilze, Getreide, Eigelb und Käse. 25 bis 50 mg Zink wären ideal. Zink hindert das Enzym Aromatase, Testosteron in Östrogen umzuwandeln. Es lässt also den Testosteronspiegel ansteigen und den Östrogenspiegel sinken. Empfehlenswert ist auch Karela-Tee. Algenprodukte, rotes Fleisch und Sojaprodukte sollten Sie meiden, denn sie fördern die Östrogenproduktion im Körper. Vorsicht vor Bier, das ist aus Hopfen gebraut und der ist östrogenhaltig. Dem androgynen Hormontyp werden regelmäßige Bewegung, zum Beispiel Walken, Spazierengehen oder andere Ausdauersportarten empfohlen. Es besteht ein hohes Risiko für Herz-Kreislauf-Erkrankungen, Diabetes mellitus, Prostatavergrößerung und eine Neigung zu Darmkrebs.

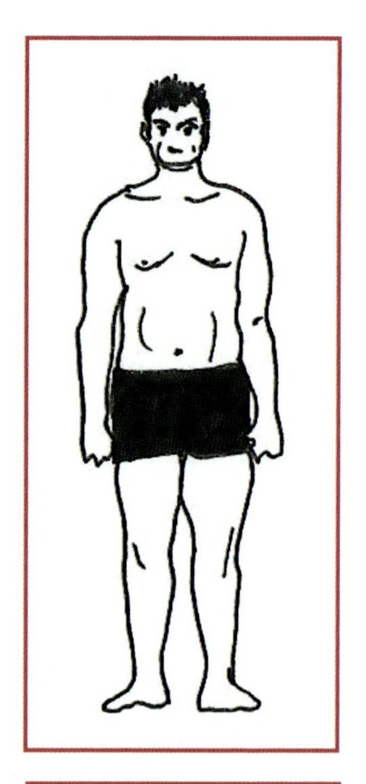

- Der **asketische Hormontyp:** Er hat einen sehr schnellen Östrogenabbau. Er hat wenig Unterhautfettgewebe, ist schlank und knochig, er kennt keine Gewichtsprobleme, neigt aber nachts zum starken Schwitzen. Er ist hart gegen sich und seine Mitmenschen. Emotional eher sparsam veranlagt, versagt er sich selbst alles Schöne. Asketische Typen neigen zu zwanghaftem Verhalten und sind latent aggressiv. Sie sind ideale Ausdauersportler. Sie sollten auf ausreichende Mengen östrogenhaltiger

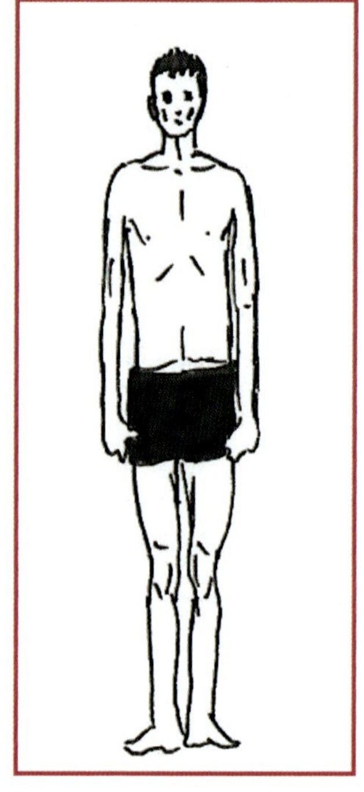

Nahrungsmittel achten. Sojaprodukte, Kichererbsen, Linsen, Erdnüsse, Hirse, rotes und gelbes artengemüse, Möhren, Tomaten, Brokkoli, Kürbis, alle Kohlarten, Petersilie, Brunnenkresse, Salbei, Borretsch, Quendel, Granatapfel, Rhabarber und zinkreiche Nahrungsmittel zur Hemmung des Enzyms 5-Reductase, um den Testosteronabbau zu bremsen. Zum Beispiel Austern, Garnelen, Weizenkleie, Sesamsamen, Kürbiskerne, Haferflocken, Pilze, Getreide, Eigelb und Käse. Außerdem Coenzym Q-10-reiche Nahrungsmittel: Hühner- und Lammfleisch, Eier, Spinat, Nüsse, Soja, Knoblauch, Weizenkeimöl, Soja- und Olivenöl. Der asketische Typ sollte Sägepalmenextrakt (gegen Männerleiden) als Tee trinken und regelmäßig Entspannungstraining betreiben. Risiken: Dieser Typ neigt zu Potenzstörungen, Schlafstörungen, Untergewicht und Kopfschmerz.

- Der **Marshormontyp:** Mit Testosteronüberschuss, groß, durchtrainiert, muskulös, sexy. Solange es der Selbstdarstellung dient, bietet er nur Höchstleistungen. Der Marstyp ist der sehr durchsetzungsfähige Einzelkämpfer, der sich in Führungspositionen zu behaupten weiß. Er neigt zu Prostatakrebs und Herzinfarkt, er ist der typische Stresstyp. Er bekommt deshalb auch leicht Magen-Darm-Störungen, Libidoverlust und Partnerprobleme. Beim Essen und bei den Frauen liebt er die Abwechslung. Wichtig für seinen Hormonhaushalt ist Eiweiß. Dabei sollte er von „Fleischorgien" Abstand nehmen, Gemüse, Rohkost, Salat, Obst und fettarme Eiweissquellen würden den sonst zu hohen Cholesterin- und Harnsäurewerten neigenden Typus gut tun. Hier empfiehlt sich helles Fleisch und Seefisch: Geflügel, Kalbfleisch, Kaninchen, Hecht, Scholle und Tofu. HDL steigt an, das Immunsystem wird gestärkt, das Aussehen verbessert. Besser verzichten auf rotes Fleisch, Rinderbraten, Steak und Wild. Zinkhaltige Nahrungsmittel sollten gemieden werden: Austern, Garnelen, Kabeljau, Innereien. Zum Ausgleich östrogenhaltige Nahrungsmittel: Sojaprodukte, Kichererbsen, Linsen, Erdnüsse und Hirse, Salbei, Thymian, Borretsch, Schafgarbe, Granatapfel, Rhabarber, Möhren, Spargel. Wirsing kommt der Vorliebe des Marsmannes für Deftiges entgegen, er ist reich an Vitamin E und Folsäure. Auch Makrelen sollten regelmäßig auf den Speiseplan, sie enthalten große Mengen an guten Omega-3-Fettsäuren, die das Herz schützen und Depressionen und Altersdemenz vorbeugen. Empfohlen

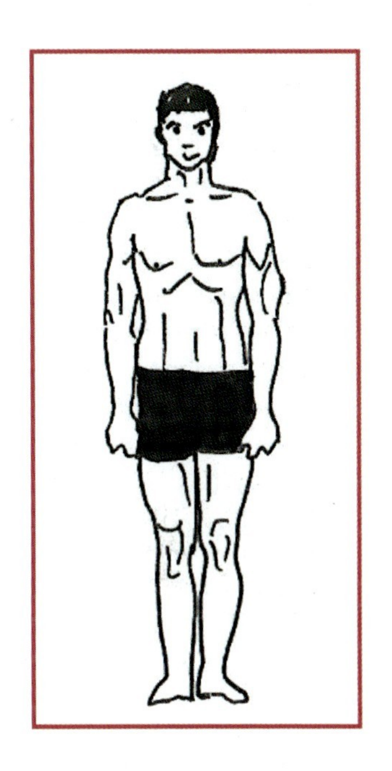

ist auch ein regelmäßiges Ausdauertraining und konsequente Entspannungsphasen. Die Entspannungsphasen müssen in den Tagesablauf konsequent eingefügt werden.

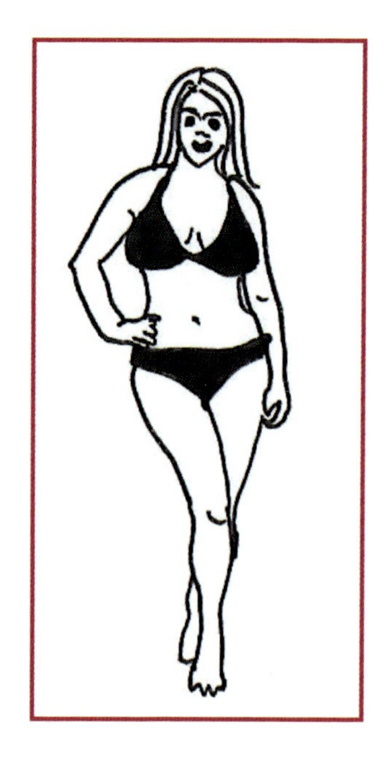

- Die **Venusfrau:** Das weibliche Gegenstück zum androgynen Männertyp. Sie hat auch ein zuviel an Östrogenen, was zu ausgeprägt weiblich-weichen Formen führt. Sie neigt zu Krampfadern, Zellulite und Gewichtszunahme (Birnenform). Sie ist sehr fruchtbar, hat eine weiche Haut und meist ein auffallend schönes Gesicht. Sie leidet besonders durch den Östrogenabfall in den Wechseljahren (Hitzewallungen, Schweißausbrüche, erhöhtes Brustkrebsrisiko). Sie sollte während der Wechseljahre auf östrogenhaltige Nahrungsmittel achten und zum Testosteronausgleich zwischendurch ein kräftiges Steak verzehren. Rotes Fleisch, Seefisch, Spirulina und Kelpalge. Kohlenhydrate mit niedrigem glykämischen Index: Getreide, Vollkornmehl, Vollkornbrot, Hülsenfrüchte, frisches Obst, Trockenfrüchte, Sellerie, Sojakeime, Auberginen, Zuchini, Brokkoli, Gurken, Spinat, Paprika, grüner Salat, Tomaten, Rettich, Champignons, grüne Bohnen, Blumenkohl sind empfehlenswert. Kräuter- und Blasentees aus Goldrute oder Kürbis. Regelmäßig mit Genuss essen, viele Faserstoffe, Obst mit Schale. Schlechte Fette meiden: Sahne, Cremetorten und Butter. Bevorzugen Sie Raps- und Olivenöle. Lieber auf Vollmilch, Schokolade, Avocado, Leber, Nüsse und Kuchen verzichten. Spirulina ist übrigens eine eiweißhaltige Meeresalge, sie enthält viel Phenylalanin und wird zur Bildung des Schilddrüsenhormons Thyroxin benötigt. Thyroxin regt den Stoffwechsel an. Spirulina ist als Tablette oder Pulver erhältlich. Zusätzlich empfiehlt sich Chitosan®. Die aus den Schalen von Meerestieren gewonnene Substanz enthält Chitin, Kalziumcarbonat und Eiweiß und gilt als ausgezeichneter Blocker für die Fettaufnahme. Sie soll die Zellaktivität fördern, die Abwehr stärken und gegen Bakterien und Pilze wirksam sein. Die gefäßschützenden Eigenschaften wirken sich günstig auf die Venenprobleme aus. Risiken für die Venusfrau: Brustkrebs und Neigung zu Unterleibsbeschwerden.

- Die **knabenhafte Frau** baut Östrogen sehr schnell ab, ist dünn und neigt zu stärkerer Behaarung, hat wenig Busen und schmale Hüften, ist sehr vital, ständig aktiv und hat eine sehr hohe Lebenserwartung. Sie ist oft nervös, aggressiv und progressiv und quält sich, um perfekt zu sein. Sie ist äußerst kritsch sich selbst gegenüber und versagt sich viel. In jungen Jahren wirkt sie oft bezaubernd mädchenhaft und temperamentvoll und ist voller Esprit. Mit zunehmendem Alter wirkt sie oft verkrampft, verklemmt und leicht hysterisch und oft fehlt ihr die innere Ruhe, um richtig genießen zu können. Sie neigt zu Schlafstörungen, Kopfschmerzen und Migräneanfällen, Damenbart und chronischer Verstopfung. Empfehlenswert für sie ist die progressive Muskelrelaxation nach Jakobson oder Yoga. Sie neigt nicht zu Gewichtszunahme, egal was sie isst. Als Partner sucht sie sich gern Männer des androgynen Typs. Auch neigt sie kaum zu Wechseljahrsbeschwerden, da ihr Hormonniveau gering ist. Aufgrund ihres hohen Östrogenbedarfs sollte sie reichlich Phytoöstrogene zu sich nehmen, zum Beispiel Sojabohnen und Sojaprodukte, Tofu, Kichererbsen, Linsen, schwarze Bohnen, Erdnüsse, Hirse, rotes und gelbes Gartengemüse, Möhren, Tomaten, Brokkoli, Kürbis, ballaststoffreiche Obstsorten, Salbei, Thymian, Borretsch, Schafgarbe, Rotklee, Rucula = Rauke (ist ein Salat, schmeckt toll), Granatapfel, Rhabarber und einmal pro Woche ein Steak. Auch Fett sollte in der Ernährung ausreichend vorkommen. Alles bewusst in Ruhe genießen. Der Ernährung sollte mehr Aufmerksamkeit geschenkt und versucht werden, Mahlzeiten zu kultivieren. Risiken für diesen Hormontyp: Darmkrebs, Depressionen wegen Östrogenmangel, Neigung zu Osteoporose. Empfohlen werden daher regelmäßige Vorsorgeuntersuchungen und Knochendichtemessungen.

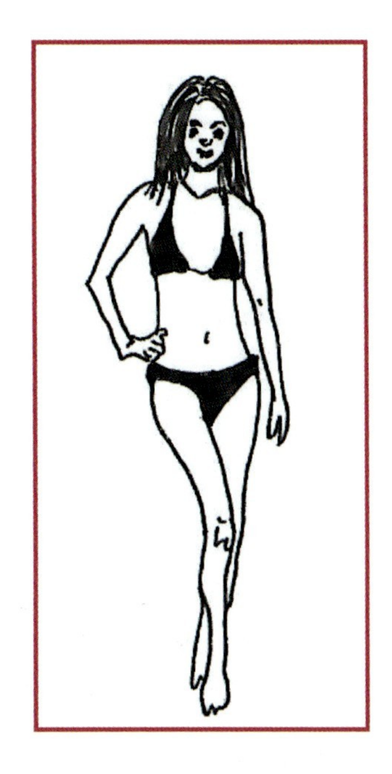

- Die **Amazonen-Frau:** Ihr Überschuss an Testosteron zeigt sich am kräftigen Körperbau, an der Neigung zu Übergewicht und einer ausgiebigen Körperbehaarung. Eine scheinbar latente Aggressionsbereitschaft erleichtert es ihr, sich in der Männerwelt durchzusetzen. Der Amazonentyp gilt als dominant, hat eine tiefe Stimme und leidet oft unter Hautirritationen. Die Amazonenfrau neigt zu Herz-Kreislauf-Erkrankungen und Störungen des Fettstoffwechsels. Sie braucht vor allem Eiweiß und östrogenhaltige Nahrungsmittel. Normalerweise verkommt bei ihr die Nahrungsaufnahme zur Nebentätigkeit.

Die Ernährung ist oft zu einseitig und auf tierisches Eiweiß ausgerichtet. Dabei wäre die Mittelmeerküche für sie ideal. Reichlich Obst, Gemüse und Olivenöl sind geeignet als Schutz vor Arteriosklerose und Herzinfarkt. Auch gut sind helles Fleisch und Seefisch, Kaninchen, Geflügel, Kalbfleisch. Auch hier östrogenhaltige Lebensmittel: Sojaprodukte, Linsen, schwarze Bohnen, Erdnüsse, Hirse, Salbei, Thymian, Borretsch, Schafgarbe, Granatapfel, Rhabarber, Möhren, Rotklee, Rucula. Karotinreiche Lebensmittel: rotes und gelbes Gartengemüse, Tomaten, Paprika, Rote Beete, Kürbis. Omega-3-Fettsäure-Lieferanten: Raps- und Olivenöl. Und schließlich chromreiche Lebensmittel zur Verbesserung der Insulinaktivität: Vollkornprodukte, Weizenkeime, Brokkoli, Kakao, schwarzer Tee, Bierhefe. Karela-Tee hemmt die Zuckerneubildung in der Leber. Regelmässige Bewegung, am besten im Ausdauerbereich, ist empfohlen (Walken, Inline-Skaten, Jogging etc.). Risiken: Herz- und Kreislauferkrankungen, Fettstoffwechselstörungen, Diabetes mellitus, Brustkrebs.

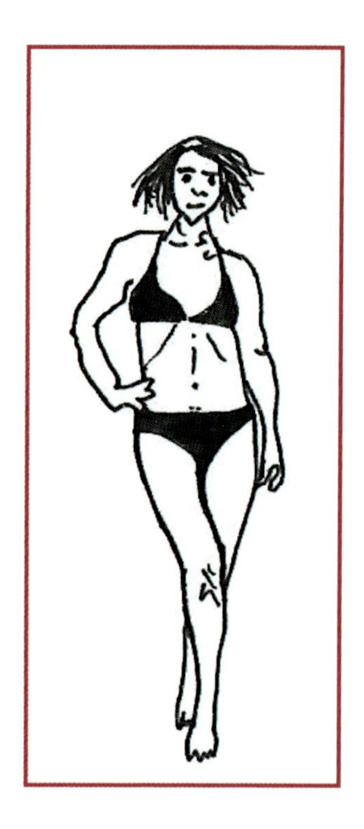

Nicht nur für die Frau gibt es die Möglichkeit einer Hormonsubstitution. Auch für Männer besteht die Möglichkeit, bei Testosteronmangel mit Pflaster oder dosierter Gelauftragung (z. B. „Testogel®“ von Jenapharm) dem Hormonmangel entgegenzuwirken. Vorausgesetzt, es besteht kein Verdacht auf ein Prostatacarcinom oder eine Brustkrebsanamnese.

Beraten Sie sich bezüglich einer Hormonersatztherapie auf jeden Fall mit Ihrem Arzt. Ziel sollte eine gezielte, individuell abgestimmte, die Risikofaktoren berücksichtigende Therapie sein. Mit dem Ergebnis einer optimalen Hormonproduktion, bei optimalem Stoffwechsel und optimaler Vitalität. Krebsrisiko besteht nur bei falschem Hormon, falschem Präparat, in falscher Dosis. Beziehen Sie mit Genuss die zu Ihnen passenden Nahrungsmittel mit ein.

10. Schadstoffe und Gifte

Hier lohnt sich bewusster Verzicht. In Deutschland kommen jährlich mehr als eine halbe Million Menschen in eine Klinik, weil sie zuviel Tabak, Alkohol oder Tabletten komsumiert haben. Ersparen Sie sich dieses zweifelhafte Vergnügen.

10.1. Nikotin

Bereits 1603 machte sich James I. auf dem englischen Thron seiner Wut Luft über den „unerträglichen Gestank und die vergiftende Wirkung“ des Krautes, das Christof Kolumbus gut hundert Jahre zuvor von seinen Entdeckungsfahrten mitgebracht hatte. Auch eine Steigerung des Einfuhrzolles von 4 000 Prozent konnte dem „pestilenzartigem Dampf“ in England nicht den Garaus machen. Schwarzmarkt und Schmuggel blühten. Schließlich errichtete James I. ein staatliches Monopol und fortan verdiente sich die Krone eine goldene Nase. Danach erlebte der Tabak die größten Schübe hin zum Massenlaster immer in den Kriegszeiten. Den Beigeschmack von Freiheit – weil von fernen Welten – und somit das Symbol für den weltgewandten Lebemann oder die emanzipierte Lebedame, kann man heutzutage kaum mehr wirklich ernst nehmen. Aber auch das spielte historisch eine gewisse Rolle.

Wenn Ihnen Ihre Gesundheit wichtig ist, rauchen Sie nicht!
Bedenken Sie, das Suchtpotential von Nikotin ist größer als das von Heroin!

Weltweit rauchen mittlerweile zwei Milliarden Menschen. Ein Drittel aller Deutschen über 12 Jahre! Das ergibt jährlich 110 000 bis 140 000 tabakbedingte Todesfälle in Deutschland. Das bedeutet knapp 400 Tote durch das Rauchen täglich. Vor allem Krebserkrankungen, aber auch Kreislauferkrankungen und Atemwegserkrankungen spielen eine große Rolle. Jeder dritte Herz-Kreislauf-Todesfall ist auf das Rauchen zurückzuführen. Die Zahl der jungen Raucher wird immer größer. Vor allem Mädchen greifen aus Gründen der Emanzipation und aus dem Irrglauben, Rauchen mache schlank, frühzeitig zur Zigarette. Bei einer Befragung von 1857 Schülern aus Erfurt gaben zwei Drittel an, zwischen dem 11. und 13. Lebensjahr ihre erste Zigarette probiert zu haben. Grund war in 82 Prozent Neugier. Besonders dramatisch dabei: 80 Prozent der Jugendlichen wissen von der Schädlichkeit des Rauchens und von der Suchtproblematik. Nach einer Studie der WHO 2014 rauchen 10 Prozent der 12- bis 17-Jährigen Jugendlichen in Deutschland. Bei den Erwachsenen ist die Tendenz rückläufig. Jahrbuch Sucht 2013: 33% der Männer und 27% der Frauen. Prof Hurrelmann von der Universität Bielefeld sieht Zigarettenrauchen als ein Indiz für geringe Lebenszufriedenheit, negative gesundheitliche Selbsteinschätzung und geringen Schulerfolg. Dabei überschreiten die Kosten für die Behandlung tabakbedingter Gesundheitsschäden in Deutschland mit jährlich 17 bis 18 Milliarden Euro deutlich die Einnahmen aus der Tabaksteuer. Nebenbei gibt es in Deutschland jährlich ca. 400 Lungenkrebskranke durch **Passivrauchen.** Im **Hauptstromrauch** wird ein Viertel des Rauches vom Raucher direkt inhaliert. Der **Nebenstromrauch** ist besonders gesundheitsgefährdend. Die Konzentration krebserregender Substanzen ist im Nebenstromrauch bis zu 30 mal höher als im Hauptstromrauch. Diesem Nebenstromrauch sind besonders die passiv Mitrauchenden ausgesetzt. Tabakrauch ist mit Abstand der gefährlichste Innenraumschadstoff. Passivraucher leiden unter Husten, Übelkeit, Kopfschmerzen, Herz-Kreislauf-Erkrankungen, Lungenentzündung, Asthma und Krebserkrankungen. Besonders gefährdet sind Kinder, die oft dem Tabakrauch schutzlos ausgesetzt sind. Bei Kindern wird der plötzliche Kindstod, chronische Mittelohrentzündung, Atemwegserkrankungen wie Asthma, aber auch eingeschränkter Geruchsinn, Karies bei den Milchzähnen, Verhaltensauffälligkeiten und Übergewicht im Kindesalter unter anderem auf das gefährliche Passivrauchen zurückgeführt.

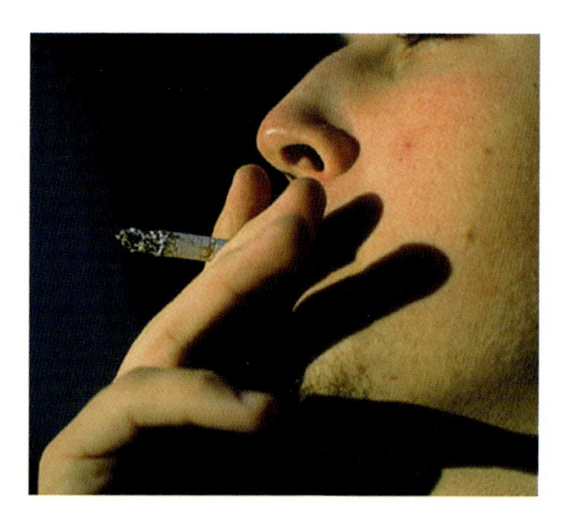

Insgesamt enthält eine Zigarette etwa **4000 gesundheitsschädliche Stoffe,** darunter ca. **50 krebserregende Substanzen.** Wobei die Zigarettenindustrie zugibt, sogenannte Suchtverstärker (Ammoniak, Aldehyde) beizumischen.

- Allein das **Nikotin** hat ein größeres Suchtpotential als Heroin.
- Daneben findet sich **Blausäure,** die das Atemzentrum lähmt, die Zilienbewegung in der Lunge hemmt und den Bronchialschleim verfestigt. Würden Sie freiwillig Blausäure zu sich nehmen ?
- **Formaldehyd** reizt die Schleimhaut und wirkt krebserregend. Kohlenmonoxid bindet sich an das Hämoglobin und sorgt so für eine Sauerstoffunterversorgung der Gewebe vom Fuß bis zum Gehirn.
- **Nitrosamine** sind unmittelbar Lungenkrebs auslösend.
- Verschiedene **Kohlenwasserstoffe (Benzole, Phenole, Benzpyren)** lösen Lungenkrebs, Leukämien oder Schleimhautreizungen aus.
- **Amine** schädigen das Erbgut und lösen Krebs aus.
- Metalle wie **Cadmium** schädigen den Knochen.
- **Blei** verursacht Nervenschäden.

- Kein vernünftiger Mensch würde **Arsen, Nickel** oder **Polonium 210,** die alle krebsauslösend sind, freiwillig zu sich nehmen.

Krankheiten befallen uns nicht aus heiterem Himmel, sondern entwickeln sich aus täglichen Sünden wider die Natur. Wenn sich diese gehäuft haben, brechen sie unversehens hervor. (Hippokrates)

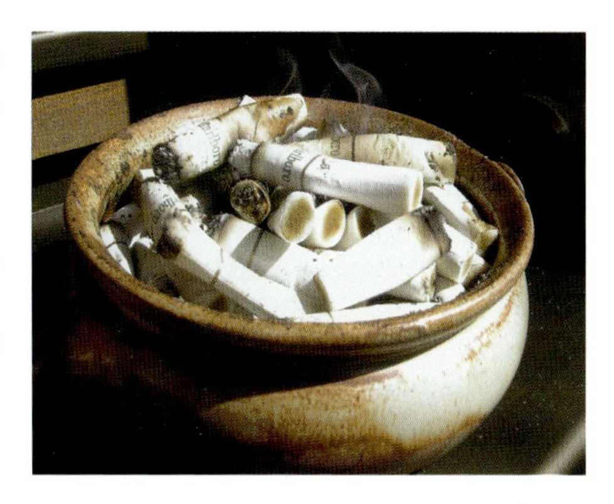

Das Deutsche Krebsforschungsinstitut (DKFZ) fordert, die krebserzeugenden und die Abhängigkeit verstärkenden Substanzen zu verbieten. So sind seit 1977 600 Einzelsubstanzen und chemische Gemische als Zusatzstoffe in Tabakwaren erlaubt. Unter anderem auch Menthol, das die Nikotinaufnahme beschleunigt, Metallstäube und Zucker als „Geschmacksverbesserer".

Je mehr Nikotin dem Körper angeboten wird, desto schneller erfolgt der Abbau. Normalerweise wird Nikotin in zwei Stunden abgebaut. Raucht jemand eine Schachtel Zigaretten pro Tag, baut er das Nikotin innerhalb von 20 Minuten ab. Das „Crabbing" „ich brauche eine Zigarette" verstärkt sich. Der Körper gewöhnt sich an die hohe Nikotindosis, indem er seine Zahl der Nikotinrezeptoren erhöht. Einmal angelegte Rezeptoren bleiben aber ein Leben lang bestehen und signalisieren „Nikotinbedarf". Kurzfristig verspürt der Raucher eine Zunahme der Konzentrationsfähigkeit. Stress wird kurzfristig gemindert und die Ausschüttung der Botenstoffe nimmt zu. Nach der kurzfristigen Verminderung der Herzschlagzahl nimmt der Herzrhythmus aber sofort wieder zu. Es kommt zu einer Gefäßverengung, 6 bis 10 Sekunden nach dem Rauchen einer Zigarette wird die Hand des Rauchers kühler. Dosisabhängig kommt es zum Blutdruckanstieg bzw. zum Blutdruckabfall und zu einer Stimulierung des Gehirns. Es kann aber auch zu Krämpfen und Verwirrung kommen. Die Magen-Darm-Tätigkeit wird mit niedrigen Nikotindosen gesteigert, mit höheren Dosen zum Erliegen gebracht werden. Je nach Menge des Nikotinkonsums kann es bis zur Atemlähmung kommen.

Beispielsweise lässt eine Tasse Kaffee und eine Zigarette den systolischen Blutdruck um 12 bis 13 mmHg steigen. Den diastolischen Wert um 4 bis 5 mmHg. Eine Zigarette allein messbar um 8 bis 10 mmHg!

Churchill: „Ein leidenschaftlicher Raucher, der immer von der Gefahr des Rauchens für die Gesundheit liest, hört in den meisten Fällen auf. Zu lesen."

Das Rauchen wirkt sich negativ vom Gehirn bis zur Großzehe aus:

- Es kommt zu Magen-Darm-Erkrankungen, Atemwegserkrankungen, Schädigung der Lungenbläschen, chronische Bronchitis, Lungenemphysem, eingeschränkte Lungenfunktion, Gefäßerkrankungen, Arterienverkalkung, Durchblutungsstörungen, Herz- und Hirnschlag. Die Verschlechterung des Gedächtnisses schreitet fünfmal schneller voran als beim Nichtraucher. Krebserkrankungen von Lunge, Kehlkopf, Mundhöhle, Zunge, Blase, Niere und Bauchspeicheldrüse können ausgelöst werden. Geschmacks- und Geruchssinn leiden. Das Immunsystem wird gestört, es kommt zu vermehrten Infekten. Raucher sind schmerzempfindlicher. Sie haben öfter Gelenk- und Muskelschmerzen. Man vermutet eine langfristige Schädigung des Muskelgewebes durch die verminderte Blutversorgung. Dadurch leidet auch der Knochen. Raucher haben mehr Osteoporose. Raucher sind schmerzempfindlicher durch eine Schädigung der Schmerzverarbeitung im Nervensystem. Raucher haben oft schwere Zahnfleischentzündungen und verlieren deshalb dreimal häufiger ihre Zähne als Nichtraucher.

- Auch die Schönheit leidet. Die Haut der Raucher altert schneller. Von der Gelbfärbung der Zähne und Finger ganz abgesehen, bildet sich bei Raucherinnen ein sogenannter Tabaksbeutelmund, das heißt Falten um die Mundpartie. Eine Raucherprodukte herstellende Firma weiß natürlich sofort Abhilfe zu schaffen. Nicht etwa das Rauchen einstellen, nein – sondern Verwendung einer glättenden Zigarettenspitze!

- Es kommt zur Minderdurchblutung der Hoden, Verminderung der Spermienzahl, Schädigung der Libido und früherem Eintritt der Menopause. Die Hälfte aller Erektionsstörungen sind nach Weglassen des Nikotins auch weg.

- Es kommt zu vermehrten Venenthrombosen. Das Risiko ist zehnmal so hoch schon bei 35-jährigen Raucherinnen. Nehmen Sie die Pille zusätzlich ein, kann das Risiko sich um das 80fache erhöhen.

- Raucht eine Frau in der Schwangerschaft, steigt das Risiko für das Un- und Neugeborene. Die Kinder haben eine geringere Gewichtszunahme, Entwicklungsprobleme (IQ minus 10 im Vergleich zu anderen Kindern) und ein verringertes Geburtsgewicht. Das bedeutet nach Barker ein deutlich erhöhtes Risiko für das Auftreten von Übergewicht, Fettstoffwechselstörungen, Diabetes mellitus und arteriosklerotischen Erkrankungen. Dazu kommt eine hohe Säuglingssterblichkeit, 50 mal mehr Leukämien und dreimal mehr Aborte bei Kindern von rauchenden Müttern in der Schwangerschaft. Dabei raucht jede vierte bis fünfte Frau schwanger.

• Durch das Rauchen kann die positive Wirkung der Östrogene aufgehoben werden. Je nach Nikotindosis erhöht sich die Ausscheidung des Östrogens über die Leber mit allen Folgen, die ein Östrogenmangel hervorrufen kann. Vor einer Dosiserhöhung der Hormonsubstitution bei einer starken Raucherin wird jedoch gewarnt. In diesem Fall ist ein Hormon-Pflaster zu bevorzugen. Studien belegen, dass „Light-Raucher" kein geringeres Lungenkrebs-Risiko haben. Lediglich Raucher von filterlosen Zigaretten haben ein noch höheres Tumorrisiko (Boston, 2004).

Mal ganz im Ernst, würde man Ihnen im freien Leben so viele Gesundheitsrisiken zumuten, Sie würden sich wehren, vor Gericht ziehen und Klage wegen Körperverletzung einreichen. Und trotzdem rauchen immer noch so viele Menschen unter uns und bezahlen auch noch „freiwillig" viel Geld dafür.

Eine erfahrene Großmutter hatte gesagt: „Das ist dem Teufel mit Dreckbollen geschmissen!"

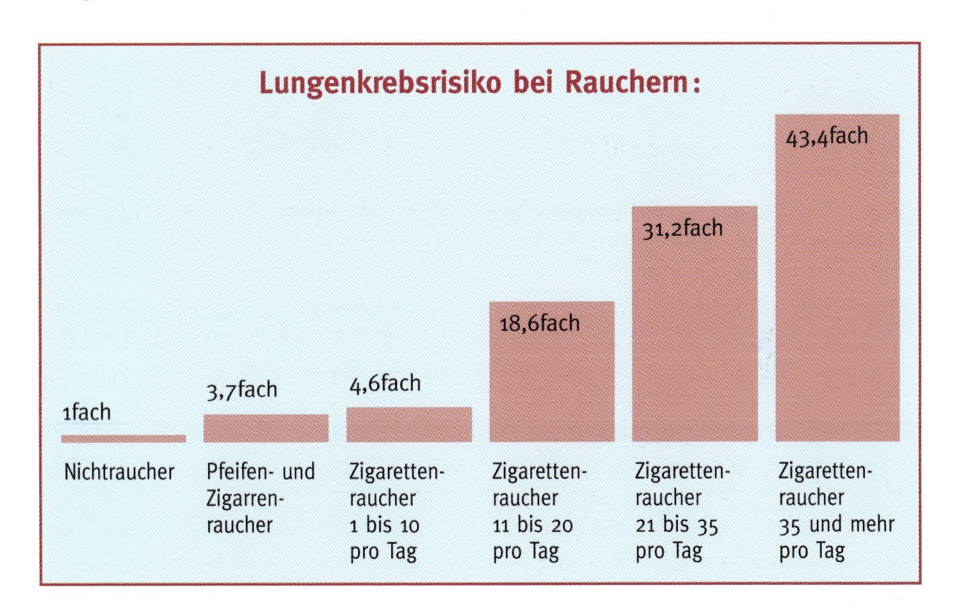

Tabakrauch ist verantwortlich für:

- 60 bis 90 Prozent aller Lungen- und Bronchialkrebserkrankungen
- 30 Prozent aller Bauchspeicheldrüsenerkrankungen
- 30 bis 70 Prozent aller Blasenkrebserkrankungen
- 30 Prozent aller Nierenkrebserkrankungen

Was würden Sie alles gewinnen, wenn Sie aufhören würden, zu rauchen?

- Gesundheit, Geld, Zeit, Kondition, Prestige, Lebenserwartung, Geschmack. Sie würden besser riechen, auch Ihr Auto, Ihre Wohnung. Und Sie würden selbst mit Ihrer Nase wieder besser riechen. Auch Ihr Aussehen würde sich verbessern.
- Schon nach 20 Minuten ohne Zigarette kommt es zu einer besseren Durchblutung von Händen und Füßen. Nach acht Stunden normalisiert sich der Sauerstofftransport durch die roten Blutkörperchen. Nach 48 Stunden verbessert sich der Geschmacks- und Geruchssinn.
- Nach zwei bis zwölf Wochen ohne Zigarette stabilisieren sich Kreislauf und Lunge. Fünf Jahre „ohne" ist das Herzinfarktrisiko wie beim Nichtraucher und zehn Jahre nach der letzten Zigarette ist auch das Lungenkrebsrisiko wie beim Nichtraucher.

Also fangen Sie an, die Zeit läuft. Für eine gute Idee ist es nie zu spät. Machen Sie sich nichts vor „Ich rauche gern" oder, „alle verwandten Raucher sind alt geworden" oder „die Wege in die Lunge sind geteert" bringen Sie nicht weiter.

Sie müssen wollen, Sie allein.
Und scheuen Sie sich nicht, sich dabei positiv unterstützen zu lassen!

Grundvoraussetzung ist Ihr fester Wille. Zusätzlich brauchen Sie eine gute Beratung, regelmäßige Motivation, die positive Unterstützung durch Ihr soziales Umfeld und ein oder mehrere Mittel, um eventuelle Entzugserscheinungen erfolgreich zu bekämpfen.

Motivierend sollten die gesundheitlichen Vorteile, die Steigerung Ihrer Fitness, Verbesserung von Eigengeruch und Geruchssinn und natürlich das ersparte Geld wirken. Haben Sie es erfolgreich geschafft, können Sie das auch als Beweis Ihrer Willenskraft und persönlichen Stärke verbuchen.

Sind Sie unentschlossen, schreiben Sie Vor- und Nachteile nebeneinander auf einen Zettel. Sie werden bald erkennen, dass die Vorteile des Aufhörens überwiegen. Sind Sie zu dem richtigen Schluss gekommen: „Aufhören lohnt sich", dann gilt es, sich über die Raucherentwöhnung zu informieren, einen Termin festzulegen und zu überlegen, was mache ich „anstatt". Wie gestalte ich meinen Alltag ohne Zigaretten? Und schließlich, wie beuge ich Rückfällen vor?

Vorsicht vor klassischen Rückfall-Fallen:

- Der Kollege am Arbeitsplatz kommt: „Komm' wir rauchen eine..."
- Man will dazugehören, mithören, dabei sein, cool sein, erwachsen sein...

Um festzustellen, wie stark Ihre Abhängigkeit von Zigaretten ist, machen Sie den Selbsttest:

Fagerström-Test for Nicotine Dependence (FTND) zur Ermittlung der Abhängigkeit

Wann nach dem Aufstehen rauchen Sie Ihre erste Zigarette?

Innerhalb von fünf Minuten	2 Punkte
Nach 6 bis 30 Minuten	2 Punkte
Nach 31 bis 60 Minuten	1 Punkt
Nach 60 Minuten	0 Punkte

Finden Sie es schwierig, an Orten, wo es verboten ist (zum Beispiel Kirche, Bücherei, Kino etc.) das Rauchen zu unterlassen?

Ja	1 Punkt
Nein	0 Punkte

Auf welche Zigarette wollten Sie am wenigsten verzichten?

Die erste am Morgen	1 Punkt
Eine andere	0 Punkte

Wieviele Zigaretten rauchen Sie im allgemeinen am Tag?

Bis 10	0 Punkte
11 bis 20	1 Punkt
21 bis 30	2 Punkte
31 und mehr	3 Punkte

Rauchen Sie am Morgen im allgemeinen mehr als am Rest des Tages?

Ja	1 Punkt
Nein	0 Punkte

Kommt es vor, dass Sie Rauchen, wenn Sie krank sind und tagsüber im Bett bleiben müssen?

Ja	1 Punkt
Nein	0 Punkte

Auswertung:

0 bis 2 Punkte:	Sehr geringe Abhängigkeit
3 bis 4 Punkte:	Geringe Abhängigkeit
5 Punkte:	Mäßige Abhängigkeit
6 bis 7 Punkte:	Starke Abhängigkeit
Mehr als 7 Punkte:	Sehr starke Abhängigkeit

- Vermeintliche Stressbekämpfung: „Ich muss erst mal eine rauchen."
- Die gekoppelte Zigarette zum Kaffee, beim Telefonieren, nach dem Frühstück...
- Entzugssymptome: Gereiztheit, Nervosität, Depressionen, Konzentrationsstörungen, Müdigkeit, Blutdruckabfall, Schweißausbrüche...
- Gewichtszunahme durch Appetitsteigerung.
- Mangelnde orale Befriedigung.
- Es fehlt was in der Hand, man braucht etwas zwischen den Fingern.

Aber keine Angst, für jedes dieser Probleme gibt es unterstützende Mittel und Möglichkeiten, nicht in die Rückfallfalle zu tappen.

So kann es Ihnen gelingen, die Nikotinsucht niederzuringen

Sie müssen wollen, sonst geht gar nichts. Lassen Sie sich durch **Nikotinpflaster** in passender Dosierung zu Ihrem bisherigen Nikotinkonsum helfen, um die Entzugssymptome zu mindern. Ihre Familie wird es Ihnen danken. Es hat schon Familien gegeben, in denen die Kinder gedrängt haben, der Vater solle wieder mit dem Rauchen beginnen, weil die Stimmung ungemütlich wurde. Nikotinpflaster kann man diskret kleben, keiner sieht oder riecht sie und sie sind deutlich billiger als Zigaretten. Das Nikotin wird kontinuierlich abgegeben, somit kommt es zu keinem morgendlichen Nikotinentzug, wie bei starken Rauchern oft zu beobachten. Für den mehr oral orientierten Menschen gibt es **Nikotinkaugummis** und **Lutschtabletten**. E-Zigaretten werden zwar kontrovers diskutiert, sind aber in jedem Fall schadstoffärmer als die herkömmliche Zigarette.

Haben Sie mit depressiven Verstimmungen zu kämpfen, kann Ihnen Ihr Arzt zum Beispiel Zyban®, ein **Antidepressivum,** verordnen. Auch die Nikotinlutschtabletten müssen rezeptiert werden. Nikotinpflaster und Kaugummi erhalten Sie rezeptfrei in der Apotheke. Den Kaugummi gibt es in verschiedenen Geschmacksrichtungen. Ein weiterer Vorteil, man muss sich nicht mit Essen über den „Nikotinentzug" hinwegtrösten. Übrigens auch eine Möglichkeit für Kettenraucher, den Zigarettenkonsum erst einmal herunterzudrosseln. Immer nur einen Kaugummi gleichzeitig kauen und zwischendurch den Kaugummi in der Backentasche parken, nach 30 Minuten ist der Nikotinvorrat aufgebraucht. Sie sollten den Kaugummi aus dem Mund nehmen. Mehr als 16 Kaugummis sollten Sie pro Tag nicht kauen. Verzichten Sie beim Kauen auf säurehaltige Getränke wie Kaffee, Tee, Limonade, Cola oder kohlensäurehaltiges Mineralwasser. Die Aufnahme des Nikotins wird dadurch beeinflusst. Nach zwei bis drei Monaten sollte der Nikotinpflastergebrauch bzw. der Gebrauch des Nikotinkaugummis langsam verringert werden.

Die **Verhaltenstherapie,** was mache ich anstatt, was antworte ich wenn, wie behelfe ich mir, falls das Crabbing zunimmt etc., unterstützt Sie in schwierigen Situationen. Auch der **Ohrakupunktur** (Stresspunkt, Aggressionspunkt), der **Hypnose,** dem **autogenen Training** etc. werden positive Wirkungen auf ein erfolgreiches Outcome zugesprochen. Erlaubt ist alles, was hilft: Entspannende Kassetten, CD's, Ausdauersport, Bastelabende, Selbsthilfegruppen, Wetten etc. Bewährt haben sich auch ein kurzer Spaziergang nach dem Essen – statt Zigarette. Beim Telefonieren malen auf einem Zettel – statt Zigarette. Wartezeiten mit Kreuzworträtseln oder Lektüre überbrücken, Stressbekämpfung mit Entspannungsübungen, Obst und Gemüse für Mund und Hände statt Zigarette.

Das Problem der **Gewichtszunahme** muss bedacht werden und konsequent gegengesteuert werden: Raucher haben einen höheren Grundumsatz als Nichtraucher, das macht ca. 200 kcal pro Tag aus. Rauchen senkt den Appetit, Serotonin und Dopamin werden stimuliert, das wirkt auf das Sättigungszentrum. Nikotin vermindert die Insulinaktivität, ein Teil der Blutglukose wird aber über den erhöhten Energiebedarf sofort verbrannt. Ohne Nikotin wandert die Glukose nach dem Abbau durch das Insulin in die Glykogenspeicher. Unter Nikotin wird mehr Nahrungsfett gespeichert, um eventuelle erhöhte nikotininduzierte Fettverbrennung auszugleichen. Diese Enzymaktivität hält auch noch an, wenn kein Nikotin mehr angeflutet wird. Es kommt zur Fettdepotsteigerung.

Nach dem Aufhören mit dem Rauchen ist mit einer Gewichtszunahme von ca. fünf bis zehn Prozent zu rechnen. Dies muss aber nicht langfristig der Fall sein. Geringer ist die Gewichtszunahme mit vorübergehender Nikotinersatztherapie. Trotzdem haben Sie den Vorteil, die zusätzlichen Giftstoffe des Rauchens nicht aufzunehmen. Nikotin allein wirkt nach bisherigem Kenntnisstand weder mutagen noch kanzerogen. Die Pflasterdosis kann langsam verringert werden.

Ein **Rauchertagebuch** – fragen Sie Ihren Arzt – kann zusätzlich hilfreich sein. Es unterstützt die Selbstbeobachtung, hilft beim Erarbeiten von alternativen Verhaltensweisen und lässt Sie zum Schluss nicht die **Selbstbelohnung** zur positiven Verstärkung vergessen.

Die Zahl der rauchenden Jugendlichen nimmt immer mehr zu. 40%

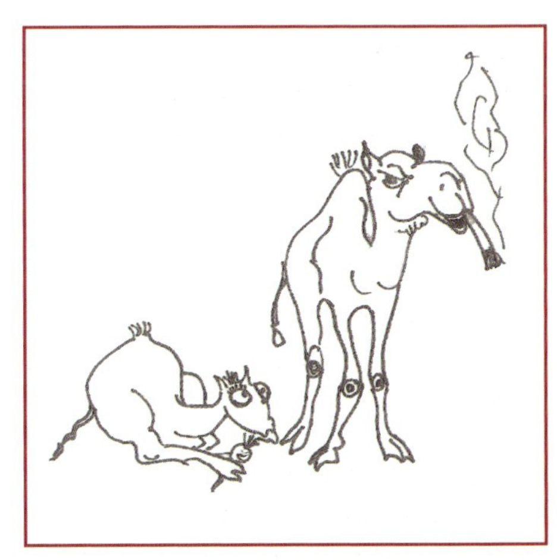

Das größere Kamel ist der Vater.

aller elf- bis 25-Jährigen rauchen in Deutschland. Höchste Zeit, dass an Modellschulen ab sofort durch Beratung von Lehrern, Eltern und Schülern die Raucherquote unter den Schülern gesenkt werden soll. Rauchen im Pausenhof, auch in Raucherecken und in Raucherzimmern, soll verboten werden. Ein Versuch, die Versuchung zu mindern? Sprechen Sie mit Ihren Kindern rechtzeitig. Nie anfangen, erspart viele Probleme. Aufhören ist wesentlich schwieriger!

Eine gerauchte Zigarette erzeugt nach einer Innsbrucker Studie genausoviel Feinstaub wie ein laufender LKW-Motor in eineinhalb Stunden (siehe auch 10.5.1. Luftschadstoffe).

Rauchen hat nur gesundheitliche, finanzielle und soziale Nachteile. Je früher Sie aufhören, um so besser. Lassen Sie sich dabei fachkundig helfen, um ohne Reibungsverlust anhaltend zum Nichtraucher zu werden.

Wer raucht, lebt durchschnittlich acht Jahre kürzer und vor dem Tod schon erheblich schlechter. Warum sollten Sie sich das antun?

10.2. Acrylamide

Acrylamid wird bei starker Erhitzung von kohlenhydratreichen Lebensmitteln wie Kartoffeln und Getreideprodukten gebildet, vor allem Pommes frites, Chips, Knäckebrot, aber auch andere. Das Acrylamid entsteht aus Zucker und dem Eiweißbaustein Asparagin und ist ein Nebenprodukt der Bräunungsreaktion. In Tierversuchen kam es zu Schädigungen am Erbgut, Nervenschäden und Krebserkrankungen. Die WHO stuft Acrylamide als Krebsauslöser auch beim Menschen ein. Besonders hoch sind die Konzentrationen in Kartoffelchips mit über 1 000 mg/kg. In rohen und gekochten Nahrungsmitteln wie Kartoffeln, Reis, Nudeln und Mehl liegen die Acrylamid-Konzentrationen in der Regel unter 30 mg/kg. Untersuchungen haben gezeigt, dass Acrylamide placentagängig sind, das heißt sie passieren den Mutterkuchen. Schwangeren und Stillenden wird empfohlen, acrylamidreiche Lebensmittel zu meiden.

Große Bedeutung kommt dabei der Zubereitung der Lebensmittel zu: Brot enthält nur wenig Acrylamid, getoastet dagegen viermal so viel.

- Vermeiden Sie scharfes Anbraten von Kartoffel- und Getreideprodukten und eine starke Bräunung.
- Bratkartoffeln besser aus gekochten Kartoffeln zubereiten. Rohe Kartoffeln eine Stunde wässern. Je höher der Wassergehalt des Nahrungsmittels, um so weniger Acrylamid entsteht bei der Verarbeitung.

- Vorsicht vor überhitztem Bratfett in der Pfanne.
- Die Temperatur im Backofen sollte mit Umluft 180 Grad Celsius und ohne Umluft 200 Grad beim Backen nicht überschreiten.
- Verwenden Sie Backpapier.
- Pommes, Blechkartoffeln, Plätzchen, Brot, Pizza und Kuchen nicht zu stark bräunen, Toast nur leicht anrösten.
- Dicke Pommes bevorzugen und gleichmäßig auf dem Blech verteilen. Acrylamid bildet sich in den Randschichten.
- In der Fritteuse 175 Grad möglichst nicht überschreiten. Pommes in kleinen Portionen nur goldbraun frittieren. 100 g auf 1 bis 1,5 l Öl.
- Auch gefunden wurden Acrylamide in niedrigeren Dosierungen in obergärigem Vollbier, Spekulatius, Röstzwiebeln, Cornflakes und Kaffee-Ersatzmischungen.

Alternativen zu belasteten Lebensmitteln: Pfannkuchen, Bratlinge und Gratins, Kartoffeln dünsten oder kochen, zum Knabbern nehmen Sie ungeröstete Nüsse, Studentenfutter und Trockenobst.

10.3. Aflatoxine

Aflatoxine sind bei chronischer Aufnahme im Tierversuch krebserregend. Aflatoxin B kann in verschimmelten Nüssen, Pistazien, Erdnüssen, Haselnüssen, Paranüssen, Mandeln und Gewürzen, Pfeffer, Chili, Muskatnuss, Paprikapulver etc. enthalten sein. Milch kann Aflatoxin M enthalten, wenn die Kühe verschimmeltes Futter fressen. Heute sind Milch- und Milcherzeugnisse durch bessere Futtermittel deutlich weniger belastet als früher. Ist ein Lebensmittel mit Schimmel befallen (Ausnahme : Edelschimmel beim Käse), sollten Sie nicht die verschimmelte Stelle abschneiden und den Rest essen. Die giftigen Aflatoxine sind im ganzen Brot und im gesamten Marmeladeglas. Erster Schaden ist immer der kleinste Schaden. Werfen Sie alles weg. Hier ist Sparsamkeit gefährlich und fehl am Platz.

10.4. Solanine

Solanine sind das Gift der Nachtschattengewächse. Sie sind im grünen Teil zum Beispiel der Kartoffeln und der Tomaten. Besonders hohe Konzentrationen findet man in den Kartoffelkeimen und ergrünten Teilen der Knollen. Durch Lichteinwirkung steigt der Solaningehalt der Kartoffeln, also bitte unbedingt dunkel lagern. Entfernen Sie die grünen Stellen der Tomaten, dann steht einem unbeschwerten Genuss nichts im Wege.

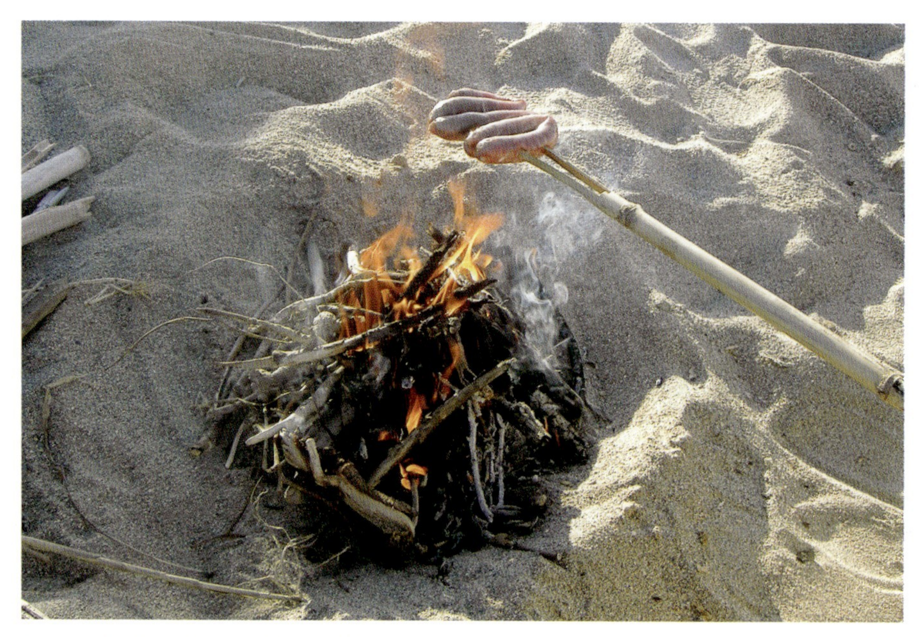

Romantisch, aber so bitte nicht.

10.5. Polyzyklische aromatische Kohlenwasserstoffe

Grillen ist eine nährstoffschonende und fettsparende Art der Speisenzubereitung. Beachtet werden muss dabei jedoch die Entstehung gesundheitsschädlicher Substanzen. Wichtig ist daher ein sachgerechter Umgang mit dem Grill und eine sorgfältige Auswahl geeigneter Lebensmittel.

Beim Grillen von Fleisch können chemische Verbindungen entstehen, die gesundheitsschädlich sind. Sie werden unter der Bezeichnung polyzyklische aromatische Kohlenwasserstoffe zusammengefaßt (PAK). Sie haben ein krebserregendes Potential. PAK entstehen bei unvollständiger Verbrennung von Holz, Kunststoff oder Papier. Wenn zum Beispiel über offenem Feuer oder nicht durchgeglühter Kohle gegrillt wird, entwickelt sich PAK-haltiger Rauch, der sich auf das Grillprodukt niederschlagen kann. Verwenden Sie also ausschließlich Holzkohle oder Holzkohlebriketts. Mit Hilfe eines Blasebalgs kann das Durchglühen beschleunigt werden. Altholz oder Zapfen eignen sich nicht als Brennmaterial, sie können giftige Gase abgeben. Sagen Sie das auch Ihren Kindern, wenn sie das nächste Mal zum Würstegrillen aufbrechen. Zum Grillen eignen sich leicht fettdurchzogene aber auch durchwachsene Fleischstücke, gepökelte Ware ist nicht zu empfehlen. Gepökelte Fleischwaren (Kassler, Wiener Würste, Bockwürste, Fleischwurst, Leberkäse etc.) werden mit Nitritpökelsalz hergestellt. Bei hohen Temperaturen kann das Nitrit aus dem Pökelsalz mit Aminen aus dem Fleisch reagieren, so dass krebserregende Nitrosamine in geringen Mengen entstehen können. Außer Fleisch eignen sich auch Fisch, Gemüse, Kartoffeln und Obst gut zum Grillen. Wickeln Sie es in Alufolie ein, damit es nicht austrocknet. Achten Sie darauf, dass kein abschmelzendes Fett in die Glut tropft. Um die PAK-Bildung zu vermeiden, achten Sie auf geeignete Grillgeräte, zum Beispiel mit Auffangschalen, verwenden Sie Aluschalen oder ein seitlich verlagertes Holzkohlenbett, wenn am Spieß geröstet wird.

10.6. Umweltgifte

10.6.1. Luftschadstoffe

Die Europäische Union hat die Grenzwerte für Luftschadstoffe drastisch gesenkt. Norwegen, Schweden und die Schweiz haben schon immer wesentlich strengere Luftreinhaltevorschriften als Deutschland.

Was müssen wir von welchem Schadstoff befürchten?

- **Schwefeldioxid** hat eine ätzende Wirkung auf die Schleimhäute der Atemwege und der Augen.
- **Stickstoffdioxid** schädigt Bronchien und Lunge und schwächt das Immunsystem.
- **Stäube** verursachen je nach Größe und Zusammensetzung Lungenfunktionsstörungen und können allergische Reaktionen verstärken.
- **Ozon** verursacht Kopfschmerzen, Husten und Tränenfluss, aber auch Lungenentzündungen. Eine krebsauslösende Wirkung wird diskutiert.
- **Kohlenmonoxid** behindert die Sauerstoffbindung im Blut.
- **Benzol** hat narkotisierende Wirkung und schädigt die Blutbildung im Knochenmark. Es erhöht das Krebserkrankungsrisiko, auch vermutet man eine erbgutverändernde Wirkung des Benzols.
- **Feinstäube** verursachen chronischen Husten, Bronchitiden, Herz-Kreislauf-Erkrankungen, Verschlechterung der Lungenfunktion vor allem bei Kindern und Lungenkrebs. Wer viel Feinstäuben ausgesetzt ist, hat eine verkürzte Lebenserwartung. Dabei gilt, je kleiner die Teilchen, um so länger halten sie sich in der Luft und können wieder aufgewirbelt werden. Feinstäube entstehen durch unvollständige Verbrennungsprozesse in Industrie, Haushalt, Autoverkehr und beim Rauchen. Aber auch der Abrieb von Reifen, Bremsen und Straßenbelägen produziert Stäube. In der Stadtluft können zum Beispiel Schwermetalle, krebserzeugende polyzyklische Kohlenwasserstoffe

oder Säuren an den Staubteilchen hängen und sich zusätzlich negativ auf die Atemwege auswirken. Studien beschreiben Anstiege der Herzinfarktraten bei ansteigenden Feinstaubgehalt der Bostoner Luft um bis zu 69 Prozent nach 24 Stunden. Besonders gefährlich sind die kleinen lungengängigen Feinstäube mit einer PM (Partikelförmigen Materie) von 2,5 µg.

10.6.2. Raumschadstoffe

Der **Schimmelpilzbefall** in unseren Innenräumen nimmt zu. Schimmelpilze gedeihen bei Temperaturen von –2 bis +55° Celsius und einer Wandfeuchtigkeit von 85 bis 95 Prozent. Manche Arten können auch schon ab einer Wandfeuchte von 65 Prozent gut wachsen. Die Schimmelpilze benötigen biologisch abbaubare Untergründe wie zum Beispiel Holz, Tapeten, Kleister, Farben oder mineralische, großporige Baustoffe. Baubiologen betonen, dass bereits eine Raumfeuchtigkeit von 80 Prozent an fünf aufeinander folgenden Tagen für sechs Stunden ausreiche, um Schimmelpilze in Räumen optimal wachsen zu lassen. Die Feuchte an den Innenwänden entsteht aus der Wohnfeuchtigkeit (Wasserdampf), an der Außenwand verursacht durch Schlagregen und aufsteigende Bodenfeuchte. Vorsicht, vor allem im Schlafzimmer schlägt sich die Feuchte aus Bad, Küche und Wohnzimmer nieder und deshalb findet man dort relativ häufig Schimmelpilze. Abhilfe ist durch ausgiebiges Lüften zu schaffen. Besonders nach dem Kochen und Duschen ist gründlich zu lüften.

Schimmelpilze können vor allem Menschen mit geschwächtem Immunsystem gefährlich werden (Lungenerkrankungen). Aber Pilzsporen können auch Allergien auslösen, vom allergischen Schnupfen über Hautreizungen bis zum Asthma bronchiale. Unabhängig davon kann Schimmelpilzbefall in Räumen zur Geruchsbelästigung führen.

Die beste Vorbeugung gegen Schimmelpilze in Räumen ist kompletter Luftwechsel, also "Querlüften", Heizkörper abdrehen, Temperaturfühler abdecken, am besten morgens, mittags und abends jeweils 10 Minuten. Heizkörper bei Abwesenheit oder nachts nicht ganz abdrehen, um ein Abkühlen der Außenwände zu vermeiden und um dadurch keine zu großen Temperaturunterschiede zwischen innen und außen zu erzielen. So wird die Bildung von Kondenswasser reduziert!

Radon zerfällt in Polonium, Wismut und Blei. Die radioaktiven Zerfallsprodukte lagern sich an Staubpartikel und winzige Wassertröpfchen an und können dann vom Menschen eingeatmet werden. Sie gelangen so in die Atemwege und können dort für lokale Bestrahlung sorgen. Das ist die zweitwichtigste

Ursache gleich nach dem Rauchen für Lungenkrebs (Umweltbundesamt). Erstmalig wurde im 16. Jahrhundert in Schneeberg im Erzgebirge an Bergarbeitern eine Häufung von Lungenerkrankungen beobachtet. In den 80er Jahren wurden großangelegte deutsche und internationale Studien über den Zusammenhang von Radon-Belastungen in Wohnungen und dem Auftreten von Lungenkrebs durchgeführt. Wie kommt das Radon in unsere Wohnungen? Radon ist im Erdboden ein natürlich vorkommendes radioaktives Edelgas. Es entsteht vor allem beim Zerfall von Uran. Radon findet sich zunächst in den in die Erde gebauten Kellern. Über den sogenannten Kamineffekt strömt die erwärmte Kellerluft in die oberen Etagen und nimmt das Radon nach oben mit. Granit, Chemiegipse und Haldenmaterial sind Baustoffe, die verstärkt Radon enthalten. Entscheidend sind auch die geologischen Gegebenheiten und das Lüftungsverhalten. Mittels eines Exposimeters kann die Radonbelastung, insbesondere in Kellerräumen, festgestellt werden. Die Messung kostet ca. 40 Euro. Raucher sind durch hohe Radonaktivitäten besonders gefährdet, weil sie ohnehin schon ein erhöhtes Risiko haben, an Lungenkrebs zu erkranken.

Lüften Sie regelmäßig auch Ihren Keller. Sie verhindern so das Heraufströmen von lungenbelastendem Radon aus den Kellerräumen!

10.6.3. Elektrosmog

In unseren Haushalten hat die Zahl der Elektrogeräte drastisch zugenommen, wie oft laufen Fernseher, Radio und Videogerät parallel. Die Hausfrau ist mit Elektromesser, Handrührgerät und Mikrowelle bewaffnet. Und über allem ein flächendeckendes System von Mobilfunkantennen. Diskutiert werden Zusammenhänge zwischen magnetischen Feldwirkungen und Kopfschmerzen, Erschöpfungszuständen, Allergien, Erbschäden und Krebserkrankungen. Natürlich kommt es wie überall auch hier auf die Dosis an und auf die Nähe zum elektrischen Feld. Zu Elektrogeräten, wenn immer möglich, mindestens 30 cm Abstand einhalten. Auch bedeutend ist die Kleidung, die Haltung von Armen und Beinen und die Erdungsverhältnisse. Feldstärken ab 1 KV/m werden zum Beispiel durch Kribbeln wahrgenommen. Oberhalb von 2,5 KV/m werden elektrische Felder als Belästigung empfunden. Der Schwellenwert für gesundheitliche Reaktionen ist nicht bekannt, man weiß aber, dass es, neben den Oberflächeneffekten, im Körper zu Ladungsumverteilung der elektrischen Körperströme kommen kann. Besondere Vorsicht sollten Herzschrittmacherträger walten lassen. Halten Sie in jedem Falle 30 cm Abstand zu Ihrer Mikrowelle. Die Internationale Agentur für Krebsforschung der WHO (IARC) hat niederfrequente Magnetfelder, wie sie durch die Energieversorgungssysteme erzeugt werden, als möglicherweise krebsauslösend eingestuft. Diskutiert werden auch Zusammenhänge zum M. Alzheimer, M. Parkinson, negative Einflüsse auf die Fortpflanzungsfähigkeit, das Herzkreislaufsystem und den Melatoninhaushalt, somit auf den Nachtschlaf. Mittlerweile gibt es nationale und internationale Grenzwertempfehlungen, insbesondere auch was elektromagnetische Felder in der Nähe von Hochspannungsleitungen und Transformatoren angeht und die sogenannten hochfrequenten elektromagnetischen Felder (Radio, TV, Mobilfunk und Mikrowellen, aber auch bei industriellen Be- und Verarbeitungsvorgängen). Die Grenzwertbestimmungen werden durch den Temperaturanstieg des getroffenen Körpers bestimmt. Es bestehen Überlegungen, dass die überwärmte Zelle leichter krebsauslösende Stoffe aufnehmen könnte oder hitzegeschädigte Eiweiße selbst krebsauslösend wirken könnten. In Tierversuchen konnten Nervenveränderungen, Veränderungen der Blut-Hirn-Schranke, Verschlechterung der Sehfähigkeit, Veränderungen des Abwehrsystems, bei der Blutbildung, der Fortpflanzungsfähigkeit und beim Wasser- und Elektrolythaushalt beobachtet werden. Alle Studien am Menschen haben bisher uneinheitliche Ergebnisse erbracht: Langzeit-Handy-Nutzung und Zunahme der Hirntumoren? Sehprobleme? Schlafprobleme? Großangelegte Studien beschreiben bei Handy-Nutzern Befindlichkeitsstörungen in Form von Sehstörungen, Hautkribbeln im Gesicht, Erwärmungsgefühl auf der Haut hinter dem Ohr, Müdigkeit, Gedächtnisverlust, Konzentrationsschwäche, Schwindelanfälle und Kopfschmerzen. Jugendliche beklagen bereits Stress und Zeitnot durch zu viele eingehende Nachrichten und Anrufe. Vor allem auch dosisabhängig, je länger die Gesprächsdauer, desto eher treten die Befindlichkeitsstörungen auf. Die gesundheitlichen Wirkungen der Handy-Nutzung sind unzureichend geklärt. Bis dahin kurz fassen, Freisprechanlage nutzen oder SMS verschicken.

Wie gefährlich oder nicht gefährlich Elektrosmog, Handys etc. sind, daran wird noch geforscht. Bis man mehr weiß gilt: Vorsicht ist die Mutter der Prozellankiste.
Abstand einhalten, kurz fassen, Schlafzimmer möglichst „gerätefrei" halten, Netzfreischalter nützen.

11. Vorbeugen ist besser als heilen

Sie sollten ein Leben lang auf Ihre Gesundheit achten. Allerspätestens aber im Alter zwischen 45 und 55 wird es höchste Zeit, Zwischenbilanz zu ziehen. Halten Sie sich das berühmte Lebensmaßband vor Augen. Wo stehen Sie jetzt, wie alt wollen Sie werden? Bedenken Sie, dass zwischen 45 und 55 noch einmal wichtige Weichen gestellt werden, um genussvoll nochmal so alt oder älter zu werden oder eben vorzeitig zu sterben oder zu erkranken. Prüfen Sie Ihre Risikofaktoren in der Erbmasse, lassen Sie Ihre eigenen gesundheitlichen Schwachpunkte kontrollieren und steuern Sie rechtzeitig dagegen. Nicht, dass Sie mit 57 nach einem Schlaganfall sagen: „Hätte ich doch . . ."

11.1. Blutdruck

Deutschland ist Europameister, was die Zahl der an Bluthochdruck Erkrankten betrifft. Nach Schätzungen der deutschen Hochdruckliga leiden in Deutschland 20 Millionen an Bluthochdruck (Hypertonie). Ein Drittel davon weiß von seiner Erkrankung gar nichts, ein Drittel wird nicht oder unzureichend behandelt und weniger als ein Drittel wird adäquat, nach den Richtlinien der WHO, behandelt und kontrolliert. In Nordamerika werden 53 Prozent Hypertonie-Patienten, in Europa nur 27 Prozent, behandelt. Das schlägt sich unmittelbar auf die Schlaganfall-Rate nieder, auch hier steht Deutschland traurig mit an der Spitze in Europa.

„Silent killer", leiser Mörder, nennen die Engländer und Amerikaner den Bluthochdruck, denn man spürt ihn nicht. Die Gefäße werden in der Stille zerstört. Die Ursachen dafür können vielfältig sein: Erbmasse, Übergewicht, zu wenig Bewegung, zuviel Salz, zuviel Alkohol, Zigaretten, Stress, Schichtdienst, Arbeitslosigkeit, Mobbing, Lärm oder Medikamente etc. Untersuchungen zeigten bei Anwohnern größerer Flughäfen erhebliche Blutdruckanstiege vor allem bei Zunahme der nächtlichen Lärmbelastungen.

Die glatten Muskelzellen in den Gefäßwänden vermehren sich, die Wand wird dicker, der Hohlraum, durch den das Blut fließen muss, wird kleiner, das Herz muss verstärkt pumpen, um den Blutfluss durch die engen „Röhren" aufrecht zu erhalten. Schließlich können die Gefäße ganz verstopfen oder platzen. Die Folge ist ein Infarkt in Herz oder Gehirn und Durchblutungsstörungen in einzelnen Organen. Aber, die gute Nachricht ist, dass es so weit nicht kommen muss: Tun Sie rechtzeitig etwas gegen Ihren hohen Blutdruck und Sie haben beste Aussichten, Ihre Werte zu normalisieren.

Die Blutdruckmessung sollte nach fünfminütiger Ruhepause im Sitzen bei leicht gebeugtem Arm in Herzhöhe erfolgen. Gegebenenfalls sollte eine 24-Stunden-Blutdruckmessung erfolgen, um insbesondere Blutdruckspitzen in der zweiten Nachthälfte sicher zu erfassen. Um den „Weißkitteleffekt" zu umgehen, können Sie auch Selbstmessungen durchführen.

Bedenken Sie, ein nicht erkannter Bluthochdruck kann zu Herzinfarkt oder Schlaganfall führen. Oft genügt schon die Veränderung der Lebensweise, regelmäßige Bewegung, eine moderate Gewichtsreduktion etc., um die Blutdruckwerte nach unten zu regulieren. Moderates Ausdauertraining, wie Laufen, Radfahren, Wandern, Walking, Schwimmen und Skilanglauf senkt den Blutdruck in Ruhe und bei Belastung, ist kostengünstig, nebenwirkungsfrei, hat zusätzlich eine positive Wirkung auf andere Risikofaktoren und wird leider immer noch zu wenig genutzt. Ernährungsforscher in Potsdam haben pünktlich zur Osterzeit 2010 festgestellt, wie nützlich dunkle Schokolade ist. Täglich 6 Gramm Schokolade senken den Blutdruck innerhalb von zwei bis drei Tagen nachweislich. Das Herzinfarkt- und Schlaganfallrisiko sinkt um bis zu 39 Prozent. Hier lohnt sich gezielter Genuss (sechs Gramm entsprechen bei einer 100-Gramm-Tafel ca. einer Schokoladenecke, also nicht aus Begeisterung die ganze Tafel verzehren). Reicht das nicht aus, ist die Einnahme einer auf Sie abgestimmten Medikation immer noch einem Leben im Rollstuhl nach Schlaganfall vorzuziehen.

Lebensumstellung und Ernährung

Aus der Klinik: Die Patientin M. arbeitet mit über 70 Jahren immer noch im familieneigenen Betrieb mit. Sie berichtet über nächtliches Brummen im Ohr, auch komme sie so schlecht zur Ruhe. Eine Kontrolle des Blutdrucks ergibt einen zu hohen Wert. Die Argumentation, das sei normal, sie sei gerade die Treppe heraufgestiegen, kann nicht gelten. Nach einer medikamentösen Versorgung ist das störende Ohrgeräusch weg und die Blutdruckwerte liegen im normalen Bereich.

Gehörsturz, Pfeifen im Ohr oder einseitiger Hörverlust sind oft Vorboten und Warnsignale. Nehmen Sie sie ernst. Sie haben beim Auftreten von Tinnitus (Ohrgeräusch) ein zweifach erhöhtes Risiko, in der Folge einen Schlaganfall zu erleiden.

Knoblauch, Zwiebeln, Mistel und Weißdorn wirken sich blutdruckregulierend aus. Entwässernd und somit herzentlastend wirken Brennnesselkraut, Schachtelhalm und Birkenblättertee. Bei Stress bedenken Sie ein Bad aus Orangenblüten,

Baldrian, Hopfen, aber auch Rotwein, innerlich angewandt, können allgemein entspannende Maßnahmen gut unterstützen. Erlaubt ist, was hilft und anderweitig nicht schadet: Meditationen, Akupressur, Entspannungstraining etc. Kaliumreiche Kost, natriumsparend, sorgt für ausreichende Entwässerung, die Gefäße werden entlastet, der Blutdruck wird gesenkt. Obst (zum Beispiel Bananen), Gemüse, Hülsenfrüchte sind besonders kaliumhaltig und deshalb empfehlenswert. Reichliche Zufuhr von Omega-3-Fettsäuren, zum Beispiel aus Fisch, lässt den Blutdruck ebenfalls sinken (Studie aus dem Institut für Herz- und Gefäßforschung in Berlin). Zwiebeln enthalten ein Prostaglandin, das den Blutdruck senkt. Nebenbei wird im Körper das gute HDL angehoben und das gerinnselauflösende System im Körper stimuliert. Dabei scheint es unerheblich, ob die Zwiebel roh oder gedünstet verzehrt wird.

Nach der WHO ist der Blutdruck bei allen Erwachsenen über 18 Jahren:

optimal	mit	120/ 80	mmHg
normal	mit	130/ 85	mmHg
milder Bluthochdruck	ab	140/ 90	mmHg
moderater Bluthochdruck	ab	160/100	mmHg
schwerer Bluthochdruck	ab	180/110	mmHg

Haben Sie das 80. Lebensjahr überschritten, sollte der Blutdruck nicht unter 130 mm/Hg gesenkt werden. Ideal wäre die Einnahme von nur einem Blutdruckmittel.

Kontrollieren Sie Ihren Blutdruck selbst

Achten Sie bei der Anschaffung eines Blutdruckmessgerätes auf das Prüfsiegel der Deutschen Hochdruckliga. Beachten Sie die technischen Hinweise des Geräteherstellers. Verwenden Sie zur Messung immer das gleiche Gerät. Messen Sie immer am gleichen Arm, am gleichen Ort und immer zur gleichen Tageszeit. Nur so erhalten Sie Werte, die Sie dann auch mit den Messwerten Ihres Arztes vergleichen können. Mit den Jahren kann eine Tablettenumstellung erforderlich werden. Besprechen Sie eventuell aufgetretene Nebenwirkungen Ihrer blutdrucksenkenden Medikamente vertrauensvoll mit Ihrem Arzt. Entwässerungsmittel und manche Betablocker zum Beispiel können in 20 Prozent der Fälle zu Potenzstörungen führen. Sollte das bei Ihnen der Fall sein, gibt es jede Menge Ersatzmittel. Also: Tabletten nicht einfach wegwerfen und den Blutdruck nicht mehr messen nach dem Motto: „Was ich nicht weiß, macht mich nicht heiß."

Leiden Sie unter Bluthochdruck, so legen Sie sich ein Heft oder eine Graphik mit Ihren täglichen Werten an, am besten mehrmals täglich gemessen. Tragen Sie Veränderungen in den Lebensumständen wie Urlaub am Meer, Stress mit den Nachbarn etc. ein. Wichtig ist auch, wann im Tagesablauf ihre Blutdruckwerte zu hoch sind. Menschen mit morgendlichem Bluthochdruck haben ein dreifach erhöhtes Schlaganfallrisiko und ein doppelt so hohes Herzinfarktrisiko. Unter anderm auch deshalb muss ihr Arzt diese Tabelle regelmäßig zu Gesicht bekommen, um Ihre Medikation möglichst optimal für Sie zu verändern.

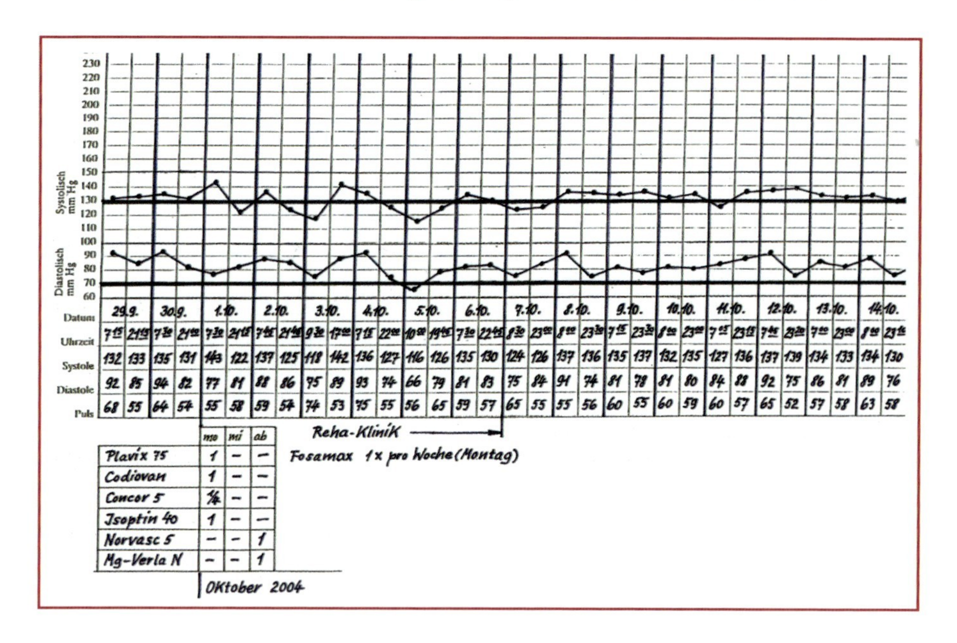

Datum	29.9.		30.9.		1.10.		2.10.		3.10.		4.10.		5.10.		6.10.	
Uhrzeit	7^{15}	21^{15}	7^{30}	21^{00}	7^{30}	21^{15}	7^{45}	21^{45}	9^{30}	17^{00}	7^{15}	22^{00}	10^{00}	19^{45}	7^{30}	22^{45}
Systole	132	133	135	131	143	122	137	125	118	142	136	127	116	126	135	130
Diastole	92	85	94	82	77	81	88	86	75	89	93	74	66	79	81	83
Puls	68	55	64	54	55	58	59	54	74	53	75	55	56	65	59	57

Datum	7.10.		8.10.		9.10.		10.10.		11.10.		12.10.		13.10.		14.10.	
Uhrzeit	8^{30}	23^{00}	8^{00}	23^{30}	7^{15}	23^{30}	8^{00}	23^{00}	7^{05}	23^{15}	7^{45}	23^{20}	7^{00}	23^{00}	8^{00}	23^{15}
Systole	124	126	137	136	135	137	132	135	127	136	137	139	134	133	134	130
Diastole	75	84	91	74	81	78	81	80	84	88	92	75	86	81	89	76
Puls	65	55	55	56	60	55	60	59	60	57	65	52	57	58	63	58

	mo	mi	ab
Plavix 75	1	–	–
Codiovan	1	–	–
Concor 5	¼	–	–
Jsoptin 40	1	–	–
Norvasc 5	–	–	1
Mg-Verla N	–	–	1

11.2. Herzrhythmusstörungen

Schlägt das Herz vor wichtigen Terminen oder vor Schreck etwas schneller als normal, so ist das auf die erhöhte Adrenalinausschüttung zurückzuführen und somit nicht bedrohlich. Im Normalfall schlägt das Herz 60 bis 100 mal in der Minute. Körperliche und psychische Belastungen können zu Störungen im Reizleitungssystem führen. Der Herzrhythmus kommt aus dem Takt. Der Herzschlag ist bis in den Hals spürbar. Eine schlechte körperliche Verfassung, aber auch psychische Belastungen, können die Ursache sein. Wenn Sie zu wenig Flüssigkeit zu sich genommen haben, kann das auch ein Grund für Herzrhythmusstörungen sein.

Schlägt Ihr Herz unregelmäßig, ohne einen für Sie einleuchtenden Grund, dann suchen Sie Ihren Arzt auf, warten Sie nicht auf einen plötzlichen Herztod.

Ein echter Notfall ist das Kammerflimmern, dabei zittern die Herzkammern nur noch, anstatt sich zusammenzuziehen. Damit kann keine Pumpleistung mehr erbracht werden. Es muss innerhalb von drei bis fünf Minuten defibrilliert werden. Eine Defibrillation ist ein dosierter Stromstoß, der die elektrische Erregbarkeit des Herzmuskels wiederherstellt. Kleine Defibrillatoren, die dem Laien sagen, was im Ernstfall zu tun ist, sind auch in Deutschland zunehmend verbreitet. Beherztes Helfen kann hier Leben retten. Das Gerät sagt Ihnen was zu tun ist.

Was gilt es zu vermeiden, um keine Herzrhythmusstörungen zu bekommen?

- Es ist vor allem emotionaler Stress, Konflikte, Ängste, Sorgen, Streit mit der Familie, Mobbing am Arbeitsplatz. Die Herzrhythmusstörungen verschwinden wieder, wenn das Problem behoben ist.
- Auch eine schlechte Kondition kann bei ungewohnter „sportlicher" Belastung den Herztakt durcheinander bringen.
- „Genussgifte" wie Alkohol, Kaffee und Nikotin können einen unregelmäßigen Herzschlag verursachen.
- Selbstverständlich können auch Drogen und Medikamente den Herzschlag beeinflussen.
- Auch die Schilddrüse muss gegebenenfalls überprüft werden.
- Schlafmangel, vor allem auch die Apnoe, wirkt sich negativ auf die Reizleitung des Herzens aus.
- Vorsicht bei schneller Erschöpfung schon bei geringen Anstrengungen: Schwindelanfälle, Ohnmacht, Bewusstlosigkeit etc. Das sind Warnhinweise für eventuell bestehende Herzrhythmusstörungen.

Was tun bei Herzrhythmusstörungen?

Lassen sie Ihren Arzt ein Langzeit-EKG schreiben. Ein Internist, am besten ein Kardiologe, wird die nötige Diagnostik durchführen und Sie entsprechend beraten. Sorgen Sie selbst für Entspannung, hetzen Sie sich nicht, sorgen Sie regelmäßig für ausreichende Bewegung, Schlaf, gefäßschonende Ernährung und durchaus für ein Gläschen Rotwein. Auch im Traubensaft sind Flavonoide, die den Blutfluss verbessern. Weißdorn, Rosmarin und Melisse wirken schützend auf das gestresste Herz. Herzrhythmusstabilisierend wirkt Magnesium. Auch B-Vitamine, Carnitin, Coenzym Q10 und Omega-3-Fette wirken sich positiv auf den Herzrhythmus aus.

11.3. Durchblutungsstörungen durch Arteriosklerose

Egal ob im Herz oder Gehirn, Verschlüsse gehören dort nicht hin!

Arteriosklerose sind Zellwucherungen in den Blutgefäßwänden, die diese nach und nach verschließen. Wodurch wird Arteriosklerose verursacht?

- Zunächst einmal ist hier wieder die vererbte **Veranlagung** zu nennen. Was hatten Ihre Vorfahren, interessieren Sie sich dafür.
- **Nikotinmissbrauch** wirkt gefäßschädigend, gefäßverengend und führt zur Verklumpung der Blutplättchen, die sich an der Gefäßinnenwand anlagern.
- **Gicht** führt zu Ablagerungen von Harnsäurekristallen an den Gefäßwänden.
- **Übergewicht** durch zu viel Kohlenhydratzufuhr (Kohlenhydrate werden in Fett umgewandelt), es kommt zu einem Anstieg des Blutdrucks, die Gefäßwände verdicken sich.
- **Diabetes,** Blutzuckererkrankung, dadurch kommt es zu einer Störung des Sauerstoffaustausches in den Gefäßen.
- **Bluthochdruck** kann Dehnungseinrisse in den verdickten Gefäßwänden bilden.
- **Chronischer Stress** mit anhaltender hoher Cortisolausschüttung und Eiweißverarmung in den Gefäßwänden. Untersuchungen haben gezeigt, dass Frauen mit großem Ehestress verstärkt zu koronarer Herzkrankheit neigen. Frauen mit gutem Eheleben zeigten keine oder kaum Gefäßwandveränderungen in ihren Herzkranzgefäßen. Großmütter, die ihre Enkelkinder mehr als 9 Stunden pro Woche hüten, neigen eher zu Herzerkrankungen als ihre Altersgenossinnen ohne strenge „Hütefunktion“ (Untersuchung an 54000 Frauen, Havard).
- **Depressive,** Ängstliche und sozial Benachteiligte neigen eher zu Verschlüssen der Herzkranzgefäße.
- **Fettstoffwechselstörungen**.
- Einnahme der Pille, **Kontrazeptiva**.
- **Übermäßiger Alkoholkonsum.**

Bei bestehenden Durchblutungsstörungen der Herzkranzgefäße (Koronare Herzkrankheit) ist das Risiko für das Auftreten eines Herzinfarktes stark erhöht Durchblutungsstörungen der Hirngefäße machen einen Schlaganfall wahrscheinlicher. Durchblutungsstörungen der Schlagadern der Beine (periphere arterielle Verschlußkrankheit: pAVK) erhöhen die Gefahr des Auftretens eines Raucherbeines.

Sind Sie gefährdet, sollten Sie zunächst Ihren Nikotinkonsum einstellen. Wie Sie dabei am ehesten Erfolg haben, lesen Sie im Kapitel 10.1. Nikotin. Es geht, Sie müssen nur wirklich wollen. Stellen Sie Ihre Ernährung auf „gefäßfreundlich“ um und sorgen Sie wie oben beschrieben für ausreichend Bewegung. Durch das Wundermittel Bewegung haben Sie im Kombipack Stressminderung,

Gefäßschutz, Glückshormonausschüttung, Herzkreislauftraining, Schlafförderung und viele weitere positive Begleitaspekte. Sie sind mit dieser Lebensstilveränderung besser vor einem Herzinfarkt geschützt, als wenn Sie eine Kombination aus „3 herzschützenden Medikamenten" einnehmen. Also verzichten Sie nicht auf diese natürliche Möglichkeit. Bei Übergewicht beachten Sie bitte eine gesunde, gewichtsreduzierende Lebensweise (siehe auch 2.6.) Lassen Sie sich Ihre Blutzucker-, Blutfett- und Harnsäurewerte bestimmen. Bei Normalwertabweichungen sollten Sie unbedingt konsequent gegensteuern. Die Einhaltung der gesunden Fahrspur kann, wie beim Autofahren, lebensentscheidend sein.

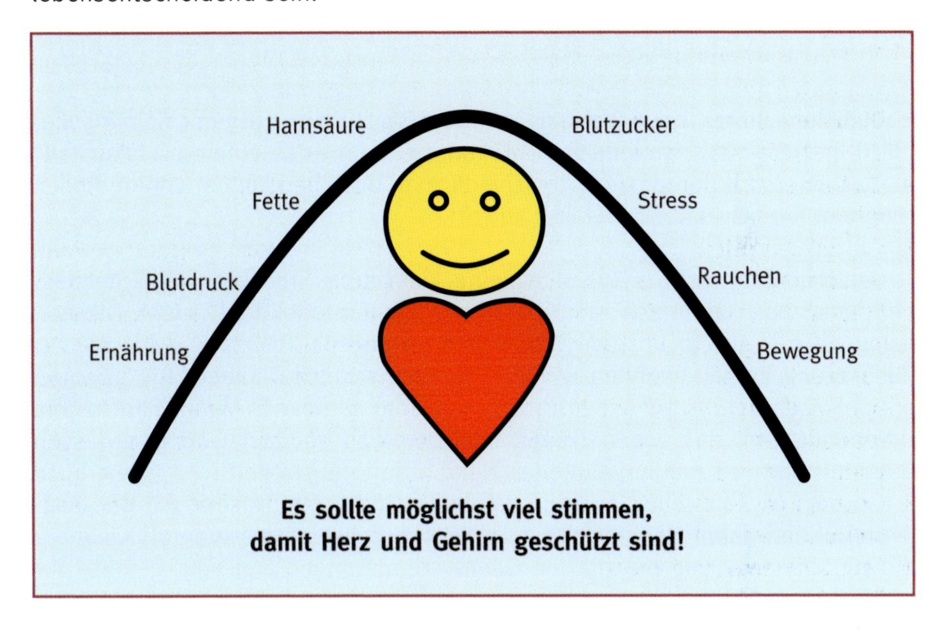

Sollten Sie trotz aller Vorkehrungen von einem Gefäßverschluß im Gehirn oder Herz überrascht werden, sollten Sie sich schleunigst auf eine Intensivstation bzw. auf eine „chest pain unit“, bei Brustschmerz und Verdacht auf Herzinfarkt oder bei Verdacht auf Hirnschlag auf eine „stroke unit“ begeben. Die zertifizierten Notfalleinrichungen sorgen deutschlandweit für eine schnelle progressive Behandlung, die für Ihr weiteres Leben nach einem Herz- oder Hirnschlag von größter Bedeutung sein kann. Gibt es bei Ihren Vorfahren solche Erkrankungen, dann erkundigen Sie sich sicherheitshalber, wo Sie im Zweifelsfalle behandelt werden wollen und können. Im Ernstfall erleichtert die Notrufnummer (am besten auf dem Telefon gespeichert) die Verbindung zum Notarzt (112).

Die Durchblutungsstörung der Herzkranzgefäße ist in Deutschland immer noch Todesursache Nummer 1. Dabei könnte eine Änderung des Lebensstils (Rauchen, Ernährung, Bewegung und Stressminderung) das Risiko, einen Herzinfarkt zu erleiden, deutlich vermindern. Sie müssen es nur wollen.

Die Fortschritte der Medizin sind ungeheuer – man ist sich seines Todes nicht mehr sicher. *(Hermann Kesten)*

11.4. Diabetes mellitus – Alterszucker?

Der Alterszucker, oder Diabetes mellitus Typ II, hat nichts mit dem insulinpflichtigen Diabetes mellitus Typ I zu tun, bei dem es zu einem „Totalausfall" der Insulinproduktion durch unterschiedlichste Ursachen kommt und der meist schon im Kindes- und Jugendalter auftritt.

Der Diabetes mellitus Typ II ist eine klassische Stoffwechselerkrankung, bei der es nach und nach zum Ausfall der Insulinproduktion kommt. Die Veranlagung dazu ist in unseren Erbanlagen vorgegeben. Ob und wann sie zur Ausprägung kommt, können wir aber durchaus mitbestimmen. Die „Zuckererkrankung" beruht auf einem absoluten oder relativem Mangel an Insulin (Peptidhormon), das von der Bauchspeicheldrüse gebildet wird und dessen Ausschüttung von den angebotenen Nährstoffen mitgeregelt wird (siehe auch Ernährung, Glykämischer Index). Fatal wirken sich beim Nachlassen der Insulinproduktion dabei weniger eine totale Stoffwechselentgleisung als vielmehr die zunächst nicht schmerzhaften Gefäßveränderungen aus. Alle Gefäße, vor allem auch die kleinsten, sind betroffen. Dadurch kann es im gesamten Körper zu Sauerstoffunterversorgung kommen, wie beim Rauchen – vom Gehirn bis zur Großzehe – kann der gesamte Mensch in Mitleidenschaft gezogen werden. Die Gefäßveränderungen bilden sich in der Stille, man spürt sie nicht, man merkt lange nichts, bis plötzlich die Großzehe schwarz ist oder die Sehkraft rapide abgenommen hat. Dann ist es eigentlich zu spät. Statt Vorsicht bleibt dann eigentlich nur noch die Nachsicht. Amputation oder Erblindung drohen, es kann auch zum Herz- und Nierenversagen kommen. Neben den Durchblutungsstörungen an den Füßen kennt man Nervenschädigungen, die Füße werden strumpfförmig taub, kleine Verletzungen werden nicht wahrgenommen, es kommt zu Druckstellen, Infektionen und schon droht wieder Amputation. Neben geistigen Einbußen kann es auch zu vorzeitigem Eisprung-Verlust kommen. Die Frau wird unfruchtbar, die Hormonsituation verschiebt sich ungünstig zur vorzeitigen Alterung. Diabetiker neigen eher zu Potenzstörungen. Die Blutzuckererkrankung ist eine frühzeitig ernstzunehmende Erkrankung, bei der es zu erheblichen Einbußen der Lebensqualität kommen kann. Diabetes mellitus ist zu einer weltweit verbreiteten Massenerkrankung geworden. Man spricht von einer „Epidemie des 21. Jahrhunderts". Die weltweiten Zahlen steigen rasch an. Vorhersageschätzungen werden immer wieder nach oben korrigiert.

2012 waren weltweit 382 Millionen an Diabetes mellitus erkrankt. 2010 waren es 250 Millionen, im Jahr 2000 erst 150 Millionen. In Deutschland gibt es ca. 10 Millionen Diabetiker, wobei die Zahl der unerkannten Fälle hoch sein dürfte, denn erhöhte Blutzuckerwerte tun zunächst nicht weh. Offenbar spielt auch der Bildungsstand eine Rolle. Besonders häufig tritt Diabetes bei Menschen geringerer Bildung auf. Die durch die Zuckererkrankung verursachten Kosten werden bis 2030 weltweit auf 486 Milliarden US-Dollar geschätzt.

Hauptursache für das immer frühere Auftreten des „Alterszuckers", schon auch bei Kindern und Jugendlichen, ist eine zunehmende Bewegungsarmut in Verbindung mit oft erheblichem Übergewicht. Aus dem Alterszucker ist das Metabolische Syndrom mit Übergewicht, Insulin-Resistenz, Bluthochdruck, Fettstoffwechselstörung und womöglich noch hoher Harnsäure geworden. Von Insulinresistenz wird gesprochen, wenn die Körperzellen nicht mehr normal auf das Insulin reagieren. Normalerweise hilft das Insulin dem Zucker, in die Zellen zu gelangen. Kommt der Zucker nicht in die Zelle, bleibt er im Blutkreislauf und wird in Körperfett umgebaut. Die Cholesterinwerte steigen, es kann zu Plaque-Bildung in den Gefäßen kommen und wir haben die oben beschriebene Gefäßschädigung. Sind die Gefäße zu eng, kommt es zu Bluthochdruck, Herz, Niere und Gehirn leiden. Zuckererkrankung ist die häufigste Ursache für Erblindung beim Erwachsenen. Nerven- und Durchblutungsstörungen können zu Impotenz führen. Jeder dritte Diabetiker hat strumpfförmige Gefühlsstörungen (Polyneuropathie) an den Füßen. Dadurch werden oft kleine Verletzungen nicht wahrgenommen, es kann zu offenen Füßen kommen. Das ist oft der Beginn eines langen Leidensweges. Denn Der Mensch ist so alt, so gesund und leistungsfähig wie seine Arterien elastisch sind.

Dass es mit der Gesundheit bergab geht, merkt man vor allem, wenn man bergauf geht. *(Werner Mitsch)*

Was ist normal, was nicht?

Die Blutzuckerspiegel sind entscheidend für gute Lebensqualität. Früher wurden ie Grenzwerte für die Nüchtern-Blutwerte etwas weiter gefasst. Heute weiß man, dass bereits geringe „Grenzüberschreitungen“ für die Lebensqualität und dem Autreten von Folgeerkrankungen ganz entscheidend sind:

Als **normal** gelten Nüchternwerte bis 100 mg/dl (Blutzucker = Glukose im Blutserum).

Zwischen 100 und 126 mg/dl spricht man von **Prädiabetes** oder **subklinischem Diabetes.**

Ab 126 mg/dl und mehr nüchtern handelt es sich um einen **Diabetes mellitus.**

Natürlich sollten Sie immer auf eine gesunde Stoffwechselsituation achten, aber spätestens, wenn ein Prädiabetes bei Ihnen festgestellt wurde, müssen Sie reagieren

Was ist zu tun?

- Achten Sie, wie oben beschrieben, auf Ihr Körpergewicht. Nie extrem zunehmen, den Anfängen wehren. Lieber etwas Gewicht reduzieren.
- Bewegen Sie sich regelmäßig. Ein flotter Spaziergang über eine halbe Stunde, am liebsten täglich, mindestens aber 3 bis 4 mal in der Woche, genügt und Ihr Risiko für frühes Auftreten des „Alterszuckers“ sinkt. Je mehr Muskelmasse Sie haben, desto besser kann der Zucker verwertet werden. Deshalb ruhig auch etwas Krafttraining mit in den Alltag einplanen.
- Auf jeden Fall das Rauchen unter kontrollierten Bedingungen einstellen. Sie können sich keine weiteren Gefäßschädigungen leisten (Siehe auch Rauchen, Kapitel 10.1.).
- Stress vermeiden.
- Achten Sie auf „insulinsparende Kost“ (siehe auch Ernährung, Glykämischer Index), um Ihre Bauchspeicheldrüse ökonomisch Insulin produzieren zu lassen. Ballaststoffe verbessern die Insulinwirkung.
- Bedenken Sie, dass es den Blutzucker günstig beeinflussende Nahrungsmittel gibt. Zimt (ein halber Teelöffel pro Tag) und Rotwein (in Maßen, nicht in Massen (!). Antioxidantienreiche Nahrung, Vitamin C, D, E und Carotinoide können das Auftreten der Zuckererkrankung zwischen 30 und 40 Prozent senken. Informieren Sie sich im Kapital Ernährung. Die Antioxidantien schützen die insulinproduzierenden Zellen in der Bauchspeicheldrüse, außerdem wirken sie auf die Körperzellen und veranlassen sie, mehr Blutzucker aufzunehmen, die Blutbahnen werden geschützt. Tee und Kaffee mit ihren Antioxidantien, zusätzlich Niacin, Magnesium und Kalium, werden eine blutzuckerstabilisierende Wirkung zugesprochen. In einer großen Studie bei Männern bis 50 Prozent, bei Frauen trat bis zu 30 Prozent seltener eine Blutzuckererkrankung auf.

- Bei Hinweisen auf eine erbliche Veranlagung, also Zuckererkrankung bei Großeltern oder Eltern, sollten Sie rechtzeitig, spätestens mit 45 Jahren, Blutzuckeruntersuchungen bei sich vornehmen lassen. Bei Grenzwerten wird ein Glukosebelastungstest durchgeführt. Dabei bekommen Sie eine zuckerhaltige Lösung zu trinken und danach werden die Zuckerwerte bestimmt. Dieser Test gibt Aufschluss über die Funktion Ihrer Bauchspeicheldrüse. Auch im Urin kann der Zucker festgestellt werden. Die Bestimmung Ihres HbA1c-Wertes sagt Ihrem Arzt, wie Ihr Blutzuckerwert in den letzten acht bis zehn Wochen gelegen hat.
- Sind Sie stark übergewichtig, haben hohe Blutdruckwerte, hohe Triglyceridwerte oder niedrige HDL Werte, wird empfohlen, sich auch schon früher testen zu lassen.
- Sie haben mit Schlafapnoe ein höheres Diabetes-Risiko.
- Allerspätestens, wenn Sie eine vermehrte Urinausscheidung, starken Durst, Kopfschmerzen, trockene, gerötete Haut, Juckreiz oder Infektionen der Haut feststellen, sollten Sie mit Ihrem Arzt sprechen. Auch beim Nachlassen der Sehkraft, Schwindel und Benommenheit muss an die Zuckererkrankung gedacht werden.
- Wurde eine Zuckererkrankung bei Ihnen festgestellt, verzweifeln Sie nicht. Lassen Sie sich schulen, halten Sie sich an die Vorgaben und führen Sie ein Diabetiker-Tagebuch. Ähnlich wie beim Bluthochdruck werden alle Werte, Medikamente und besondere Ereignisse darin vermerkt. So können Sie individuell mit Diät, Tabletten oder, wenn nötig, mit Insulin eingestellt werden.
- Bei zusätzlichen Risikofaktoren (hohe Fette, hohe Harnsäure) rechtzeitig gegensteuern. Gefäßschutz ist besonders wichtig.
- Auf keinen Fall Augen verschließen und nach dem Motto: „Ich esse, was mir schmeckt“ verfahren. Die Folgen können fatal sein.
- Ihr Alltagsleben sollte eine gewisse Regelmäßigkeit haben, auch auf Reisen sollten Essens- und Schlafzeiten, Essmenge und Tabletten beibehalten und die Zuckerwerte regelmäßig kontrolliert werden; Nachtarbeit meiden.
- Ihren Diabetikerausweis haben Sie immer bei sich, auch bei den Badesachen, beim Einkaufen etc. Sollten Sie umfallen oder bewusstlos irgendwo gefunden werden, ist es von Vorteil, wenn man weiß, wie man Ihnen schnellstmöglichst helfen kann.
- Weitere Informationen unter diabetes-heute.de

Die „Alterszuckererkrankung“ tritt immer häufiger schon in jungen Jahren, insbesondere bei Übergewichtigen, Bewegungsarmen und oft Fehlernährten auf. Sie ist eine sehr ernst zu nehmende Stoffwechselerkrankung, die tödliche Folgen haben kann. Auch hier gilt: Frühzeitig reagieren und mit Genuss dagegensteuern.

11.5. Osteoporose

Ihr Kapital für die Zukunft, ein starker Knochen

Starke Knochen brechen nicht so leicht und schützen Sie vor frühzeitiger Pflegebedürftigkeit. Ihre Knochen sind ein lebendiges, wachsendes Gewebe, das ständig umgebaut wird, um sich den mechanischen Anforderungen anzupassen. Wie auf kleinen Baustellen bauen die „Osteoklasten“ den Knochen ab und die „Osteoblasten“ kümmern sich um den Aufbau des Knochens. Bei einem gesunden Knochen wird soviel Knochensubstanz abgebaut, wie aufgebaut wird. Wird mehr Knochen abgebaut wie aufgebaut, so kommt es zu einem sogenannten porösen Knochen, der Osteoporose. Die innere Struktur des Knochens kann so geschwächt werden, dass der Knochen für Brüche anfällig wird:

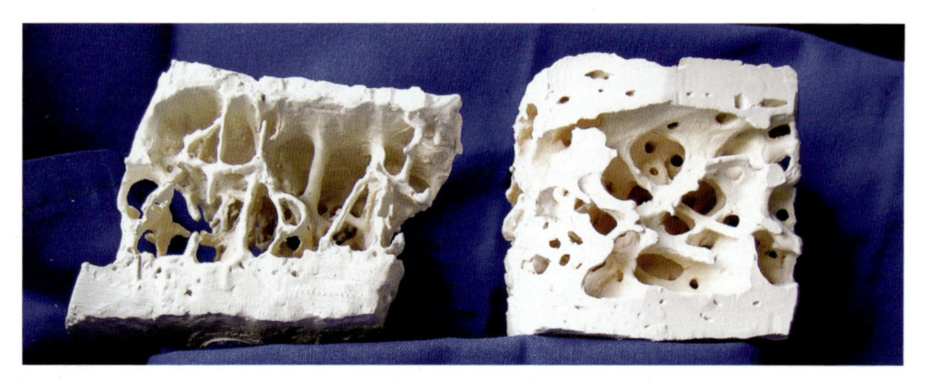

Osteoporotischer Kochen *Gesunder Knochen*

Ein starker Knochen wird schon früh geformt

Schon die werdende Mutter kann etwas für den Knochen ihres Nachwuchses tun, wenn sie sich ausreichend calciumreich ernährt und auf einen guten Vitamin-D-Spiegel achtet. In der Jugend wird immer mehr Knochen aufgebaut als abgebaut, falls die Ernährung stimmt und die Jugendlichen ausreichend bewegt sind. Zwischen dem 25. und 35. Lebensjahr erreichen wir den Spitzenwert unserer Knochenmasse. Je besser unsere Knochenspitzenmasse, um so günstiger ist es für unser weiteres Leben.

Risiko für Osteoporose, das nicht änderbar ist:

- Frauen haben ein vierfach höheres Risiko, Osteoporose zu bekommen. Sie haben generell leichtere und dünnere Knochen. Besonders von Bedeutung wird dies zum Zeitpunkt der Wechseljahre, wenn die Eierstöcke immer weniger Östrogen bilden. Östrogen hat einen schützenden Effekt auf den Knochen.

- Weiße und Asiaten neigen eher zu Osteoporose. Weiße Frauen erleiden zwei- bis dreimal mehr Brüche als afroamerikanische oder hispanische Frauen.
- Die Erbmasse spielt eine große Rolle. Viel, auch was die Härte des Knochens angeht, ist Erbmasse. Wurde ein Elternteil oder eine Tante im Alter immer kleiner und womöglich immer buckliger, hat sich jemand immer wieder die Knochen gebrochen? Ist jemand mit Schenkelhalsbruch oder Wirbelkörperbruch in Behandlung? Sollten Sie diese Hinweise haben, beobachten Sie Ihren Knochen und den Ihrer Kinder gut und unternehmen Sie rechtzeitig etwas gegen die drohende Osteoporose.
- Sehr schlanke, grazile Frauen neigen eher zu Knochenschwäche als dickere Personen. Aus Körperfett kann Östrogen gebildet werden, das den Knochen schützt.
- Allein das zunehmende Alter sorgt für Verlust der Knochenmasse.

Erworbene Risikofaktoren für die Osteoporose

Haben Sie **Bluthochdruck,** auch wenn er gut medikamentös eingestellt ist, sind Sie besonders Osteoporose-gefährdet und sollten genau weiterlesen. Bei Bluthochdruck wird die Niere stärker durchströmt, Calcium geht dem Körper verloren.

Das gleiche gilt für **Schilddrüsenüberfunktion** und **starke Kaffeetrinker.** Ab vier Tassen Kaffee pro Tag erhöht sich Ihr Osteoporoserisiko erheblich.

Sind Sie wegen eines Asthmas oder einer anderen Erkrankung mit **Cortison länger als drei Monate** in Behandlung, dann gehören auch Sie zu den von der Osteoporose gefährdeten Patienten. Dies gilt ebenfalls für die oft nicht ernstgenommenen Cortison-Asthmasprays. Auch Nierenerkrankungen, Tumorerkrankungen und Erkrankungen des Magen-Darm-Traktes können Ihnen das Calcium aus dem Knochen rauben.

Erhöhtes Osteoporose-Risiko besteht, wenn:

- Sie selten aus dem Haus gehen und sich kaum der Sonne aussetzen. Unter Sonneneinstrahlung wird in der Haut Vitamin D gebildet. Vitamin D sorgt für den Einbau von Calcium in den Knochen. Auch wenn Sie viel Calcium mit der Ernährung zu sich nehmen, nützt es Ihnen nichts, wenn es nicht im Knochen ankommt. Mit zunehmendem Alter kann die Haut immer weniger Vitamin D aufnehmen.

- Sie längere Zeit regelmäßig geraucht haben oder rauchen. Rauchen hat einen vergiftenden Effekt auf die Knochenentwicklung.
- Sie viel (mehr als vier Tassen) Kaffee, Schwarztee oder regelmäßig coffeinhaltige Getränke wie Cola etc. zu sich nehmen.
- Sie täglich größere Mengen Alkohol (mehr als einen Liter Bier) zu sich nehmen. 60 bis 90 g reiner Alkohol pro Tag verschlechtern die Calciumaufnahme im Darm.
- Sie wenig oder gar keine Milchprodukte essen (zum Beispiel Quark, Joghurt, Käse, Milch). In Milchprodukten ist viel Calcium
- Sie an Rheuma, Asthma oder an einer entzündlichen Darmerkrankung (Colitis ulcerosa, Morbus Crohn) leiden und Cortison einnehmen müssen.
- Sie ein Medikament gegen Epilepsie benötigen oder Schilddrüsenhormone einnehmen müssen.

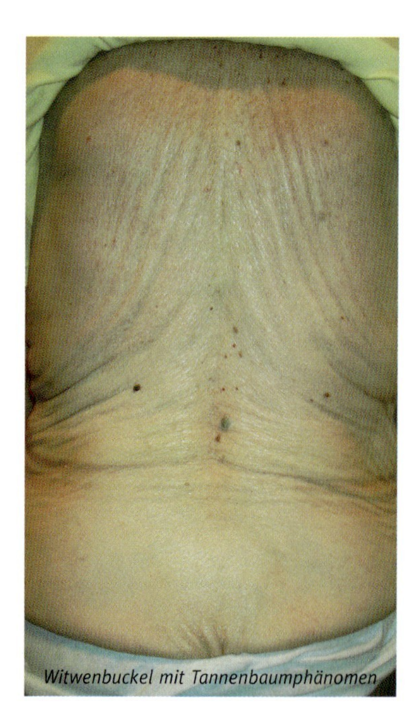
Witwenbuckel mit Tannenbaumphänomen

- Magenschutzmittel und Heparine schaden auf Dauer Ihrem Knochen. Entwässerungsmittel haben anscheinend eher einen gewissen Schutzeffekt.
- Sie regelmäßig Abführmittel einnehmen.
- Sie länger – mehr als 2 Monate – bettlägrig waren oder auf den Rollstuhl angewiesen sind.
- Sie kürzer als 30 Jahre Ihre Monatsregel hatten oder dazwischen eine längere Pause der Periode hatten.
- Sie seit dem 25. Lebensjahr mehr als 4 cm kleiner geworden sind. Wenn Sie nicht wissen, wie groß Sie waren, messen Sie Ihre Spannweite – von Mittelfingerspitze rechts zu Mittelfingerspitze links, bei ausgestreckten Armen – das ergibt ungefähr Ihre ursprüngliche Körpergröße.
- Sie eine Krebserkrankung haben oder hatten.
- Sie eher schlank, hellhäutig, blond oder rothaarig sind.
- Ihre Gebärmutter vor dem 50. Lebensjahr operativ entfernt wurde.
- Beide Eierstöcke entfernt worden sind (die Eierstöcke sind eine wichtige Östrogenproduktionsstätte) oder Sie aus anderen Gründen zu wenig Östrogene haben.
- Sie nie schwanger waren.
- Sie zwei oder mehr Kinder längerfristig gestillt haben.
- Sie bereits einen sogenannten „Witwenbuckel“ gebildet haben oder ein „Tannenbaumphänomen“ am Rücken gebildet haben (siehe Abbildung oben).
- Sie sich allgemein schlecht belastbar fühlen.

- Sie Untergewicht haben, BMI kleiner oder gleich 18. Östrogen kann aus Körperfett gebildet werden. Also hungern Sie Ihren Körper nicht kaputt.

Die WHO zählt die Osteoporose zu den zehn häufigsten Krankheiten weltweit. Tendenz steigend. Die daraus resultierenden gesundheitlichen Probleme und Einschränkungen der Lebensqualität sind enorm. Von den entstehenden Kosten ganz zu schweigen. Sieben bis acht Millionen Menschen sind in Deutschland betroffen. 80 Prozent davon sind Frauen. Aber auch die Männer können von der Osteoporose betroffen sein. Für die Behandlung der Osteoporose fallen jährlich ca. 5,4 Milliarden Euro nur für ambulante und stationäre Behandlungen, Verschreibungen und Rehabilitation an. Heil- und Hilfsmittel sind dabei nicht mitgerechnet. Tendenz steigend.

Wie können Sie also Ihr Osteoporoserisiko senken?

Bis zu Ihrem 35. Lebensjahr bauen Sie Ihren Knochen auf, füllen ihn mit Calcium an und bilden starke Knochen. Genügend Bewegung, calciumreiche Ernährung und das Vermeiden von sogenannten Calciumräubern helfen Ihnen beim Aufbau einer optimalen Knochensubstanz. Dazu benötigen Sie ausreichend Vitamin D.

1. Sorgen Sie für ausreichend **Bewegung** und sportliche Aktivität, das verhindert einen vorzeitigen Knochenabbau. Empfehlungen sind drei- bis viermal pro Woche 20 bis 30 Minuten, am besten in der frischen Luft. Zum Beispiel flott gehen. Leichte Stoßbelastungen, sogenannte **Impacts,** stärken den Knochen und verhindern einen vorzeitigen Abbau. Es gibt zahlreiche Übungsprogramme auf CD, in Bild und Ton, zum Aufbau und Erhalt des Knochens. Übungen, auf die zweite Lebenshälfte abgestimmt, finden Sie bei den „Fünf Esslingern". Dabei handelt es sich nicht um fünf frohe Schwaben, sondern um ein übersichtliches Übungsprogramm für alle Leistungs- und Altersstufen. Es wird Wert gelegt auf:

- Balance, zum Beispiel Einbeinstand oder Tandemstand.
- Beweglichkeit und Dehnung, zum Beispiel Vorwärtsschritt oder Rumpfbeuge.
- Schnelligkeit/Leistung, zum Beispiel hüpfen, wippen, springen.
- Kraft von Armen und Rumpf, zum Beispiel mit Gewichten im Sitzen oder leichte Liegestützvarianten.

  Für die Bewegungsmuffel unter den Osteoporosegefährdeten gibt es die Möglichkeit, sich bewegen zu lassen – „endlich" – werden Sie begeistert sagen. Tatsächlich gibt es Vibrationsgeräte, die Sie, wenn Sie darauf stehen, automatisch dazu bringen, Ihre Muskulatur anzuspannen und Zug auf den Knochen auszuüben. Sie können so in kürzester Zeit viel für Ihren Knochenschutz tun.

Ein solches Gerät soll in die Weltraumstation gebracht werden, damit die Astronauten nicht zum Knochenerhalt täglich eine Stunde auf dem Standfahrrad trainieren müssen. Untersuchungen behaupten: 10 Minuten auf dem Vibrationsgerät erhalten den Knochen in der Schwerelosigkeit genauso wie eine Stunde Fahrradergometertraining.

2. **Gute Calciumlieferanten** sind : Milch, Milchprodukte (Emmentaler und Gouda zum Beispiel), ein Liter Milch enthält 1200 Milligramm Calcium, zwei Scheiben Gouda enthalten 500 mg. Grüne Gemüse wie zum Beispiel Porree, Grünkohl, Brokkoli, Nüsse sind ebenfalls gute Calciumlieferanten. Bei Milchzuckerunverträglichkeit greifen Sie auf Sauermilchprodukte, Hartkäse, Sesam, Leinsamen oder Sojabohnen zurück. Empfehlenswert sind auch calciumreiche Mineralwässer (500 mg/l). Grüntee enthält Mangan, das steigert den Calciumeinbau.

   Schwangere, Stillende und Heranwachsende haben einen noch höheren Bedarf von 1 200 bis 1 500 mg pro Tag. Zusätzlich ist **Vitamin D** wichtig, um das Calcium besser aus dem Darm in den Körper zu schleusen. **Calciumräuber** sind: Coffein aus Kaffee und Cola. Phosphat aus Cola, Limonaden, Fleisch- und Wurstwaren und aus Fertiggerichten. Oxalsäure aus Rhabarber, Roten Rüben, Bohnen und Mangold sowie Kakao und Schokolade. Zuviel Ballaststoffe: Ungeschrotenes Korn geht mit Calcium eine unlösliche Bindung ein und so wird das Calcium nicht vom Körper aufgenommen, sondern ausgeschieden. Zu fettreiche Kost und zuviel Alkohol hemmen die Calciumaufnahme im Darm. Eine Calcium-in-24-Stunden-Urin-Messung gibt Aufschluss, ob Sie genügend Calcium zu sich nehmen.

3. Lassen Sie Ihren **Vitamin-D-(25-OH)-Spiegel** bestimmen. Sie werden erstaunt sein, gerade zur dunklen Jahreszeit ist Vitamin-D-Mangel bei uns sehr weit verbreitet (siehe auch Seite 71). 2005 fehlte weltweit der Hälfte aller Frauen Vitamin D, Tendenz zunehmend. Bedenken Sie, dass Vitamin D nicht nur die Calcium-Aufnahme in den Körper verbessert, sondern Ihnen auch eine bessere Koordination und Muskelfunktion verleiht.

4. Klären Sie mit Ihrem Arzt einen eventuellen **Geschlechtshormonmangel** ab und lassen Sie ihn bedarfsweise ausgleichen. Testosteron für den Mann. Bei Frauen Östrogen oder eine Hormonersatztherapie mit einem sogenannten SERM (selective estrogen receptor modulator), einem speziell auf den Knochen positiv wirkenden Östrogenersatzmedikament.

5. Sprechen Sie mit Ihrem Arzt über Ihre **Risikofaktoren.** Wenn Sie an Bluthochdruck, Schilddrüsenfehlfunktion, Asthma oder rheumatischer Arthritis leiden, dialysepflichtig sind oder eine Epilepsie haben. Auch nach Magenoperation oder Krebserkrankung, längerer Bettlägrigkeit oder falls Sie schon einen Knochenbruch hatten, sollten Sie Ihren Arzt ins Vertrauen ziehen. Es sollte eine Osteoporose-Risikoauflistung vorgenommen werden und gegebenenfalls mindestens ein Calcium- und Vitamin-D-Präparat verordnet werden.

6. Lassen Sie sich im Zweifelsfalle die **Knochendichte mit DXA-Methode** messen. Besser vorbeugen, bevor der Knochen gebrochen ist. Haben Sie schon etwas gebrochen, bezahlt die Krankenkasse die Messung, aber leider eben erst dann. Gemessen werden sollte am Schenkelhals (an der Hüfte) und/oder an der Wirbelsäule. Wenn Sie starke Abnutzungserscheinungen an der Wirbelsäule haben, werden diese Messungen allerdings problematisch. Die Abstützreaktion an den Wirbelkörpern täuschen eine falsch hohe Knochendichte vor. In diesem Fall sollte die Messung an der Hüfte vorgenommen werden. Messungen an anderen Körperstellen oder mittels Ultraschall etc. sind nicht aussagekräftig. Geben Sie dafür kein Geld aus. Fragen Sie nach der Messmethode, bevor Sie sich einer Messung unterziehen. Verlassen Sie die Praxis nicht ohne Ergebnisausdruck und ausführliche Beratung, wie es weitergehen soll.

7. Es gibt **Medikamente**, wenn Ihre Knochendichte schlecht oder grenzwertig ist: Bisphosphonate können täglich, wöchentlich, monatlich oder sogar jährlich gegeben werden. Lassen Sie sich beraten. Die Bisphosphonate hemmen die knochenabbauenden Zellen und verhindern so, dass Ihr Knochen immer schwächer wird. Bevor Sie eine solche Medikation beginnen, suchen Sie Ihren Zahnarzt auf. Größere zahnchirurgische Eingriffe sollten, wenn nötig, vorher stattfinden. Nehmen Sie Ihre verordneten Medikamente konsequent morgens, nüchtern, eine halbe Stunde vor dem Frühstück mit einem Glas Leitungswasser ein. Sorgen Sie rechtzeitig für Nachschub, denn ca. drei Jahre sollte die Einnahme bei guter Verträglichkeit erfolgen. Bedenken Sie, es gilt, Ihren Knochen zu schützen und somit Ihre Lebensqualität zu erhalten. Verzweifeln Sie aber nicht, falls es trotz aller Vorkehrungen zu einer schweren Osteoporose gekommen sein sollte. Auch in nahezu aussichtslosen Situationen gibt es jetzt „Power-Knochenaufbau-Präparate". Sie sind sehr teuer, können aber in desolaten Fällen Linderung verschaffen. Sie müssen täglich gespritzt werden. Fragen Sie Ihren Arzt nach dem Knochen wieder aufbauenden Parathormon, zum Beispiel Forsteo®.

8. **Beratung und weitere Maßnahmen:** Knochen können bei Osteoporose auch spontan, plötzlich, beim Heben einer Einkaufstasche, durch leichtes

Stolpern, beim Autofahren oder durch eine Drehbewegung im Fernsehsessel brechen. Lassen Sie sich ausreichend beraten. Bei anhaltenden Schmerzen im Rücken oder einem schmerzhaften Knochenbruch lassen Sie sich sofort ärztlich helfen. Die Schmerzbekämpfung durch Medikamente, Ruhigstellung oder Operation sollte zeitnah erfolgen. Bei Wirbelkörpersinterung kann eine Kyphoplastie, in lokaler Betäubung, prompt für große Erleichterung sorgen.

Aufrichtende Mieder helfen Ihnen, die rückenkräftigende Muskulatur zu betätigen und Stürze zu verhindern. Ihre Koordination und Alltagstauglichkeit wird nachweislich gefördert. Je mobiler Sie bleiben, desto weniger wird Ihre Lebensqualität beeinträchtigt und Sie gehen aufrecht und glücklich ins Alter.

Vorsicht vor Stolperfallen in der Wohnung:

- Die meisten Oberschenkelhälse werden durch Stürze über Teppiche oder im Weg liegende Haustiere gebrochen. Teppiche müssen mindestens befestigt werden, dass sie nicht wegrutschen. Überlegen Sie, ob es der Perser wert ist, wenn er Sie als Stolperfalle ins Krankenhaus befördern kann.
- Legen Sie eine rutschfeste Matte in die Badewanne und sorgen Sie für ausreichend Haltegriffe.
- Vorsicht vor „Wasserfallen“: Frisch geputzte Gänge, Wasser auf dem Boden vor dem Waschbecken etc.
- Lose Kabel haben auf dem Boden oder – noch schlimmer, quer durch die Wohnung gespannt – nichts verloren.
- Die Lichtverhältnisse sollten dazu geeignet sein, dass Sie überall alles gut sehen können. Sparen Sie nicht an der Beleuchtung der Kellertreppe. Machen Sie sich immer Licht. Nachtlichter können Ihnen das Aufstehen nachts erleichtern. Nehmen Sie die Nachtlichter auch mit auf Reisen.
- Gönnen Sie sich geeignetes Schuhwerk. Was nützt Ihnen der schicke Slipper auf der Intensivstation im Krankenhaus.
- Verwenden Sie im Winter Eiskrallen oder Rutschbremsen auf Ihren Schuhen.
- Vorsicht auch vor Medikamenten, die Schläfrigkeit, Schwindel, Kopfschmerzen und Desorientiertheit verursachen können. Schlafmittel nie nach Mitternacht nehmen, sonst wird es am Morgen zu gefährlich. Keine Experimente mit dem Mittelchen der Freundin. Sie wissen nicht, wie es bei Ihnen wirkt, welche Wechselwirkungen auftreten. Mittel gegen Allergien, Antidepressiva und Mittel gegen Bluthochdruck können ebenfalls zu Trittunsicherheit führen. Vorsicht auch vor Medikamenten in Verbindung mit Alkohol.

- Regelmäßige Seh- und Hörtests geben Ihnen Aufschluss, ob eine Brille oder ein Hörgerät vonnöten sind, um Stolperfallen, unerwartete Situationen und insbesondere herannahende Gefahren rechtzeitig zu erkennen und so Stürze zu vermeiden.
- Sind Sie stark sturzgefährdet oder haben Sie eine erhebliche Osteoporose, dann überlegen Sie bitte mit Ihren Arzt, ob Hüftprotektoren für Sie sinnvoll sein könnten. Hüftprotektoren sind Schalen, die, in der Unterwäsche getragen, Ihre Hüftknochen bei eventuellen Stürzen vor dem Schlimmsten bewahren sollen.

Den Knochen von klein auf aufbauen und ein Leben lang stark halten. Calcium reichlich anfluten und den Vitamin-D-Spiegel im Auge behalten, genügend Bewegung das ganze Leben lang und Vorsicht vor Knochenräubern. Sollten Sie eine Osteoporose haben, lassen Sie sich fachlich beraten und vermeiden Sie vor allem Stürze. Eine Osteoporosetherapie muss konsequent durchgehalten werden.

11.6. Das Kreuz mit dem Kreuz

Vier von fünf Menschen trifft er irgendwann einmal – der **Kreuzschmerz** – im Laufe Ihres Lebens. Mehr oder weniger stark tritt er plötzlich, oder heimlich still und leise, erst nur morgens, minutenweise, später stärker auf. Wenn es schlecht geht, kann es womöglich bis zu Lähmungserscheinungen in den Beinen kommen. Das hat nicht allein mit dem Alter zu tun. Unsere Wirbelsäule neigt zu Verschleiß im Laufe des Lebens. Das muss nicht unbedingt von Nachteil sein. Wird die Muskulatur immer schwächer, versucht die Wirbelsäule durch Abstützreaktionen und Verknöcherung sich selbst zu stabilisieren.

Die gefürchteten Bandscheibenvorfälle sind deshalb eigentlich nicht eine klassische Erkrankung im Alter. Sie treten eher zwischen dem 25. und 50. Lebensjahr auf. Aber neben den „normalen" Verschleißerscheinungen der Wirbelsäule sind es vorallem die unnatürlichen Bewegungsabläufe und Fehlhaltungen, die unsere Rückenschmerzen bewirken. Sind Ihre Beine gleich lang? Halten Sie Ihren Kopf leicht schief? Befragen Sie zur Not Ihren Spiegel.

Die sogenannte **„Rückenschule"** versucht, ihren Rücken zu schützen, Schmerzen zu verhindern und somit lange Arbeitsausfälle zu vermeiden.

Unser Rückgrat, die Wirbelsäule, gibt unserem Körper den notwendigen Halt. Ihre typischen Krümmungen sind für die Balance des Körpers von Bedeutung.

Sie müssen sich die Wirbelsäule wie einen beweglichen Stab vorstellen, etwa wie die Duschschläuche, feste Metallringe wechseln sich mit beweglichen Gummiteilen ab. Bei der Wirbelsäule ist es genauso, wir haben feste Wirbelknochen und elastische Bandscheiben. Mit Hilfe der Muskulatur wird die Wirbelsäule aufrecht gehalten. Ist die Muskulatur zu schwach, lockert sich das Gefüge zwischen Wirbelknochen und Bandscheibe, die Krümmung der Wirbelsäule wird verändert, nichts passt mehr. Bandscheiben und Wirbelgelenke werden überlastet oder aus ihrer natürlichen Position verschoben. Es kommt zu Schmerzen oder vorzeitigem Verschleiß. Vor allem das Hohlkreuz belastet die Wirbelgelenke und führt zu frühem Kreuzschmerz schon im Jugendalter. Es kommt also auf unsere Haltung an. Unsere Haltung kann den Alterungsprozess unserer Wirbelsäule beschleunigen oder verlangsamen. Nebenbei erlaubt die Haltung eines Menschen Rückschlüsse auf sein körperliches und geistiges Befinden.

Lassen Sie sich nie hängen! Halten Sie sich gerade: Ein neues Körpergefühl durch aufrechte Haltung. Nur Fledermäuse lassen sich hängen.

Haben Sie einmal beobachtet, wie viele Menschen leicht vorgebeugt, mit hängendem Kopf und nach vorne gezogenen Schultern herumlaufen und an ihren Arbeitsplätzen sitzen oder stehen? Ein großer Fehler, der eigentlich nur dem behandelnden Orthopäden auf Dauer nützen wird.

Was passiert, wenn Sie wie ein armer vom Alltag gebeutelter, sich möglichst klein machender Mensch, durch die Gegend schleichen? Ihre Gesamtlast des Kopfes hängt an der unteren Halswirbelsäule, dort kommt es durch die lokale Überlastung zu Abnützungen, Bandscheibenvorfällen oder Instabilitäten. Sie können Nackenschmerzen, Kopfschmerzen, Schwindel und sogar Ohrgeräusche (Tinnitus) bekommen. Sicher verkürzt sich aber die Brustmuskulatur, die Atemmuskulatur wird beeinträchtigt, dadurch wird die Lunge schlechter belüftet. Die Fitness lässt nach, der Spaß an der körperlichen Bewegung geht zurück, das Selbstbewusstsein leidet. Durch die nach vorne gezogene Fehlhaltung kommt es zu Fehlbelastung der gesamten Wirbelsäule und der Hüft- und Kniegelenke. Die Gefahr für Arthrose steigt allenthalben.

Also sollten Sie zu Verspannungen zwischen den Schulterblättern neigen, stellen Sie sich seitlich neben ihren Spiegel und überprüfen, ob da am Rücken vielleicht die Schulterblätter wie Flügel abstehen – das sollen sie nämlich nicht. Rücken Sie sich vor dem Spiegel gerade, kommen Sie alleine nicht klar, bitten Sie jemanden um Hilfe. Ziel sollte sein, dass der Kopf gerade, wohl ausgerichtet über dem Rumpf ruht. Er sollte weder nach rechts hängen noch nach links schief gehalten werden und keinesfalls brustwärts hängen. Wenn

Sie unterschwellig das Gefühl haben, das sieht jetzt aber arrogant aus, halten sie Kopf und die Schulterpartie richtig. Probieren Sie es immer wieder vor dem Spiegel aus, rücken Sie sich immer wieder gerade. Sie werden durch weniger Kopfschmerzen, bessere Atmung und ein deutlich verbessertes Lebensgefühl und dadurch verbesserte Gesamtlaune belohnt werden. Dies gilt ebenso für ihre Kinder und für längere Arbeiten am Bildschirm. Bedenken Sie, dass es mittlerweile sehr gute ergonomische Computerarbeitsplätze gibt. Überprüfen Sie auch Ihre Sitzposition am Schreibtisch oder am Arbeitsplatz. Überschlagen Sie die Beine nicht, das fördert höchstens die Krampfaderbildung und belastet die Wirbelsäule einseitig.

Jeder, der über Jahre hinweg mehrere Stunden am Tag vor dem PC gesessen und getippt hat, weiß, dass Bürotätigkeit Schwerstarbeit für Rücken, Augen und die Beine ist. Beachten Sie folgendes, um Ihren Arbeitsplatz optimal zu gestalten:

- Der Schreibtisch sollte höhenverstellbar sein, die Arbeitsfläche mindestens 160 x 80 cm betragen. Die Oberfläche sollte nicht knallig, sondern dezent beige, weiß oder grau gefärbt sein. Der Tisch sollte mindestens 72 cm hoch sein, sonst leiden Wirbelsäule und Nacken.
- Die Tastatur sollte es ermöglichen, dass Unterarm und Hand bei der Bedienung eine gerade Linie bilden. Die Hände sollten beim Schreiben in einer neutralen Stellung bleiben können.
- Regelmäßige Mausbedienung kann zum sogenannten „Mausarm“ führen, eine Überlastung des Zeigefingers und des Unterarmes. Die Benutzung eines digitalen Stiftes kann Erleichterung verschaffen, er lässt sich bequem wie ein Bleistift in der Hand halten.
- Bildschirme sollten neigbar, drehbar und höhenverstellbar sein. Flachbildschirme bieten ein ruhiges Bild ohne elektromagnetische Strahlung. Der Abstand Auge zu Bildschirm sollte ca. 50 cm betragen. Sie sollten leicht schräg von oben auf den Bildschirm blicken können.
- Der Arbeitsstuhl sollte höhenverstell- und drehbar sein. Eine zusätzliche Fußstütze wäre empfehlenswert. Wer lange falsch sitzt, behindert Atmung und Verdauung, ermüdet rascher und arbeitet unkonzentrierter. Wechseln Sie mal ab, verwenden Sie einen Sitzball, oder eine Stehpultlösung zur Entlastung Ihrer Wirbelsäule.
- Auch die Beleuchtung sollte stimmen, nicht zu hell, aber regelmäßig ausgeleuchtet sollte der Arbeitsraum sein. Monitore sollten so aufgestellt sein, dass Reflexionen vermieden werden. Der Laptop in der Sonne ist zum Arbeiten leider ungeeignet. Auch Tischleuchten verursachen ständige Wechsel zwischen Hell und Dunkel. Sie ermüden schneller.
- Vermeiden Sie zusätzliche Lärmquellen, ständiger Lärm macht krank, auch wenn man es bei konzentrierter Arbeit nicht sofort merkt.

- Bei lauten Nebengeräuschen von Rechner, Drucker etc. gibt es mittlerweile Möglichkeiten der Geräuschdämpfung.
- Sorgen Sie für ausreichend Abstand und Belüftung, falls der Drucker viel benötigt wird. Drucker neigen zu Augen und Nase belastenden Emissionen.

Die zehn klassischen Regeln der Rückenschule sollen Ihnen helfen vorzubeugen oder eventuell eine Besserung zu erzielen:

1. **Bleiben Sie in Bewegung:** Unser Körper braucht die Bewegungsreize aus vielerlei Gründen (siehe auch in den vorangegangenen Kapiteln). Unsere Wirbelsäule braucht die Bewegung zum Erhalt des Knochens und zum Erhalt der wichtigen stabilisierenden Muskulatur. Auch die Bandscheiben brauchen dringend den Wechsel zwischen Be- und Entlastung. Durch die Flüssigkeitsaufnahme bei Entlastung und die Flüsssigkeitsabgabe bei Belastung bleibt die Bandscheibe elastisch und wird besser ernährt, als eine dauerüberlastete oder eine nicht benutzte Coach-Potato-Bandscheibe.

2. **Halten Sie sich gerade:** Unser Rücken fühlt sich gerade am wohlsten. Das gilt für die Arbeit genauso wie für die Ruhephasen. Lassen Sie sich nicht schlapp in einen Fernsehsessel fallen oder legen Sie sich nicht mit verdrehter Wirbelsäule über die Sofalehne. Sitzen Sie aktiv, zum Beispiel auf einem Pezzi-Ball. Wechseln Sie die Sitzgelegenheiten, stehen Sie zwischendurch mal auf, richten Sie sich auf, dehnen Sie sich durch. Eine gute Bauchmuskulatur verstärkt die Abstützung von vorne. Eine schlechte Haltung verstärkt den Rundrücken, verstärkt das Hohlkreuz und verkürzt die Rückenmuskulatur. Die Bandscheiben kommen unter Druck und in Bedrängnis. Von frühzeitiger „Buckelbildung" und daraus resultierenden Nackenbeschwerden ganz zu schweigen.

3. **Gehen Sie beim Bücken in die Hocke:** Der Rücken bleibt dabei gerade, es kommt zu weniger Hebelbelastungen auf die Wirbelsäule.

4. **Vorsicht und Umsicht beim Heben** von schweren Gegenständen. Fassen Sie nicht hirnlos zu. Das Gewicht sollte so körpernah wie möglich angehoben werden, ruhig mit Körperkontakt. Mit jedem Zentimeter Abstand zum Körper vergrößert sich die Belastung für die Wirbelsäule deutlich. Wenn Sie etwas heben oder tragen, spannen Sie bewusst die Bauch- und Rumpfmuskulatur an. Das schützt die Wirbelsäule und trainiert gleichzeitig. Haben Sie bereits einen Bandscheibenschaden oder anhaltende Rückenschmerzen, dann sollten Sie schwere Lasten grundsätzlich vermeiden. Vorsicht vor heraneilenden begeisterten Kindern, die sich plötzlich vor lauter Liebe am Hals hochziehen

wollen, Vorsicht vor Getränkekisten, insbesondere beim Heben aus dem Kofferraum (Hebe-Dreh-Bewegung unter Zugluft, unkontrolliert), dabei passiert es dann.

5. **Lasten verteilen** und körpernah transportieren. Lieber zwei halbe Bierkästen, jede Hälfte in einer Hand. Lieber zwei kleine Koffer als einen großen, noch besser gleich einen Rolli. Statt schwerer Einkaufstasche oder Hängetasche über die Schulter lieber einen Rucksack. Auch Urlauberinnen mit zwei Rucksäcken, einen vorne und einen hinten, wurden schon beobachtet. Alles richtig gleichmäßig verteilt und maximal körpernah! Vorsicht auch beim Weiterreichen von Lasten. Drehen Sie mit den Füßen mit, keine Drehbewegung aus der belasteten Wirbelsäule. Sie wird sonst punktuell überlastet. Das beleidigt die dort liegende Bandscheibe.

6. **Rücken beim Sitzen gerade halten,** Oberkörper abstützen und dynamisch sitzen. Entgegen unserer Erbmasse sitzen wir den ganzen Tag immer irgendwo herum, die Kinder in der Schule, im Auto, wir im Büro oder am Arbeitsplatz, vor dem PC, vor den Hausaufgaben, vor dem Fernseher. Wenn es schon sein muss, Rücken anlehnen, Knie möglichst etwas höher als die Hüften (Vorsicht bei Krampfaderleiden, in der Leiste darf nichts schnüren), Arme zum Abstützen benutzen. Wechseln Sie Ihre Sitzposition, benutzen Sie den Stuhl verkehrt herum. Berechnen Sie Ihre ideale Sitzhöhe (siehe Adresse im Anhang). Lassen Sie sich grundsätzlich beim Hinsetzen nie wie einen Mehlsack fallen. Das gibt unkontrollierte Stoßbelastungen auf ihre Wirbelsäule und suggeriert Ihrer Muskulatur, sie würde nicht gebraucht. Alles was nicht gebraucht wird, wird abgebaut, das gilt fürs Hirn wie für die Muskulatur.

7. **Stehen** Sie nicht mit gestreckten Beinen, das fördert nur das Hohlkreuz. Nehmen Sie durch Anlehnen mit einem Bein angewinkelt, Belastung von der Wirbelsäule weg, wenn Sie länger stehen müssen. Vorsicht auch vor hohen Absätzen. Die Wirbelsäule wird dadurch ins Hohlkreuz gedrängt, die Belastung auf die Wirbelsäule nimmt zu. Ein Stehpult erlaubt den Oberkörper abzustützen, ein Bein kann wie an der Theke angewickelt werden. Sie stehen bequem. Weiche Absätze dämpfen die Stöße, die sonst vom harten Boden direkt auf die Wirbelsäule übertragen werden. Passt das Schuhwerk, kann sich das positiv über Füße, Sprunggelenke, Knie und Hüften, auf die Wirbelsäule auswirken. Auch ein oder zwei Stöcke mildern traditionell die Stöße auf die Wirbelsäule. Das geschichtliche Symbol für Würde und Macht hat nichts mit Gehbehinderung oder Alter zu tun. Im Gegenteil, zwei Walking-Stöcke verleihen Ihnen neuen Schwung und entlasten konsequent die Wirbelsäule.

8. **Liegen** mit gestreckten Beinen ist ungünstig für die Entspannung der Wirbelsäule. Mit angezogenen Beinen entlasten Sie Ihre Wirbelsäule besser, weil die Krümmungen der Wirbelsäule besser unterstützt werden. Wenn Sie auf der Seite liegen, legen Sie eine Decke oder ein dickes Kissen zwischen die Knie, dadurch werden Knie und Hüften genauso wie die Wirbelsäule entlastet. Vorsicht: Bauchschläfer fördern die Ausbildung eines Hohlkreuzes. Sind Sie Bauchschläfer, sollten Sie wenigstens ein Kissen unter den Bauch legen, um die Lendenlordose zu mildern. Stehen Sie wirbelsäulengerecht auf und legen Sie sich ebenso wirbelsäulengerecht hin: Drehen Sie sich auf die Seite und erheben Sie sich mit geradem Rücken. Nicht mit ausgestreckten Beinen aus der Rückenlage nach vorne abkippen. Das quetscht die Bandscheibe.

9. **Treiben Sie regelmäßig rückenfreundlichen Sport:** Zum Beispiel Kraul- oder Rückenschwimmen. Jogging oder Walking in gutem Schuhwerk, Oberkörper nur leicht vorgeneigt mit adäquater Kleidung. Radfahren, Lenker hoch genug eingestellt, also nicht unbedingt mit dem Rennrad, das zwingt die Halswirbelsäule in eine verstärkte Biegung und die Lendenwirbelsäule bekommt durch eine verstärkte Krümmung zu viele Schläge ab. Empfehlenswert ist der klassische Skilanglauf. Er wirkt sich positiv auf Bauch- und Rumpfmuskulatur aus. Die langen Stöcke richten Sie automatisch auf. Empfehlen kann man auch Reiten, Freizeittanz, Musikgymnastik, Mini-Trampolin. Vorsicht vor bandscheibenbelastenden Sportarten wie Tennis, Squash, Badminton, Segeln, Rudern, Windsurfen, Wasserski, Turmspringen, Eishockey, Alpinski, Mountain-Bike, Motocross, Kampfsport.

10. **Machen Sie täglich etwas für Ihren Rücken:** Achten Sie auf eine kräftige Bauch- und Rückenmuskulatur, 10 bis 15 Minuten Übung reicht. Das aber am besten täglich und konsequent. Suchen Sie sich ein Programm, das Ihnen gut tut und Spaß macht, üben Sie nicht mit Gewalt. Dazu gehört natürlich auch nicht übermäßig an Gewicht zuzunehmen. Übermäßiges Gewicht schadet Ihrer Wirbelsäule. Das ist, als wenn Sie ständig mit einer vollen Bierkiste vor dem Bauch herumlaufen würden. Stellen Sie sich das einmal vor. Sie würden sich wegen der Überlastung beklagen. Ihre Wirbelsäule leidet in der Stille.

Im Liegen wird unsere Bandscheibe mit 50 kg pro Quadratzentimeter belastet, beim Aufstehen mit 100 kg und beim vorn übergebeugten Zähneputzen sind es 150 kg. Ähnliches gilt für vorn übergebeugtes Sitzen.

Was tun, wenn es dennoch im Rücken weh tut?

Keine ruckartigen Ausweichbewegungen, wenn es im Rücken plötzlich einmal weh tut. Sorgen Sie lieber für Entspannung des Bandscheibenraums, zum Beispiel durch eine Stufenbettlagerung. Legen Sie dazu eine geeignete Unterlage unter Ihre Unterschenkel, so dass Ihre Knie- und Hüftgelenke rechtwinklig gebeugt sind. Sorgen Sie für Wärme und Muskelentspannung, eine heiße Dusche, oder ein entspannendes Wannenbad, eine Rückenmassage. Gehen Sie rechtzeitig zu Ihrem Arzt, wenn ein Pelzigkeitsgefühl auftritt oder Sie Lähmungserscheinungen verspüren. Vor allem, wenn Sie Stuhlgang oder Urin nicht mehr sicher kontrollieren können, ist dringend ärztliche Hilfe erforderlich. Dann sind weiterführende diagnostische Maßnahmen notwendig. Selbst wenn ein Bandscheibenvorfall vorliegen sollte, haben Sie noch gute Chancen, durch konservative Maßnahmen Linderung zu bekommen und eine Operation zu vermeiden. 60 Prozent der Erwachsenen haben Bandscheibenvorfälle, ohne etwas davon zu bemerken.

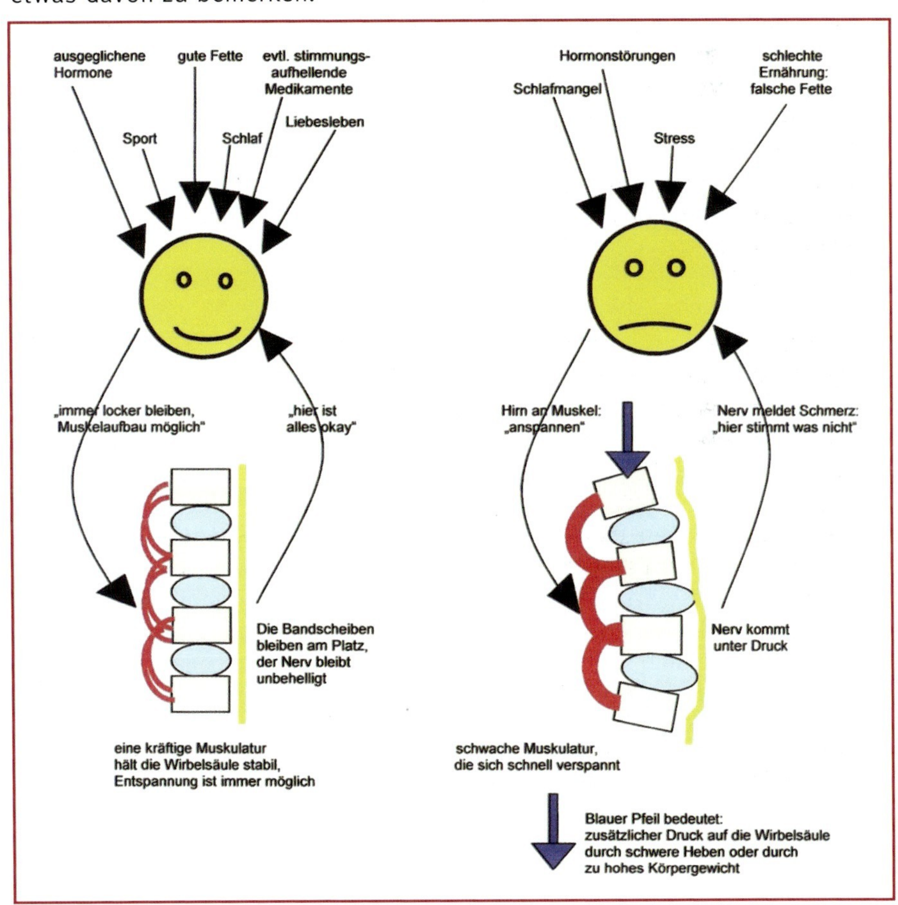

Bedenken Sie stets, dass ein gesunder Rücken aus einer gesunden Wirbelsäule, einer kräftigen Muskulatur und einer ausgeglichenen Psyche besteht. Stress und psychische Belastung sorgen unwillkürlich für muskuläre Verspannung. Die muskuläre Verspannung presst die Wirbelkörper zusammen und schon kommt die Bandscheibe unter Druck. Sie drückt auf den Nerv, es

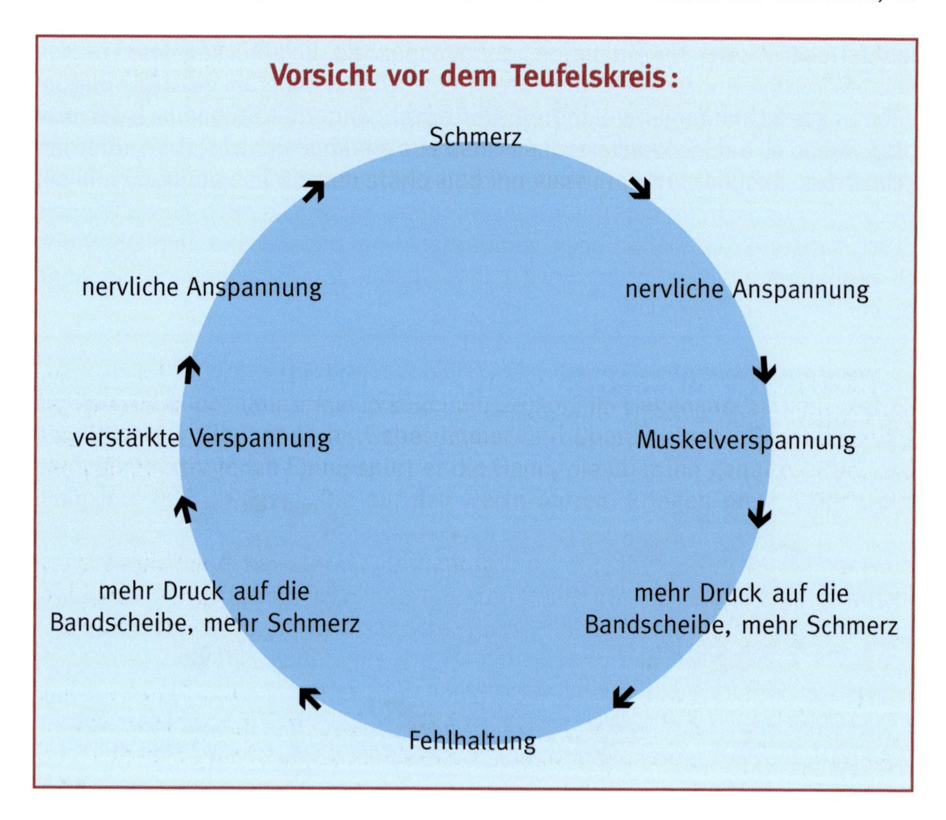

schmerzt – und wenn es schmerzt, leidet die Psyche. Die Muskulatur verspannt sich noch mehr und so weiter und so weiter. Sie werden krank, länger krank, verlieren Ihre Arbeitsstelle, die Psyche leidet noch mehr. Also, vorbeugen ist besser als Teufelskreise unterbrechen. Aber selbst wenn es so weit gekommen sein sollte, verzagen Sie nicht, suchen Sie fachlich kompetente Hilfe auf. In einem Rehabilitationsverfahren kann man zum Beispiel alle drei Komponenten der geplagten Wirbelsäule fachgerecht behandeln. Verzweifeln Sie nicht, warten Sie vor allem nicht zu lange. Je früher der Teufelskreis unterbrochen wird, desto weniger werden die Schmerzen chronisch oder es bildet sich ein Schmerzgedächtnis. Ihr Rentenversicherungsträger oder Ihre Krankenkasse helfen Ihnen in Zusammenarbeit mit Ihrem behandelnden Arzt gerne weiter. Weitere Informationen erhalten Sie bei der AGR (Aktion Gesunder

Rücken e.V. www.agr-ev.de). Dort können Sie sich über wirbelsäulenfreundliche Aktivsitzmöbel, Autositze, Bettsysteme, Bürostühle, Fahrräder, Hubtische, LKW-Liegesysteme, Nackenstützkissen, PC-Eingabesysteme, Pflegesessel und Schuhe etc. informieren.

Halten Sie Ihren Rücken kräftig. Verzichten Sie auf keine Muskelfaser, die Sie gerade halten kann. Beachten Sie die Rückenschule. Bedenken Sie, dass eine ausgeglichene Psyche auch den Rücken freut.

11.7. Lärmbelastung

Schützen sie sich vor Lärm, der auf Nerven und auf Ohren geht

Eine großangelegte bayerische Studie hat ergeben, dass 25 Prozent der Schüler und Jugendlichen schlecht hören und fast 40 Prozent kein intaktes Gehör mehr haben. Einer von vier Jugendlichen berichtete schon über Ohrgeräusche (Tinnitus). Über www.earaction.de können Sie Ihr Gehör daheim am PC selbst testen.

Unser Gehör ist im Prinzip Tag und Nacht empfangsbereit. Deshalb sind wir auch einer dauernden Geräuschkulisse ausgesetzt. Im Supermarkt, dem Verkehrslärm, lautstarken Mitmenschen. Das alles schädigt unser Gehör zunehmend.

Der Schallpegel wird in Dezibel kurz dB(A) angegeben. Der leiseste noch hörbare Ton ist 0 dB(A), die Schmerzgrenze liegt bei 120 dB(A); wird es lauter, besteht Verletzungsgefahr. Ein Knall mit 150 dB(A) kann unser Trommelfell zum Platzen bringen. Also Vorsicht vor Knallgeräuschen aus Spielzeugpistolen oder von Silvesterknallern. Vorsicht aber auch vor Alltags- und Freizeitlärm von der Stereoanlage, dem Fernseher, der Disco und dem Fußballstadion. Studien zeigen, dass bereits jeder zehnte Jugendliche nur durch seine Musikhörgewohnheiten nicht mehr rückgängig zu machende Hörverluste hat.

Ein paar Beispiele: Spitzenpegel, 10 m von einer Kanone entstehen 190 dB(A). Eine am Ohr abgefeuerte Spielzeugpistole erzeugt aber auch schon 180 dB(A), eine Ohrfeige aufs Ohr oder ein Silvesterböller erreichen 170 dB(A), lautes Händeklatschen aus einem Meter Entfernung 130 dB(A). Musik über Kopfhörer erreicht oft 100 dB(A). Ab 85 dB(A) ist ein Hörschaden bei einer Einwirkzeit von 40 Stunden pro Woche möglich. Ab 65 dB(A) haben Sie bei Dauerbeschallung ein erhöhtes Risiko für Herz-Kreislauf-Erkrankungen. Das entspricht dem Dauerschallpegel an einer Hauptverkehrsstraße in der Nacht. 55 dB(A) entspricht der Zimmerlautstärke von Radio oder Fernseher in einem Meter Entfernung oder Vogelgezwitscher aus 15 m Entfernung. Ab 40 dB(A) regelmäßiger Beschallung sind Lern- und Konzentrationsschwierigkeiten möglich.

Erste Anzeichen sind oft häufiges Nachfragen bei einer diffusen Geräuschkulisse im Hintergrund, zum Beispiel in einem Restaurant. Vorsicht bei plötzlichem Hörverlust, einem Gefühl wie Watte im Ohr oder einem Ohrgeräusch (Tinnitus). Dann eilt es, Sie müssen innerhalb 24 Stunden einen Arzt aufsuchen. Es besteht der Verdacht auf einen Hörsturz. Durchblutungsfördernde Maßnahmen sind sofort erforderlich. Dazu gehört auch viel trinken.

Was kann noch Hörstörungen verursachen?

- Grippale Infekte, Hirnhautentzündung, Mumps, Entzündungen des Trommelfells, Verletzungen.
- Es gibt aber auch banale Ursachen wie ein Cerumenpfropf (Ohrenschmalz). Wattestäbchen haben in Ohren nichts verloren, Sie schieben damit höchstens den Ohrenschmalz nach hinten auf das Trommelfell.
- Eine Verkalkung der Innenohranteile betrifft vor allem Frauen mittleren Lebenalters. Hohe Blutfette, Bluthochdruck, Rauchen, Diabetes können Ihrem Gehör Schaden zufügen.
- Vorsicht vor Dauerstress.
- Ein Hörsturz kann durch Virusinfekte (geschwächtes Immunsystem) Durchblutungsstörungen oder durch Muskelverspannungen ausgelöst werden.

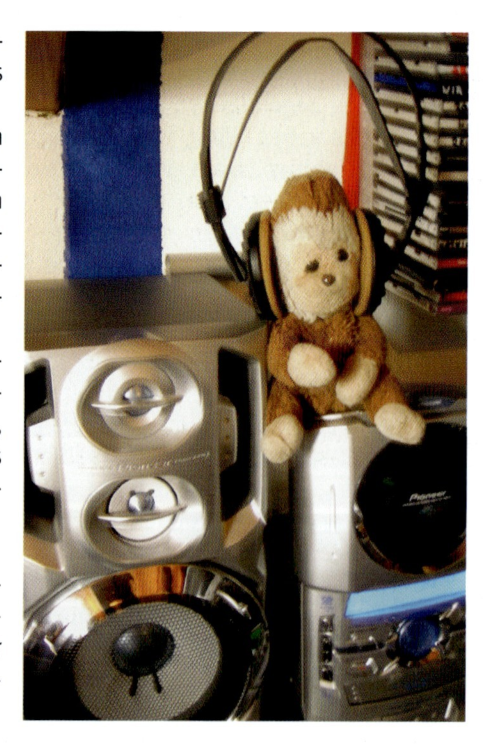

Bei Problemen mit dem Gehör zögern Sie nicht, rechtzeitig einen Hals-Nasen-Ohren-Arzt aufzusuchen. Und tragen Sie ein eventuell notweniges Hörgerät. Ein ausreichendes Gehör ist entscheidend für ein positives, qualitativ gutes Leben. Sie müssen mit ihren Mitmenschen ausreichend kontaktieren können.

Am besten aber Gehörschäden vermeiden:

- Tragen Sie bei der Arbeit, wenn nötig, einen Gehörschutz.
- Meiden Sie in Ihrer Freizeit Orte des Lärms, zum Beispiel Discotheken.
- Schalten Sie Lärmquellen öfter mal ab oder stellen Sie diese leiser.
- Pflegen Sie auch leise Hobbys, zum Beispiel lesen, wandern.
- Beim Essen ist nur angenehme Unterhaltung erlaubt, weder hinten Radio noch vorne Fernseher.

11.8. Der innere Durchgangsverkehr

Geht der innere Durchgangsverkehr eher zäh und schweroder zu flott?

Eine verzögerte Verdauung (Obstipation) kann verschiedene Ursachen haben. Eine normale Darmfunktion ist die Voraussetzung für die optimale Verdauung unserer Nahrungsmittel und damit der Aufnahme der lebenswichtigen Stoffe in unseren Körper. Nur bei geregelter Darmtätigkeit können viele der diesem Buch beschriebenen Anregungen zu einer gesunden Lebensweise funktionieren. Dabei ist Durchfall (Diarrhoe) genauso schädlich wie eine Verstopfung (Obstipation). Durchfall hat meist akute Ursachen wie zum Beispiel eine Infektion, Nahrungsmittelvergiftung oder -unverträglichkeit, Fehlernährung usw. Eine Obstipation ist oft schwerer zu behandeln. Meist geht sie einher mit einer Störung der natürlichen Besiedelung des Darmes mit Bakterien. Für eine geregelte und gesunde Verdauungstätigkeit ist der menschliche Darm auf die Hilfe von bestimmten Bakterien angewiesen. Diese natürlich vorkommenden Darmbakterien nennt man die Darmflora. Eine gesunde Darmflora ist wesentlich für eine gute Abwehrlage, Verdauung und allgemeines Wohlbefinden. Lassen Sie sich bitte nicht durch unsachkundige Behandlung ihre Darmflora zerstören (E. coli zum Beispiel gehört in den Darm!).

Mögliche Ursachen für einen gestörten inneren Durchgangsverkehr:

Haben Sie länger Antibiotika einnehmen müssen? Wurde dadurch Ihre Darmflora angegriffen? Hatten Sie eine größere Operation, einen größeren Flüssigkeitsverlust? Trinken Sie überhaupt zu wenig? Oder bewegen Sie sich zu wenig? Wie steht es um Ihre Bauchmuskulatur? Tragen Sie schnürende Kleidung, enge Gürtel? Hat Ihr Darm überhaupt die Möglichkeit sich zu bewegen? Und wenn sich etwas bewegt, nehmen Sie sich dann auch die Zeit dazu? Was muten Sie Ihrem Darm zur Verdauung so eigentlich zu? Schokolade zum Beispiel stopft. Weizenkleie ohne ausreichende Flüssigkeit und Bewegung wirkt ebenfalls eher darmverschlussfördernd als das Gegenteil. Waren Sie länger als drei bis vier Tage nicht, hilft es wenig, wenn Sie große Mengen Ballaststoffe zu sich nehmen und der Stau schon tiefer sitzt. Möglicherweise muss dann zuerst mit einem Mikroklist®, o. ä. nachgeholfen werden. Aber Sie sollten es gar nicht soweit kommen lassen. Zu viele Zuckerersatzstoffe (zum Beispiel aus Kaugummi) sorgen dagegen eher für Diarrhoe. Bei Stewardessen hat das schon zu Arbeitsausfall geführt. Erst nach aufwändiger Diagnostik kam man auf die Zuckerersatzstoffe zum vermeintlichen Erhalt der schlanken Figur.

Was tun?

- Normalisierend auf die Darmflora wirkt vor allem Milchzucker, Sie nehmen so viel pro Tag ein, dass Sie auf zwei geformte Stuhlgänge pro Tag kommen. Gehen Sie öfter, nehmen Sie weniger Milchzucker, haben Sie weniger Stuhlgang, nehmen Sie mehr ein.
- Achten Sie auf eine ausreichende Flüssigkeitszufuhr, zwei bis drei Liter täglich.
- Genügend körperliche Bewegung, mit Einbezug der Bauchmuskulatur. Lachen Sie ausreichend, lieber öfter, das regt die Peristaltik an und damit die Verdauung.
- Essen Sie genügend Ballaststoffe: Obst und Gemüse. Statt Weizenkleie lieber lactobacillenhaltiges Sauerkraut oder Joghurt. Lactobacillen haben einen besonders günstigen Einfluss auf die Darmflora.
- Versuchen Sie, Ihrem Gedärm die regelmäßigen natürlichen Tagesabläufe zu gönnen, verschieben Sie nichts. Hetzen Sie sich nicht.
- Nehmen Sie keine Abführmittel ein. Ihr Darm gewöhnt sich daran. Und das ist nur das geringste Übel. Die meisten Abführmittel stören das natürliche Mineralstoffgleichgewicht im Körper. Nicht selten wird die Entstehung von Darmkrebs begünstigt.
- Getrocknete Heidelbeeren sorgen schonend bei Durchfällen für Linderung.
- Eine geregelte Verdauung ist wichtig, aber nicht das Wichtigste im Leben, nicht argwöhnisch Menge und Konsistenz beobachten. Immer locker bleiben hilft auch der Verdauung.
- Zu viel Stress greift nicht nur die Darmflora, sondern den ganzen Darm an. Fordern Sie nicht so viel von sich, dass Sie sich selbst verdauen.

Eine geregelte Verdauung ist auf ausgeglichene gesunde Ernährung, genügend Flüssigkeit und eine gute Darmflora angewiesen. Vermeiden Sie Stress.

12. Schlusswort

Genussvoll leben, alltägliche Kleinigkeiten genießen, immer mit Spaß in Bewegung bleiben, sowohl geistig als auch körperlich. Denn jede Gehirnzelle und jede Muskelfaser, die benutzt wird, sorgt für die Verbesserung der Lebensqualität und Lebensdauer.

Bleiben Sie positiv im Stress. Nicht gehetzt wie der Hase auf der Treibjagd, der vor lauter Stresshormonausschüttung ungenießbar wird oder vorher schon am Herzinfarkt stirbt.

Pflegen Sie einen guten Humor. Lachen Sie regelmäßig, ruhig auch über sich selbst. Leben Sie im Einklang mit sich und Ihrer Umwelt, Ihrer Familie, Freunden und am Arbeitsplatz. Das beste Mittel gegen den Ärger ist der Aufschub. Planen Sie bewusst „Highlights" in Ihren Alltag ein. Schlafen Sie ausreichend, aber auch nicht zuviel. Pflegen Sie Ihr Liebes- und vielleicht auch Ihr Glaubensleben. Vermeiden Sie Alltagsgifte und riskieren Sie keine gesundheitlichen Nachteile durch das Ignorieren von unseren sogenannten „Wohlstands-Erkrankungen".

Dazu empfehle ich Ihnen eine regel-„mäßige", unseren Alles-Esser-Genen entsprechende Mischkost, Insulinausschüttung sparend, fünf mal täglich Obst und Gemüse. Ohne zu hungern oder zwanghaften Verzicht auf einzelne Nahrungsmittel. Nichts ist verboten! Nur die Schwerpunkte sollten sinnvoll gesetzt werden. Alkohol in Maßen, ausgesucht, und nur, wenn nichts dagegen spricht. Sie wissen ja die Dosis ist entscheidend, das wusste schon Paracelsus.

Wer die Gegenwart genießt, hat in Zukunft eine schöne Vergangenheit.

Leben Sie mit Genuss jeden Tag, weil Verzicht nicht alles ist. Ich wünsche Ihnen von Herzen, dass Ihnen dies gelingen möge.

Dr. Susanne Kümmerle

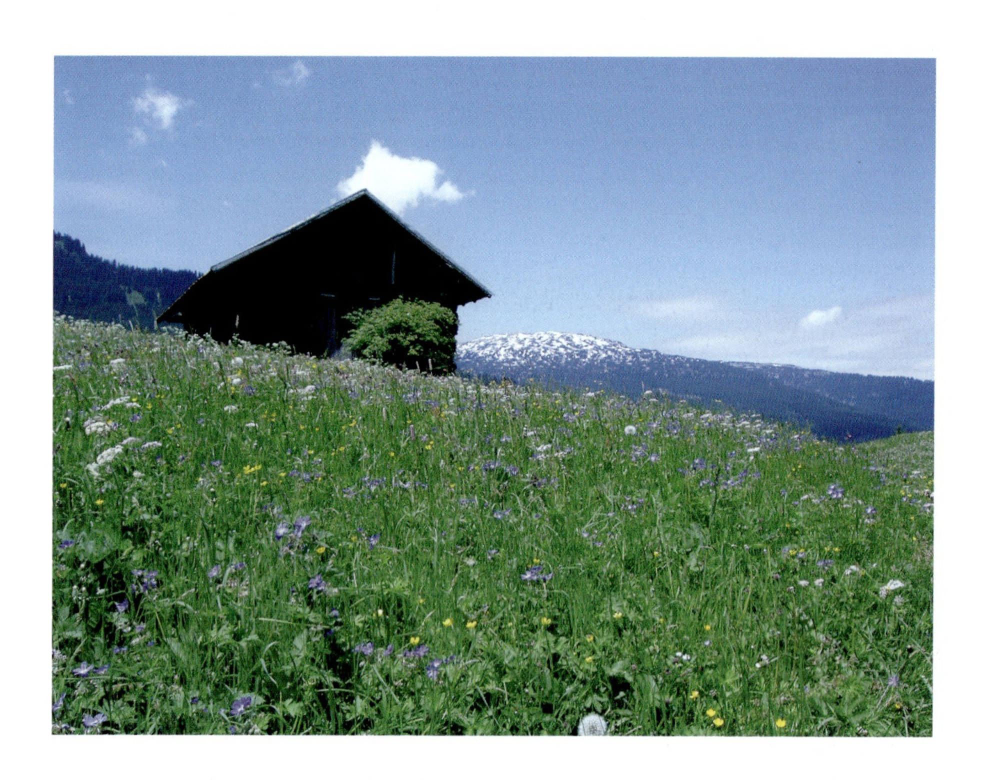

Adressensammlung

Organisationen, Verbände und Selbsthilfegruppen (eine Auswahl):

AGR Aktion Gesunder Rücken e.V (AGR): www.agr-ev.de

American Council for Fitness and Nutrition: www.acfn.org

Antioxidantienbestimmung im Blut: www.pantox.com

Arbeit am Computer: www.computer.de/ergonomie, www.workplace.com

Arbeitsgemeinschaft Adipositas im Kinder- und Jugendalter: www.a-g-a.de

Arteriosklerose, metabolisches Syndrom: www.praeventions-erziehungs-programm.de

Bundesforschungsanstalt für Ernährung: www.bfa-ernaehrung.de

Bundesinstitut für Risikobewertung: www.bgvv.de

Bundesweites Netzwerk für übergewichtige Kinder: www.mobydicknetzwerk.de

Bundeszentrale für gesundheitliche Aufklärung: www.bzga.de

Clowns für Kinder im Krankenhaus: www.dachverband-clowns.de

Deutsche Adipositas Gesellschaft: www.adipositas-gesellschaft.de

Deutsche Bluthochdruckliga e.V.: www.hochdruckliga.de

Deutsche Diabetes-Stiftung: www.diabetes-stiftung.de

Deutsche Gefäßliga e.V.: www.deutsche-gefaessliga.de

Deutsche Gesellschaft für Ernährung (DGE): www.dge.de

Deutsche Gesellschaft für Sportmedizin und Prävention (DGSP): www.dgsp.de

Deutsche Herzstiftung: www.herzstiftung.de

Deutsche Krebsforschungsgesellschaft: www.dkfz-heidelberg.de

Deutsche Krebshilfe e.V.: www.krebshilfe.de

Deutsche Rentenversicherung Schwaben: www.drv-schwaben.de

Deutsche Schlaganfallhilfe e.V.: www.schlaganfall-hilfe.de

Einkaufen auf dem Bauernhof:
www.gutes-vom-bauernhof.de
www.einkaufen-auf-dem-bauernhof.com
www.erzeuger-direkt.de

Ergonomischer Arbeitsplatz: www.blitzrechner.de

Ernährungstipps für ältere Menschen:
www.50plus.at

Fast-Food, Genmanipulation:
www. foodwatch.de

Forschungsinstitut für Kinderernährung:
www.fke-do.de

Freiburg Intervention Trial for Obese Children (FITOC): www.fitoc.de

Gesunde Ernährung mit natürlichen Lebensmitteln: www.eurotoques.de

Hilfe bei Essstörungen:
www.hungrig-online.de

Institut für Ernährungsforschung:
www.dife.de

Interessensgemeinschaft FÜR gesunde Lebensmittel e.V.: www.ig-fuer.de

Langsames Genießen: www.slowfood.de

Lebensmitteldatenbank:
www.naehrwerttabelle.de

Liste der Ernährungszusatzstoffe:
www.oekotest.de

Miniköcheklub: www.minikoeche.de

Nährstofftabellen: www.novafeel.de

Online Hörtest: www.earaction.de

Powerkids: www.powerkids.de

Rapsöl mit Butteraroma: www.albaoel.de

Rauchfreiheit:
www.rauchfrei-kampagne.de

Risiko, Umwelt in Bayern:
www.stmugv.bayern.de

Risikobewertung:
www.umweltbundesamt.de

Steinzeitkost: www.paleofood.de

Sonnenschutz:
www.sonne-mit-verstand.de

Tabakkontrolle:
www.tabakkontrolle.de

Verband Deutscher Rentenversicherungsträger:
www.vdr.de

Verbraucherinformation, Bundesministerium für Ernährung und Landwirtschaft: www.bmel.de

Verbraucherzentrale Bundesverband:
www.vzbv.de

Versorgungsforschung:
www.versorgungsforschung-deutschland.de

Wissenswertes für Kinder:
www.talkingfood.de

Index

A

B

C

D

E

F

G

H

I

J

K

L

M

N

O

P

Q

R

S

T

U

V

W

Y

Z

Literatur, eine Auswahl:

André, Ch.: Vivre heureux: Psychologie du bonheur, Odile Jacob poches, 2004
Bartl, R.: Osteoporose. Thieme, 2004
Biesalski, H.-K., Furst, P., Kasper, H., Kluthe, R., Pölert, W., Puchstein, CH., Stählin, H.: Ernährungsmedizin, Thieme 1995
Birbaumer, N.: Dein Gehirn weiß mehr als du denkst. Neueste Erkenntnisse aus der Gehirnforschung, Ulstein, 2014
Bundesministerium fur Gesundheit: Gesund altern. Nomos, 2003
Bundschuh, Schneeweiss, Bräuer: Lexikon der Immunologie, Med. Service München, 1992
Carlson, R.: Alles kein Problem, Knaur 1998
Carper, J.: Nahrung ist die beste Medizin. Econ und List 1999
Carper, J.: Wundernahrung fur das Gehirn. Econ, 2001
Carr, A.: Endlich Nichtraucher. Goldmann, 1992
Deutsche Zeitschrift fur Sportmedizin, WWF Verlagsgesellschaft
Deutsches Ärzteblatt, Ausgaben 2003 bis 2016
Deutsche Presseagentur (dpa): www.dpa.de
Fischer, Ch.: Wein und Speisen, Edition Fackelträger, 2009
Franz, W., Schäfer, R.: Die Knie-Sprechstunde, Herbig, 2007
Grebe, W.: Kaffee und physische Leistungsfähigkeit, Deutsches Grünes Kreuz e. V., 2011
Hartenbach, W.: Die Cholesterinlüge. Herbig-Gesundheitsratgeber 2003
Hobert, J.: Heilung aus dem Ozean. Oesch Verlag 2003
Keul, J., Hamm, M.: Die richtige Fitness-Ernährung. Neuer Umschau Buchverlag, 1998
Klinikarzt, Ausgaben 2003 bis 2016
Klentze, M.: Die Macht der eigenen Hormone. Südwest Verlag, 2003
Kluge, H.: Optimisten leben länger. mug, 1999
Künast, R.: Die Dickmacher. Riemann, One Earth Spirit, 2004
Meryn, S.: Leben bis 100. Überreuter, 2000
Rubin, S., Schutt, K.: Hauptsache gesund. Rowohlt Taschenbuch, 2004
Schilcher, H., Kammerer, S.: Leitfaden Phytotherapie. Urban und Fischer 2000
Schmidt-Lucke, Ruppe: Behandlungspfade in der Gefäßmedizin, ABW-Wissenschaftsverlag, 2012
Sengupta, Ch., Grob, P., Stussi, H.: Natur in Pillen und Tropfen. dtv Sachbuch, 1992
Serena, Suanjak, Pedrazzetti, Brechbuhl: Das Lexikon der alten Gemüsesorten, AT Verlag, 2014
Sport- und Präventivmedizin, Ausgaben 2009 bis 2016
Stein, Raithel, Kist: Erkrankungen durch Nahrungs- und Genussmittel, Wiss. Verlagsges., 2011
Strunz, U., Jopp, A.: fit mit fett. heyne, 2002
Strunz, U.: forever young, Gräfe und Unzer, 1999
Unland, Heribert: Nichtraucher werden und bleiben, CIP Medien 2000
Wagner, G., Peil, J., Schröder, U.: Trink Dich fit. pala Verlag, 1999
Wagner, G., Schröder, U.: Essen, trinken, gewinnen. pala Verlag, 2002
Weineck, J.: Fit und beweglich bleiben. Midena, 1996
Weineck, J.: Bewegung und Sport, wozu? Spitta Verlag, 2000
Wissenschaftliche Tabellen, Ciba Geigy, 1999
Worm, N.: Nie wieder Diät. Hallwag, 2000
Worm, N.: Syndrom X. Ein Mammut auf dem Teller. Hallwag 2000
Worm, N.: Logi-Methode. Glücklich und schlank. Systemed, 2003